Isabella Sarto-Jackson

Trauma und Gehirn

Wie soziale Erfahrungen die Hirnentwicklung prägen

Klett-Cotta

MIX
Papier | Fördert gute Waldnutzung
FSC® C014889

Klett-Cotta

J. G. Cotta'sche Buchhandlung Nachfolger GmbH
Rotebühlstraße 77, 70178 Stuttgart
Fragen zur Produktsicherheit: produktsicherheit@klett-cotta.de

Die Originalausgabe erschien unter dem Titel »The Making and Breaking of Minds: How social interactions shape the human mind« bei Vernon Press, Wilmington, Delaware

Cover: Jutta Herden, Stuttgart, unter Verwendung einer Abbildung von Jam / Adobe Stock
Gesetzt von Dörlemann Satz, Lemförde
Gedruckt und gebunden von Friedrich Pustet GmbH & Co. KG, Regensburg
ISBN 978-3-608-98937-3
E-Book ISBN 978-3-608-12593-1
PDF-E-Book ISBN 978-3-608-20761-3

Bibliografische Information der Deutschen Nationalbibliothek
Die Deutsche Nationalbibliothek verzeichnet diese Publikation in der Deutschen Nationalbibliografie; detaillierte bibliografische Daten sind im Internet über http://dnb.d-nb.de abrufbar.

Inhalt

Einleitung

In der Nähe der historischen Innenstadt von Wien steht ein imposantes Gebäude, das 1862 vom österreichischen Pathologen, Politiker und Philosophen Carl von Rokitansky gegründet wurde. Die traditionsreichen Mauern dienten mehr als ein Jahrhundert lang als pathologisch-anatomische Einrichtung. Besucher, Studenten und Mitarbeiter, die die historischen Hallen betreten, werden von einer Inschrift am Giebel begrüßt, die noch immer von der ursprünglichen Widmung zeugt: *Indagandis sedibus et causis morborum,* was mit »Erforschung der Ursachen und Ursprünge von Krankheiten« übersetzt werden kann. Heute beherbergt das Gebäude das Zentrum für Hirnforschung, eine renommierte universitäre Einrichtung, die sich der Erforschung gesunder und pathologischer Gehirnprozesse widmet. Normalerweise sind die Räumlichkeiten des Zentrums nicht für die Öffentlichkeit zugänglich, aber einmal im Jahr strömen Hunderte von Jugendlichen im Alter von 15 bis 18 Jahren in die ehrwürdigen, geschichtsträchtigen Hallen. Einmal im Jahr, im März, öffnet das Institut seine Türen für die »Brain Awareness Week« / »Woche des Gehirns«, eine weltweite Kampagne zur Förderung des öffentlichen Bewusstseins für Fragestellungen aus der Hirnforschung.

Im März 2014 drängten sich etwa 80 Jugendliche, Lehrer und einige andere Besucher in den Hörsaal des Zentrums für Hirnforschung. Ich hielt einen Vortrag über das »soziale Gehirn« und diskutierte, wie soziale Interaktionen den menschlichen Geist prägen. Dieses Thema interessierte mich besonders, da ich zuvor meinen Forschungsschwerpunkt von der molekularen Neurowissenschaft zur Kognitionswissenschaft verlagert hatte und somit vom Labor und der mikroskopischen Untersuchung von Gehirnzellen zur theoretischen Forschung übergegangen war, die mir einen Blick aus der Vogelperspektive auf das Gehirn ermöglichte. Die inspirierende Zusammenarbeit mit dem Philosophen und Evolutionsbiologen Werner Callebaut und dem Anthropologen Daniel O. Larson stellte viele Annahmen und konzeptionelle Überlegungen, die ich in fast zwei Jahrzehnten gelernt hatte, infrage. Annahmen wie: Die genetische Veranlagung bestimmt die kognitive Entwicklung. Oder: Psychopathologien sind entweder die Folge einer biologischen Erkrankung oder einer schweren Kopfverletzung. Und nicht zuletzt: Die menschliche Kognition ist das alleinige Produkt der biologischen Evolution, in der es immer um das Überleben des Stärkeren geht.

Die Atmosphäre im Hörsaal war aufgekratzt, wahrscheinlich weil die Schüler froh waren, zwischendurch einmal aus ihrem gewohnten Schulalltag herauszukommen. Und vielleicht auch, weil sie neugierig waren, einen Einblick in die wissenschaftliche Welt der Hirnforschung zu erhalten. Die anschließende Plenardiskussion war lebhaft, und ich gab mein Bestes, um die vielfältigen Fragen zu den Vorgängen im Gehirn zu beantworten. Am Ende der Veranstaltung entdeckte ich meinen Bruder Peter, der ebenfalls im Publikum saß. Er kam auf mich zu. Peter ist Sozialpädagoge und unterrichtete zu dieser Zeit am Kolleg für Sozialpädagogik in Wien.

Er stand inmitten einer Gruppe Schüler und sagte: »Ich wünschte, viel mehr Menschen würden erfahren, wie unser soziales Umfeld die kognitive Entwicklung prägt. Das würde uns die Augen dafür öffnen, wie wichtig es ist, insbesondere für Kinder und Jugendliche, Beziehungen zu entwickeln und pflegen.«

»Soziale Beziehungen sind dein Fachgebiet«, antwortete ich, ohne ganz zu verstehen, worauf er hinauswollte. Wissenschaftler sind in der Regel mehr daran interessiert, theoretische Ursachen für Phänomene zu erforschen, die unter streng kontrollierten experimentellen Bedingungen beobachtet werden. Wenn es um Situationen im Alltag geht, haben Wissenschaftler oft wenig zu sagen – oder sagen lieber nicht viel dazu –, wie sich Forschungsergebnisse in der Praxis umsetzen lassen. Peter hakte nach und betonte, dass es einen Mangel an Austausch zwischen der Hirnforschung und der Pädagogik, insbesondere der Sozialpädagogik, gebe. Und dieser Mangel zum Nachteil aller Beteiligten, insbesondere der Kinder und Jugendlichen, sei.

Er hatte recht. Ich erinnerte mich an eine Konferenz, an der ich zwei Jahre zuvor teilgenommen hatte und die vom Institut für Höhere Studien in Delmenhorst organisiert worden war. Die Konferenz hatte zum Ziel, einen interdisziplinären Austausch zwischen Lehrern und Pädagogen aus dem Bereich Biologie und Bildungswissenschaft zu fördern. Beim Abendessen hatte ich das Vergnügen, neben der Hauptrednerin der Konferenz zu sitzen, einer Professorin für Psychologie und Expertin für Lehr- und Lernforschung. Während des gesamten Abendessens wiederholte sie ihre Überzeugung, dass die moderne Neurowissenschaft kaum einen sinnvollen Beitrag zur Pädagogik beitragen könne. Am Ende des Abendessens war vom ursprünglichen Plan einer interdisziplinären Zusammenarbeit zwischen Neurowissenschaftlern und Pädagoginnen nichts mehr übrig. Ihre Verachtung für die Neurowissenschaft richtete sich nicht gegen mich oder einen der anderen anwesenden Hirnforscher. Ihre Ablehnung dieses Fachgebiets beruhte vor allem darauf, dass die Neurowissenschaft ihrer Ansicht nach eine Laborwissenschaft war, die nichts zum Verständnis der realen Lebenswelt beitrug. Während die Hirnforscher in ihrem Elfenbeinturm saßen, waren die Pädagogen und Kinderpsychologen in der »wilden Natur« unterwegs und versuchten ihr Bestes, um ihre täglichen Beobachtungen in traditionelle psychologische und pädagogische Theorien einzupassen. Wenn die Neurowissenschaft in ferner Zukunft relevant werden wollte, dann müsste ihre Methodik auf echte Probleme des Alltags anwendbar sein. Bis dahin mussten Lehrer, Erzieher und andere Experten, die mit Kindern und Jugendlichen arbeiten, sich auf ihre Lebenserfahrung, ihre Intuition und ihr historisches pädagogisches Wissen verlassen. So sah es zumindest meine Tischnachbarin.

Als ich mich an diesen Vorfall erinnerte, wusste ich, dass Peter den Nagel auf den Kopf getroffen hatte. Neurowissenschaftler haben wenig Kontakt zu Pädagogen. Natürlich gibt es gelegentlich interdisziplinäre Programme oder Projekte von einzelnen Forschern, aber sehr oft bleiben die Fachgebiete voneinander getrennt, was eine erschreckend große Wissenslücke offenbart, die keine der Disziplinen bereit war zu schließen. Und für dieses Zaudern gibt es gute Gründe. Das menschliche Gehirn ist komplex; um es zu verstehen, sind gemeinsame Anstrengungen vieler Teildisziplinen erforderlich, und wir sind noch Jahrzehnte, wenn nicht Jahrhunderte davon entfernt, ein gutes Bild davon zu haben, wie ein Gehirn funktioniert, geschweige denn das menschliche. Im Jahr 2013 finanzierte die Europäische Union das Human Brain Project, an dem Wissenschaftler aus mehr als 100 Partnerinstitutionen beteiligt waren. Eine halbe Milliarde Euro floss in dieses Vorzeigeprojekt, mit dem Ziel, die Mechanismen aufzuklären, die Kognition, Lernen und Gedächtnisbildung zugrunde liegen. Trotz beeindruckender Fortschritte, die im Rahmen dieses riesigen internationalen Projekts erzielt wurden, scheint eine umfassende Erklärung dafür, wie das Gehirn die oben genannten kognitiven Prozesse hervorbringt, noch immer in weiter Ferne zu liegen.

Ich versuchte, Peters Vorwurf zu umgehen. Forscher sehen es als Tugend an, sich zurückzuhalten, anstatt Spekulationen anzustellen, die nicht vollständig durch empirische Daten untermauert sind. Wie so viele andere Wissenschaftler hatte auch ich mich lange Zeit dieser Überzeugung angeschlossen. Es ist noch viel mehr Forschung erforderlich, bevor wir die interdisziplinären Fäden aller verfügbaren Daten miteinander verknüpfen können. Ich war überzeugt, dass ich mit dieser vorsichtigen Haltung die Meinung der wissenschaftlichen Gemeinschaft und nicht nur meine bescheidene Meinung zum Ausdruck brachte. Es ist mutig, wenn nicht sogar unverantwortlich, wissenschaftliche Behauptungen aufzustellen, ohne über alle notwendigen Beweise für eine Schlussfolgerung zu verfügen.

»Hältst du es für verantwortungsvoller, abzuwarten, bis Wissenschaftler ein umfassenderes Verständnis der Funktionsweise des menschlichen Gehirns erlangt haben, während viele Betroffene es als Tatsache akzeptieren, dass ihre Kindheitserfahrungen wenig mit ihrer kognitiven Entwicklung zu tun haben? Genau diese psychosozialen Erfahrungen führen häufig zu Schwierigkeiten im späteren Leben der Betroffenen, sie werden aber kaum im neurobiologischen Kontext der Gehirnentwicklung diskutiert«, hinterfragte Peter meine Zurückhaltung.

An diesem Abend ging ich nach Hause und dachte darüber nach, wie Grundlagenforschung oft losgelöst von dem zu sein scheint, was um uns herum geschieht. Das wird eigentlich als etwas Gutes angesehen. Als Forscher möchte man objektiv sein – unbeeinflusst von anekdotischen Beweisen oder Einzelfällen. Je mehr man eine bestimmte Theorie akzeptiert oder einem bestimmten Konzept folgt, desto weniger offen ist man für Kritik, Widerlegungen und Gegenbeispiele. Kurz gesagt: Als Forscher muss man distanziert bleiben. Oder doch nicht? Je mehr ich mit Wissenschaftsphilosophen diskutierte und mich mit ihnen austauschte, desto mehr wurde mir bewusst, wie unhaltbar der Glaube an die Objektivität in der Wissenschaft tatsächlich ist. Während viele Wissenschaftler immer noch argumentieren mögen, dass wissenschaftliche Aussagen objektiv Fakten über die Welt beschreiben, hat sich in einer Vielzahl von Situationen, einschließlich wissenschaftlicher Forschungsarbeiten, gezeigt, dass die Beobachtungen und Erkenntnisse von Individuen stark von persönlichen Situationen, Eigenheiten, der verfügbaren Methodik und Instrumenten sowie von Sprache, Geschlecht und Kultur abhängen. Tatsächlich betonen Psychologen seit langem eine wichtige Unterscheidung zwischen Empfindung und Wahrnehmung, um zu erklären, wie Aspekte und Phänomene aus der »Außenwelt« in unserem Gehirn verarbeitet werden – sei es im Gehirn eines Wissenschaftlers oder einer anderen Person. Wahre Objektivität in der Wissenschaft ist also eine naive Vorstellung. Thomas Kuhn und andere haben überzeugend gezeigt, dass Wissenschaftler Forschungsprobleme immer durch die Brille eines Paradigmas betrachten, das durch Axiome, methodische Vorannahmen, Techniken und Konzepte begrenzt ist. Die Wissenschaftsgeschichte und -philosophie kann uns die Augen dafür öffnen, wie die Wissenschaft von ihrem akademischen Zeitgeist geprägt war und immer noch ist. Sie kann auch konzeptionelle Mängel als unvermeidliche Folgen unserer begrenzten menschlichen Rationalität aufzeigen. Vielleicht war es an der Zeit, die Entwicklung des Gehirns und die Kognition aus der Perspektive der Sozialpädagogik zu betrachten? Vielleicht war es an der Zeit, den Fokus auf die kognitive Entwicklung von Kindern zu richten, die unter aversiven Verhältnissen und unter sozioökonomischen Herausforderungen aufwachsen?

Ein paar Jahre später. Die Erkenntnis, dass soziale Interaktionen einen immensen Einfluss auf die Entwicklung des kindlichen Gehirns haben, hat in der Hirnforschung an Bedeutung gewonnen. Immer mehr Wissenschaftler beschäftigen sich damit, wie Natur und Erziehung zusammenwirken. Forscher haben ausgeklügelte Studien entwickelt – manche davon über viele Jahre hinweg –, um zu erklären, wie Stress, Traumata und Deprivation das menschliche Gehirn beeinflussen. Diese empirischen Beobachtungen und Experimente beziehen sich sowohl auf die Entwicklung des Einzelnen als auch auf generationsübergreifende Phänomene. Die Bedeutung sozialer Interaktionen für die kognitive Entwicklung – insbesondere im Säuglings-, Kindes- und Jugendalter – ist zu einem unbestreitbaren Faktor in der wissenschaftlichen Erforschung der Kognition geworden. Doch inwiefern sind diese Erkenntnisse bereits so weit fortgeschritten, dass Experten aus benachbarten Disziplinen oder anderen Fachgebieten diese neuen Erkenntnisse nutzen können? Es bleibt noch viel zu tun, um die interdisziplinären Lücken zu schließen und die Zusammenarbeit zu fördern.

Nach dem Gespräch mit meinem Bruder im Jahr 2014 habe ich immer enger mit Experten aus verschiedenen Bereichen zusammengearbeitet, darunter Sozialarbeitern, Entwicklungspsychologen und Psychotherapeuten. Viele der Erkenntnisse in diesem Buch basieren auf langen Diskussionen, in denen ich mich mit Entdeckungen oder Beobachtungen aus Fachgebieten vertraut gemacht habe, die mir zuvor fremd gewesen waren. Häufig wurde ich herausgefordert, bisherige – oft zu einfache – Annahmen zu überdenken, die von Ceteris-paribus-Annahmen ausgingen (d. h., um kausale Faktoren zu studieren, muss man alle anderen Faktoren konstant halten – ein Ideal, das in der Regel unmöglich umzusetzen ist). Manchmal wurden meine Schlussfolgerungen auf den Kopf gestellt, insbesondere wenn ich Kinder, Jugendliche und Erwachsene traf, deren persönliche Geschichte die Ergebnisse aus Laborversuchen infrage stellten. In allen Fällen waren die Menschen, mit denen ich zusammenarbeiten durfte, eine ständige Inspiration für mich und meine Arbeit.

Einige der wichtigsten Fragen zum Einfluss des sozialen Umfelds auf die menschliche Kognition, die sich aus diesen interdisziplinären Interaktionen mit einer Vielzahl von Menschen ergeben haben, werden in diesem Buch diskutiert. Dieses Buch basiert auf Arbeiten und Erkenntnisse zahlreicher Personen – ich habe lediglich das Privileg, sie zu Papier zu bringen.

KAPITEL 1

Neue Antworten auf die Anlage-Umwelt-Debatte

> Wenn das männliche Sperma 40 Tage lang in einem hermetisch verschlossenen Gefäß aufbewahrt und in venter equinum, einem mäßig warmen Wasserbad, das durch die Gärungswärme von Pferdemist beheizt wird, »verfault«, entsteht aus sich selbst ein menschenähnliches Wesen, das jedoch transparent und ohne Körper ist. Wenn man dieses Wesen 40 Wochen lang mit dem »Arcanum sanguinis humani« – menschlichem Blut – ernährt, entsteht ein recht lebhaftes menschliches Kind, ähnlich einem von einer Frau geborenen, jedoch viel kleiner. Das erstere nennen wir Homunkulus.
>
> — Paracelsus. De generatione rerum naturalum (In: De Natura Rerum)

Dieser Auszug aus einem Rezept, wie man ohne Mutterleib ein menschenähnliches Wesen – einen sogenannten Homunkulus – erschaffen kann, findet sich in Paracelsus' Buch *De Natura Rerum,* das 1584 veröffentlicht wurde und über Jahrhunderte hinweg Einfluss hatte. Paracelsus, der mittelalterliche Gelehrte, Heiler und Alchemist, liefert hier eine praktische Anleitung zur Erschaffung von Leben durch die Vermischung organischer Zutaten wie Sperma und Blut.[1] Unsinn. Aberglaube. Niemand würde solchen unwissenschaftlichen Unsinn mehr glauben ... ja, natürlich. Aber historisch verwurzelte Ideen lassen sich nicht so einfach aus der Welt schaffen und bleiben oft lange Zeit Teil unseres kulturellen Wissens. Sie können sogar ihr Aussehen verändern und sich in neuen, seriöseren Theorien tarnen. Die Idee der Erschaffung des Menschen ist ein Beispiel dafür, wie alte, mythische Vorstellungen den intellektuellen Rahmen späterer wissenschaftlicher Konzepte stark prägten. Paracelsus' Homunkulus bildete die Grundlage für das Verständnis der Naturwissenschaftler des 17. Jahrhunderts über die menschliche Fortpflanzung.

Im Jahr 1677 entdeckte Johan Ham winzige Partikel im männlichen Samen und legte damit den Grundstein für die sogenannte Präformationslehre, die bis in die

---

1 Paracelsus, »*De Natura Rerum*«.

Neuzeit hinein vorherrschte. Der niederländische Astronom und Naturforscher Nicolas Hartsoeker spekulierte in seinem 1694 veröffentlichten Werk, dass diese von Ham beobachteten winzigen Partikel jeweils eine mikroskopisch kleine Kopie eines erwachsenen Menschen enthalten.[2] Der Mensch müsse also vor der Geburt bereits vorgefertigt sein und die Entwicklung sei lediglich ein Wachstumsprozess, in dem der vorgefertigte Organismus seinen reifen, vorgesehenen Zustand erreiche. Im 17. und 18. Jahrhundert wurde Hartsoekers Illustration des kauernden Mannes in einer Samenzelle (► Abb. 1) zu einer ikonischen Darstellung des Fortpflanzungsprozesses.[3] Bis zum 19. Jahrhundert basierte das wissenschaftliche Verständnis der Entwicklung des menschlichen Organismus auf der Vorstellung, dass in jedem männlichen Menschen eine Miniaturversion existierte. Ähnlich wie bei den russischen Matrjoschka-Puppen musste dieser winzige Mensch während der Entwicklung nur entfaltet oder vielmehr ausgepackt werden. Tatsächlich ist das deutsche Wort *»Entwicklung«* ein Synonym für »Auspacken«.

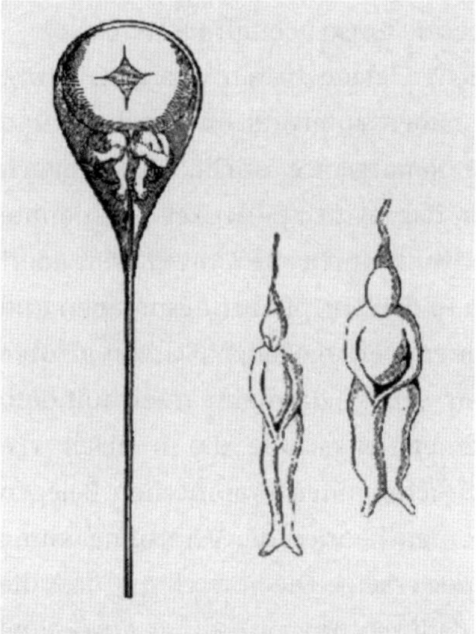

Abb. 1 N. Hartsoekers Homunkulus, abgeleitet von einer Samenzelle. Lawrence, Cera R., »Hartsoeker's Homunculus Sketch from Essai de Dioptrique«.

2 Lawrence, *»Hartsoeker's Homunculus Sketch from Essai De Dioptrique«*.

3 Die Spermisten wie Hartsoeker gingen davon aus, dass Mütter zur Entwicklung des Embryos nur durch die Bereitstellung von Eizellen als Nährgrundlage beitrugen. Dies stand im Gegensatz zu den Ovisten wie Malpighi, Swannerdam und Vallisneri, die ähnliche Vorstellungen vom Entwicklungsprozess hatten, aber davon ausgingen, dass nicht die Spermien, sondern die Eizellen den Miniaturorganismus enthielten.

Mit den bedeutenden biologischen Entdeckungen im 20. Jahrhundert verlor die Idee eines vorgeformten Miniaturmenschen zunehmend an Anhängern und wurde durch Konzepte der modernen Biologie ersetzt. Die moderne Biologie verdankt ihren Erfolg vielen Müttern und Vätern, darunter insbesondere Charles Darwin. Einer der bahnbrechenden konzeptionellen Umbrüche war seine Veröffentlichung *»On the Origin of Species«* im Jahr 1859 und die darin dargelegte Theorie der Evolution durch natürliche Selektion. In ihrer ursprünglichen Formulierung durch Charles Darwin und Albert Russel Wallace besagt die Evolutionstheorie, dass die Umwelt einen selektiven Druck auf Organismen ausübt, was dazu führt, dass diejenigen überleben, die gut an die Umwelt angepasst sind, und sich weiter vermehren, um die höchste Anzahl an Nachkommen zu zeugen.[4] Darwin wusste natürlich nichts über die molekularen Mechanismen der Vererbung. Die Entdeckung der Gene und der DNA als Träger der genetischen Information erfolgte erst viel später, an der Wende vom 19. zum 20. Jahrhundert, und in der ersten Hälfte des 20. Jahrhunderts wurden immer mehr biochemische Details entdeckt. Dies macht Darwins Erkenntnisse über die Vererbungsprozesse und die Formulierung seiner Evolutionstheorie umso beeindruckender.

Nicht alle Aspekte von Darwins ursprünglichen Ideen haben überlebt; einige wurden ersetzt, andere widerlegt, und einige haben aufgrund unerwarteter und neuerer wissenschaftlicher Erkenntnisse eine Renaissance erlebt. Ursprünglich schlug Darwin in seiner Pangenese-Theorie vor, dass winzige Partikel, sogenannte Gemmules, überall im Körper vorhanden seien und durch die Umwelt verändert werden könnten. Diese Partikel sammelten sich in den Fortpflanzungsorganen und wurden dann von den Eltern an die Nachkommen weitergegeben. Darwin glaubte also an die Vererbung erworbener Eigenschaften – etwas, das heute meist mit dem Lamarckismus in Verbindung gebracht wird, einer Denkschule, die in vielen wissenschaftlichen Kreisen abgelehnt wird. Mit zunehmenden empirischen Belegen aus der Keimplasmatheorie und den Chromosomentheorien der Vererbung wurde der Begriff »Gemmules« durch den Begriff »Gene« ersetzt. Die Vorstellung, dass die Umwelt vererbbare Einheiten verändern und dadurch umweltbedingt erworbene Informationen weitergeben könnte, wurde vollständig verworfen. Erst viel später, am Ende des 20. Jahrhunderts, gewann die Rolle der Umwelt in der Evolution wieder an Bedeutung in der Forschung auf dem Gebiet der Epigenetik (s. Kap. 4). Die Evolutionstheorie hat mehrere wissenschaftliche Korrekturen durchlebt, doch der konzeptionelle Rahmen der natürlichen Selektion erscheint nach wie vor gültig. Unser heutiges Verständnis der Evolutionstheorie fußt jedoch nicht vollständig auf

4 Darwin, *»On the Origin of Species«*.

Darwins ursprünglichen Ideen, sondern auf zahlreichen Erkenntnissen jahrzehntelanger wissenschaftlicher Forschung von vielen genialen Köpfen. Während des größten Teils des 20. Jahrhunderts war die daraus resultierende theoretische Erkenntnis die sogenannte »Synthetische Evolutionstheorie«. Dieser vor allem mathematische Ansatz verband Darwins Evolutionstheorie mit den Vererbungsgesetzen von Gregor Mendel (die Gesetze wurden 35 Jahre nach Mendels erster Veröffentlichung seiner Beobachtungen zu Pflanzenzüchtungsexperimenten, die zu seiner Zeit keine Beachtung fanden, von den Forschern Hugo DeVries, Carl Correns und Erich von Tschermak-Seyseneggr unabhängig voneinander wiederentdeckt).

Heute lernen Schulkinder bereits, dass genetische Informationen in den doppelten Helixsträngen der DNA (Desoxyribonukleinsäure) kodiert sind, die in Chromosomen verpackt sind und in allen unseren Körperzellen vorkommen. Mit diesem Wissen glauben wir nicht mehr an Paracelsus' Rezept und an magische Kräfte, die vom Pferdemist ausgehen, sondern verlassen uns auf Wissenschaftler in gut ausgestatteten Labors, die mit molekularen und biochemischen Techniken Organismen erzeugen. Zu verstehen, wie aus einem relativ einfachen Makromolekül wie der DNA ein Organismus entsteht, war auch ein wesentlicher Beweggrund für jene Forscher, die sich zum Ziel gesetzt hatten, das menschliche Genom zu entschlüsseln. Die Hoffnung hieß: Könnte man das menschliche Genom und das anderer Tiere entschlüsseln, wären wir nicht nur in der Lage, den kompletten Bauplan für die Entstehung des Menschen zu verstehen, sondern könnten auch herausfinden, was uns zu den einzigartigen Individuen macht, die wir sind. Was macht manche von uns anfällig für bestimmte Krankheiten? Was macht uns groß, stark, schön oder intelligent? Wir könnten auch herausfinden, was uns von unseren nächsten Verwandten wie Schimpansen oder Bonobos unterscheidet, und letztendlich genau bestimmen, was uns zu Menschen macht. Angetrieben von diesen hohen Erwartungen konkurrierten die beiden Forschungsgruppen »International Human Genome Sequencing Consortium« und »Celera Genomics« darum, vor der Jahrtausendwende als erste die vollständige menschliche DNA-Sequenz zu entschlüsseln. Im Jahr 2000 veröffentlichten beide Gruppen die ersten Ergebnisse des vollständigen menschlichen Genoms. Auf der Titelseite der *New York Times* vom 27. Juni 2000 stand (übersetzt): »Genetischer Code des menschlichen Lebens von Wissenschaftlern entschlüsselt«. Dr. Francis S. Collins, Direktor des National Human Genome Research Institute und leitender Wissenschaftler des Konsortiums, sagte: »Wir haben einen ersten Blick in unser Handbuch geworfen, das bisher nur Gott bekannt war.«[5] Mit Beginn des neuen

5 Wade, »*Genetic Code of Human Life Is Cracked by Scientists*«.

Jahrtausends entschlüsselten Wissenschaftler also das Geheimnis des Lebens und der menschlichen Natur! Aber haben sie das wirklich? Enthalten Gene die genauen Anweisungen, um ein Wesen mit all seinen Fähigkeiten zu erschaffen? Ist die DNA ein Bauplan, der jeden Entwicklungsschritt auf dem Weg zu einem voll ausgereiften, vorbestimmten Lebewesen genau vorhersagt? Bevor wir voll Ehrfurcht mit dem Kopf nicken, wollen wir einen Blick in die Vergangenheit werfen und diese Fragen aus historischer Sicht beleuchten.

Beginnen wir mit einem Rückblick auf die 1930er Jahre und die damalige Wirtschaftskrise. Die genetische Sensation dieser Zeit ereignete sich in Form der Fünflinge der Familie Dionne. Im Jahr 1934 wurden in einem kanadischen Dorf fünf Mädchen geboren. Es war eine medizinische Sensation, dass alle fünf Kinder überlebten, obwohl jedes von ihnen bei der Geburt nur 23 cm groß war und sie zusammen weniger als 7 kg wogen. Doch was die restliche Welt wirklich begeisterte, war die Tatsache, dass die kanadischen Fünflinge – Annette, Cecile, Emilie, Marie und Yvonne – eineiige Fünflinge waren. Die Mädchen sahen aus wie die Erbsen in einer Schote, fünf identische Erbsen, um genau zu sein (► Abb. 2). Diese erstaunliche Ähnlichkeit machte sie zeitweise zu einer größeren Touristenattraktion als die Niagarafälle.

Die Dionne-Mädchen wurden von ihren Eltern und Geschwistern getrennt und wuchsen auf einer neu errichteten Farm auf. Das neue Zuhause für die Fünflinge war extra gebaut worden, um den Kindern eine Umgebung zu bieten, in der sie genau beobachtet und der Öffentlichkeit präsentiert werden konnten. Die Farm wurde *»Quintland«* getauft und sie verwandelte sich in kürzester Zeit in einen Freizeitpark, der zu einem äußerst beliebten Ausflugsziel wurde. Mehr als 6000 Besucher wollten täglich auf den Aussichtsplattformen der Farm stehen und die berühmten Kinder durch Einwegspiegel beobachten. Inspiriert vom touristischen Erfolg der Fünflinge wollten auch Medien und PR-Unternehmen davon profitieren. Verträge wurden im Namen der Kinder unterzeichnet und viel Geld floss in die Kassen der lokalen Regierung von Ontario, die zu dieser Zeit die Vormundschaft für die Kinder innehatte. Die Säuglinge konnten in Fernsehwerbung, Anzeigen in Zeitungen und öffentlichen Plätzen bestaunt werden und traten sogar in Hollywood-Filmen auf. Fast wie ein Nebeneffekt redeten die Medien ihren Zuschauern ein, dass die Dionne-Mädchen nicht nur genetisch identisch seien, sondern auch genau die gleichen Dinge liebten: sei es ihr Lieblingsessen, ihre Lieblingskleidung oder ihre Lieblingszahnpasta. Die subtile Botschaft lautete: gleiche Gene, gleiche Persönlichkeit (► Abb. 3).

Die Botschaft passte perfekt zum damaligen Trend des biologischen Determinismus. Mitte des letzten Jahrhunderts wurde der Genzentrismus zum Leitprinzip der

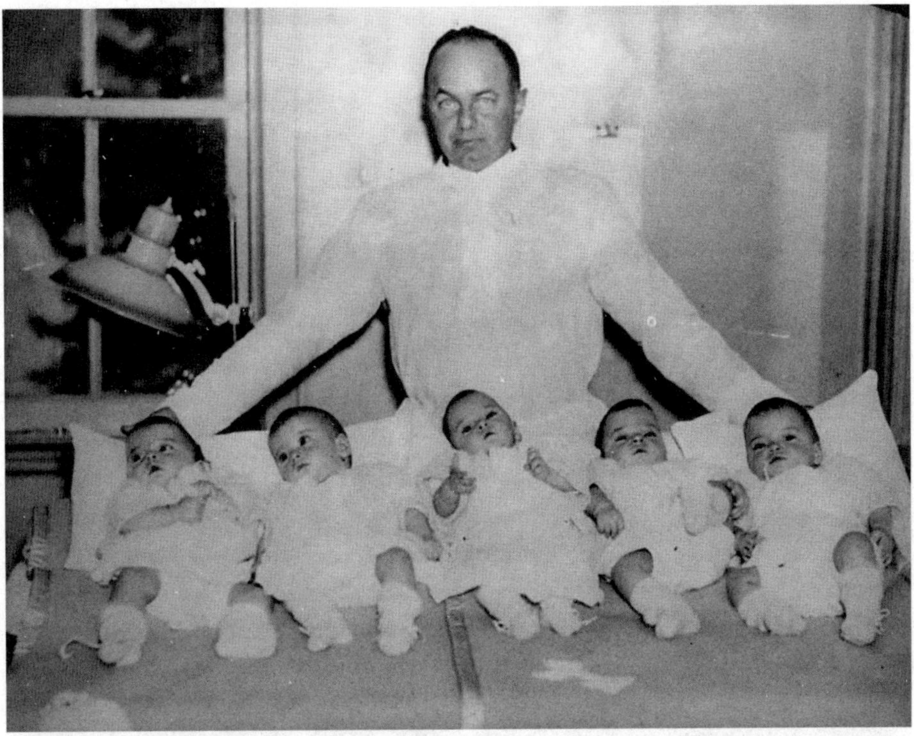

Abb. 2 Der Premierminister von Ontario, Mitchell Hepburn, mit den Dionne-Babys im Jahr 1934.

Biologie, dessen Botschaft auch die breite Öffentlichkeit erreichte. Er verbreitete die These, dass alles, was uns einzigartig macht – unser Aussehen, unser Charakter, unser Verhalten usw. –, bereits im Moment der Empfängnis durch das in unseren Zellen gespeicherte genetische Programm vorbestimmt ist.

Wie hält dieses Credo neuen wissenschaftlichen Erkenntnissen stand? Ist alles, was wir brauchen, um die Eigenschaften einer Person vorherzusagen, von der Augenfarbe bis zur Intelligenz, präzise in der Doppelhelix kodiert? Die genetische Information, die in der doppelsträngigen DNA kodiert ist, liefert zwar die notwendigen Anweisungen, um die molekularen Bausteine eines Organismus zu bilden, aber bedeutet dies, dass die DNA auch den genauen Plan enthält, wie diese Bausteine zusammengesetzt werden müssen? Wie baut man aus einem vollständigen Satz von Makromolekülen ein Lebewesen auf? Der Präformationismus im Sinne von Hartsoeker und seinen Zeitgenossen hat sich als falsch erwiesen; Genetiker und Molekularbiologen haben die imaginären Miniaturpüppchen aus dem Zellinneren verbannt. Das irrige Konzept des vorgeformten Homunkulus wurde durch das aufgeklärte Konzept

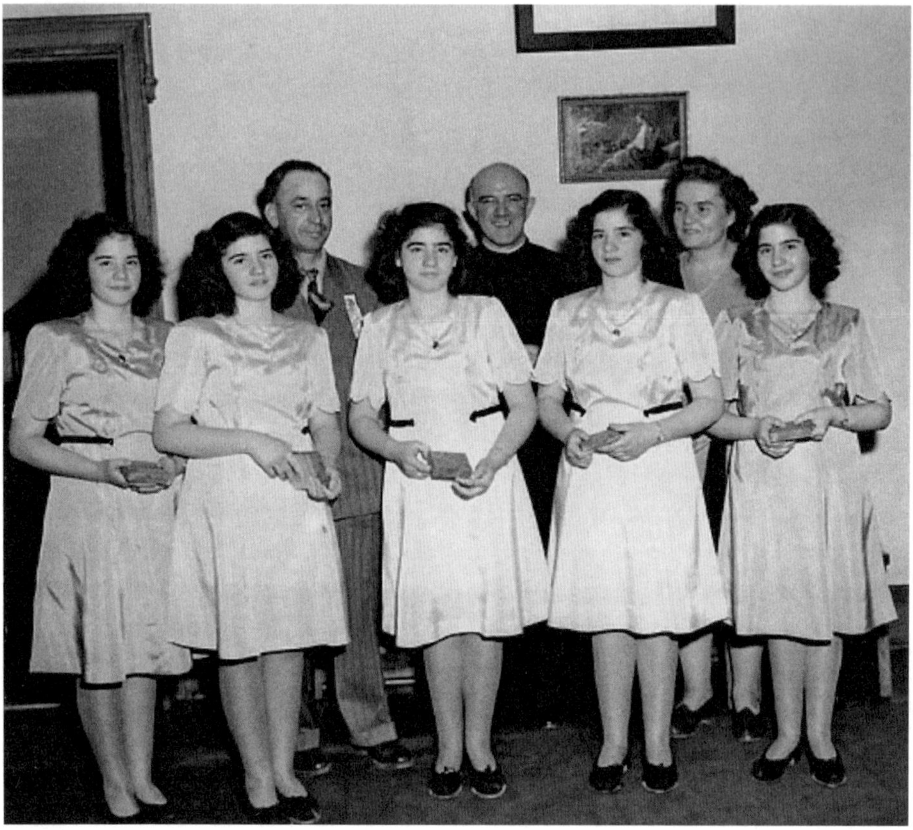

Abb. 3 Die Dionne-Fünflinge (im Alter von 13 Jahren) 1947 mit ihren Eltern und einem Priester im Hintergrund.

eines genetischen Baukastens ersetzt. Anstatt die Vorstellung eines verschachtelten Miniaturmenschen zu akzeptieren, gehen wir heute davon aus, dass sich alle Lebewesen konsequent nach einem verschlüsselten molekularen Bauplan entwickeln.

Ist das wirklich alles, was es zur Geschichte der Organismusentwicklung zu sagen gibt? Der brillante amerikanische Biologe und Evolutionstheoretiker Richard Lewontin war einer der schärfsten Kritiker dieses Gendeterminismus. Er bezeichnet diese Art des gendeterministischen Denkens als moderne Form des Präformationismus. Seiner Meinung nach wurde mit dem Aufkommen des Genzentrismus der Homunkulus einfach durch das DNA-Molekül ersetzt! Die doppelsträngige DNA ist zum neuen ikonoklastischen Symbol der Organismusentwicklung geworden (► Abb. 4). Anstelle des obligatorischen Auspackens winziger Matroschka-Puppen wird die treibende Kraft nun den Genen zugeschrieben. Man glaubt, dass Gene ein präzises Pro-

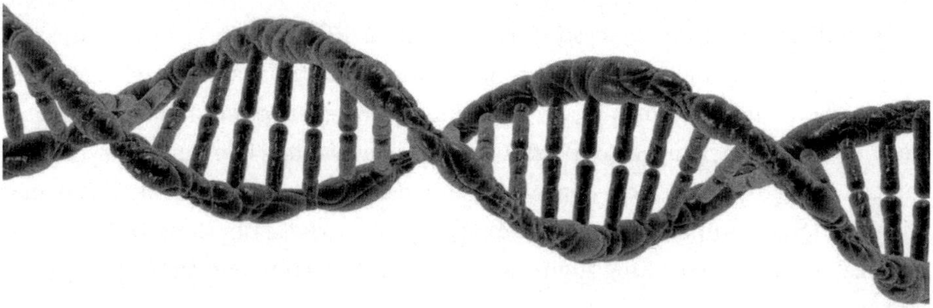

Abb. 4 Das ikonoklastische Symbol von heute, die DNA-Doppelhelix.

gramm ausführen, das die Erzeugung eines vollständigen Organismus ermöglicht, indem sie einfach die Doppelhelix entwirren und Buchstabe für Buchstabe das DNA-Molekül ablesen.

Immer mehr Wissenschaftler äußern starke Zweifel an dieser strengen genetischen Sichtweise. Insbesondere bei der Erforschung des (menschlichen) Gehirns und kognitiver Prozesse erscheint ein derart vereinfachter, deterministischer Ansatz wenig hilfreich. Diese Kontroverse führt uns zurück in die Geschichte, zu der seit dem 17. Jahrhundert geführten Debatte um Anlage versus Umwelt. Damals argumentierte der Philosoph René Descartes, dass Menschen angeborene Ideen besäßen (damals ging man natürlich davon aus, dass angeborene Ideen nicht auf biologisch-kognitiven Grundlagen beruhten, sondern als gottgegebene Eingebungen entstanden). Im Gegensatz zu dieser Ansicht behauptete John Locke, dass der Geist eine »unbeschriebene Tafel« sei (die Idee der *tabula rasa* lässt sich bis zu Aristoteles zurückverfolgen, der als Erster erwähnt, dass die menschliche Seele eine »unbeschriebene Tafel« sei)[6]. Im Laufe der Jahrhunderte haben sich viele Wissenschaftler mit der Frage auseinandergesetzt, was angeboren ist und was auf Lernen und Erfahrung beruht. Von allen Forschungsrichtungen waren wahrscheinlich die Zwillingsstudien, wie auch die rund um die Dionne-Fünflinge, die spektakulärsten und wurden von der Öffentlichkeit mit großem Interesse verfolgt. Im Hinblick auf die Zwillingsstudien in der biomedizinischen Wissenschaft sei hier jedoch eine Warnung angebracht. Im Laufe des letzten Jahrhunderts wurden viele Zwillingsstudien unter ethisch fragwürdigen und unmenschlichen Bedingungen durchgeführt und aus ideologischen Gründen missbraucht. Es würde mehrere Bücher füllen, diese schwarzen Flecken in der Wissenschaft ausführlich zu behandeln, aber ich werde hier nicht weiter darauf eingehen.

6 Locke, »*An Abridgment of Mr. Locke's Essay Concerning Human Understanding*«.

Stattdessen befasse ich mich hauptsächlich mit Aspekten der Biologie-Umwelt-Trennung in diesen Studien,[7] insbesondere in Studien, die sich an ethische Grundsätze hielten. Lassen Sie mich gleich zu Beginn betonen, dass trotz jahrzehntelanger Zwillingsstudien nach wie vor massive Meinungsverschiedenheiten darüber bestehen, welche Schlussfolgerungen aus den Studien gezogen werden können. Sind wir in der Anlage-Umwelt-Debatte seit den Auseinandersetzungen zwischen Descartes und Locke weitergekommen? Können wir angesichts der Erfolge der Genetik davon ausgehen, dass die Entscheidung zugunsten der Gene und damit der Veranlagung gefallen ist?

Vielleicht können die Dionne-Fünflinge zur Beantwortung dieser Frage beitragen. In *Quintland* wuchsen die fünf genetisch identischen Kinder völlig abgeschirmt von der Außenwelt auf und hatten keinen Kontakt zu anderen Menschen außer ihrem Arzt Allan Roy Dafoe und einigen Krankenschwestern, die sich um ihren Alltag kümmerten. Diese unnatürliche Umgebung machte die Kinder zu idealen Versuchsobjekten, ähnlich wie Laborratten. Rückblickend ist es offensichtlich, dass in den Augen der Öffentlichkeit nur die Ähnlichkeiten der Säuglinge kommerzialisiert wurden. Die Unterschiede zwischen den Fünflingen, ihre Individualitäten, waren kein großes Verkaufsargument und wurden daher bewusst ignoriert. Aber gab es physische, psychologische oder kognitive Unterschiede zwischen den fünf Kindern? Bemerkenswert ist, dass die fünf Dionne-Kinder trotz ihrer identischen genetischen Ausstattung in Bezug auf ihre Gesundheit sehr unterschiedlich waren.[8] Emilie entwickelte bereits in jungen Jahren Epilepsie und starb schließlich im Alter von nur 20 Jahren an Erstickung während eines epileptischen Anfalls. Marie, die kleinste der fünf, litt in ihren ersten beiden Lebensjahren an einem Hämangiom, einem gutartigen Tumor, der mehrmals mit Radon behandelt wurde. Als Erwachsene hatte sie Alkoholprobleme und wurde wegen nervöser Depressionen ins Krankenhaus eingeliefert. Marie starb im Alter von 36 Jahren an einem Blutgerinnsel im Gehirn. Die anderen drei Schwestern überlebten Emilie und Marie um Jahrzehnte. Yvonne starb mit 67 Jahren an Krebs. Cecile starb 2025 im hohen Alter von 91 Jahren. Damit ist

---

7 Ich beziehe mich hauptsächlich auf retrospektive Studien, d. h., im Vordergrund stand das Schicksal der Kinder. Die Entscheidungen wurden im Interesse des Kindeswohls (oder dem, was damals als das Beste für sie angesehen wurde) getroffen. Nachfolgende Studien wurden erst nach der rechtmäßigen Entscheidung durchgeführt. Diese Studien wandten überwiegend statistische Methoden an und untersuchten eineiige gegenüber zweieiigen Zwillingen oder, in viel selteneren Fällen, eineiige Zwillinge, die in getrennten Familien versus gemeinsamen Haushalten aufwuchsen.

8 Laut der Website der British Columbia Epilepsy Society entwickelten Yvonne, Cecile und Annette als Erwachsene ebenfalls Epilepsie, doch gab es darüber hinaus keine Berichte über ihre epileptischen Erkrankungen.

Annette die einzige noch lebende Dionne-Fünflingsschwester (Stand 2025). Dr. Roy Allan Defoe, der die meiste Zeit mit den Dionne-Kindern verbrachte, dokumentierte auch andere körperliche Unterschiede der eineiigen Fünflinge, wie unterschiedliche Körpergrößen und Sehvermögen. Was Letzteres betrifft, so waren Yvonne, Annette und Cecile weitsichtig, hatten aber ansonsten ein normales Sehvermögen. Emilie litt an einer leichten Hornhautverkrümmung in beiden Augen, und Marie besaß eine Koordinationsstörung der Augenmuskeln und benutzte infolgedessen nicht immer beide Augen gleichermaßen. Trotz ihrer identischen genetischen Veranlagung die sich auch in ihrer Anfälligkeit für Krankheiten (z.B. Epilepsie) widerspiegelte,[9] verliefen die Leben der Dionne-Fünflinge ganz unterschiedlich. Drei von ihnen – Marie, Annette und Cecile – heirateten und bekamen Kinder. Marie, die unter schweren psychischen Problemen litt, gab ihre beiden Töchter in Pflege. Marie war die Kunstbegabte der Fünf und arbeitete als Bibliothekarin. Emilie, die früh verstarb, ging in ein Kloster, um Nonne zu werden.

Die unterschiedlichen Lebenswege der Fünflinge werfen die Frage auf: Wie viel von der Entwicklung und dem Werdegang eines Menschen lässt sich zuverlässig vorhersagen, wenn man einen Blick auf seine genetischen Informationen wirft? Sind wir kreativ, intelligent, glücklich und erfolgreich, weil wir die richtigen Eltern hatten und unsere vererbten Genkombinationen sich als vorteilhaft erwiesen haben? Oder umgekehrt: Sind die einfältigen, weniger intelligenten, unglücklichen und erfolglosen Menschen einfach diejenigen, die den kurzen Strohhalm aus der Genpool-Lotterie gezogen haben? Wenn wir dieser Annahme folgen, behaupten wir, dass die intellektuell begrenzten und erfolglosen Menschen unter uns vielleicht nur Opfer einer zufälligen und ungünstigen Kombination genetischer Variationen sind. Wir können nichts gegen ihr Unglück tun! An dieser Stelle fühlen sich viele von Ihnen wahrscheinlich zunehmend unwohl dabei, solch einer universellen Doktrin zuzustimmen, dass jeder Aspekt unseres Lebens genetisch determiniert ist. Und Sie fragen sich vielleicht, welche Rolle die Umwelt in dieser ganzen Sache spielt.

Vielleicht spiegeln die unterschiedlichen Lebenswege der Dionne-Mädchen interindividuelle Unterschiede wider, die eindeutig auf Umweltfaktoren zurückzuführen sind, denen sie später im Leben ausgesetzt waren? Schließlich hatten die Mädchen nicht nur genau die gleichen Gene, sondern verbrachten auch fast die gesamten ersten neun Jahre ihres Lebens in derselben hermetisch abgeschirmten Umgebung,

9 Es ist wichtig zu erwähnen, dass Epilepsie multifaktoriell ist und viele Umweltfaktoren dazu beitragen können; neben anderen Risikofaktoren erhöht eine Frühgeburt das Risiko, an Epilepsie zu erkranken, erheblich.

ohne Kontakt zur Außenwelt. Was danach mit ihnen geschah, könnte diese Unterschiede in Gesundheit und Persönlichkeit ausgelöst haben. Leider ist es nicht ganz einfach, die Faktoren zu bestimmen, die ursächlich für eine gesunde Entwicklung verantwortlich sind. Trotz der offensichtlichen Gemeinsamkeiten ihrer Kindheitserfahrungen erlebte jedes Dionne-Baby unterschiedliche Situationen – einige davon nicht unmittelbar relevant. Darüber hinaus wurden viele Faktoren nie gemessen oder gar nicht erst erkannt. Beispielsweise entwickelten sich zwei Paare der Dionne-Kinder im Mutterleib in gemeinsamen Fruchtblasen. Das fünfte Kind teilte sich vermutlich die Fruchtblase mit einem sechsten Kind, das jedoch eine Fehlgeburt war[10], was seine Entwicklung und sein Wachstum möglicherweise anders beeinflusst hat als die der anderen vier Kinder. Außerdem verbrachten die beiden größeren Neugeborenen in den ersten Tagen nach ihrer Geburt mehr Zeit in einem Korb neben dem Bett ihrer Mutter, während die drei Kleineren in einem Inkubator lagen. Das war zweifellos von entscheidender Bedeutung für ihr Überleben. Frühgeborene mit einem so geringen Geburtsgewicht haben Schwierigkeiten, eine konstante Körpertemperatur aufrechtzuerhalten, da sie zu wenig Zeit im Mutterleib hatten, um Körperfett anzusammeln und zu speichern. Der Prozess der Fettspeicherung findet normalerweise in den letzten fünf Wochen der Schwangerschaft statt, also in einer Zeit, in der Frühgeborene bereits außerhalb des Mutterleibs leben. Babys haben ein großes Verhältnis von Körperoberfläche zu Gewicht und verlieren schnell an Temperatur, wenn sie nicht warm gehalten werden. Für die kleinen Körper der Frühchen ist es sehr anstrengend, die richtige Temperatur aufrechtzuerhalten. Sie verbrauchen viel Energie und Sauerstoff, um ihre Körpertemperatur konstant zu halten; genauer gesagt, benötigen sie pro Grad Hauttemperatur 10% mehr Sauerstoff. Diese Energie und dieser Sauerstoff sollten idealerweise für das Wachstum und die Entwicklung des Babys verwendet werden. Daher war es für das Überleben der Fünflinge entscheidend, dass ein Inkubator zur Verfügung stand, um sie warm zu halten. Heute wissen wir jedoch, dass Babys vom Hautkontakt mit ihrer Mutter profitieren. Die sogenannte Känguru-Pflege (KMC) – das Halten des Babys auf der nackten Brust mit einer Decke über dem Rücken des Babys – gibt Frühgeborenen und Säuglingen mit niedrigem Geburtsgewicht nachweislich größere Chancen, später im Leben besser zu gedeihen. Im Fall der Dionne-Babys waren die drei kleineren Mädchen länger von ihrer Mutter getrennt als die beiden anderen. Dies könnte sich negativ auf die emp-

10 Die Mutter litt zwei Stunden lang unter starken Krämpfen und stieß Berichten zufolge ein kleines, schwarzes, eiergroßes Stück Gewebe aus, das möglicherweise Ceciles Zwilling gewesen sein könnte. Rosack, »*The Dionne Quintuplets: Perinatal Care à La 1930s Style*«, 348–355.

findlicheren der fünf ausgeprägt haben. Darüber hinaus erlitt eines der Mädchen einen weiteren schweren Schicksalsschlag: In einem kurzen Bericht, der drei Tage nach der Geburt verfasst wurde, ist zu lesen, dass das empfindlichste der fünf Babys einen Herzstillstand erlitt und sein gesamter Körper aufgrund von Sauerstoffmangel blau anlief. Glücklicherweise konnte das Baby von der Krankenschwester wiederbelebt werden, die ihr etwas Rum als Stimulans gab.

Insgesamt war jedes Mädchen trotz der gemeinsamen Umgebung höchstwahrscheinlich auch einzigartigen Situationen ausgesetzt (von denen wir nur einen winzigen Bruchteil kennen). Einige dieser Erfahrungen könnten unbewusst lebensbedrohlich oder traumatisierend gewesen sein und haben möglicherweise bleibende Auswirkungen auf sie gehabt.

Wie groß sind die Chancen, diese Faktoren voneinander zu trennen und die Frage zu beantworten, was angeboren und was erworben ist? Je komplexer eine Eigenschaft ist (Persönlichkeit, psychische Fähigkeiten oder kognitive Fähigkeiten usw.), desto mehr betreten wir Neuland. Viele Biologen erkennen seit langem die Bedeutung von Umweltfaktoren für die Genexpression und damit für die Entwicklung an. Dennoch ist die genetisch deterministische Sichtweise sowohl unter Wissenschaftlern als auch unter Nichtwissenschaftlern nach wie vor weit verbreitet. Es ist immer noch üblich, von Krebsgenen, Autismusgenen, Sprachgenen usw. zu lesen. Darüber hinaus sind Diskussionen über genetische Erklärungen für alle möglichen körperlichen und verhaltensbezogenen Merkmale nicht mehr nur Thema einiger weniger privilegierter Forscher, sondern stoßen überall auf öffentliches Interesse, sei es in populärwissenschaftlichen Büchern, Medien, Klassenzimmern, Privathaushalten oder im öffentlichen Raum. Der Einfluss der Biologie auf unser tägliches Leben ist allgegenwärtig und bereits tief in der Alltagssprache verankert. Denken Sie an Ausdrücke wie »Du bist genau wie deine Mutter«, »Du bist das Ebenbild deines Vaters«, »Der Apfel fällt nicht weit vom Stamm«, »Wie der Vater, so der Sohn« oder »Sie hat die Augen ihrer Mutter«. Solche Aussagen setzen implizit voraus, dass wir uns alle über die Vorrangstellung biologischer (genetischer) Faktoren einig sind. Eine solche genetisch deterministische Sichtweise hat weitreichende Konsequenzen, insbesondere für soziale oder ethnische Randgruppen. Wenn Eigenschaften, einschließlich kognitiver Fähigkeiten wie Intelligenz, nichts anderes als Ausdruck einer genetischen Lotterie sind, dann kann die Förderung durch das Umfeld nicht als wirksame Maßnahme angesehen werden. Diese Annahme rechtfertigt Argumente gegen positive soziale Interventionen zur Bekämpfung von Armut und gegen die Diskriminierung marginalisierter Gruppen. Interventionen können als vergebliche Mühe angesehen werden, da man versucht, eine unvermeidbare, biologische und vererbte Belastung zu bekämpfen. Diese gegensätzlichen Standpunkte haben insbesondere im Bereich der Intelligenzforschung zu antagonistischen Standpunkten geführt.

In der Intelligenzforschung erlangte der genetische Determinismus mithilfe der Psychometrie traurige Berühmtheit. Ironischerweise begann die Psychometrie als gut gemeinter Ansatz zur Förderung sozial benachteiligter Kinder. Ende des 19. Jahrhunderts entwickelte der französische Psychologe Alfred Binet einen Test – den ersten IQ-Test der Geschichte –, um die kognitiven Leistungen von Kindern verschiedener Altersgruppen zu untersuchen. Er stellte fest, dass sozioökonomisch benachteiligte Kinder in seinen Tests im Durchschnitt schlechter abschnitten als Kinder gleichen Alters, die nicht in Armut aufwuchsen. Mit einer speziellen Förderung wollte Binet diesen sozioökonomisch benachteiligten Kindern helfen, ihren kognitiven Rückstand gegenüber Gleichaltrigen aufzuholen. Die Zuverlässigkeit dieser frühen psychometrischen Tests war bemerkenswert. So bemerkenswert, dass der amerikanische Psychologe Henry H. Goddard, der den psychometrischen Studien zunächst sehr skeptisch gegenüberstanden hatte, schnell von ihrer Genauigkeit überzeugt war. Während Goddard den Test zu Beginn seiner Karriere zur Beurteilung geistig behinderter Kinder einsetzte, übernahm er ihn später, um routinemäßig die Intelligenz von Einwanderern zu untersuchen. Seine Testergebnisse schlugen hohe Wellen: Goddard stellte fest, dass 80% der von ihm getesteten Einwanderer »schwachsinnig« waren.[11] Dieses Ergebnis betraf Einwanderer aus Ungarn, Italien, Russland und Juden. Kurz nach diesen unerwarteten Erkenntnissen veröffentlichte Goddard die Ergebnisse seiner psychometrischen Analysen von US-Soldaten, die im Ersten Weltkrieg gekämpft hatten. Auch hier berichtete er, dass verschiedene Ethnien deutliche Unterschiede in ihrer Intelligenz aufwiesen. Aufgrund dieser Ergebnisse kam er zu dem Schluss, dass bestimmte ethnische Gruppen kognitiv »minderwertig« geboren seien. Viel später in seinem Leben räumte Goddard ein, dass seine Forschung Mängel aufwies. Zu diesem Zeitpunkt waren seine Veröffentlichungen jedoch bereits tief in das öffentliche Bewusstsein eingedrungen und beschäftigten Forscher wie Laien noch lange Zeit. Diese feste Verankerung in der öffentlichen Meinung war wohl auch darauf zurückzuführen, dass seine Daten sozialpolitische Sprengkraft besaßen. 100 Jahre später haben wir uns noch immer nicht von den daraus resultierenden Vorurteilen befreit. Einige Gruppen sind nach wie vor Diskriminierungen ausgesetzt, die auf Vorurteilen über ihre angeblich geringere, angeborene Intelligenz beruhen. Vor nicht allzu langer Zeit, im Jahr 1994, argumentierten der Politikwissenschaftler Charles Murray und der Harvard-Psychologieprofessor Richard Herrn-

11 Dennert, »*The Embryo Project Encyclopedia*«.

stein in ihrem über 800 Seiten dicken Buch *»The Bell Curve: Intelligence and Class Structure in American Life«*, dass sie einen starken Zusammenhang zwischen sozioökonomischer Klasse und Intelligenz festgestellt hätten. Ihnen zufolge ist es 15-mal wahrscheinlicher, dass Menschen aus der untersten sozioökonomischen Klasse IQ-Werte im unteren 5-Prozent-Bereich haben. Afroamerikaner aus der unteren Klasse in den USA weisen einen IQ auf, der im Durchschnitt etwa 15 Punkte unter dem von Weißen liegt.[12] Diese Daten veranlassten Murray und Herrnstein zu der Behauptung, dass Menschen, die in afroamerikanischen Familien oder in Familien mit niedrigem Einkommen geboren werden, ganz einfach mit relativ geringen kognitiven Fähigkeiten geboren werden. Die naheliegendste alternative Erklärung, nämlich dass Armut und die Zugehörigkeit zu bestimmten ethnischen Gruppen zu geringeren Chancen führen können, die eigenen kognitiven Fähigkeiten voll zu entfalten, wird von den Autoren rundweg abgelehnt. Folglich empfehlen Murray und Herrnstein, dass jede Sozialpolitik, die benachteiligte Kinder fördert, nur geringe Auswirkungen auf die individuelle Intelligenz haben wird. Im Gegenteil, sie entwerfen ein Szenario, in dem Bildungs- und Sozialhilfeprogramme zu einem allgemeinen Rückgang der Intelligenz der Nation führen, da dumme Menschen dazu ermutigt werden, immer mehr Nachkommen zu zeugen. Solche falschen sozialen Interventionen würden eine Abwärtsspirale der Dummheit in Gang setzen, behaupten sie. Ähnliche Argumente wurden von Thilo Sarrazin in seinem polemischen Bestseller aus dem Jahr 2010 *»Deutschland schafft sich ab«* vorgebracht.[13] Die Argumente in diesen und ähnlichen Publikationen basieren auf der zentralen Annahme, dass komplexe psychobiologische Merkmale wie Intelligenz genetisch bedingt sind. Aber inwieweit ist wissenschaftlich bewiesen, dass Intelligenz angeboren ist?

60 Jahre nach Goddards groß angelegten Tests mit Einwanderern haben die Forscher Seymour B. Sarason und John Doris dieselben psychometrischen Tests neu bewertet.[14] Genauer gesagt, untersuchten sie die Fragebögen, die vor etwa 100 Jahren zur Untersuchung italienischstämmiger Einwanderer verwendet worden waren. Sie bestätigten tatsächlich Goddards Ergebnisse: Die damals getesteten Einwanderer wiesen im Schnitt offenbar einen IQ von nur 87 auf,[15] was deutlich unter dem Durchschnitt liegt (der durchschnittliche IQ innerhalb einer bestimmten Population ist *per*

---

12 Herrnstein und Murray, »*The Bell Curve*«.

13 Sarrazin, »*Deutschland schafft sich ab: Wie wir unser Land aufs Spiel setzen*«.

14 Sarason und Doris, »*Educational Handicap*«.

15 Gleichzeitig zeigten Sarason und Doris, dass viele der getesteten Einwanderer so schlechte Ergebnisse erzielten, weil sie viele englische Wörter und Ausdrücke in den Fragebögen nicht verstanden. Es bleibt also offen, was der Hauptgrund für die schlechten Testergebnisse war: geringe kognitive Fähigkeiten oder schlechte Englischkenntnisse.

Definition 100). Eine Folgestudie ergab jedoch etwas Erstaunliches. Zur Überraschung aller hat sich in den Köpfen der Nachkommen der Einwanderer eine bedeutende Veränderung vollzogen. Die Enkelkinder der italienischstämmigen Einwanderer wiesen bei psychometrischen Tests IQ-Werte auf, die deutlich über dem Durchschnitt lagen! Das sind natürlich erfreuliche Ergebnisse für eine Gruppe von Menschen, die zuvor als kognitiv beeinträchtigt galten, doch die entscheidende Frage lautet: Wie lässt sich eine so erfolgreiche Aufholjagd erklären, die sogar in einer Überflügelung der Durchschnittsbevölkerung gipfelte? Können genetische Variationen und natürliche Selektion für einen so erstaunlichen Anstieg der Intelligenz verantwortlich gemacht werden, der sich innerhalb von nur zwei Generationen vollzogen hat? Sicherlich nicht. Genetische Variationen und Mutationen innerhalb einer Population, gefolgt von natürlicher Selektion, sind relativ langsame Prozesse, die nicht innerhalb einer so kurzen Zeit zu einem derartig signifikanten Sprung in der Evolution kognitiver Merkmale führen können. Dies spricht eindeutig gegen die Annahme, dass Intelligenz ausschließlich auf angeborenen Faktoren beruht.

Der Politikwissenschaftler James R. Flynn wies nach, dass die IQ-Werte der Bevölkerung von 14 verschiedenen Industrienationen in den letzten Jahrzehnten um 5 bis 25 Punkte gestiegen sind. In seinem 2012 erschienenen Buch *»Are We Getting Smarter?«* zeigt Flynn einen jährlichen Anstieg von 0,35 IQ-Punkten in der deutschen Bevölkerung und einen fast doppelt so hohen Anstieg in Brasilien und der Türkei.[16] Solch massive Zuwächse lassen sich nicht einfach mit genetischen Schwankungen und einer »Verbesserung« des Genpools der Bevölkerung erklären.

Was sagt uns das über die genetische Vererbung von Intelligenz? Sicherlich gibt es aufgrund genetischer Variation Intelligenz-Unterschiede zwischen Individuen. Aber der Mythos, dass Menschen aufgrund ihrer ethnischen Zugehörigkeit oder sozialen Klasse weniger intelligent geboren werden, ist wissenschaftlich nicht haltbar. Ein derart schneller Anstieg der Intelligenz[17] in der gesamten Bevölkerung oder auf nationaler Ebene lässt sich nur unter Berücksichtigung sozialer Faktoren erklären. Folglich tragen Unterstützung, Förderung, Bildung, verbesserte Lebensbedingungen und viele weitere Faktoren eindeutig zur Intelligenz von Kindern bei.

Der Evolutionsbiologe Richard C. Lewontin formulierte es am eindrucksvollsten:

16 Flynn, *»Are We Getting Smarter?«*.

17 Es wird nach wie vor diskutiert, ob und inwieweit Intelligenz mit psychometrischen Tests gemessen werden kann.

> Nehmen Sie zwei Handvoll Samen aus demselben Sack und pflanzen Sie sie in getrennte Beete, das erste reichhaltig, das zweite nährstoffarm. Die Pflanzen im ersten Beet werden hoch wachsen, die im zweiten werden verkümmert sein. Der durchschnittliche Unterschied zwischen den beiden Pflanzengruppen wird ausschließlich auf Umweltfaktoren (Nährstoffe) zurückzuführen sein, da die Samen aus demselben Sack stammen und daher genetisch identisch sind. Die Variabilität innerhalb jedes Beets ist jedoch ausschließlich auf genetische Faktoren zurückzuführen, da die Umwelt für alle Samen innerhalb derselben Parzelle identisch ist. Mit anderen Worten: Die Heritabilität beträgt innerhalb jeder Gruppe 100 %, aber der durchschnittliche Unterschied zwischen den beiden Gruppen ist ausschließlich auf Umweltfaktoren zurückzuführen.[18]

Demnach ist laut Lewontin das Konzept der Vererbung ihrer Unterschiede beim Vergleich zweier Populationen bedeutungslos. Eine genetisch-deterministische Sichtweise lässt uns jedoch glauben, dass Gene *die* allmächtige Kontrollinstanz sind, die wenig Spielraum für Umwelteinflüsse auf den Organismus zulässt. Wir müssen uns bewusst sein, dass uns eine solche Denkweise in eine Sackgasse führt.

Es wird immer deutlicher, dass es kein Programm gibt, das jeden Entwicklungsschritt eines Organismus genau festlegt. Dies gilt umso mehr für das Gehirn. Unter Wissenschaftlern ist unumstritten, dass es keinen Bauplan gibt, der einem Organismus genau vorschreibt, wie er ein Gehirn zu verdrahten hat. Tatsächlich haben Hirnforscher seit langem gezeigt, dass vor allem die Interaktionen mit der Umwelt sowie zwischen Individuen für die gesunde Entwicklung des Gehirns eines Neugeborenen zu einem Erwachsenenhirn unverzichtbar sind. Diese Betonung der Wechselwirkungen zwischen Organismen und ihrer Umwelt weist der Welt, in der wir leben, eine vielseitigere Rolle zu, die sich nicht auf die Kraft der natürlichen Selektion reduzieren lässt. Hier tragen die physische und soziale Umwelt aktiv zur Gestaltung des Organismus bei, anstatt nur selektiven Druck auszuüben und dadurch schlecht angepasste Individuen »auszusortieren«. Wissenschaftler wissen seit langem, dass die Umwelt als »Auslöser« für bestimmte Entwicklungsprozesse fungieren kann. Die molekulare Erklärung dafür lautet wie folgt: Organismen verfügen aufgrund ihrer genetischen Ausstattung über vorbestimmte Potenziale und Risiken, die latent schlummern. Kritische Umweltfaktoren können die Expression bestimmter »Programme« im Organismus auslösen, die wiederum zu bestimmten Verhaltensweisen oder Symptomen führen. Viele biologische Studien haben diese Annahme bestätigt. In den biomedi-

18 Colman, »*Race Differences in IQ*«, 182–189.

zinischen Wissenschaften wird die Fähigkeit, ein für das Individuum ungünstiges »Programm« auszulösen und damit ein genetisch vorbestimmtes Risiko zu verwirklichen, als genetische Suszeptibilität oder Prädisposition bezeichnet. Beispiele reichen von somatischen Erkrankungen wie Krebs, Diabetes oder Herz-Kreislauf-Erkrankungen bis hin zu verschiedenen Psychopathologien. Darüber hinaus führen Unterschiede zwischen Individuen zu unterschiedlichen Suszeptibilitäten. Aufgrund der genetischen Grundlage von Prädispositionen treten solche erblichen Risiken in Familien und verwandtschaftlichen Populationen auf.

Lassen Sie mich das Konzept der genetischen Anfälligkeit am Beispiel der Kurzsichtigkeit (Myopie) näher erläutern. Kurzsichtigkeit tritt familiär gehäuft auf, was auf einen angeborenen Mechanismus hindeutet. Dennoch lässt sich Kurzsichtigkeit nicht einfach auf genetische Ursachen zurückführen. Es ist höchst unwahrscheinlich, dass unsere Vorfahren im Pleistozän unter erheblicher Kurzsichtigkeit litten. Eine stark beeinträchtigte Sehkraft hätte für die Betroffenen einen drastischen Nachteil für ihr Überleben bedeutet. Stellen Sie sich eine Urzeit vor, in der es überlebenswichtig war, gefährliche Tiere oder Feinde aus der Ferne zu erkennen. Unsere kurzsichtigen Vorfahren wären schnell zu einer Delikatesse für Urzeit-Raubtiere geworden. Eine Genvariante, die Kurzsichtigkeit verursacht, hätte daher für die betroffenen Personen einen erheblichen selektiven Nachteil mit sich gebracht. Es ist daher höchst unwahrscheinlich, dass sich ein solch nachteiliges Allel (ein Allel bezeichnet eine bestimmte Variante eines Gens) über Jahrtausende in einer Population durchgesetzt hätte. Warum gibt es dann einen so hohen Anteil an Menschen, die an Kurzsichtigkeit leiden? Vielleicht ist Kurzsichtigkeit auf eine spontane genetische Mutation zurückzuführen, die erst vor kurzem, z. B. vor einigen Generationen, aufgetreten ist? Die Annahme einer spontanen Mutation als Ursache für Kurzsichtigkeit wurde mit dem Argument widerlegt, dass Kurzsichtigkeit im letzten Jahrhundert in vielen Populationen in verschiedenen Ländern etwa zur gleichen Zeit rapide zugenommen hat. Ein weiteres Argument gegen eine Myopie, die auf eine kürzlich erfolgte spontane Mutation in der menschlichen Abstammungslinie zurückzuführen ist, ist die Tatsache, dass diese Erkrankung auch bei verschiedenen domestizierten Tierarten auftritt. Tiere derselben Art, die in freier Wildbahn leben, leiden aber in der Regel nicht unter Kurzsichtigkeit. Das deutet darauf hin, dass trotz der hohen familiären Häufigkeit Umweltfaktoren entscheidend zur Entstehung von Kurzsichtigkeit beitragen müssen.

Ende der 1960er Jahre leisteten Roy Box und Curtis Johnson einen entscheidenden Beitrag zur Aufklärung der Wechselwirkungen zwischen Genen und Umwelt, die zu Kurzsichtigkeit führen. Die Feldstudien von Box und Johnson führten die beiden Forscher nach Utquiagvik (Ukpiagvik) in Alaska. Dieses Dorf in Alaska ist eines der nördlichsten Siedlungsgebiete der Welt und die nördlichste Stadt der USA. Nach Angaben der Ureinwohner, der Iñupiats, bedeutet der Name des Dorfes »Ort, an dem Schneeeulen gejagt werden«, was seine abgelegene Lage unterstreicht. In den 1960er Jahren hatten die Iñupiats von Utquiagvik kaum Kontakt zur westlichen Zivilisation. Lebensmittel, Güter des täglichen Bedarfs und andere Konsumgüter mussten mit kleinen Flugzeugen aus dem etwa 660 Meilen entfernten Fairbanks herbeigeschafft werden. Strom gab es zwar, aber die meisten Häuser waren noch mit Kerosin- oder Öllampen statt mit elektrischem Licht ausgestattet. Box und Johnson interessierten sich besonders für den Mangel an natürlichem Licht und die Auswirkungen des künstlichen Lichts auf die Sehkraft. Die Menschen, die an diesem »Ort, an dem Schneeeulen gejagt werden« wohnen, leben oft 18 Stunden pro Tag ohne Tageslicht, und das mehr als viereinhalb Monate lang. Darüber hinaus sehen die Iñupiats vom 18. November bis zum 23. Januar gar kein Tageslicht, sondern nur den nächtlichen Sternenhimmel. Box und Johnson wollten herausfinden, ob der Mangel an natürlichem Licht und die Notwendigkeit, sich mit künstlichem Licht zu begnügen, bei der lokalen Bevölkerung zu Kurzsichtigkeit führten. Überraschenderweise schien das nicht der Fall zu sein. Die beiden Forscher konnten keinen einzigen Iñupiat über 58 Jahren finden, der unter Kurzsichtigkeit litt, obwohl jene ihr ganzes Leben in Utquiagvik verbracht und Kerosin- oder Öllampen benutzt hatten. Gleichzeitig litt jedoch fast die Hälfte der jüngeren Iñupiats unter 40 Jahren an Kurzsichtigkeit. Dieser Prozentsatz war unerwartet hoch und lag weit über dem der übrigen nordamerikanischen Bevölkerung zu dieser Zeit. War diese Erkrankung in Utquiagvik auf eine neue, spontane Mutation zurückzuführen? Das war unwahrscheinlich, da die Symptome der Kurzsichtigkeit nicht zufällig, sondern gleichzeitig in vielen Iñupiat-Familien auftraten, und eine hohe Korrelation zwischen Iñupiat-Geschwistern bestand (obgleich deren Eltern ein normales Sehvermögen hatten). Es schien ein Rätsel zu sein, dass weder die Genetik noch der Mangel an natürlichem Licht und die Belastung durch künstliches Licht diese Seheinschränkungen erklären konnten. Die Erklärung fand sich schließlich im sozialen Umfeld der Iñupiat. Im Jahr 1890 baute das US-Bildungsministerium eine Schule in Utquiagvik. In den ersten Jahrzehnten nach ihrer Eröffnung schickten die Einheimischen ihre Kinder jedoch nur unregelmäßig zur Schule. Nachdem das Bureau of Indian Affairs die Schule übernommen und erweitert hatte, besuchten immer mehr Kinder der indigenen Bevölkerung die Schule.

Als Box und Johnson ihre Studien durchführten, hatten viele junge Iñupiats gute Lese- und Schreibfähigkeiten, viel bessere als ihre Eltern, die in ihrer Kindheit nur selten zur Schule gegangen waren. Diese Ergebnisse gaben den Forschern einen Hinweis darauf, welche Faktoren zu berücksichtigen waren. Erstens gab es offensichtlich eine genetische Komponente. Zweitens schien der vorherrschende Mangel an Tageslicht nicht der Hauptgrund zu sein. Im Laufe der Evolution hatten die Vorfahren der Iñupiat genügend Zeit, sich daran anzupassen, einen Großteil ihres Lebens in der Dunkelheit zu verbringen, ohne dass sich ihre Sehkraft verschlechterte. Auch künstliches Licht allein schien keine große Rolle zu spielen, wie die ältere Generation bewies, die nicht unter Kurzsichtigkeit litt. Drittens schienen Aktivitäten, die Arbeiten im nahen Sichtfeld erforderten, wie Lesen und Schreiben, einen starken Einfluss zu haben. Aus evolutionärer Sicht waren diese schulischen Aktivitäten eine kulturtechnische Neuheit, und es war noch nicht genug Zeit vergangen, damit sich die Organismen an diese neuen, vom Menschen geschaffenen Umweltbedingungen anpassen konnten. Viertens musste ein Entwicklungszeitfenster berücksichtigt werden. Am stärksten von Kurzsichtigkeit betroffen war die jüngste Generation, also diejenigen, die früh mit dem Lesen und Schreiben begonnen hatten. Bis heute ist noch nicht vollständig geklärt, was Kurzsichtigkeit verursacht. Die Studien von Box und Johnson waren jedoch der Ausgangspunkt für viele weitere Untersuchungen, die sich mit der Wechselwirkung zwischen Genetik und Umwelt (d. h. GxE-Wechselwirkungen) in Bezug auf die Augenentwicklung und deren Auswirkungen auf die Emmetropie (d. h. das normale Sehvermögen) befassten. Neuere Studien haben ergeben, dass Myopie auf ein verlängertes Wachstum des Augapfels zurückzuführen ist, d. h., das Auge wächst im Längsschnitt zu viel. Infolgedessen werden Bilder nicht auf der Netzhaut – dem lichtempfindlichen Gewebe im hinteren Teil des Auges – fokussiert, sondern der Bildfokus liegt vor der Netzhaut. Diese Fehlsichtigkeit ist vergleichbar mit einem falsch eingestellten Fernrohr oder einer falsch eingestellten Kamera, die nur unscharfe Bilder liefern. Normalerweise sorgt die Brennweite der Augenoptik dafür, dass Bilder von Objekten auf der Netzhaut und nicht vor oder hinter ihr liegen. Wie wird das Wachstum des Auges reguliert, um eine korrekte Fokussierung zu gewährleisten? Das Wachstum des Auges wird durch reales Sehen gesteuert, insbesondere durch die visuelle Verarbeitung von Objekten, denen der Organismus in seiner Umgebung am häufigsten begegnet. Kurzsichtige Menschen besitzen eine gute Nahsicht, aber eine schlechte Fernsicht. Angesichts unserer typischen menschlichen Umgebung scheint dies eine Fehlanpassung zu sein. Tatsächlich handelt es sich jedoch um eine erfolgreiche Anpassungsleistung von Menschen, deren Augen überwiegend Objekten im nahen Sichtfeld ausgesetzt sind. Augenärzte und Optiker empfehlen seit langem, übermäßige Arbeit am Computer und ausgiebiges Lesen unter künstlichem Licht zu reduzieren und stattdessen mehr Zeit im Freien zu verbringen. Diese Empfehlung basiert auf Erkenntnissen, die zeigen, dass natürliches Tageslicht einer Stärke von über 10 000 Lux das übermäßige Wachstum der Augäpfel hemmt. Tageslicht stimuliert die Ausschüttung von Dopamin in der Netzhaut, und dieser Neurotransmitter blockiert die Verlängerung des Augapfels während der Entwicklung. Aber es ist nicht nur der Mangel an Tageslicht, wie wir von den Iñupiats aus Utquiagvik gelernt haben, sondern auch Aktivitäten, die vorwiegend das Nahsichtfeld beanspruchen. Im Gegensatz dazu bietet die natürliche Umgebung viel mehr Möglichkeiten, die Augen auf entfernte Objekte zu richten und so eine visuelle Unausgewogenheit zu vermeiden.

Wie wir sehen können, gibt es mehrere Umweltfaktoren, die zur Kurzsichtigkeit beitragen. Die umfangreichen Studien zur Kurzsichtigkeit sind nur ein Beispiel für eine Vielzahl von Untersuchungen, die sich mit Gen-Umwelt-Wechselwirkungen befassen. Dieses Beispiel soll deutlich machen, dass viele Funktionen von Organismen nicht durch ein strenges genetisches Programm vorgegeben sind, sondern sich an die Umweltbedingungen anpassen, denen das Individuum ausgesetzt ist. Aber wie sieht es mit den zugrundeliegenden genetischen Faktoren aus? Welche Fortschritte wurden bei der Aufklärung der angeborenen Mechanismen der Kurzsichtigkeit erzielt? Bislang wurden mehr als 160 genetische Risikofaktoren identifiziert, die ursächlich mit Kurzsichtigkeit in Verbindung zu stehen scheinen. Der Mensch hat etwa 20 000 bis 30 000 Gene in seinem Genom (die genaue Anzahl der Gene des Menschen ist umstritten, da Wissenschaftler sich nicht einig sind, was ein Gen ist. Die Angabe »20 000 bis 30 000« bezieht sich auf proteinkodierende Gene und Spleißvarianten, aber nicht auf Pseudogene und nicht-kodierende RNA-Gene). Dies wirft die Frage auf, ab wann man von einer genetischen Veranlagung für eine bestimmte Erkrankung sprechen kann: wenn 200, 1000 oder vielleicht 10 000 genetische Faktoren beteiligt sind? Diese Debatte ist noch nicht abgeschlossen. Darüber hinaus sollte uns das Beispiel der Kurzsichtigkeit davon überzeugen, dass es oft kontraproduktiv ist, nur nach genetischen Ursachen oder nur nach schädlichen Umwelteinflüssen zu suchen. Es besteht eine enge Verflechtung zwischen Genen und Umwelt, die zwei Seiten derselben Medaille darstellen. Warum halten wir dann immer noch so hartnäckig an der Vorstellung fest, dass viele menschliche Eigenschaften überwiegend durch unser Genom bestimmt sind? Diese Hartnäckigkeit ist besonders rätselhaft, da genetisch deterministische Erklärungen, wie wir gesehen haben, nicht einmal auf somatische Erkrankungen wie Kurzsichtigkeit[19] zuzutreffen scheinen. Es ist anzu-

---

19 Es sollte aber erwähnt werden, dass es einige genetische Defekte gibt, die nur auf ein einziges Gen oder wenige mutierte Gene zurückzuführen sind. Diese Krankheiten sind recht selten, und selbst

nehmen, dass dies für charakterliche und psychologische Eigenschaften oder komplexe kognitive Fähigkeiten wie Intelligenz noch weniger zutrifft.

Aber wir sollten hier nicht aufhören, wenn wir über Gen-Umwelt-Wechselwirkungen diskutieren. Die bisherigen Beispiele konzentrieren sich noch auf die Vorrangstellung der genetischen Veranlagung. Wenn Sie das Glück haben, eine vorteilhafte Kombination von Allelen zu besitzen und in einem förderlichen Umfeld aufwachsen, sollten Sie Ihr Potenzial voll ausschöpfen können – weniger jedoch, wenn Sie in einem benachteiligten Umfeld aufwachsen, unabhängig davon, ob Sie eine günstige genetische Veranlagung haben. Wenn Sie hingegen Pech haben und eine Veranlagung für eine bestimmte nachteilige Eigenschaft besitzen, wird sich eine ungünstige Umgebung erheblich negativ auf Ihren Lebensverlauf auswirken (z. B. durch die Auslösung einer Krankheit oder einer suboptimalen kognitiven, verhaltensbezogenen oder psychologischen Verfassung).

Ungeachtet der Bedeutung der Anfälligkeit erfasst dieses Konzept nur einen begrenzten Teil des Gesamtbildes. Es gibt zunehmend Hinweise darauf, dass die Umwelt viel stärker mit der Entwicklung des Organismus verflochten ist, als dass sie nur einen Einfluss auf die genetische Veranlagung hat. Diese Verflechtung geht weit über das hinaus, was ich zuvor beschrieben habe. Kurz gesagt, viele Merkmale sind weder durch ein strenges genetisches Programm vorbestimmt noch sind sie einfach das Ergebnis spezifischer Umweltauslöser. Stattdessen beeinflussen Organismen ihre eigene Entwicklung. Individuen passen sich nicht nur kontinuierlich an die Umweltbedingungen und spezifischen Lebensumstände an, in denen sie sich befinden, sondern verändern auch ihre Umgebung. Diese Sichtweise der Wechselwirkung zwischen Organismus und Umwelt unterscheidet sich deutlich von einer Sichtweise, die Letztere nur als Auslöser betrachtet, der latente genetische Veranlagungen zum Vorschein bringt. Hier sind Individuen nicht nur passive Wesen, die von äußeren Kräften getrieben werden, sondern sie verändern ihre Umwelt, manchmal in sehr bedeutendem Maße und innerhalb extrem kurzer Zeiträume (gemessen an evolutionären Zeiträumen). Genau wie die Iñupiat, die immer mehr Zeit mit Lesen und Schreiben unter künstlichen Lichtverhältnissen verbrachten und dadurch ihre biologischen Veranlagungen durch diesen kulturellen Wandel beeinflussten, was letztendlich zu einem starken Anstieg der Kurzsichtigkeit in der Bevölkerung führte. Insgesamt ist die Verflechtung von Anlage und Umwelt durch eine Wechselseitigkeit gekennzeichnet, die Ursache und Wirkung nicht *a priori* voneinander trennt.

---

monogene Erkrankungen wie die Sichelzellenanämie weisen je nach Betroffenem und dessen Lebensumfeld unterschiedliche Pathophysiologien auf.

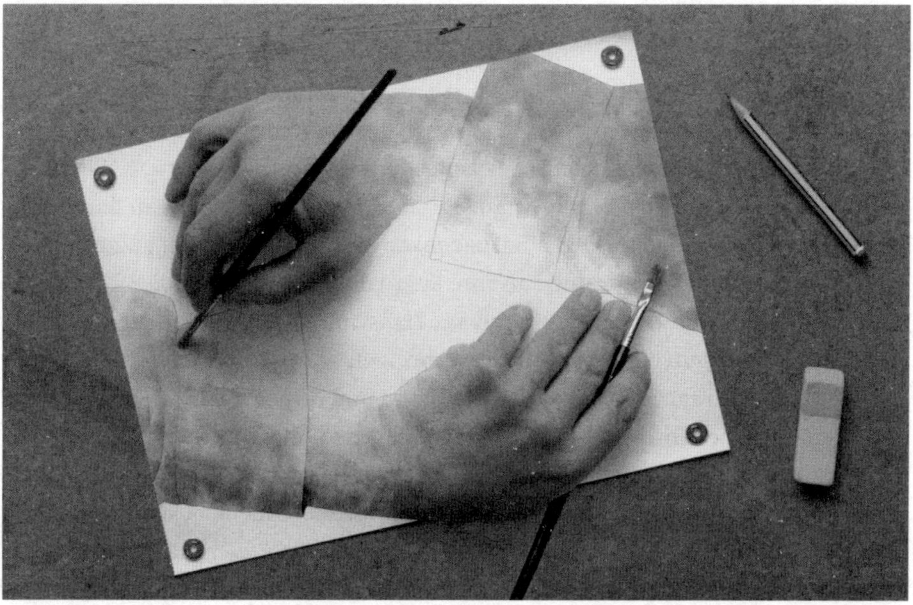

Abb. 5 »Malende Hände«, Fotomanipulation inspiriert von M.C. Eschers Kunstwerk »Zeichnende Hände«.

Das bedeutet, dass nicht nur die Umwelt ursächliche Faktoren (z.B. Auslöser, Druck der natürlichen Selektion) liefert und der Organismus die Auswirkungen erleidet, sondern dass Ursache und Wirkung austauschbar sind. Anstatt passiv dem Druck der Umwelt zu erliegen, verändern Organismen aktiv ihre Umgebung und modifizieren so die Auswirkungen, die sie auf sie haben. Somit sind Organismen und Umwelt durch wechselseitige Prozesse miteinander verbunden, die sich kontinuierlich gegenseitig beeinflussen. Diese wechselseitige Kausalität erinnert an das Bild der »malenden Hände« (► Abb. 5, inspiriert von M.C. Eschers Lithografie »Drawing Hands«), in dem sich die Bildelemente in einer interaktiven Schleife ergänzen und nur so dieses Kunstwerk entstehen kann.

In der Biologie wird diese kausale Wechselwirkung zwischen Organismen und Umwelt als Nischenkonstruktion bezeichnet.[20] Viele Tiere betreiben Nischenkonstruktion und verändern ihre Umwelt auf arttypische Weise: Biber bauen Dämme, Ameisen betreiben »Landwirtschaft«, Regenwürmer schaffen durch Graben, Ver-

20 Odling-Smee et al., »*Niche Construction the Neglected Process in Evolution*«.

dauung und Ausscheidung veränderte ökologische Bedingungen.[21] Von allen Organismen sind wir Menschen sicherlich die paradigmatischste Spezies der Nischenkonstrukteure, da wir völlig neue Lebensräume schaffen: Wir haben ökologische, kulturelle, soziale, technologische und sogar virtuelle Räume geschaffen.

Kehren wir zum gut untersuchten Beispiel der Kurzsichtigkeit zurück. Wir haben gesehen, dass sowohl genetische als auch umweltbedingte Faktoren an der Entstehung dieser Erkrankung beteiligt sind. Bedenken Sie nun, dass Kinder aufgrund besserer Bildung besser lesen können als ihre Eltern. Einige Kinder werden ihre Umgebung verändern, um immer mehr Zeit im Haus mit Lesen (oder heutzutage vor Computer- und Handybildschirmen) zu verbringen, was zu einer Verschlechterung ihrer Sehkraft beiträgt. Je besser sie lesen können und je mehr Spaß sie daran haben, desto stärker verschlimmert sich ihre Kurzsichtigkeit. Gleichzeitig wird das Sehen in der Ferne umso mehr vernachlässigt, je mehr Zeit sie im Haus verbringen. Die Menschen des 20. Jahrhunderts haben eine unausgewogene visuelle Belastung geschaffen, da sie in ihrer künstlich geschaffenen Umgebung zu wenig Fernsicht haben und stattdessen vor allem Nahobjekte betrachten. Mit anderen Worten: Kulturelle Evolutionsprozesse haben innerhalb weniger Generationen zu einer Verschlechterung einer biologischen Eigenschaft (der Emmetropie) geführt. Dies ist möglich, weil Nischenbildungsprozesse in der Regel schneller ablaufen als die natürliche Selektion.

Kulturelle Prozesse, die die Nischenkonstruktion beschleunigen, haben wichtige Folgen für die Evolution menschlicher Merkmale, insbesondere der psychischen und kognitiven Fähigkeiten. Menschen verändern aber nicht nur ihre ökologische, sondern auch ihre soziale Umwelt. Infolgedessen schaffen wir ein immer größeres Ungleichgewicht zwischen entwickelten Merkmalen und der Umwelt und lösen damit eine Aufwärtsspirale aus. Dieser Verstärkungseffekt kann einige extreme Verhaltensweisen und außergewöhnliche kognitive Merkmale wie Risikobereitschaft, Kreativität oder außergewöhnliche Intelligenz erklären. Andererseits kann er durch Übertreibungen adaptiver Merkmale auch zu Psychopathologien führen. Angstzustände, Depressionen und narzisstische Persönlichkeitsstörungen könnten solche »ausufernden adaptiven Verhaltensweisen« in unserem modernen sozialen Umfeld sein. Nehmen wir zum Beispiel Marie, das körperlich fragilste der Dionne-Babys. Auf-

21 Der Prozess der Nischenkonstruktion wurde erstmals von Charles Darwin beschrieben (obgleich er diesen Begriff nicht verwendete), als er sich darauf bezog, wie Regenwürmer ihren Lebensraum verändern. Als Ergebnis der kumulierten Effekte der Nischenkonstruktion früherer Generationen von Regenwürmern leben nachfolgende Generationen von Regenwürmern in radikal veränderten ökologischen Umgebungen mit stark veränderten Selektionsdrucken.

grund ihrer Schwäche verbrachte sie wahrscheinlich die längste Zeit im Inkubator, ohne Hautkontakt zu ihrer Mutter oder zu einer Krankenschwester. Marie war auch diejenige, die wenige Tage nach der Geburt fast gestorben wäre. Sie gehörte zu den beiden Dionne-Paaren, die sich in gemeinsamen Embryonalhüllen entwickelten. Ihre Zwillingsschwester, mit der sie sich die Embryonalhülle geteilt hatte, war Emilie, der sie auch am nächsten stand. Emilie starb im Alter von 20 Jahren. Auch wenn wir uns hier im Bereich der reinen Spekulation bewegen, ist es nicht schwer vorstellbar, dass all diese Ereignisse zur Entwicklung ihrer Depression und ihres Alkoholproblems beigetragen haben. Es ist anzunehmen, dass ihr Alkoholproblem die depressiven Episoden verschlimmert hat. Hinzu kam, dass sie zwei Töchter hatte, die sie in Pflege gab. Diese emotionale und belastende Entscheidung könnte zur Verschlechterung ihres psychischen Zustands beigetragen haben. Schließlich starb sie Mitte 30 an einem Blutgerinnsel. Maries Tod stand möglicherweise in keinem Zusammenhang mit ihren psychopathologischen Symptomen, aber Studien von anderen Patienten stellten einen Zusammenhang zwischen psychosozialem Stress und Schlaganfällen fest. Wir wissen nicht genug über Maries Fall, aber insgesamt wäre es ein schwerer Fehler, ihre Krankengeschichte allein anhand isolierter Faktoren, seien sie genetischer oder umweltbedingter Natur, zu erklären.

Die Kernbotschaft lautet, dass die dynamische Wechselwirkung zwischen Organismus und Umwelt, wie beispielsweise Nischenbildungsprozesse, eine Unterscheidung zwischen Biologie und Umwelt bedeutungslos macht. Genau wie auf dem Bild der »malenden Hände« (Abb. 5) hat keine der beiden Hände Vorrang vor der anderen, sie konstruieren sich gegenseitig.

In den folgenden Kapiteln wird dieses Konzept der Rückkopplung mit der Umwelt näher erläutert. Wir werden sehen, wie Neuroplastizität (Kapitel 2) und Genexpression (Kapitel 4) eine direkte Folge der Wirkung der Umwelt auf unsere biologischen Anlagen sind. In späteren Kapiteln wird auch diskutiert, wie unser Gehirn aufgrund sozialer und umweltbedingter Erfahrungen ständig Lern- und Anpassungsprozesse durchläuft, die zu kognitiven Veränderungen führen, die weit über das hinausgehen, was allein anhand der Gene vorhergesagt werden kann (Kapitel 5). Auf der Grundlage der oben genannten Erkenntnisse über die untrennbare Verbindung zwischen Biologie und Umwelt wird erläutert, wie menschliche Säuglinge von für sie lebenswichtigen, kooperativen Interaktionen mit ihren Bezugspersonen abhängig sind, damit sie sich zu widerstandsfähigen Jugendlichen und gesunden, reifen Erwachsenen entwickeln können. Anstatt uns jedoch auf typische Verläufe der Gehirnentwicklung zu beschränken, wird in diesem Buch kritisch untersucht, was passiert, wenn wichtige soziale Interaktionen fehlen oder fehlschlagen. In den folgenden Kapiteln wird ein kritischer Blick auf die Gehirnentwicklung und die kognitive Reifung geworfen, wenn Kinder und Jugendliche negativen Umweltbedingungen wie Stress und traumatischen Erfahrungen (Kapitel 6), sozialer Vernachlässigung (Kapitel 7) und Misshandlung (Kapitel 8) ausgesetzt sind. Da sich biologische Voraussetzungen und Umwelt ständig gegenseitig beeinflussen, haben Widrigkeiten in der Umwelt schwerwiegende Auswirkungen auf das Lernen, das Gedächtnis und die emotionale Entwicklung. Diese kognitiven Entwicklungsabweichungen führen wiederum zu lebenslangen Herausforderungen in Bezug auf emotionale Bindung, zwischenmenschliche Beziehungen, Selbstvertrauen und Sozialverhalten.

KAPITEL 2

Gehirnentwicklung und Plastizität

> [B]edenke die Möglichkeit, dass jeder Mensch sein eigenes Gehirn formen könnte, wenn er möchte, und dass selbst der am wenigsten Begabte, wie der kargeste Boden, der gut bestellt und gedüngt wurde, eine reichhaltige Ernte hervorbringen könnte.
>
> – Santiago Ramón y Cajal. Advice for a Young Investigator

Im August 1995 veränderte sich das Leben eines kleinen Mädchens, das an der Küste von Cape May in Jersey in den Vereinigten Staaten Amerikas wohnte, für immer. Christina Santhouse war sieben Jahre alt, als sie an einer seltenen, nicht ansteckenden Krankheit namens Rasmussen-Enzephalitis erkrankte. Bei dieser Krankheit handelt es sich um eine Autoimmunerkrankung, die eine Hirnfunktionsstörung auslöst. Während das Immunsystem eines gesunden Menschen den Körper schützt, indem es Krankheitserreger wie Bakterien, Viren oder andere Keime zerstört, kommt es bei einer Autoimmunerkrankung zu einer Fehlfunktion des Systems. Die Immunzellen beginnen, gesunde Zellen im Körper zu zerstören. Bei der Rasmussen-Enzephalitis dringen Lymphozyten (ein Typ von weißen Blutkörperchen) des fehlgeleiteten Immunsystems in die Großhirnrinde ein und lösen weitreichende Entzündungen der Hirnrinde aus. Der Krankheitsverlauf geht mit zunehmenden Krampfanfällen und allmählichen neurologischen Ausfällen einher. Christina, eine herausragende Fußballerin, beliebte Schülerin und auf dem Weg zum grünen Gürtel im Karate, litt zunächst unter Zuckungen in den Knöcheln und dann in den Beinen. Die Zuckungen verschlimmerten sich, und innerhalb von sechs Monaten musste sie bis zu 100 Krampfanfälle am Tag erleiden, die sie letztlich in einen Rollstuhl zwangen. Medikamentöse Behandlungen zeigten keine Wirkung mehr. Christinas Eltern blieben nur wenige drastische Optionen: Chemotherapie, Steroidbehandlung oder eine sogenannte Hemisphärektomie. Aufgrund der Schwere der Erkrankung empfahlen die Ärzte des Johns Hopkins Children's Center in Baltimore schließlich die Hemisphärektomie. Bei diesem Eingriff sollte Christinas rechte Gehirnhälfte entfernt werden. Ziel war es, zu verhindern, dass die Enzephalitis auf die zweite Gehirnhälfte übergreift, sie lähmt und schließlich tötet. Christinas Eltern trauten ihren Ohren nicht. Lynne Catarro, Christinas Mutter, war schockiert, dass die einzige mögliche Heilung die Entfernung der Hälfte des Gehirns ihrer Tochter sei. Lynne erinnert sich: »Ich hatte noch nie von einer solchen Operation gehört. Es kam mir sehr barbarisch vor.«[22] Eine Hemisphärektomie ist ein extrem selten durchgeführter chirurgischer Eingriff. Christina war das 59. Kind, bei dem ein derartiger Eingriff vorgenommen wurde. Die Operation war riskant und niemand konnte die langfristigen Folgen vorhersagen. Die Ärzte warnten die Eltern, sich keine überzogenen Hoffnungen zu machen. Am 13. Februar 1996 war es so weit. Christinas rechte Gehirnhälfte, in der sich die Entzündung ausgebreitet hatte, wurde in einer vierzehnstündigen Operation vollständig entfernt. Diese radikale Maßnahme rettete ihr Leben und die epileptischen Anfälle hörten auf.

Aber wie kann man mit nur einem halben Gehirn leben? Die Entfernung der rechten Gehirnhälfte würde die linke Körperhälfte lähmen (jede der beiden Gehirnhälften steuert die jeweils gegenüberliegende Körperhälfte). Das unmittelbare Ergebnis dieser Operation war keine Überraschung. Nach der Hemisphärektomie waren Christinas linker Arm und ihr linkes Bein weitgehend immobil und sie verlor das periphere Sehvermögen auf einem Auge. Glücklicherweise behielt sie ihre Sprechfähigkeit. Wie bei den meisten Rechtshändern befanden sich auch bei Christina die Broca- und Wernicke-Areale (d.h. die Gehirnregionen, die für die Sprachproduktion bzw. das Sprachverständnis zuständig sind) in der gesunden linken Hemisphäre. Aufgrund Christinas jugendlichem Alter hofften die Ärzte, dass ihre verbleibende Gehirnhälfte einige verlorenen Funktionen kompensieren würde. Denn die Nervenbahnen der Großhirnrinde sind in ihrer Struktur und Funktion nicht fix verdrahtet, sondern dynamisch – ein Phänomen, das als Neuroplastizität bezeichnet wird. Neuroplastizität ist die Fähigkeit des Gehirns, neuronale Verbindungen neu zu organisieren. Dieser Prozess ist nicht nur für die Entwicklung des Gehirns in der Kindheit und Pubertät von entscheidender Bedeutung, sondern auch für die Heilung nach einem Neurotrauma. Neuroplastizität spielt eine wichtige Rolle für Lernen und Gedächtnis bei jungen Menschen aber auch bei Erwachsenen.

Kinder verfügen generell über eine größere neuroplastische Kapazität. Man denke nur daran, wie viel schneller sie neue Fähigkeiten erwerben als die meisten Erwachsenen, beispielsweise beim Erlernen von Sprachen oder beim Spielen eines Instruments. Es bestand daher die Hoffnung, dass Christinas motorische und sensorische Funktionen zumindest teilweise von der motorischen und sensorischen Hirnrinde

---

22 Boccella, »*20 Years after Surgery, a Full Life with Half a Brain*«.

in der verbleibenden Hemisphäre übernommen werden würden. Wäre das der Fall, würde Christina wieder gehen und ihre linke Hand und ihren linken Arm bewegen können. Es war jedoch nicht sicher, dass eine Übernahme der Funktionen durch den verbleibenden, gesunden Kortex, stattfinden würde. Und einige Fähigkeiten, wie beispielsweise die Feinmotorik, würden höchstwahrscheinlich lebenslang beeinträchtigt bleiben. Christinas Fall war hier keine Ausnahme und die medizinischen Prognosen standen nicht gut.

Aber Christina Santhouse übertraf alle Erwartungen. Mit Beharrlichkeit erlernte sie alltägliche Tätigkeiten neu. Dank intensiver Therapie und einer Beinschiene gelang es ihr, wieder zu laufen. Sie ging wieder zur Schule und arbeitete hart, viel härter als je zuvor. Hausaufgaben und das Lernen für Tests nahmen doppelt so viel Zeit in Anspruch wie vor ihrer Operation. Aber schließlich schloss sie die Highschool ab. Da sie wegen des Verletzungsrisikos nicht mehr Fußball spielen konnte, suchte sie sich eine neue Herausforderung. Sie begann mit Bowling und war bald so gut, dass sie in der Highschool-Bowlingmannschaft spielte, deren Kapitänin sie in ihrem letzten Schuljahr wurde. Mit 17 Jahren machte sie den Führerschein und ist heute eine von nur drei Menschen, die sich einer Hemisphärektomie unterzogen haben und Auto fahren können. Christina kämpfte sich durch das College und machte einen Hochschulabschluss. Nach Angaben der Hemispherectomy Foundation, die weltweit Kinder beobachtet und unterstützt, die sich dieser drastischen Operation unterzogen haben, schaffen es nur wenige Patienten, ein College zu besuchen. Christina erwarb innerhalb von fünf Jahren ihren Bachelor- und Master-Abschluss in Sprachpathologie an der Misericordia University. Heute ist sie Anfang 30, arbeitet als Sprachtherapeutin bei der Bucks County Intermediate Unit, ist verheiratet und lebt auf einer Ranch in Yardley. Sie gibt Interviews in Fernsehsendungen, für Zeitungen und Zeitschriften und hält Vorträge an Schulen und auf Fachkonferenzen. Das wäre schon eine recht bemerkenswerte Lebensgeschichte für eine junge Frau, sie ist aber noch um vieles beeindruckender, weil diese junge Frau mit nur einem halben Gehirn lebt.

Christina ist eine der Galionsfiguren für Patienten, die sich einer radikalen Gehirnoperation unterzogen und es geschafft haben, ein erfülltes Leben zu führen. Ihre Geschichte gibt Eltern von Kindern mit schweren neurologischen Erkrankungen Hoffnung und ist eine Inspiration für diese Menschen. Für Neurowissenschaftler ist sie ein ermutigender, realer Beweis dafür, wie formbar das menschliche Gehirn ist.

Christinas Geschichte ist kein Einzelfall neuroplastischer Veränderungen nach schweren Hirnschäden oder neurochirurgischen Eingriffen, aber sicherlich einer der bemerkenswertesten. Warum ist Christinas Fall auch für gesunde Menschen von

Bedeutung? Die Antwort ist ganz einfach: Wir alle besitzen ein Gehirn, das sehr plastisch ist.

Diese faszinierenden Erkenntnisse über die Neuroplastizität des menschlichen Gehirns sollten nicht als selbstverständlich angesehen werden. Tatsächlich waren sich Wissenschaftler im 19. Jahrhundert und noch lange bis in das 20. Jahrhundert einig, dass die Verbindungen im Gehirn »fest verdrahtet« sind. Die Annahme, dass neuronale Verbindungen im Gehirn im Wesentlichen statisch sind, lässt sich auf die mechanistische Philosophie zurückführen. Die mechanistische Denkweise sieht Körperorgane als Uhrwerk oder Maschine. Im 17. Jahrhundert versuchte Thomas Hobbes, die physikalischen Grundlagen von Ideen und Assoziationen in mechanischen Bewegungen im Kopf zu finden.[23] Sein oberstes Ziel war es, die Erforschung des menschlichen Wissens zu einem Zweig der Physik zu machen, der durch die klassische Mechanik erklärbar ist.[24] Diese mechanistische Philosophie bildete den Nährboden für spätere Theorien über den menschlichen Geist und führte zu der Entstehung neuer Bereiche der Naturwissenschaften.

Eine in der ersten Hälfte des 19. Jahrhunderts sehr populäre Theorie war die Phrenologie. Die Phrenologie – heute als überholt und pseudowissenschaftlich angesehen – wurde vom deutschen Arzt und Neuroanatom Franz Joseph Gall entwickelt. Gall und seine Mitstreiter behaupteten, den Charakter einer Person anhand der Unebenheiten ihres Schädels »lesen« zu können. Was heute völlig absurd erscheint, war nicht ganz aus der Luft gegriffen: Gall war ein erstklassiger Neuroanatom und untersuchte viele Jahre lang akribisch Gehirne, bevor er sich der Phrenologie zuwandte. Er führte neuroanatomische Studien durch und stellte die kortikale Oberfläche des Gehirns in präzisen Zeichnungen dar. Irgendwann wurde ihm bewusst, dass die Konturen der Gehirnoberfläche einzigartig waren und sich von Person zu Person unterschieden. Er bezeichnete diese scheinbar unterschiedlichen Bereiche der anatomischen Landschaft der Großhirnrinde als »mentale Organe«. Er postulierte, dass die relative Größe eines bestimmten mentalen Organs Aufschluss über die Leistungsfähigkeit oder Stärke dieses Organs gab. Die beobachteten interindividuellen Unterschiede galten nicht nur für die Konturen der Hirnrinde, sondern auch für den darüber liegenden Schädel. Aufgrund dieser interindividuellen anatomischen Besonderheiten kam er zu dem Schluss, dass die Charaktereigenschaften des Menschen in den mentalen Organen der Hirnoberfläche lokalisiert sind, die sich wiederum in Unebenheiten der Schädeloberfläche widerspiegelten. Laut Gall fand

---

23 Hobbes, »*De Homine*«.

24 Schwartz und Daugman, »*Brain Metaphor and Brain Theory*«, 9–18.

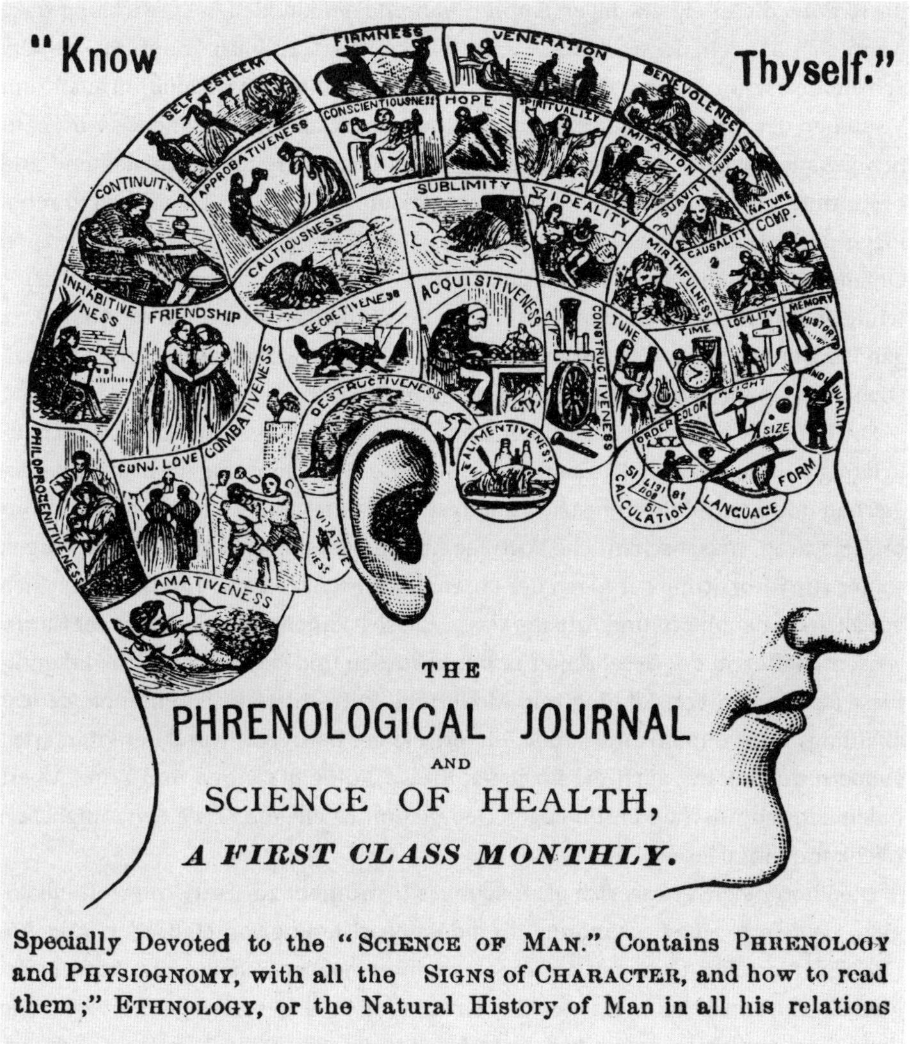

Abb. 6 Eine phrenologische Karte aus dem Jahr 1883.
Diagramm aus »The Phrenological Journal« (»Erkenne dich selbst«), Druck von Dr. E. Clark.

die Bildung dieser eigenwilligen Formen während der kindlichen Entwicklung statt, wenn sich der Schädel über dem Gehirn verknöchert. Folglich konnte die äußere Schädelform zur Diagnose der mentalen Organe und durch Extrapolation auch zum Verstehen der inneren Zustände verwendet werden. Gall glaubte, eine wissenschaftlich genaue Beziehung zwischen Aspekten des Charakters und »Fähigkeiten« und bestimmten mentalen Organen im Gehirn erkannt zu haben. Obwohl sich Phrenologen unterschiedlicher Lager nie auf eine Anzahl der grundlegendsten mentalen Organe einigen konnten – es wurden zwischen 27 und mehr als 40 angegeben –, fehlte es ihnen nie an Namen für zentrale Persönlichkeitsmerkmale (► Abb. 6). Es gab Unebenheiten für Destruktivität, Amativität (ein Indikator für starken Sexualtrieb), Verehrung, Erhabenheit und vieles mehr.

Die Phrenologie wurde auch unter Laien immer beliebter. Obwohl wissenschaftlich fragwürdig, wurde Galls Theorie in zahlreichen Broschüren sowie in anthropologischen und naturphilosophischen Publikationen zitiert, die zu dieser Zeit weit verbreitet waren. Wissenschaftliche Vorträge für die interessierte Öffentlichkeit trugen weiter zur Verbreitung der Ideen der Phrenologie bei. Das starke Interesse hielt sich vor allem in der Mittel- und Arbeiterklasse, die sich zunehmend der Rolle der Naturwissenschaften in der Gesellschaft bewusst wurden und wissenschaftliche Erkenntnisse als Zeichen von Bildung und Modernität betrachteten. Die Phrenologie war allerdings nicht nur ein amüsanter Zeitvertreib der Bourgeoisie und der Proletarier, sondern durchdrang auch die höchsten Kreise. Königin Victoria und Prinz Albert luden den schottischen Phrenologen George Combe ein, die Köpfe der königlichen Nachkommen zu lesen.

Die Phrenologie erwies sich als mächtiges Instrument zur Festigung von Ideologien. Sie lieferte eine Begründung für die Kategorisierung von Menschen. Angehörige der Oberschicht nutzten die Topologie ihrer eigenen Schädel, um ihre Überlegenheit zu rechtfertigen. Anstatt die wirtschaftliche und soziologische Vererbung ihrer Klassenposition anzuerkennen, schrieben sie ihren Status einem höher entwickelten Gehirn zu. So lieferte die Phrenologie eine scheinbar wissenschaftliche Erklärung dafür, warum manche Menschen weniger privilegiert waren als andere. Es war bequem anzunehmen, dass das Unglück eines Menschen nicht die Schuld eines anderen war, sondern eine Folge der Topologie seines eigenen Gehirns. Ein besonders aufschlussreicher Textabschnitt, der sich auf ein Beispiel für ein phrenologisches Präparat bezieht, das vom deutschen Arzt und Phrenologen Johann Gaspar Spurzheim beschrieben wurde, lautet wie folgt:

> Nr. 29 – Eine sehr kurze, armselige Stirn, ungeeignet für die Manifestation höherer Intelligenz; mit großen Organen für Habgier, Vorsicht, Ehrfurcht, Staunen und Geheimniskrämerei, während diejenigen für Kampfeslust, Selbstachtung, Hoffnung und Wohlwollen klein sind.[25]

Es ist leicht nachvollziehbar, wie die Phrenologie zu einer attraktiven »wissenschaftlichen Methode« für rassistische Bestrebungen wurde, um die Überlegenheit einer ethnischen Gruppe gegenüber anderen zu rechtfertigen. Durch den Vergleich von Schädeln wurden Kaukasier als die schönste Rasse eingestuft. Am anderen Ende des Spektrums standen Aborigines und Maoris, denen die Phrenologen das Urteil stellten, niemals zivilisiert werden zu können, da sie kein Gehirn für große Künste hätten.

Es überrascht nicht, dass Phrenologen auch schnell mit Erklärungen zur Hand waren, die Geschlechtsstereotypen untermauerten. Die Schädelform von Frauen wurde als Zeichen für unterentwickelte geistige Organe angesehen. Den Frauen wurde die Fähigkeit zu künstlerischen oder wissenschaftlichen Leistungen abgesprochen. Andere typisch weibliche Schädelformen wiesen größere geistige Organe auf, die angeblich für die Kinderbetreuung und Religion notwendig waren. Die Phrenologie lieferte eine Erklärung für soziale Ungleichheit, indem sie sich auf die natürliche, anatomische Ungleichheit der Gehirne und Kopfformen der Menschen berief.

Aber nicht jeder nutzte die Phrenologie wie ein Spiel mit gezinkten Karten, um sich die Vorherrschaft zu sichern. Trotz der wissenschaftlichen Beweise für Ungleichheit akzeptierten die Menschen der Mittel- und Unterschicht die phrenologische Praxis, weil sie Hoffnung bot. Die Phrenologie zeigte Wege auf, sich selbst zu verbessern und den sozialen Status zu erhöhen. Ungeachtet der zentralen Annahme, dass jedes Gehirn aus klar abgegrenzten Hirnorganen bestand, gingen Phrenologen nicht davon aus, dass diese Organe unveränderlich und statisch waren. Nur sehr wenige Menschen galten als von Natur aus perfekt ausbalanciert. Vielmehr glaubte man, dass man durch rigoroses Training der positiven Organe und Unterdrückung der negativen ein besseres Gleichgewicht erreichen könne. Folglich schlugen Phrenologen vor, dass »minderwertige« Menschen durch angemessene Bildung verbessert werden könnten. Besonders bemerkenswert ist, dass der Phrenologe Félix Voisin eine Reformschule leitete. Sein Lehrplan zielte darauf ab, die Gedanken von Kindern zu korrigieren, die unter Entbehrungen wie Vernachlässigung oder Missbrauch gelitten hatten. Seine Schule nahm auch Kinder auf, die ein hohes Risiko für psychische

25 »*Article XIV: Sixty Phreonological Specimen*«, 285–288.

Störungen hatten. Er hoffte, dass eine Neuordnung der sich entwickelnden kindlichen Gehirne positive Veränderungen bewirken würde.

Rückblickend ist unbestritten, dass die Phrenologie empirische Erkenntnisse über- und fehlinterpretierte und wenig mit echter Wissenschaft zu tun hatte. Dennoch waren Galls Lehrsätze in den folgenden Jahrzehnten wegweisend für neuroanatomische Interpretationen und neurowissenschaftliche Hypothesen. Beispielsweise die Idee, dass das Gehirn keine homogene Einheit, sondern ein Aggregat von mentalen Organen mit spezifischen Eigenschaften ist, inspirierte spätere Neuroanatomen. Zwar sprachen Wissenschaftler nach dem Niedergang der Phrenologie nicht mehr von mentalen Organen, aber das neuroanatomische Konzept, dass bestimmte Gehirnbereiche mit bestimmten Charaktereigenschaften oder Verhaltensmerkmalen verknüpft sind, hatte seinen Ursprung in früheren phrenologischen Beschreibungen.

Eine weitere, sehr einflussreiche Behauptung war, dass die Hirnorgane topografisch innerhalb des Gehirns exakt abgegrenzt sind. Viele Wissenschaftler folgten der Idee, dass es eine Eins-zu-Eins-Zuordnung von Hirnarealen und funktionellen Merkmalen, einschließlich Charaktereigenschaften, gäbe und dass diese Beziehung objektiv und allgemeingültig sei. Hirnatlanten zeugen von diesem lokalisationistischen Denken, das teilweise noch heute in der Neurowissenschaft tief verwurzelt ist. Obwohl die Phrenologie von Anfang an höchst umstritten war und später als eine fehlerhafte Vermischung primitiver Neuroanatomie mit Moralphilosophie entlarvt wurde, beflügelte sie das lokalisationistische Denken der damaligen Neuroanatomen und Psychiater. Galls Hypothesen, dass Charakter, Gedanken und Emotionen in bestimmten Teilen des Gehirns lokalisiert sind, können also nichtsdestotrotz als wichtiger historischer Fortschritt in Richtung Neuropsychologie angesehen werden.

Neben der Phrenologie hatte die Lokalisierungstheorie ihre Wurzeln in zahlreichen philosophischen und wissenschaftlichen Schulen und wurde von einflussreichen Forschern in ganz Europa unterstützt. Diese Gelehrten vertraten leidenschaftlich die Theorie, dass das Gehirn aus verschiedenen Teilen besteht, von denen jeder seine eigene Funktion hat. Nach Ansicht der Lokalisationstheoretiker konnte jede mentale Funktion einem bestimmten, einzelnen physischen Bereich des Gehirns zugeordnet werden. So konnte eine genaue funktionelle Karte von Gehirnregionen erstellt werden. Man hoffte, dass eine derartige Karte eine Vielzahl medizinischer Rätsel lösen könne, wie beispielsweise die anatomische Ursache von Epilepsie, Aphasie, Hirntumoren, Schlaganfall, Syphilis und Tuberkulose.

Diese Vermutung war nicht einfach weit hergeholte Spekulation; tatsächlich gab es zahlreiche Belege dafür, dass kognitive Funktionen in bestimmten Bereichen des

Gehirns lokalisiert waren. Diese Erkenntnisse hatten nichts mit Phrenologie zu tun, sondern beruhten auf weitaus glaubwürdigeren, empirischen Forschungen. Einer der bekanntesten Befürworter der Lokalisationstheorie war der französische Anatom Paul Broca. Im Jahr 1861 untersuchte Paul Broca im Bicêtre-Krankenhaus einen Patienten namens Louis Victor Leborgne.[26] Leborgne litt unter einem fortschreitenden Verlust seiner Sprechfähigkeit, und als er in Brocas Station aufgenommen wurde, war die einzige Silbe, die er noch aussprechen konnte, »tan«. In der wissenschaftlichen Literatur wird Brocas berühmter Patient meist als »Monsieur Tan« bezeichnet, ein Spitzname, den ihm das Krankenhauspersonal aufgrund seiner sprachlichen Auffälligkeit gegeben hatte. Bemerkenswert war, dass Monsieur Tan trotz seiner Aphasie keine Probleme hatte, Fragen zu verstehen. Er wies also keine Störungen der Sprachwahrnehmung oder anderer kognitiver Funktionen auf. Broca vermutete, dass die Sprachstörungen von Monsieur Tan auf eine Läsion in einem ganz konkreten Bereich seines Gehirns zurückzuführen waren. Broca war zwar nicht der Erste, der einen kausalen Zusammenhang zwischen Sprachstörungen und einer bestimmten Hirnregion vermutete, aber er war der Erste, der überzeugende Beweise dafür lieferte. Einige Tage nach der neurologischen Untersuchung im Bicêtre-Krankenhaus durch Broca verstarb Monsieur Tan. Broca führte eine oberflächliche Autopsie des Gehirns von Leborgne durch, die seine Vermutung bestätigte. Er identifizierte eine Läsion im Frontallappen der linken Gehirnhälfte, genauer gesagt, eine Hirnerweichung in der unteren Stirnwindung des Frontallappens. Broca veröffentlichte dieses Ergebnis und schloss mit der berühmten Aussage »la lesion du lobe frontal a été la cause de la perte de la parole« oder, übersetzt, »die Läsion im Frontallappen war die Ursache für den Verlust der Sprache« (▸ Abb. 7). Diese Aussage hallt bis heute in den Köpfen vieler Ärzte und Psychologen nach.[27] In den folgenden Jahren fand Broca durch zahlreiche Autopsien weitere Belege für seine Hypothese, dass die Sprachartikulation eindeutig mit einem Bereich im Frontallappen der linken Gehirnhälfte korreliert. Seine Ergebnisse stützten andere lokalisationistische Behauptungen und lösten ein starkes Interesse an der Lokalisierung verschiedener anderer Funktionen im Gehirn aus.

Brocas Entdeckungen hatten weitreichende Auswirkungen auf die Naturwissenschaften und insbesondere auf die Hirnforschung. Zu dieser Zeit wurde Sprache als eine gottgegebene Fähigkeit des Menschen angesehen und als Teil der Seele betrachtet. Die Zuordnung der Sprache zu einer materiellen Komponente im Gehirn war

---

26 Konnikova, »*The Man Who Couldn't Speak*«.

27 Rutten, »*Broca-Wernicke Doctrine*«.

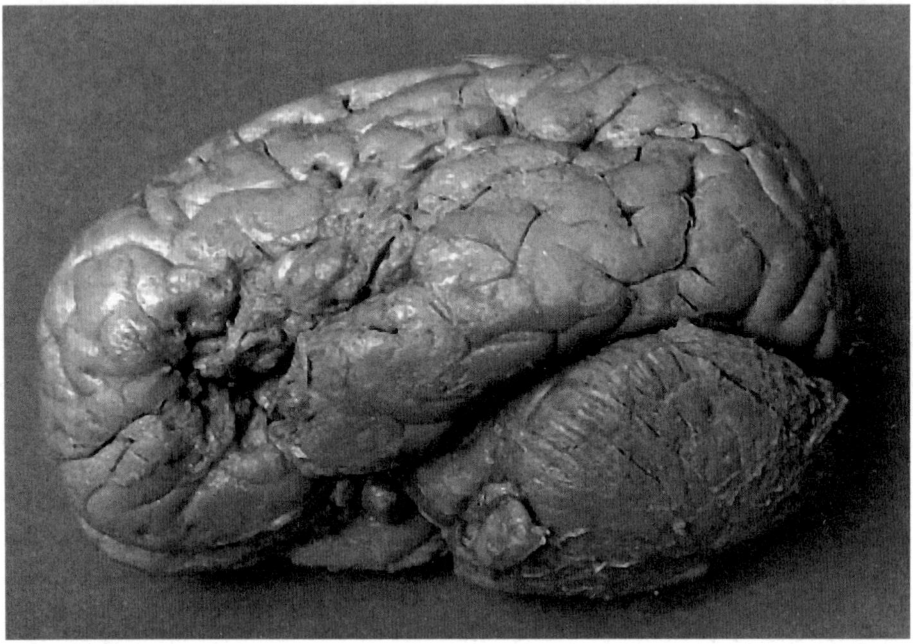

Abb. 7 Gehirn von Herrn Leborgne alias Tan. Aus: Dronkers et al., 2007, S. 1436. Original im Musée Dupuytren, Paris. abb07

daher eine erhebliche Verschiebung von Theologie in Richtung Materialismus. Und natürlich stärkten diese Erkenntnisse die Lokalisierungsagenda erheblich.

Etwa zur gleichen Zeit führte in England ein weiterer Verfechter der Lokalisationstheorie, David Ferrier, physiologische Experimente an Affen durch. Er verwendete eine Versuchsstrategie, bei der er bestimmte Hirnareale schädigte und die funktionellen Folgen beobachtete. Ferriers Kollege, der englische Neurologe John Hughlings Jackson, bezeichnete dessen Studien als *natürliche* Experimente von Krankheiten an menschlichen Patienten. Jackson erkannte, dass fokale Nekrosen, Hirntumore oder Läsionen im menschlichen Gehirn in einem kausalen Zusammenhang mit pathologischen Prozessen der fokalen Epilepsie standen. Diese Erkenntnis erlaubte ihm, eine wissenschaftliche Methode zu entwickeln, die auf der systematischen Analyse von Anatomie, Pathologie und Physiologie basierte. Er versuchte, Erweichungen, Verfärbungen oder Erosionen von Hirnarealen mit Funktionsverlusten oder -störungen in Verbindung zu bringen. Medizinische Forscher wie Ferrier nutzten Jacksons akribische Untersuchungen an postmortalen menschlichen Gehirnen, um diese Erkenntnisse auf Tierversuche zu übertragen. Mittels chirurgischer Eingriffe fügte Ferrier Affen Läsionen zu. Die Läsionen befanden sich bei den Tieren in vergleichbaren Regionen wie jene fokalen Läsionen, die Jackson bei seinen Epilepsiepatienten gefunden hatte. Die Tierversuche lieferten jedoch oft keine eindeutigen Ergebnisse. Ferrier hatte Probleme, genau zu sagen, welche Funktionen durch die chirurgischen Läsionen beeinträchtigt waren. Wurde die Lähmung des Versuchstiers durch die Hirnverletzung verursacht oder handelte es sich um eine Schockreaktion auf die Operation selbst? Einige Hirnregionen erwiesen sich für die Untersuchung als ergiebiger als andere, beispielsweise der motorische Kortex. Jacksons Patienten, die unter partiellen Anfällen litten, zeigten ein faszinierendes Muster der sequenziellen Progression myoklonischer Zuckungen. Die Anfälle schienen in einer Hand zu beginnen und sich dann systematisch auf der ipsilateralen Seite des Körpers in Richtung Gesicht auszubreiten. Jacksons These war, dass zunächst ein Tumor oder eine Läsion Teile des motorischen Kortex zerstört hatte. Anschließend verursachte der Tumor sogenannte »Entladungseigenschaften«, die eine Muskelerregung auslösten und zu Anfällen führten. Bei partieller Epilepsie kommt es in Bereichen des Kortex zu fehlerhaften, elektrischen Entladungen, die eine abnormale Bewegung verursachten, welche sich anschließend über den Körper weiter ausbreitete. Aufgrund dieser klinischen Beobachtungen stellte Jackson die Hypothese auf, dass verschiedene Bereiche der Großhirnrinde für die Bewegung bestimmter Körperteile verantwortlich sein könnten. Jacksons klinische Arbeit und seine Hypothese wurden als Beleg für die Lokalisationstheorie angesehen, obwohl Jackson selbst nie ein Befürworter der Lokalisationstheorie war.[28]

Unterdessen bestätigten in Deutschland zwei Ärzte – Gustav Fritsch und Eduard Hitzig – Jacksons Hypothese an Hunden, indem sie nachwiesen, dass die motorische Großhirnrinde elektrisch stimuliert werden kann. Die deutschen Ärzte legten Elektroden an das freiliegende Gehirn von Hunden an und beobachteten die Muskelbewegungen der Hunde auf einem Galvanometer. Sie kamen zum Schluss, dass die Bewegungen durch jenen Teil des Gehirns verursacht wurden, der stimuliert wurde. Befürworter der Lokalisationstheorie wie Ferrier in England erkannten schnell das Potenzial der elektrischen Hirnstimulation. Der Einsatz von Elektrizität in der Medizin war zu dieser Zeit weit verbreitet, sodass Ferrier die Forschungsmethode von Fritsch und Hitzig erfolgreich übernehmen konnte. In kurzer Zeit wurden Ferriers Gehirnstudien sehr detailliert. Er öffnete chirurgisch den Schädel der Tiere und legte Elektroden an winzig kleine Bereiche der Hirnrinde an. Anhand seiner präzisen Mes-

28 Engelhardt, »*John Hughlings Jackson and the Mind-Body Relation*«, 137–151. »Ich bin weder ein Universalist noch ein Lokalisationist. (...) Infolgedessen wurde ich sowohl als Universalist als auch als Lokalisationist angegriffen.« (Diese und alle weiteren Übersetzungen aus englisch- und französischsprachigen Werken stammen von der Autorin.)

sungen erstellte er detaillierte Funktionskarten der Gehirne verschiedener Tiere. Tierversuche waren für die Lokalisationstheoretiker jedoch nur ein Sprungbrett, um zu beweisen, dass alle Regionen des menschlichen Körpers in bestimmten Teilen des Nervensystems repräsentiert sind. Das ultimative Ziel war es, die Entdeckungen bei Tieren auf das lebende menschliche Gehirn zu übertragen und in die klinische Praxis umzusetzen.

Der Lokalisationsansatz erreichte Mitte des 20. Jahrhunderts dank der Neurochirurgie seinen Höhepunkt. Vor allem die bahnbrechenden Arbeiten des amerikanisch-kanadischen Neurochirurgen Wilder Penfield trugen wesentlich zur Lokalisationsagenda bei. Penfield versuchte Regionen zu identifizieren, die für Gedächtnis, Epilepsie und Persönlichkeit verantwortlich sind. Penfield war ein außergewöhnlicher Chirurg, der ein spezielles Verfahren zur Behandlung von Patienten mit schwerer Epilepsie entwickelte. Wie bereits Standard in der damaligen Neurochirurgie, entfernte er die entsprechende Gehirnregion, in der die Anfälle ihren Ursprung hatten. Um jedoch andere, für den Patienten wichtige Bereiche der Großhirnrinde nicht zu zerstören, stimulierte er das Gehirn vor der Operation mit Elektroden. So konnten seine Patienten sofort berichten, was sie während der elektrischen Stimulation der Großhirnrinde empfanden. Die Patienten, die sich diesem Eingriff unterzogen, wurden nur lokal betäubt und waren somit bei Bewusstsein und wach. Das mag auf den ersten Blick grausam klingen, aber sobald der Schädel geöffnet ist, ist der Eingriff schmerzfrei, da es im Gehirn keine Schmerz-Rezeptoren gibt. Um sicherzustellen, dass Penfield genau die für die Anfälle verantwortlichen Bereiche traf und andere Regionen verschonte, bat er seine Patienten, während der elektrischen Stimulation zu sprechen, zu schreiben, zu zählen und zu lesen. Durch die Beobachtung der Reaktionen der Patienten konnte Penfield das Risiko effektiv reduzieren, dass bei der Operation wichtiges Hirngewebe für andere kognitive Funktionen entfernt wurde. Um das Prozedere exakt zu dokumentieren, kennzeichnete er jede Stelle der Hirnrinde, an der er elektrischen Strom anlegte, mit winzigen nummerierten Zetteln. Diese Zettel standen für die verschiedenen Funktionen, die er bei der elektrischen Stimulation des Patienten beobachtete und die seiner Meinung nach mit bestimmten Hirnarealen korrelierten. Beispielsweise wurden die verbalen Reaktionen des Patienten analysiert, um den Sprachbereich des Gehirns zu kartieren und so zu vermeiden, dass diese Region während der Operation entfernt wurde. Aus den Ergebnissen seiner funktionellen Lokalisationsstudien entwickelte Penfield seine berühmte kortikale Homunkulus-Karte (► Abb. 8), die zeigt, wie das Gehirn den Körper aus einer inneren Perspektive widerspiegelt.

Penfields Karte der somatotopischen Organisation von sensorischen und motori-

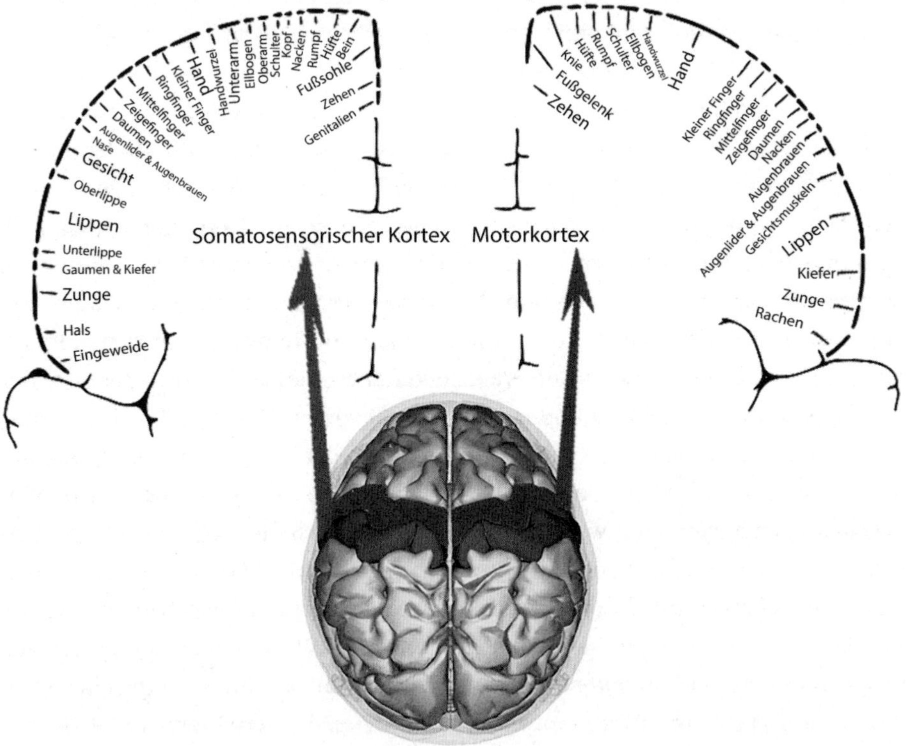

Abb. 8 Sensomotorischer Kortex nach Penfield und Rasmussen (1950). Bild modifiziert.

schen Systemen wird noch immer zur Diagnose und Behandlung von Kopfverletzungen und Hirntumoren verwendet. Sie dient auch als Arbeitsmodell für die Diagnostik vieler Sprach- und Verhaltensstörungen. Aber lassen sich die Erkenntnisse auf andere Funktionen, Emotionen und sogar Charaktereigenschaften übertragen? Penfields Kartierung des Gehirns gab keine Hinweise darauf, dass epileptische Anfälle oder die elektrische Stimulation der Gehirnoberfläche beim Menschen emotionale Reaktionen hervorrufen. Dennoch ebnete die lokalisationistische Forschung den Weg für die Psychochirurgie. In einer seiner Veröffentlichungen beschrieb Penfield die Linderung psychiatrischer Symptome nach der Entfernung von Tumoren, Abszessen und anderen Hirnläsionen.[29] Auf dem Internationalen Kongress für Neurologie 1935 in London berichtete Penfield über diese Beobachtung. An der Konferenz nahmen Neurologen, Neurochirurgen, Neuroanatomen, Psychologen und Physiologen teil, die sich alle mit

29 Penfield und Evans, »*The Frontal Lobe in Man*«, 115–133.

den Funktionen des menschlichen Gehirns befassten. Auf demselben Kongress präsentierten die Physiologen John F. Fulton und Carlyle Jacobson von der Yale-Universität eine Arbeit über Experimente am Gehirn von Schimpansen. Die Wissenschaftler aus Yale berichteten, dass sie das Temperament von Schimpansen durch chirurgische Eingriffe verändern konnten. Durch die teilweise Entfernung des frontalen Kortex wurden die Tiere aggressiv und »schüttelten sich und traten um sich, zogen sich an den Haaren und urinierten und defäkierten und warfen ihre Exkremente herum«.[30] Entfernte man hingegen den vorderen frontalen Assoziationskortex vollständig, wurden die Tiere ruhig und fügsam. Aus diesen Resultaten schlossen Fulton und Jacobson, dass der frontale Kortex für Emotionen und Temperament zuständig ist. Einige Experten, die an dieser Konferenz teilnahmen, verbanden die Ergebnisse der Studien von Penfield, Fulton und Jacobson miteinander. Einer der Teilnehmer war der portugiesische Neurologe Antonio Egas Moniz, der zur Überraschung des Publikums vorschlug, dass der gleiche Eingriff auch bei Menschen mit psychiatrischen Erkrankungen angewendet werden könnte. Tatsächlich hatte Moniz bereits seit langem ein solches Verfahren geplant, und die Vorträge auf dem Kongress hatten seinen Ideen möglicherweise nur die wissenschaftliche Rechtfertigung gegeben. Nach seiner Rückkehr an die Medizinische Fakultät der Universität Lissabon beauftragte Moniz einen langjährigen Mitarbeiter und Neurochirurgen mit der Entwicklung einer Operation, die als Leukotomie bekannt wurde. Sie testeten das Verfahren an 20 Patienten mit Schizophrenie, Angstzuständen und Depressionen. Technisch gesehen war es nicht Moniz' Ziel, Gewebe aus dem Gehirn der Patienten zu entfernen, sondern eine Barriere zwischen den Frontallappen und anderen wichtigen Gehirnzentren zu schaffen. Zu diesem Zweck bohrte der Chirurg Löcher in den Schädel der Patienten und injizierte Ethanol in die subkortikale weiße Substanz des präfrontalen Bereichs, um die Nervenfasern zwischen dem präfrontalen Kortex und dem Thalamus zu unterbrechen. Da aber die Ärzte keine zufriedenstellenden Ergebnisse erzielten, änderten sie die Methode. Ab dem neunten Patienten verwendete der Neurochirurg eine Kanüle, ein Instrument, das sie Leukotom nannten, um kreisförmige Läsionen in die weiße Substanz des Frontallappens zu schneiden. Kurz darauf wurde diese Praxis von Chirurgen in anderen Ländern begeistert aufgegriffen und bis in die 1970er Jahre mit verschiedenen methodischen Modifikationen durchgeführt.

Ungeachtet der Tatsache, dass die Psychochirurgie seit jeher ein umstrittenes Gebiet der Medizin ist, verbreitete sich diese Praxis immer mehr. Eine der zentralen Ideen der Psychochirurgie war es, Patienten zu heilen, indem man die Hirnareale

30 Shutts, »*Lobotomy: Resort to the Knife*«.

entfernte, die für Aggressionen und antisoziales Verhalten verantwortlich waren.[31] Donald Hebb erklärte später, dass die psychochirurgische Agenda jener Zeit dem Grundsatz folgte, dass »ein schlechtes Gehirn schlimmer sei als gar kein Gehirn«.

In den Vereinigten Staaten folgte Walter Freeman eifrig seinem Idol Egas Moniz. Freeman war Neurologe und Neuropathologe, zunächst am St. Elizabeth's Hospital in Washington, D.C., dann an der George Washington University. Er übernahm die Methode von Moniz, modifizierte das Verfahren und benannte es in transorbitale Lobotomie um. Freeman verzichtete auf das Leukotom und sterile Kleidung und verwendete stattdessen einen Eispickel aus seiner Küchenschublade. Er war eher Showman als Chirurg und operierte ohne Handschuhe oder Maske. Tatsächlich hatte Freeman nie eine formelle Ausbildung zum Neurochirurgen absolviert. Seine mangelnde Fachkompetenz glich er jedoch durch theatralische Inszenierungen aus. Bei den Eingriffen führte er Eispickel in die Augenhöhlen der Patienten ein und schlug sie mit einem Hammer durch den Knochen. Durch Hin- und Herbewegen der primitiven Instrumente durchtrennte er die Verbindungen zum präfrontalen Kortex des Gehirns. Während seiner Zeit als Psychochirurg führte Freeman über 3500 Lobotomien durch. Etwa 15% seiner Patienten starben an den Folgen des Eingriffs, während andere schwere Hirnschäden davontrugen. Viele Patienten mussten neu lernen, wie man isst und auf die Toilette geht. Von den rund 3500 Patienten waren 19 minderjährig, darunter ein vierjähriges Kind. Einer seiner jüngsten Patienten war Howard Dully.

Howard Dully war vier Jahre alt, als seine Mutter an Krebs starb. Sie hatte gerade Howards zweiten Bruder zur Welt gebracht. Nach dem tragischen Tod zog Howards Vater, Rodney Lloyd Dully, aus beruflichen Gründen um und nahm seine beiden älteren Söhne mit. Howard war vom Tod seiner Mutter tief betroffen. Er erinnerte sich an sie als liebevolle und nachsichtige Frau und konnte nicht verstehen, warum sie die Familie »verlassen« hatte. Niemand erzählte ihm von den Umständen ihres Todes, sodass er sich lange Zeit schuldig fühlte und unter starken Verlustängsten litt. Howards Vater, der von der Wirtschaftskrise und seinem Militäreinsatz im Zweiten Weltkrieg gezeichnet war, konnte dem Kind nicht beistehen, da er emotional distanziert und körperlich gewalttätig war. Er schlug seinen Sohn mit Holzlatten, die der Junge selbst aussuchen musste. Rodney Dully war nicht nur gewalttätig und emotional vernachlässigend, sondern verbrachte auch viel Zeit außer Haus.

Um den Witwer zu unterstützen, halfen einige Frauen aus der Nachbarschaft den Dullys mit Nähen oder Wäschewaschen. Eine der Nachbarinnen namens Lucille

31 Gaylin et al., »*Psychosurgery and Brain Stimulation in Historical Perspective*«, 24–72.

»Lou« Cox, die selbst zwei Kinder hatte, wurde schließlich Howards Stiefmutter. Howard erinnerte sich an seine Stiefmutter Lou als eine kalte und fordernde Frau, die das Verhalten ihres neuen Stiefsohnes nicht zu kontrollieren vermochte. Sie schlug ihre Stiefkinder für alles, was sie für unangemessen hielt. Sein Stiefbruder bestätigte später, dass Howard lange Zeit täglich geschlagen wurde. Sein Körper war immer voller blauer Flecken. Innerhalb weniger Jahre wurde Howard zu einem Unruhestifter. Wenn er unruhig oder gelangweilt war, begann er, sich daneben zu benehmen. Er stahl, log, rauchte, brach Regeln und hatte ständig Ärger in der Schule. Aber oft wurde er auch bestraft, wenn er nichts Unrechtes getan hatte, oder er wurde für Dinge beschuldigt, für die seine Stiefbrüder verantwortlich waren. Die Beziehung zwischen Lou und Howard verschlechterte sich zusehends. Neben den regelmäßigen Schlägen litt er unter emotionaler Misshandlung und Vernachlässigung. Oft musste er allein essen und wurde dabei als Strafe für seine schlechten Tischmanieren als »Schwein« beschimpft. Gelegentlich hungerte ihn seine Stiefmutter aus, verbot ihm, die Haustür zu benutzen, und sperrte ihn in sein Zimmer, während seine Brüder und Freunde Geburtstagspartys feierten.

Als Howard zehn Jahre alt wurde, begann Lou eine Ausbildung zur Krankenschwester am örtlichen College. Dort kam ihr der Gedanke, dass ihr Stiefsohn möglicherweise an einer psychischen Erkrankung litt. Zunächst vermutete sie, dass er ein zusätzliches Chromosom hatte, das eine Art Geisteskrankheit verursachte und ihn rebellisch machte. Obwohl sie diese Idee bald wieder verwarf, war sie zunehmend davon überzeugt, dass mit dem Jungen etwas nicht stimmte. Sie konsultierte Psychiater und Psychologen und bat um eine medizinische Bestätigung ihrer Vermutung. Im Alter von elf Jahren war Howard bereits von sechs verschiedenen Psychiatern untersucht worden, aber alle bescheinigten ihm »Normalität« und vier von ihnen sagten, dass das Problem bei ihr, nicht beim Kind liege. Schließlich wurde Howard an Walter Freeman überwiesen, der zu diesem Zeitpunkt bereits von der medizinischen Fachwelt geächtet war und eine Privatpraxis in Los Altos in der Nähe von San Francisco betrieb. Lous Beschreibung von Howards Symptomen überzeugte Freeman zunächst nicht. Sie beklagte sich, dass ihr Stiefsohn nicht mit Spielzeug spielte, sondern es als Waffen benutzte oder damit zerstörerisch umging. Sie berichtete auch, dass er leichter weinte als alle anderen und vor allem Angst zu haben schien. Schließlich wies sie darauf hin, dass Howard gelegentlich in die Hose machte, obwohl er schon seit vielen Jahren auf die Toilette ging. In einer handschriftlichen Notiz von Freeman, die in einem nüchternen Stil verfasst war, berichtete Lou:

> [Howard] hat affenähnliche Gesten und Manierismen – z. B. kratzt er sich am Kopf und am Körper. Er ist schnell erschöpft. Braucht mehr Schlaf. Schläft leicht im Sessel ein. Hat blutunterlaufene Augen, wenn er müde ist. [...] Bewegt sich nicht, wenn man ihm sagt, dass die Zeit knapp ist. Hat kein gutes Urteilsvermögen. Versteht nicht gut. Es scheint sinnlos, ihm Gründe zu erklären. Macht keine Hausaufgaben.[32]

Weder Rodney Dully noch Howards Betreuer bestätigten die von Lou beschriebenen Symptome. Der Betreuer bestand sogar darauf, dass es Howards Umfeld sei, das sich negativ auf die psychische Stabilität des Kindes auswirke. Freeman traf Howard viermal und konnte nichts Ungewöhnliches an ihm feststellen. Erst nachdem Lou angab, um ihre eigene Sicherheit und die ihrer Familie zu fürchten, diagnostizierte Freeman bei Howard eine kindliche Schizophrenie. An diesem Punkt schlug der Psychochirurg schließlich vor, die Persönlichkeit des Jungen durch eine transorbitale Lobotomie zu verändern. Es war Howards 12. Geburtstag, als Lou und Freeman sich auf die Lobotomie des Kindes einigten. Die letzte Notiz, die Freeman vor Howards Einweisung in das Doctors General Hospital, eine private Einrichtung am Stadtrand von San Jose, machte, lautet wie folgt:

> Ich habe Howard nach seinen Erinnerungen an seine Mutter gefragt, und er konnte mir einige recht objektive Details nennen, ging jedoch nicht auf seine Einstellung ihr gegenüber und seine Verzweiflung über ihren Verlust ein. Er sagt, dass er kürzlich die Erfahrung gemacht habe, jemanden in seinem Zimmer ziemlich wütend mit ihm sprechen zu hören; er habe das Licht angemacht, aber niemand war da. Er erinnert sich nicht an die Worte, war jedoch sehr beunruhigt. Was das Selbstgespräche führen angeht, sagt er, dass er nur mit sich selbst spricht; er antwortet nicht auf Stimmen von Geistern. Er hat eine gewisse Faszination für Autokennzeichen und auch für Wörter (...), die mehrere Bedeutungen haben.[33]

Am 15. Dezember 1960, als Howard gerade etwas über zwölf Jahre alt war, führte Freeman seine transorbitale Lobotomie durch. Howard wurde weder vor noch nach der Operation über den Eingriff informiert. Er hatte keine Ahnung, was mit ihm geschehen war, und erinnerte sich nur daran, dass er in einem Nebel aufwachte. Der

---

32 Dully und Fleming, *»My Lobotomy«*, 134–135.
33 Ebd.

Nebel war ein typisches Symptom von Patienten, die sich Freemans Eingriff unterzogen hatten. Noch heute fragt sich Howard, was in diesen zehn Minuten mit Freeman und seinem Eispickel geschehen ist. Wie durch ein Wunder wurde er durch den Eingriff weder zum »Pflegefall« noch starb er. Aber Howards Leben nahm eine drastische Wendung. Wo er zuvor Interesse daran hatte, mechanische Dinge zu reparieren, hatte er nun weder die Leidenschaft noch die Energie, irgendetwas zu reparieren. Obwohl sich die Lage nach der Operation zunächst zu verbessern schien, erlitt Howard bald einen Rückfall. Seine Stiefmutter beschrieb seinen Rückfall damit, dass er zu Hause nichts beitrug und sich nicht waschen wollte. Nach dem angeblichen Rückfall wurde Howard in Gewahrsam genommen. Zunächst kam er in eine Jugendstrafanstalt, dann wurde er in eine Anstalt verlegt und landete schließlich in einer Internatsschule für psychisch Kranke. Als Jugendlicher und junger Erwachsener war er immer wieder im Gefängnis und in Resozialisierungsheimen. Dazwischen war er obdachlos, drogenabhängig, alkoholabhängig und wurde kriminell. Schließlich gelang es Howard, sein Leben in den Griff zu bekommen. Er wurde ein verantwortungsbewusster Vater von zwei Söhnen, heiratete Barbara und begann als Busfahrer zu arbeiten. Im Jahr 2005 wurde Howard Dullys Lebensgeschichte im nationalen öffentlichen Rundfunk ausgestrahlt. Die Geschichte löste eine Welle der Empörung aus und erhielt mehr Zuhörerreaktionen als jede andere Sendung, die jemals dort ausgestrahlt worden war. Zwei Jahre später erschienen Dullys Memoiren, die er gemeinsam mit Charles Fleming verfasst hatte, unter dem Titel *»My Lobotomy«*. Die Leser konnten nicht umhin, sich zu fragen, wie Howards Leben verlaufen wäre, wenn er sich nicht dieser brutalen chirurgischen Behandlung unterzogen hätte. Gleichzeitig hat Howard angesichts der Schlampigkeit des Eingriffs mehr Glück gehabt als die meisten Überlebenden einer Lobotomie. Abgesehen davon, dass seine Tränendrüsen durch den Eingriff beschädigt worden waren und er aufgrund der Operation Probleme mit den Nebenhöhlen hatte, sagte er, dass seine Denkprozesse größtenteils normal funktionieren. Die Tatsache, dass er keine lebenslange Behinderung davontrug oder in einen dauerhaften vegetativen Zustand versetzt wurde, machte Howard zu einem der wenigen Lobotomiepatienten, die sich so gut erholten, dass sie ihre Geschichte erzählen konnten – eine Geschichte, die uns vor wissenschaftlichen Grenzüberschreitungen warnt. Gleichzeitig gibt sie Aufschluss darüber, wie das kindliche Gehirn die ihm zugefügten Schäden durch neuroplastische Prozesse zumindest teilweise kompensieren kann.

In den 1960er Jahren ging der Einsatz psychochirurgischer Methoden zurück, blieb jedoch in kleinerem Umfang bestehen. Tatsächlich werden auch heute noch in vielen Ländern stereotaktische Methoden zur Entfernung kleiner Hirnareale angewendet. Diese Eingriffe dienen der Behandlung von Depressionen, Zwangsstörungen und Schizophrenie. Etwa ein Drittel der Patienten zeigen nach der Operation eine deutliche Besserung der Symptome. Allerdings wenden sich in jüngerer Zeit Psychochirurgen zunehmend von der ablativen Psychochirurgie ab und verwenden bevorzugt tiefe Hirnstimulation zur Behandlung der zuvor genannten psychiatrischen Erkrankungen. Bei der tiefen Hirnstimulation werden Elektroden in Hirnareale implantiert, um diese lokal elektrisch zu stimulieren. Während Wilder Penfield bei der Kartierung des menschlichen Gehirns keine emotionalen Reaktionen hervorrufen konnte, zeigte die tiefe Hirnstimulation vielversprechende Ergebnisse. Im Gegensatz zu Penfields Studien, bei denen nur Oberflächenbereiche der Großhirnrinde elektrisch stimuliert wurden, zielt die tiefe Hirnstimulation auf subkortikale Hirnkerne ab. Ein chirurgisch implantierter Neurostimulator sendet elektrische Impulse an das Gehirn und beeinflusst so die neuronale Aktivität an der Zielstelle. Das implantierte Gerät wird von einem Neurologen kalibriert, um die Symptomunterdrückung zu optimieren und Nebenwirkungen zu kontrollieren. Der Vorteil dieser psychochirurgischen Praxis besteht darin, dass sie eine kontrollierte Veränderung der Gehirnaktivität ermöglicht. Außerdem sind die Auswirkungen ganz im Gegensatz zu Läsionstechniken reversibel. Für die Behandlung von Depressionen und Zwangsstörungen werden mehrere Zielbereiche im Gehirn aktiviert, darunter vor allem der Nucleus accumbens, der eine wichtige Rolle bei der Verarbeitung von Belohnungseffekten spielt. Zur Behandlung von Schizophrenie werden Elektroden in die Septumkerne implantiert. Die Septumkerne scheinen ebenfalls eine Rolle beim Belohnungslernen zu spielen, zumindest im Tierversuch.

Die vielversprechendsten Ergebnisse für die tiefe Hirnstimulation stammen derzeit von Patienten mit Parkinson und einer Reihe von ansonsten schwer behandelbaren Erkrankungen, darunter essenzieller Tremor und Dystonie. Die tiefe Hirnstimulation kann die Symptome dieser Patienten lindern, jedoch hängt die Wirksamkeit der Behandlung von einer Reihe von Parametern ab, darunter die neurophysiologischen Eigenschaften des Zielbereichs im Gehirn. Bei der Parkinson-Krankheit können mehrere Stellen im Gehirn behandelt werden, wobei die beiden häufigsten der Nucleus subthalamicus und der Globus pallidus interna sind. Insbesondere in den letzten 5–10 Jahren wurden neue Erkenntnisse über die zugrundeliegenden neuronalen Mechanismen der tiefen Hirnstimulation gewonnen. Es hat sich gezeigt, dass die Behandlung zu neuroplastischen Veränderungen hinsichtlich der Aktivität und funktionellen Konnektivität der neuronalen Netzwerke führt. Die beobachteten Veränderungen betreffen neuronale Verbindungen von sowohl kurzer als auch langer Reichweite.

Diese Erkenntnisse sind aus zwei Gründen aufschlussreich. Erstens weisen sie auf die plastische Natur des Gehirns hin. Zweitens zeigen sie, dass die Plastizität offenbar bis weit ins Erwachsenenalter hinein anhält. Ein großes Problem für Lokalisierungsforscher – seien es Neurochirurgen, Psychochirurgen oder Neuropathologen – war die Erklärung, warum die Schädigung eines bestimmten Hirnareals nicht immer zu den gleichen Ergebnissen führte. Tatsächlich waren die Ergebnisse von Wilder Penfield trotz seiner klaren Lokalisierungsagenda keineswegs eindeutig. Penfield stellte fest, dass die Gehirnregionen nicht auf Bereiche mit exakten Grenzen beschränkt waren, sondern sich erheblich überschnitten. So schien beispielsweise ein bestimmter Bereich der motorischen Hirnrinde die Muskeln der Hand, gelegentlich aber auch die des Oberarms und der Schulter zu steuern. Penfield führte diese funktionale Überschneidung auf interindividuelle Unterschiede in der Gehirngröße und damit auf die Lokalisierung zurück. Andere Studien haben solche interindividuellen Unterschiede bestätigt.

Darüber hinaus gibt es noch weitere Erklärungen, warum Gehirnbereiche viel diffuser sind als Lokalisationstheoretiker angenommen hatten (s. auch Kapitel 5). Eine dieser Erklärungen basiert auf der Entwicklung eines Individuums, seiner Ontogenese. Anhand klinischer Studien mit Kindern, die unter Sprachstörungen litten (z. B. aufgrund einer Verletzung im kortikalen Broca-Areal), zeigte Penfield, dass diese jungen Patienten normale Sprachfähigkeiten wiedererlangten. Demnach müssen einige Menschen in der Lage sein, auf das Broca-Areal verzichten und neuronale Verbindungen neu organisieren zu können. In der Folge verlagert sich der Bereich der Sprachproduktion in eine atypische Sprachregion des Gehirns. Diese Beobachtung betraf in der Regel Kinder mit Hirnläsionen, bei denen die Läsionen noch vor der Pubertät aufgetreten waren. Erwachsene mit ähnlichen Läsionen erholten sich hingegen selten vollständig und erreichten oft nicht mehr das Sprachniveau, das sie vor der Schädigung hatten. Mit anderen Worten und wenig überraschend, ist das Gehirn von Erwachsenen weniger formbar als das von jüngeren Menschen.

Jedenfalls sprachen Penfields Beobachtungen, dass Kinder sich nach schweren Schädigungen des Broca-Areals vollständig erholten, gegen einen strengen Lokalisationismus. Seine Beobachtungen wiesen vielmehr auf signifikante neuroplastische Prozesse hin. Wie lässt sich die Beobachtung einer kritischen Phase, in der das Gehirn plastisch ist, mit dem Lokalisationismus in Einklang bringen? Lokalisationisten gingen davon aus, dass jede mentale Funktion einem bestimmten, einzelnen physischen Bereich zugeordnet werden kann. Diese Bereiche waren universell und rechtfertigten neuroanatomische, kartografische Strategien. Diese Denkschule ist in vielen biologischen und psychologischen Disziplinen nach wie vor weit verbreitet. Tatsächlich fand die

Theorie der Modularität des Gehirns in den 1980er und 1990er Jahren noch eifrigere Verfechter. Die Vorstellung, dass das Gehirn regional aufgeteilt und funktional spezialisiert ist, führte zur Formulierung der massiven Modularitätshypothese, die vor allem unter Evolutionspsychologen großen Anklang fand. Diese Hypothese postuliert, dass sich der gesamte Geist in hochspezialisierte Module unterteilt, ähnlich wie ein Schweizer Taschenmesser. Dementsprechend kann der Geist als eine Ansammlung spezialisierter Werkzeuge betrachtet werden, von denen jedes für einen bestimmten Zweck entwickelt wurde. So scheint die Phrenologie in der massiven Modularitätshypothese der modernen Evolutionspsychologie eine Renaissance zu erleben.

Ein orthodoxer Lokalisationismus ließ sich nicht ohne Weiteres mit dem Konzept der Neuroplastizität vereinbaren. Aber sowohl die Befürworter des Lokalisationismus als auch die Verfechter der Hypothese der massiven Modularität mussten das Auftreten neuroplastischer Ereignisse zulassen. Aufgrund seiner eigenen Erkenntnisse akzeptierte Penfield, dass das menschliche Gehirn bis zu einem gewissen Grad plastisch ist, um sich anzupassen, aber er glaubte, dass die Plastizität auf eine kritische Phase beschränkt sei.[34] Er ging davon aus, dass die Pubertät einen Wendepunkt darstellte, an dem das Gehirn seine Plastizität verliert und die Nervenbahnen und synaptischen Verbindungen starr und fixiert werden. Die damals akzeptierte Lehre war, dass die Fähigkeit des Gehirns zur Anpassung und Reorganisation nach der Kindheit verloren geht. Nach dieser Ansicht ist Plastizität gleichbedeutend mit der natürlichen Entwicklung des Gehirns, und nur in Ausnahmefällen, z. B. bei Hirnverletzungen, Tumoren usw., führten neuroplastische Prozesse zu Abweichungen von vorbestimmten Entwicklungsverläufen. Das lokalisationistische Denken geht also davon aus, dass die Topologie des Gehirns in der frühen Kindheit noch nicht festgelegt ist. Im Laufe des normalen Reifungsprozesses des Gehirns entstünde jedoch eine präzise Karte des Gehirns, die angeblich aus angeborenen kognitiven Modulen besteht, deren Funktionen vorgegeben sind.

Es gibt eine faszinierende Parallele zwischen diesem lokalisationistischen Denken und der in Kapitel 1 diskutierten genzentrierten Sichtweise. Evolutionspsychologen postulieren, dass das Gehirn von Neugeborenen angeborene kognitive Module enthält, deren Inhalt in der genetischen Veranlagung festgelegt ist. Wie ich jedoch bereits in Kapitel 1 ausführlich beschrieben habe, gibt es keinen genetischen Bauplan, der die Gesamtsteuerung übernimmt und ein festgelegtes Programm ausführt. Vielmehr ist die Ontogenese (Individualentwicklung) ein Prozess, der auf Wechselwirkungen zwischen Genen und Umwelt beruht. Individuen mit demselben Genotyp

---

34 Penfield und Roberts, »*Speech and Brain Mechanisms*«.

(z. B. Zwillinge) reagieren unterschiedlich auf Umweltveränderungen. Diese Effekte können noch ausgeprägter sein, wenn man Individuen mit unterschiedlichen Genotypen vergleicht. Diese Schlussfolgerung gilt für die meisten, wenn nicht sogar alle Subsysteme von Organismen (von der molekularen Ebene bis zur Ebene von Gewebe und Organismus, von der Verhaltensebene bis zur psychologischen Ebene).

Wie in Kapitel 1 erläutert, scheint das Zusammenspiel zwischen Biologie und Umwelt für die Entwicklung des menschlichen Gehirns besonders relevant zu sein; hier wirken Natur und Erziehung ständig wechselseitig aufeinander ein, um das menschliche Gehirn zu formen. Wie Gerald Edelman so treffend argumentiert hat, ist das Gehirn kein instruktives, sondern ein selektives System. Das bedeutet, dass es keinen Bauplan dafür gibt, wie die rund 86 Milliarden Neuronen des menschlichen Gehirns genau miteinander verknüpft sind. Tatsächlich hätten wir bei weitem nicht genug Gene, um Anweisungen für einen präzise verdrahteten neuronalen Schaltkreis zu liefern. Der Schaltkreis ist auch nicht einfach auf eingehende Umweltsignale zurückzuführen, die eine bestimmte Verdrahtung auslösen. Im Gegenteil, unser Gehirn funktioniert wie ein Selektionssystem. In der frühen Kindheit gibt es eine enorme Fülle an neuronalen Verbindungen, viel mehr, als im Laufe des späteren Lebens überleben werden. Diese Verbindungen (Synapsen, die die Kommunikation zwischen Neuronen vermitteln) sind das Produkt von Genen, die mit nicht-genetischen Faktoren zusammenwirken. Es gibt hier auch einen hohen Zufallsanteil (z. B. die Entstehung von synaptischen Verknüpfungen nur aufgrund der Nähe der betreffenden Neuronen).

Anstatt einem allgemeinen, vorprogrammierten Plan zu folgen, haben unsere neuronalen Verbindungen von Anfang an einen einzigartigen, individuellen Charakter. So können Gene zwar vorgeben, dass alle Menschen ein Spezies-typisches Gehirn mit ungefähr den gleichen makromolekularen Schaltkreisen haben, aber von Anfang an bestehen zufällige individuelle Unterschiede. Diese Unterschiede nehmen aufgrund der Neuroplastizität im Laufe der Entwicklung und des Älterwerdens stetig zu. Auf subzellulärer Ebene kann Neuroplastizität als die Fähigkeit des Gehirns definiert werden, synaptische Verbindungen zwischen Neuronen zu bilden oder zu eliminieren. Diese Selektion wirkt auf die zahlreichen synaptischen Verbindungen ein, indem sie bestimmte Synapsen als Resultat von individuellen Erfahrungen stärkt oder schwächt. Da die Lebensgeschichte und die Erfahrungen jedes Menschen unterschiedlich sind, werden unterschiedliche Verbindungsmuster selektiert. Auf diese Weise werden bestimmte synaptische Aktivitäten verstärkt und ein einzigartiges Gehirn entsteht. Diese Sichtweise steht in diametralem Gegensatz zum strengen Lokalisations- und Modularitätsdenken.

Zur Erinnerung: Verbindungen, die häufiger genutzt werden, werden gestärkt, was zu einer Konsolidierung der synaptischen Verbindungen führt. Verbindungen, die nicht oder kaum genutzt werden, werden hingegen geschwächt oder eliminiert. Letzteres wird als synaptische Ausdünnung bezeichnet und führt zur Entfernung von Synapsen. Mit anderen Worten: Synaptische Veränderungen als Reaktion auf Umweltreize folgen dem Prinzip »Use it or lose it«: Mehr Stimulation führt zu stärkeren synaptischen Verbindungen, während ein Mangel an Stimulation zum Verlust von Synapsen führt. Synaptogenese (Neubildung von Synapsen), synaptische Konsolidierung und Ausdünnung gelten als wichtige Mechanismen, die dem Lernen und der Gedächtnisbildung zugrunde liegen. Diese Prozesse treten besonders deutlich in bestimmten Phasen der Gehirnentwicklung auf, vor allem, aber freilich nicht nur, während der kritischen Phasen – also in Phasen hoher Empfänglichkeit für Umweltreize.[35] Somit wird die Vorstellung, dass Kognition, Persönlichkeit und Verhalten ausschließlich angeboren oder bei der Geburt bereits determiniert sind, durch neurowissenschaftliche Erkenntnisse stark infrage gestellt. Während der Ontogenese verändert sich das menschliche Gehirn aufgrund von Erfahrungen, sozialen Interaktionen, emotionaler Entwicklung und Selbstreflexion ständig.

Einer der prominentesten Wissenschaftler, der Neuroplastizität intensiv beforschte, war der spanische Neuroanatom und Nobelpreisträger Santiago Ramón y Cajal. Vor mehr als einem Jahrhundert sammelte Ramón y Cajal eine Fülle von empirischen Belegen für die Plastizität des Gehirns und vertrat die Idee der lebenslangen Neuroplastizität in seinen frühen Schriften. Er entdeckte, dass Neuronen am Ende des Axons sich entwickelnder Nervenzellen eine amöbenartige Struktur besitzen. Er nannte diese axonale Endung »Wachstumskegel« und stellte die Hypothese auf, dass sie durch chemische Substanzen zu ihrem Zielgewebe geleitet wird – eine Erkenntnis, die später durch ausgefeiltere Färbe- und Bildgebungsverfahren bestätigt wurde. Er nahm an, dass chemische Substanzen von anderen Zellen abgesondert werden, die den Weg des Wachstumskegels säumen. Als Reaktion auf diese Chemikalien dehnen Neuronen ihre Fortsätze aus und verzweigen sich. Er beobachtete auch, dass Föten, Neugeborene und Säuglinge im Alter von wenigen Monaten Neuronen mit nur kurzen und unverzweigten Fortsätzen besaßen. Er vermutete, dass sich diese Zellfortsätze im Laufe der Entwicklung verlängern würden und komplexer werden würden. Aber Ramón y Cajal ging noch weiter. Er extrapolierte seine empirischen Erkenntnisse und postulierte, dass die Plastizität der Neuronen eine Grundlage für

35 Ebd.

menschliche Intelligenz sei. Der geniale Neuroanatom Ramón y Cajal beschrieb seine bahnbrechende Hypothese mit folgenden Worten:

> Les faits d'observation que nous venons d'exposer sommairement, et qui sont d'une portee si considérable en soi, nous ont suggéré une hypothèse susceptible de faire comprendre mieux que toutes les autres, soit l'intelligence acquise à la suite d'une éducation mentale bien dirigée, soit 1'intelligence héréditaire, soit les adaptations cérébrales professionnelles, soit encore la création de certaines aptitudes artistiques.
> La gymnastique cerebrale n'est pas susceptible d'ameliorer l'organisation du cerveau en augmentant le nombre de cellules, car, on le sait, les elements nerveux ont perdu depuis l'epoque embryonnaire la propriety de proliferer; mais on peut admettre comme une chose tres vraisemblable que l'exercice mental suscite dans les regions cerebrales plus sollicitees un plus grand developpment de l'appareil protoplasmique et du systeme des collaterales nerveuses. He la soite, des associations deja creees entre certains groupes de cellules se renforceraient notablement au moyen de la multiplication des ramilles terminales des appendices protoplasmiques et des collaterals nerveuses; mais, en outre, des connexions intercellulaires tout a fait nouvelles pourraient s'etablir grace a la neoformation de collaterales et d'expansions protoplasmiques.[36]

In der Übersetzung heißt es:

> Die Beobachtungsergebnisse, die wir soeben kurz dargelegt haben und die an sich schon von beträchtlicher Tragweite sind, haben uns zu einer Hypothese veranlasst, die besser als alle anderen zu unserem Verständnis beiträgt, sei es die durch eine gezielte geistige Erziehung erworbene Intelligenz, sei es die angeborene Intelligenz, seien es berufliche Anpassungen des Gehirns oder sei es die Entwicklung bestimmter künstlerischer Fähigkeiten [zu verstehen].
> Gehirngymnastik wird wahrscheinlich nicht die Organisation des Gehirns durch eine Erhöhung der Zellzahl verbessern, da die Nervenzellen, wie wir wissen, während der Embryonalphase die Fähigkeit zur Vermehrung verloren haben; es ist jedoch sehr wahrscheinlich, dass geistige Übungen eine stärkere Entwicklung des protoplasmatischen Apparats und des Systems der Nervenkollateralen in den Gehirnregionen bewirken. In diesem Fall würden bereits

36 Ramón y Cajal, »*Die Croonian Lecture*«, 444–468.

bestehende Verbindungen zwischen bestimmten Zellgruppen durch die Vermehrung der Endverzweigungen der protoplasmatischen Ausstülpungen und Nervenkollateralen erheblich verstärkt werden; darüber hinaus könnten durch die Neubildung von Kollateralen und protoplasmatischen Ausdehnungen neue interzelluläre Verbindungen entstehen.

Ramón y Cajals Aussage über die neuronale Plastizität, insbesondere über die zugrundeliegenden zellulären und subzellulären Prozesse sowie deren kognitive Konsequenzen, war visionär. In seinen späteren Schriften schloss er sich jedoch der damals vorherrschenden Meinung an, dass »Nervenbahnen etwas Festes, Endgültiges, Unveränderliches sind«[37], wenn er das reife Nervensystem beschrieb. Dieser Glaube an ein statisches, reifes Gehirn prägte das neurowissenschaftliche Denken über 50 Jahre lang und zementierte die Überzeugung von festen neuronalen Schaltkreisen ein, die unterschiedliche Gehirnregionen miteinander verbinden. Insbesondere Veränderungen, die im adulten Gehirn auftraten, wurden eher als neurodegenerative Ereignisse denn als generative neuroplastische Prozesse angesehen. Folglich wurde jede Schädigung, die zu einem Funktionsverlust führte, als dauerhaft angesehen. Oder wie Ramón y Cajal es formulierte: »Alles kann sterben, nichts kann regeneriert werden.«[38]

Heute ist unbestritten, dass das menschliche Gehirn äußerst plastisch ist. Unser Gehirn verfügt über die physiologischen, neuronalen und kognitiven Fähigkeiten, sich selbst zu reorganisieren. Neuroplastizität ermöglicht es einem Organismus nicht nur, Hirnläsionen oder -defekte zu kompensieren, sondern bildet auch die Grundlage für alle Lernprozesse und das Gedächtnis. Die Plastizität ermöglicht es dem Gehirn, flexibel auf eine sich ständig verändernde natürliche und soziale Umgebung zu reagieren. Der amerikanische Psychologe William James war der Erste, der ein theoretisches Konzept entwickelte, wonach die Plastizität des Gehirns den Lernprozessen zugrunde liegt. Im Jahr 1890 formulierte er die Hypothese, dass das Gehirn und seine Funktionen in Bezug auf Gewohnheiten und das Lernen plastisch sind.[39] Ausgehend von der Annahme, dass das Gehirn maßgeblich am Erlernen von Gewohnheiten beteiligt ist und dass Handlungen auf Gehirnprozessen beruhen, kam er zu dem Schluss, dass Gewohnheiten durch die häufige Nutzung bestimmter Nervenbahnen entstehen. Das Erlernen oder Verlernen von Gewohnheiten erfolge

---

37 Ramón y Cajal et al., »*Degeneration and Regeneration of the Nervous System*«.

38 Colucci-D'Amato et al., »*The End of the Central Dogma of Neurobiology*«, 266–270.

39 James, »*The Principles of Psychology*«.

durch die Stärkung bzw. Schwächung dieser Bahnen, so James. Er kam somit auch zu dem Schluss, dass das Gehirn nicht fest verdrahtet, sondern plastisch ist. Und diese Plastizität setzt sich bis ins Erwachsenenalter fort, da auch nach der Kindheit noch neue Gewohnheiten erlernt werden können.

Dennoch wurde das Konzept der Neuroplastizität erst in den 1970er Jahren akzeptiert, als immer mehr unbestreitbare Beweise dafür vorlagen.[40] Diese Zurückhaltung der wissenschaftlichen Gemeinschaft, die Bedeutung der Neuroplastizität anzuerkennen, war zum Teil darauf zurückzuführen, dass der Begriff selbst schlecht definiert ist und oft als eher vager Oberbegriff verwendet wird. Je nach Forschungsgebiet werden unterschiedliche Aspekte der Neuroplastizität untersucht, und der Begriff variiert in seiner Bedeutung. Im weitesten Sinne bezieht sich Neuroplastizität auf das Auftreten nicht-pathologischer Veränderungen im Gehirn. Plastische Umstrukturierungen können auf verschiedenen Ebenen auftreten, beispielsweise auf synaptischer, subsynaptischer, zellulärer oder Schaltkreisebene oder auf der Ebene des gesamten Gehirns. Darüber hinaus können Veränderungen nur für kurze Zeit oder über mittlere bis lange Zeiträume (z. B. von Minuten bis zu Tagen oder Jahren) auftreten. Neuroplastische Ereignisse führen zu einer adaptiven Reorganisation der Gehirnschaltkreise als Reaktion auf das soziale und kulturelle Umfeld des Organismus sowie auf die Erfahrungen des Individuums. Somit wirkt die Umwelt nicht nur durch die Beeinflussung der Genexpression (wie in Kapitel 1 erläutert), sondern trägt auch entscheidend zur Gestaltung der Gehirnanatomie bei. Infolgedessen bilden neuroplastische Ereignisse zusammen mit Gen-Umwelt-Wechselwirkungen das individuelle Verhalten und die kognitiven Fähigkeiten eines Menschen.

Was sagt uns das über die Gehirnentwicklung von Kindern? Wie in Kapitel 1 dargelegt, sind wir Menschen das beste Beispiel für Nischenkonstrukteure und stehen in ständiger Wechselwirkung mit unserer Umwelt. Dies ist besonders bemerkenswert, da menschliche Babys einen Großteil ihrer Gehirnentwicklung außerhalb des Mutterleibs durchmachen. Der charismatische Paläontologe und Evolutionsbiologe Stephen Jay Gould behauptete, dass Menschen im ersten Lebensjahr im Wesentlichen *extrauterine Föten* sind, also Föten, die ihre Ausreifung außerhalb des Mutterleibs vollziehen. Würden wir eine vergleichbar lange intrauterine Entwicklung wie unsere Verwandten, die Schimpansen, durchlaufen, müsste die tatsächliche Schwangerschaftsdauer beim Menschen etwa 21 Monate betragen. Unter diesem Blickwinkel werden menschliche Babys »zu früh« geboren. Erst im Alter von etwa einem Jahr erreicht ein Baby in vielerlei Hinsicht einen vergleichbaren Entwicklungsstand

---

40 Rosenzweig, »*Aspects of the Search for Neural Mechanisms of Memory*«, 1–32.

wie ein Schimpansenbaby bei der Geburt. Darüber hinaus wächst das menschliche Gehirn nach der Geburt ähnlich schnell wie das Gehirn von Affen vor der Geburt. Aufgrund ihrer Hilflosigkeit und der ständigen Fürsorge in den ersten Lebensjahren ist die Entwicklung des Gehirns von menschlichen Säuglingen nicht darauf ausgerichtet, schnell unabhängig zu werden und selbstständig zu überleben. Vielmehr kann sich das Gehirn von Kleinkindern ungehindert mit einer Vielzahl von Reizen aus der Umgebung auseinandersetzen. Dies ermöglicht umfangreiche und intensive Lernprozesse, die im Tierreich beispiellos sind. Anthropologen glauben, dass insbesondere prosoziale Erziehungsmethoden entscheidend zum massiven Anstieg der Gehirngröße in der menschlichen Evolution beigetragen haben.

Tatsächlich ist die Zunahme der Gehirngröße und -komplexität während der Kindheit beim Menschen unter allen Primaten besonders außergewöhnlich. Das Volumen des Gehirns vervierfacht sich in den ersten sechs Lebensjahren und erreicht etwa 90% der Gehirngröße eines Erwachsenen.[41 42] Dieser Anstieg geht einher mit einer verlängerten Reifezeit mit klar abgestimmten Abläufen der Verdichtung der grauen Substanz und der Zunahme der weißen Substanz. Letzteres ist auf einen Anstieg der Anzahl der Axonfasern, die Verdickung der Axone und hierarchische Myelinisierungsprozesse zurückzuführen. Die Zunahme der weißen Substanz trägt zur Reizweiterleitungsgeschwindigkeit und Komplexität der Gehirnverbindungen bei. Die Reifung der weißen Substanz endet etwa im vierten Lebensjahrzehnt. Parallel dazu verlaufen die Reifungsprozesse der grauen Substanz von den evolutionär »alten« Teilen des Gehirns, wie dem Zwischenhirn und dem Hinterhirn, über das Kleinhirn und die »Brücke« bis hin zu den evolutionär »jüngeren« Teilen, wie den primären und höheren Bereichen der Großhirnrinde. Die Zunahme des Volumens der grauen Substanz ist zum (relativ geringen) Teil auf die Bildung neuer Neuronen (d.h. Neurogenese) zurückzuführen, hauptsächlich jedoch auf eine drastische Zunahme der synaptischen Verbindungen in verschiedenen kortikalen Regionen. Dieser weitreichende Prozess findet während der Kindheit statt, erreicht seinen Höhepunkt in der späten Kindheit und endet mit einem (regionsspezifischen) erheblichen Rückgang der synaptischen Dichte während der Adoleszenz. Nicht-invasive Bildgebungsverfahren haben gezeigt, dass einige Hirnregionen in der Adoleszenz etwa 17% ihrer grauen Substanz verlieren. Dieser synaptische Verlust stellt einen wichtigen natürlichen Entwicklungsprozess dar, in dem das reifende Gehirn geformt und verfeinert wird. Der Rückgang der grauen Substanz ist auf die bereits beschriebene Selektion

41 Blakemore, »*Inventing Ourselves: the Secret Life of the Teenage Brain*«, 122.
42 Blos, »*The Adolescent Passage: Developmental Issues*«.

durch Erfahrungen zurückzuführen. Die Phase der neuronalen Entwicklung ist also zwangsläufig mit enormen strukturellen Veränderungen im Gehirn verbunden, darunter die Entstehung, Differenzierung und Migration neuer Neuronen, gefolgt von Veränderungen ihrer dendritischen Struktur und der Bildung von Synapsen.

Zusammenfassend lässt sich sagen, dass neuroplastische Prozesse in der Kindheit und Jugend besonders weitreichend sind. Leider ist diese bemerkenswerte Formbarkeit des Gehirns nicht immer ein Segen. Manchmal kann sie sich in einen Fluch verwandeln, da sie insbesondere Kinder und Jugendliche anfällig für negative Einflüsse aus der physischen und sozialen Umwelt macht. Physische oder psychische Traumata (z.B. physische Traumata aufgrund von Kopfverletzungen und Gehirnerschütterungen oder psychische Traumata aufgrund von missbräuchlichem und vernachlässigendem sozialen Umfeld) beeinträchtigen die adaptive Verschaltung »normaler« Nervenbahnen stark. In der Kindheit erlernte Muster sind die prägendsten, da in dieser Zeit die Neuroplastizität am größten ist. Nervenbahnen, die in der Kindheit gestärkt wurden, sind diejenigen, auf die wir am leichtesten zurückgreifen, auch wenn das dadurch ausgelöste Verhalten in einer späteren Situation schädlich sein kann. Im Gegensatz dazu sind selten verwendete Verhaltensmuster oder Verhaltensmuster, die durch spätere Erfahrungen ausgelöst werden, weniger wirksam, da sie auf Nervenbahnen beruhen, die aufgrund synaptischer Ausdünnung schwächer sind. Wenn Traumaopfer Reaktionen aus entwicklungsbedrohenden Ereignissen der Vergangenheit wiedererleben – sehr oft ohne sich an die tatsächliche Situation ihrer persönlichen Geschichte erinnern zu können –, fallen sie in einen reaktiven Zustand des Selbstschutzes und Überlebensverhaltens zurück, den sie früh im Leben gelernt haben. Selbst Situationen, die für andere Menschen normal erscheinen, wie ein weinendes Baby, ein kleiner Streit usw., können bei einer entwicklungsbedingt traumatisierten Person eine Überreaktion auslösen. Die traumatisierte Person fühlt sich unfähig, mit der Situation umzugehen, und erlebt erneut eine negative Kindheitssituation, in der ein ähnlicher Zustand ausgelöst wurde. Dieser Zustand der Angst und Hilflosigkeit wird unbewusst als Bedrohung empfunden und löst ein früh erworbenes reaktives Überlebensverhalten aus. Ein Erwachsener, der in einer fürsorglichen Umgebung aufgewachsen ist, verfügt über ein erweitertes Potenzial zur Selbstregulierung. Im Gegensatz dazu können entwicklungsbedingt traumatisierte Personen, wenn sie emotional überfordert sind, ihre ausgereiften Selbstkontrollpotenziale nicht nutzen und fallen in alte Verhaltensmuster zurück, die sie in ihrer Kindheit erworben haben.

Nicht nur die ersten Lebensjahre, sondern auch die Pubertät sind eine entscheidende Phase für neuroanatomische Veränderungen. Bis zur zweiten Hälfte des

20. Jahrhunderts gingen Wissenschaftler davon aus, dass sich das menschliche Gehirn nach der Kindheit nicht mehr wesentlich verändert. Huttenlochers Untersuchungen an postmortalen Gehirnen verschiedener Regionen des menschlichen Gehirns zeigten jedoch drastische neuroplastische Veränderungen, die unmittelbar nach der Geburt begannen und erst mit dem Eintritt in die Pubertät abflachten. Diese Erkenntnisse deuteten erstmals darauf hin, dass Teile des Gehirns sich nicht nur in der Kindheit entwickeln, sondern sich während der gesamten Adoleszenz weiterentwickeln. Das erklärte frühere Erkenntnisse, die besagten, dass bestimmte kognitive Fähigkeiten wie Aspekte der Kreativität in der Adoleszenz höher sind als in anderen Lebensphasen. Außerdem sind Erinnerungen aus der Adoleszenz und dem frühen Erwachsenenalter lebhafter und länger anhaltend als Erinnerungen aus anderen Lebensphasen, ein Phänomen, das als »Reminiszenz-Bump« (oder Erinnerungswelle) bezeichnet wird.

Sarah-Jayne Blakemore, eine britische Neurowissenschaftlerin, die das Gehirn von Jugendlichen mit nicht-invasiven Bildgebungsverfahren untersucht, betont, dass sich das Gehirn von Jugendlichen physisch von dem jüngerer Kinder und Erwachsener stark unterscheidet. Laut Blakemore ist die Adoleszenz eine eigenständige Phase der Gehirnentwicklung. In dieser Phase sind Menschen am empfänglichsten für Einflüsse aus ihrem sozialen Umfeld. Sie argumentiert, dass Menschen sich aufgrund dieser hohen Formbarkeit und ausgeprägten Empfänglichkeit für soziale Einflüsse in der Adoleszenz »neu erfinden«. Das steht in perfekter Übereinstimmung mit früheren Erkenntnissen anderer Wissenschaftler, die die Adoleszenz als »zweiten Individualisierungsprozess« und »zweite Chance« zur Lösung kindlicher Konflikte charakterisiert haben, die in der Pubertät wieder aufleben.[43] Die psychologische Einschätzung der Adoleszenz als eigenständige psychosoziale Phase wird somit durch neurowissenschaftliche Erkenntnisse bestätigt. Es zeigt sich, dass in dieser Lebensphase umfassende neuroplastische Prozesse ablaufen. Allerdings finden neuroanatomische und funktionelle Veränderungen nicht nur in kritischen Phasen in den ersten beiden Lebensjahrzehnten statt, sondern während des gesamten Lebens (wenn auch in geringerem Maße mit zunehmendem Alter). Wir werden in Kapitel 5 auf dieses wichtige Thema zurückkommen.

43 Eissler, »*Notes on Problems of Technique*«, 223–254.

KAPITEL 3

Normalität im Lichte der Plastizität

> Die Richter der Normalität sind überall präsent. Wir leben in einer Gesellschaft der Lehrer-Richter, der Ärzte-Richter, der Erzieher-Richter, der Sozialarbeiter-Richter; auf ihnen beruht die universelle Herrschaft des Normativen; und jeder Einzelne, wo auch immer er sich befindet, unterwirft ihr seinen Körper, seine Gesten, sein Verhalten, seine Fähigkeiten, seine Leistungen.
>
> — Michel Foucault. Discipline and Punish: The Birth of the Prison

Ein gesunder menschlicher Körper wird oft als eine perfekt funktionierende Maschine bezeichnet. Die Maschinen-Analogie geht auf den englischen Anatom und Arzt William Harvey zurück, der als Erster den systemischen Blutkreislauf im Körper beschrieb, indem er den Prozess auf seine Elemente reduzierte und ihn detailliert und mechanistisch erklärte. Seine Arbeit inspirierte den französischen Philosophen, Mathematiker und Wissenschaftler René Descartes. Descartes behauptete, alle Organismen seien geistlose, mechanistische Automaten. Dies gelte, so behauptete er, auch für den Menschen, zumindest was den Körper und das Gehirn als Organ betrifft. Descartes glaubte jedoch, dass der Mensch im Gegensatz zum Tier, als Krone der Schöpfung über ein Gehirn verfügt, das mit der Seele verbunden ist.[44] Nicht das Gehirn, sondern die Seele wurde als Quelle des Denkens angesehen. Diese mechanistische Sichtweise inspirierte Wissenschaftler über Jahrhunderte hinweg. Sie stellten sich einen gesunden Körper, einschließlich eines gesunden Gehirns, vor, der wie ein präzises Uhrwerk oder ein Kraftwerk funktioniert. Fritz Kahn, ein deutscher Gynäkologe und populärwissenschaftlicher Autor des letzten Jahrhunderts, illustrierte die inneren Vorgänge des menschlichen Körpers auf äußerst fantasievolle Weise mit Metaphern aus dem industriellen Leben, die den innovativsten Erfindungen seiner Zeit entsprachen. Er stellte Teile des menschlichen Körpers mit spektakulären Mensch-Maschine-Analogien dar, z. B. wurden Muskeln als Zahnräder dargestellt, das Verdauungssystem mit Förderbändern gleichgesetzt und das Gehirn als komplexe

---

44 Lokhorst, »*Descartes and the Pineal Gland*«.

Fabrik mit Verteilungszentren, Sekretärinnen und Kameras. Kahns Werke wurden äußerst populär, weil es ihm gelang, komplexe Prinzipien der Natur durch seine technologischen Metaphern und fantasievollen Illustrationen für Laien verständlich zu machen (▸ Abb. 9). Seine Reihe *»Das Leben des Menschen«* wurde bald zu einem internationalen Bestseller und festigte das mechanistische Denken weiter. Mechanistisch und optimiert – so wurde der gesunde menschliche Körper in der breiten Öffentlichkeit wahrgenommen.

In den letzten Jahrzehnten haben mechanistische Analogien uns direkt aus populären Schriften und Bildern angesprochen. Kahns Bücher dienten als Ideengeber für den Science-Fiction-Klassiker *»Fantastic Voyage«* von Richard Fleischer aus dem Jahr 1966. Der Film handelt von einem Team von Medizinern, die zusammen mit ihrem Schiff auf die Größe eines Mikroorganismus geschrumpft und in den Körper eines Mannes injiziert werden, um ihn vor dem Tod durch eine zerebrale Venenthrombose zu retten. Einige Jahrzehnte später produzierte Steven Spielberg ein Remake mit dem Titel *»Innerspace«*, das das Thema einem internationalen Publikum bekannt machte. In einer berühmten Szene des Films grinst die Hauptfigur, der exzentrische Navy-Testpilot Tuck Pendleton, in den Spiegel, schlägt sich auf die Wangen und stellt zufrieden fest: »Die Tuck-Pendleton-Maschine – null Defekte!« Die Botschaft, die Tuck Pendleton in dem Film vermittelt, ist wie in vielen populären Büchern einfach: Die Teile seines Körpers sind wie Zahnräder in einer gut geölten Maschine. Und ein gesunder Körper muss maschinenartig und fehlerfrei funktionieren.

Ungeachtet der Plattheit dieser Metapher blieb die Maschinen-Analogie nicht nur in der öffentlichen Wahrnehmung, sondern auch in den Biowissenschaften und der Biomedizin eine wichtige Grundidee. Diese Idee hat tatsächlich gute Dienste geleistet und eine Reihe von Erkenntnissen geliefert. Gleichzeitig führte der Erfolg des mechanistischen Ansatzes jedoch oft zu kognitiven Vereinfachungen und ließ die Forscher mit den Folgen dieser Simplifizierung zurück. Wenn wir dem Körper maschinenähnliche Eigenschaften zuschreiben, können wir annehmen, dass wir alle Exemplare einer allgemeinen Produktionsserie sind – passiv und reparierbar. Tatsächlich wird die Biomedizin von einer mechanistischen Denkweise dominiert, die technische Lösungen für Krankheiten als bevorzugten Weg betrachtet.

Heute vertreten die meisten Ärzte und biomedizinischen Forscher das medizinische Krankheitsmodell, das auf einer kausal-mechanistischen Sichtweise basiert. Im Zentrum des medizinischen Modells steht die Annahme, dass es so etwas wie eine »normale« Ausprägung eines biologischen Prozesses gibt. Eine Abnormalität hingegen ist durch eine signifikante Abweichung von der normalen physiologischen Funktion gekennzeichnet. Solche Abnormalitäten äußern sich in äußerlich erkennbaren Symptomen, die objektiv gemessen und dann entsprechend behandelt werden können. Diese Argumentation gilt sowohl für somatische (d.h. körperliche) Erkrankungen als auch für Psychopathologien. Letzteres bedeutet, dass die Ursache jeder psychischen Störung in biologischen (d.h. biochemischen, molekularen, zellulären, neurophysiologischen) Anomalien im Gehirn der Betroffenen zu finden sei.

Indem wir uns dem medizinischen Krankheitsmodell und der daraus resultierenden Schlussfolgerung, dass der menschliche Körper wie eine Maschine funktioniert, unterwerfen, schaffen wir allerdings konzeptionelle Probleme. Erstens: Wie definieren wir den Standard für Gesundheit oder »normale« Funktionsfähigkeit? Während es relativ einfach ist festzustellen, wann eine Maschine defekt ist, erfordert die Definition der durchschnittlichen Funktionsfähigkeit des Menschen in der Regel eine Referenzgruppe, die ein allgemeingültiges Ideal der Normalität darstellt. Darüber hinaus konzentrieren wir uns hauptsächlich auf die Biologie Einzelner und ignorieren dabei die Umwelt. Es gilt die Annahme, dass Krankheit gleich Krankheit ist, unabhängig davon, in welchem Teil der Welt man lebt – in Europa, Asien, den USA oder anderswo. Darüber hinaus gehen wir davon aus, dass eine »normale« Entwicklung keinen Einfluss auf den Verlauf einer Krankheit hat. Natürlich ist die Entwicklung wichtig für den Zeitpunkt und den Ausbruch der Krankheit, aber die Entwicklung selbst wird bei allen Menschen als gleich verlaufend angesehen. Wir neigen daher dazu, persönliche Aspekte und Lebensgeschichten außer Acht zu lassen. Und schließlich nehmen wir heuristisch an, dass die Behandlung einer Krankheit dem Drehen einiger Zahnräder gleichkommt. Schließlich ist es das mechanistische Ziel, einen Zustand wiederherzustellen, der als normal angesehen wird. Um dies zu erreichen, müssen wir den Kranken mit der jeweiligen Referenzgruppe in Einklang bringen.

Betrachten wir zunächst, wie wir im Hinblick auf die Gehirnfunktion definieren, was normal ist und was nicht. Viele Psychopathologien wurden im Laufe der Zeit neu definiert. Was vor einem Jahrhundert noch als Krankheit galt, wird heute oft ganz anders gesehen. Die Tatsache, dass bestimmte menschliche Verhaltensweisen als Krankheit angesehen wurden, kann uns heute sogar mit Schrecken erfüllen. Diese historische Verschiebung des Krankheitsbegriffes zeigt, dass es nicht so eindeutig ist, was als Krankheit eingestuft werden kann. Darüber hinaus ist nicht nur die Klassifizierung von Krankheiten schwierig, sondern auch die Antwort auf die Frage, wie wir definieren, was eine Referenzgruppe ist. Was als »normal« angesehen werden kann und was nicht, scheint oft nicht eindeutig zu sein.

Bis 1973 wurde beispielsweise Homosexualität im Diagnostic and Statistical Manual of Mental Disorders-II (DSM-II) als Krankheit klassifiziert. Mit der Diagnose Homosexualität als Krankheit wurden eine Reihe von therapeutischen Maßnahmen,

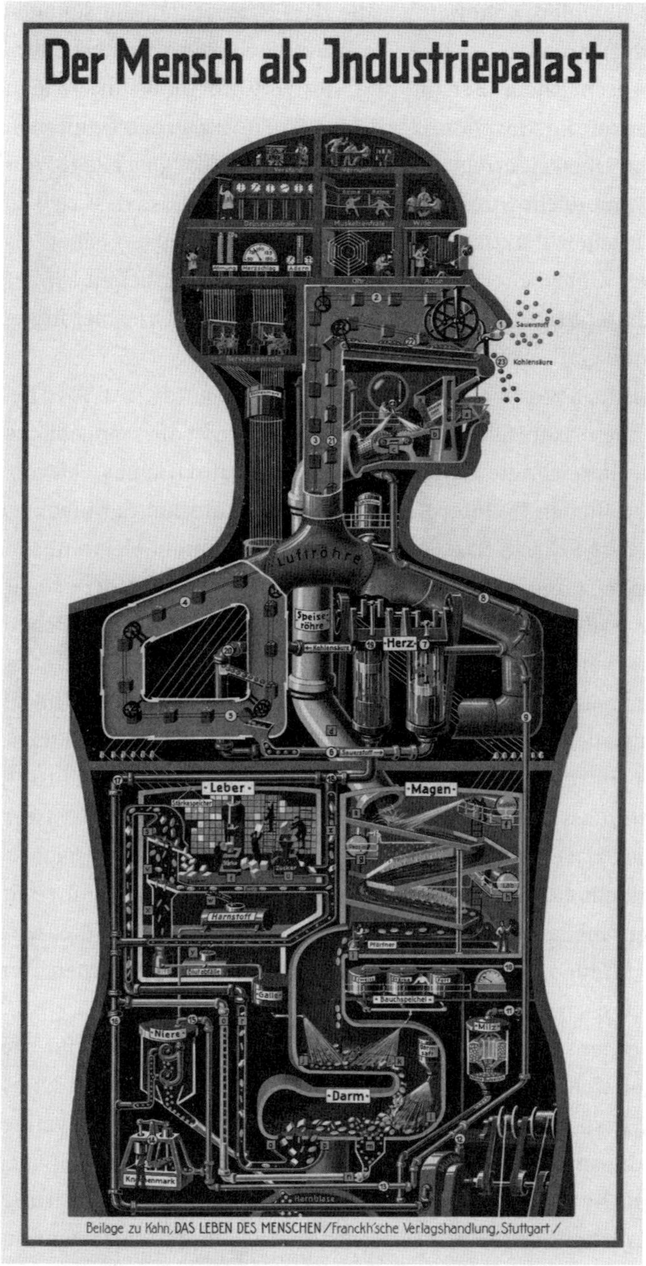

Abb. 9 Fritz Kahn (1926) Der Mensch als Industriepalast. In: Das Leben des Menschen, Band 3. Stuttgart: Kosmos Gesellschaft der Naturfreunde, Franckh'sche Verlagshandlung.[45]

45 Kühne, »*Der Mensch als Industriepalast*«.

sogenannte Konversionstherapien, angewendet, die darauf abzielten, die sexuelle Orientierung einer Person zu ändern. Zu diesen Techniken gehörten Eispickel-Lobotomien (die pseudowissenschaftliche Behandlung, der Howard Dully unterzogen wurde), chemische Kastration, die Anwendung von Elektroschocks an den Genitalien und die Verabreichung von Übelkeit erregenden Medikamenten, die gleichzeitig mit homoerotischen Reizen verabreicht wurden. Es versteht sich von selbst, dass sich all diese pseudowissenschaftlichen Praktiken als unwirksam und in vielen Fällen als gefährlich erwiesen haben. Glücklicherweise haben die meisten westlichen Länder bereits vor mehreren Jahrzehnten die Pathologisierung sexueller Orientierungen und die damit verbundenen grausamen Behandlungen aufgegeben.

Eine weitere mutmaßliche Pathologie war die Drapetomanie. Im Jahr 1851 benannte und beschrieb der amerikanische Arzt Samuel A. Cartwright diese angebliche Krankheit. Drapetomanie bezeichnete den »krankhaften« Wunsch eines Sklaven, aus der Gefangenschaft zu fliehen.[46] Unter Berufung auf die Autorität der Bibel argumentierte Cartwright, dass Sklaven dazu geboren seien, sich ihrem Herrn unterzuordnen, und *normalerweise* keinen Wunsch hätten zu fliehen. Er führte sogar detailliert aus, dass ein Sklave, dessen Herr gütig ist und sich um seine körperlichen Bedürfnisse kümmert, wie verzaubert ist und nicht weglaufen kann. Um die Unterwürfigkeit sicherzustellen, reiche es aus, Sklaven in einem unterwürfigen Zustand zu halten und sie wie Kinder zu behandeln. Wenn ein Sklave dennoch den Wunsch zeigt, sich der Kontrolle seines Herrn zu entziehen, müsse dies eine psychische Störung sein. Cartwright vermutete, dass diese Krankheit eine Folge davon war, dass der Herr zu freundlich war und die Sklaven wie Gleichgestellte behandelte. Wenn Anzeichen für eine bevorstehende Flucht auftraten, z. B. wenn der Sklave ohne Grund mürrisch und unzufrieden war, empfahl Cartwright als Therapie Auspeitschen. Wenn dies wirkungslos blieb, wurde empfohlen, beide großen Zehen chirurgisch zu entfernen, um dem Sklaven die Flucht physisch unmöglich zu machen.

Was heute wie eine unmenschliche Absurdität klingt, war jedoch nicht nur die abstruse Meinung einiger weniger Irregeleiteter. Nach der Veröffentlichung eines Artikels vor der Medical Association of Louisiana wurden Cartwrights spekulative Diagnosen und Behandlungsmethoden im Süden der Vereinigten Staaten weit verbreitet. Sie spiegelten tatsächlich die Meinung der Mehrheit der weißen Bevölkerung im Süden des 18. und 19. Jahrhunderts wider. Diese historische Einordnung zeigt, wie beweglich die Grenzen zwischen Normalität und Abweichung sein können, wenn sie von jenen festgelegt werden, die davon profitieren. Selbst wenn es eine Referenz-

46 Cartwright, »*Diseases and Peculiarities of the Negro Race*«.

gruppe gibt, die ein Klassifizierungsschema weitgehend zu bestätigen scheint (z. B. sind die meisten Sklaven tatsächlich nicht weggelaufen), bedeutet dies nicht zwangsläufig, dass die Klassifizierung biologisch begründet ist.

Harriet Ann Jacobs, eine afroamerikanische Sklavin, die aus der Sklaverei floh und später Autorin wurde, gab in ihrer Autobiografie *»Incidents in the Life of a Slave Girl«* einen seltenen Einblick in die verzerrten Darstellungen des Verhaltens von Sklaven und deren tatsächlicher Gedankenwelt. Sehen wir uns an, was Jacobs über den Wunsch einer Sklavin nach Freiheit schrieb, während sie sich vor den Bluthunden und Suchmannschaften ihres Herrn und in einem Schuppen versteckte:

> Diese anhaltende Dunkelheit war bedrückend. Es schien schrecklich, Tag für Tag in einer beengten Position zu sitzen oder zu liegen, ohne einen einzigen Lichtstrahl. Dennoch hätte ich dies meinem Schicksal als Sklavin vorgezogen, auch wenn die Weißen es für ein leichtes Schicksal hielten; und im Vergleich zum Schicksal anderer war es das auch. Ich wurde nie grausam überfordert; ich wurde nie von Kopf bis Fuß mit der Peitsche ausgepeitscht; ich wurde nie so geschlagen und verletzt, dass ich mich nicht von einer Seite auf die andere drehen konnte; mir wurden nie die Fersensehnen durchtrennt, um mich am Weglaufen zu hindern; ich wurde nie an einen Baumstamm gekettet und gezwungen, ihn herumzuschleppen, während ich von morgens bis abends auf den Feldern schuftete; ich wurde nie mit einem heißen Eisen gebrandmarkt oder von Bluthunden zerfleischt. Im Gegenteil, ich wurde immer freundlich behandelt und liebevoll umsorgt, bis ich in die Hände von Dr. Flint geriet. Bis dahin hatte ich mir nie die Freiheit gewünscht. Aber obwohl mein Leben in der Sklaverei vergleichsweise frei von Entbehrungen war, möge Gott die Frau bemitleiden, die zu einem solchen Leben gezwungen ist![47]

Dennoch wurde der Wunsch nach Freiheit nicht als angemessene Reaktion auf die erlittene Not der Versklavung angesehen. Selbst in Deutschland in den 1920er Jahren, wo Sklaverei seit langem kein Thema mehr war, äußerte der Psychiater Emil Kraepelin Vorbehalte gegenüber den Folgen der Befreiung der Afroamerikaner aus der Sklaverei.[48] Da psychopathologische Erkrankungen in der weißen Bevölkerung der Vereinigten Staaten im 19. Jahrhundert viel häufiger auftraten, wurde argumentiert, dass die Sklaverei eine schützende Wirkung auf die psychische Gesund-

47 Jacobs, *»Incidents in the Life of a Slave Girl: Seven Years Concealed«*.
48 White, *»The Geographical Distribution of Insanity in the United States«*, 257–279.

heit habe. Kraepelin hielt es tatsächlich für psychisch schädlich, wenn Schwarze frei waren. In Anlehnung an William White (1903) berichtete Kraepelin über einen plötzlichen Anstieg psychischer Erkrankungen bei Afroamerikanern. Während 1870 nur 367 Afroamerikaner pro Million Einwohner Symptome einer psychischen Störung aufwiesen, waren es 1880 bereits 912 pro Million und 1890 sogar 980 pro Million. Auch im Norden der Vereinigten Staaten stieg der Anteil psychischer Erkrankungen in der afroamerikanischen Bevölkerung alarmierend an. Während weiße Amerikaner im Süden ein Verhältnis von gesunden zu psychisch kranken Menschen von 1:456 aufwiesen, hatten schwarze Amerikaner ein »viel gesünderes« Verhältnis von 1:1.277. Auf der anderen Seite waren schwarze und weiße Menschen im Norden gleichermaßen stärker betroffen. Das Verhältnis von gesunden zu psychisch kranken Menschen betrug 1:520 für weiße Amerikaner und sogar 1:452 für Afroamerikaner.

Diese Zahlen schienen auf absurde Weise eine Interpretation zu rechtfertigen, dass Sklaverei und Zwangsarbeit im besten Interesse der Gequälten wären. Und sie stützten die irrige Vorstellung, dass Freiheit innerhalb bestimmter Bevölkerungsgruppen ein pathologisches Verlangen sei. Es bedurfte eines langen Prozesses der Verteidigung der Menschenrechte der Afroamerikaner, um dieses Bild zu korrigieren. Drapetomanie als medizinischer Begriff für eine psychische Störung war noch 1914 in Thomas Lathrop Stedmans *Practical Medical Dictionary* zu finden, wo sie als Vagabundieren oder Dromomanie definiert wurde, als unkontrollierbarer oder wahnsinniger Drang zum Umherwandern.[49] Und in den 1920er Jahren zitierte der einflussreiche deutsche Psychiater Kraepelin weiterhin Whites Diagnose der Drapetomanie, wie bereits erwähnt. Schließlich, Mitte des 20. Jahrhunderts, wurde Drapetomanie nicht mehr als Krankheit angesehen.

In Europa war Drapetomanie kein weit verbreitetes Thema, da Sklaverei auf dieser Seite des Atlantiks nicht mehr legal war. Aber eine andere »Krankheit« namens Fugue, Poriomanie oder Dromomanie (d.h. Wanderlust oder impulsives Vagabundieren) »plagte« die Bewohner der alten Welt. Fugue oder Dromomanie wurden in der medizinischen und psychiatrischen Literatur bekannt, tauchten zuerst in Frankreich und Italien auf und verbreiteten sich später nach Deutschland und Russland. Interessanterweise ist Fugue, d.h. das Weglaufen, manchmal in Delirium-artigen Zuständen, seit jeher bekannt, wurde aber erst 1887 zu einer spezifischen, diagnostizierbaren Form der Geisteskrankheit.[50] Als sich die Medizin dieses Phänomens annahm, folgten detailliertere ätiologische Diagnosen. Im Gegensatz zur Drapeto-

49 Stedman, »*A Practical Medical Dictionary*«.

50 Hacking, »*Mad Travelers: Reflections on the Reality of Transient Mental Illnesses*«.

manie in den Vereinigten Staaten wurde die Dromomanie nicht als eigenständige Störung angesehen, sondern als morbide Episode mit unterschiedlichen Ursachen. Psychiater des späten 19. Jahrhunderts definierten impulsives Vagabundieren als Symptom von psychischen Erkrankungen wie Epilepsie oder Hysterie. Darüber hinaus wurde eine neue Klasse der Psychopathologie identifiziert, die mit dem Begriff Neurasthenie bezeichnet wurde, einem Zustand, der durch körperliche und geistige Erschöpfung gekennzeichnet ist. Letztere ging nicht mit Symptomen von Amnesie während des Umherirrens einher, wurde jedoch zu einem sozialen Indikator und trug das Stigma der Degeneration. Von dort war es nur noch ein kleiner Schritt, die Krankheit des Fluchtverhaltens mit Wanderarbeitern aus unteren sozialen Schichten und bestimmten ethnischen Gruppen, wie den Romas, in Verbindung zu bringen. In Deutschland und Österreich wurde die Dromomanie unter dem Namen *Wandertrieb* bekannt und bald allgemein Obdachlosen zugeschrieben. Vom Ende des 19. bis zum Beginn des 20. Jahrhunderts galten Obdachlosigkeit und das Auftreten von Symptomen des Wandertriebs als Persönlichkeitsstörung. Diese Diagnose umfasste auch Kinder und Jugendliche, bei denen man aufgrund verschiedener Psychopathologien eine Poriomanie vermutete. Noch in den frühen 1950er Jahren[51] wurde argumentiert, dass Poriomanie durch endogene psychische Störungen verursacht werde, die geschlechtsgebunden und erblich zu sein schienen. Emil Kraepelin[52] (1920, S. 171) beschrieb vagabundierende Menschen als geistig – und häufig auch körperlich – minderwertig und mit voll ausgeprägten Psychopathologien.

Im Jahr 1926 zeichnete der Kinderpsychiater August Homburger[53] Fallstudien von Kindern und Jugendlichen auf, die unter dem Drang litten wegzulaufen. Obwohl er einräumte, dass eine große Gruppe dieser jungen Vagabunden aus missbräuchlichen Familien stammte, in denen sie Vernachlässigung und Misshandlung erfahren hatten, identifizierte er auch eine bedeutende Anzahl von Kindern und Jugendlichen, die aufgrund einer pathologischen Manie oder »Schwachsinnigkeit« Symptome zwanghaften Umherziehens zeigten. Ich zitiere hier Homburgers Fallstudie zu Ludwig E., bei dem er angeborene Landstreicherei und kindliche Hinterhältigkeit diagnostizierte:

51 Trott, *»Und dann bin ich abgehauen«*, 25.

52 Jablensky, *»The Diagnostic Concept of Schizophrenia: Its History, Evolution, and Future Prospects«*.

53 Homburger, *»Vorlesungen über Psychopathologie des Kindesalters«*, 512–513.

> Ludwig war der 12-jährige Sohn eines Friedhofswärters. (...) Ludwig kam im richtigen Alter in die Schule, ging aber nicht gern zur Schule und hatte ständig schlechte Noten. Von Anfang an war er reizbar, wütend und kam mit seinen Geschwistern nicht zurecht. Ab dem Alter von 8 Jahren lief er weg und schwänzte die Schule. Mit 9 Jahren blieb er zum ersten Mal über Nacht von zu Hause weg. Mit 11 Jahren war dies bereits zehn Mal vorgekommen. Da seine Eltern die von der Polizei verhängten Geldstrafen nicht mehr bezahlen konnten, brachten sie das Kind zu einer ärztlichen Untersuchung, nachdem sie auf die Möglichkeit einer pathologischen Ursache aufmerksam gemacht worden waren. Die Eltern berichteten, dass der Junge häufig über Kopfschmerzen und Müdigkeit klagte und mit 6 Jahren noch ins Bett nässte. Sie gaben jedoch keine weiteren körperlichen Beschwerden oder Symptome an, insbesondere keine, die auf Epilepsie hindeuteten.
>
> Andererseits hat der Junge einen ungünstigen Charakter entwickelt. Er log, liebte Süßigkeiten und hatte bereits im Alter von 10 Jahren Geld im Namen seiner Eltern geliehen. Er war leicht schwachsinnig und auch faul. Er vermied Hausaufgaben, lief weg, besuchte andere Kinder, blieb länger weg als vereinbart und hatte dann Angst, nach Hause zurückzukehren. Stattdessen blieb er wiederholt draußen auf dem Friedhof und schlief dort über Nacht. Einmal blieb er drei Tage lang von zu Hause weg und wurde schließlich hinter einer Hecke auf dem Friedhof gefunden, wo er – nach eigenen Angaben – geschlafen hatte; er sah schmutzig und ausgehungert aus.
>
> Als Grund für seine Flucht gab er an, Angst vor Bestrafung zu haben, insbesondere davor, geschlagen zu werden, wenn er in der Schule etwas nicht wusste.

Laut Homburger war Ludwigs Furchtlosigkeit, sich auf dem Friedhof herumzutreiben, das auffälligste Merkmal. Der Kinderpsychiater staunte darüber, dass der Junge nicht aus sentimentalen Gründen die Nacht auf dem Friedhof verbrachte, sondern – und das überraschte Homburger am meisten – sich dort ohne Angst, ohne Schaudern, ohne Scheu und ohne Ehrfurcht versteckte. Der Junge schien nichts dagegen zu haben, sich auf dem Friedhof aus Säcken und Strohmatten einen Schlafplatz zu bauen, wenn er Angst hatte, nach Hause zu gehen. Homburger schloss aus dieser medizinischen Untersuchung, dass der Hauptgrund für das Vagabundieren des Kindes die Angst vor – wie Homburger es nannte – »gerechtfertigter« Bestrafung war. Gleichzeitig stellte Homburger fest, dass der Junge »schwachsinnig« und unfähig war, die an ihn gestellten Anforderungen zu erfüllen; Homburger ging davon aus, dass selbst Fleiß den Jungen nicht vor Demütigungen und Bestrafungen bewahren würde. Der Kinderpsychiater stellte fest, dass Ludwig seine Hausaufgaben aufgrund einer vermuteten mangelnden intellektuellen Voraussetzung erledigen konnte. Darüber hinaus beobachtete Homburger, dass Ludwig aufgrund seiner häufigen Wutausbrüche, Reizbarkeit und Streitsucht nicht in die Schule passte. Homburger berichtete auch, dass der Junge im Laufe der Jahre immer weniger beeinflussbar wurde. Schließlich entwickelte er eine seltsame und für ein Kind untypische emotionale Trägheit. Homburger prognostizierte daher, dass eine solche Kombination angeborener Eigenschaften nicht nur die Neigung zu Landstreicherei und anderen kindlichen Verfehlungen verursachen würde, sondern auch zu verschiedenen antisozialen Verhaltensweisen führen würde, wenn der Junge älter würde.

Einige zeitgenössische Autoren[54] glauben, dass die Pathologisierung von Flucht und deren Betrachtung als – zumindest teilweise – angeborener Persönlichkeitsdefizit sich auf unsere Wahrnehmung von Obdachlosen ausgewirkt hat und immer noch auswirkt.[55] Die Biologisierung von Obdachlosigkeit entzieht den politischen Entscheidungsträgern die sozioökonomische Verantwortung und schiebt die Schuld auf das genetische Roulette, eine Strategie, die bereits bei individuellen Schulleistungen und Bildungsfragen »gut« funktioniert hat (s. Kapitel 1 zur Intelligenzdebatte).

Wie verheerend dies für den Einzelnen sein kann, lässt sich anhand von Ian Hackings Konzept der »Looping-Effekte« veranschaulichen.[56] Hacking untersuchte solche Looping-Effekte im Bereich der Psychopathologie und zeigte, dass der verbale Diskurs über bestimmte psychopathologische oder psychologische Phänomene einen grundlegenden Einfluss darauf hat, wie genau dieses Phänomen eingeordnet, theoretisiert, erlebt und behandelt wird. Hacking hat akribisch beschrieben, wie Menschen davon beeinflusst werden, wie wir sie bezeichnen, und noch mehr davon, wie wir sie klassifizieren. Folglich können diese Pathologisierungen zu sich selbst erfüllenden Prophezeiungen werden.[57][58] Nach diesem Konzept bietet die Klassifizierung einen Rahmen, innerhalb dessen Menschen ihre eigenen Handlungen ausdrücken und eingeschränkte Entscheidungen treffen können. So formen Menschen ihr Verhalten, ihre Erfahrungen und ihr Selbstverständnis als Reaktion auf die Optionen, die die Gesellschaft anerkennt und erwartet. Hacking berichtet von Rückkopplungseffekten bei Erkrankungen wie Dromomanie, Hysterie, ADHS und vielen anderen. Er bietet ein interaktives Konzept von Klassifikationen, die die klassifizierten Perso-

---

54 Trott, *»Und dann bin ich abgehauen«*, 25.
55 Ebd.
56 Hacking, *»The Social Construction of What«*.
57 Becker, *»Outsiders: Studies in the sociology of deviance«*.
58 Link and Phelan, *»Conceptualizing Stigma«*, 363–385.

nen beeinflussen können, die wiederum Einfluss auf das Klassifizierte nehmen und dadurch die Klassifikation selbst verändern oder ersetzen. Entgegen der allgemeinen Annahme, dass Klassifikationen auf eindeutigen Eigenschaften von Phänomenen beruhe, behauptet Hacking, dass diese Eigenschaften dynamisch und schwer greifbar sind, weil wir durch Untersuchung mit ihnen interagieren und sie dadurch verändern. Folglich verändern sich auch die untersuchten Personen.

Nehmen wir wieder die Dromomanie als Beispiel. Eltern, deren Kind mit dieser Störung diagnostiziert wurde, wie im oben genannten Fall von Ludwig E., wurden von ihrer elterlichen Verantwortung entbunden. Schließlich glaubte man, dass elterliche Fürsorge gegen das biologische Schicksal eines Kindes wenig ausrichten könnte. In anderen Fällen wurde Dromomanie zu einer willkommenen Diagnose, die Erwachsene entlastete, die etwas falsch gemacht hatten, wie z.B. jene, die ihre Familie in einer stressigen Zeit verließen, mit dem Geld ihres Arbeitgebers durchbrannten oder aus der Armee desertierten. Das soll nicht heißen, dass die Person nicht an einer psychischen Störung litt oder einen vorübergehenden psychischen Zusammenbruch erlitt, aber die Art und Weise, wie sich dies äußerte, z.B. durch längeres Weglaufen, wurde durch die damals vorherrschende Klassifizierung ermöglicht.

In Frankreich war im späten 19. und frühen 20. Jahrhundert der prototypische Patient, der an einer Fluchtstörung (d.h. Dromomanie) litt, ein Arbeiter, der aus seinem Zuhause floh. In Deutschland hingegen richtete sich die Klassifizierung der Dromomanie hauptsächlich gegen Obdachlose und wurde mit Degeneration in Verbindung gebracht. In anderen Ländern wie den Vereinigten Staaten oder den Britischen Inseln war Dromomanie praktisch unbekannt. Hacking erklärt dies damit, dass die Ausprägung der Symptome eine bestimmte Nische erfordert, in der die Patienten »gedeihen« können und in der gewisse Symptome gesellschaftlich akzeptiert sind. Welche Belege gibt es für Hackings Hypothese, dass soziale Nischen das erforderliche Umfeld für bestimmte pathologische Verhaltensweisen bieten?

In den letzten 50 Jahren gewannen neben Modellen, die auf biologischer Vererbung basieren, andere Erklärungsmodelle für Störungen zunehmend an Bedeutung. In den 1960er Jahren verlagerte sich der Schwerpunkt auf einen psychologisch-pädagogischen Ansatz. Dieser Ansatz versuchte nicht mehr, ausschließlich den Einzelnen (z.B. das weggelaufene Kind) zu betrachten, sondern bezog auch das soziale Umfeld mit ein. Dromomanie wurde nicht mehr als streng biologische Anomalie angesehen, sondern als Symptom einer mangelnden Anpassung an bestimmte familiäre Umstände, die auf eine schlechte Erziehung und Vernachlässigung des Kindes zurückgeführt wurde. Das Weglaufen wurde als regressiver Abwehrmechanismus angesehen, der durch antisoziale Gefühle, geringe Frustrationstoleranz und Trotz ausgelöst wurde. Somit galt die Dromomanie weiterhin als Symptom für bestimmte Psychopathologien, doch neben biologischen Ursachen wurden nun auch psychologische Faktoren und die Erziehung stärker betont. Die Betroffenen wurden allerdings weiterhin als Angehörige der Unterschicht mit geringer Intelligenz angesehen. Trotz der Berücksichtigung des sozialen Umfelds wurde das Weglaufen dennoch als eine maladaptive Reaktion angesehen, die auf einer schlechten Erziehung des Betroffenen beruhte. Diese Sichtweise führte zu weiteren »therapeutischen« Maßnahmen, wie Einschreiten durch Polizei oder Kinder- und Jugendfürsorge, die in der Regel strenge Überwachung und Kontrolle nach sich zogen. Freilich trugen diese Maßnahmen wenig dazu bei, die belastende Situation, in der sich eine Person während des Drangs zum Weglaufen befand, zu verbessern, da weder die ursprüngliche Ursache noch das Bedürfnis des Kindes nach Sicherheit berücksichtigt wurde.

Lassen Sie mich dies anhand eines Beispiels eines traumatisierten Kindes veranschaulichen, dessen Symptome behandelt wurden, die sich jedoch anschließend in einer anderen Form manifestierten. Bei einem kürzlich abgehaltenen Workshop erfuhr ich von einem hoch traumatisierten, weggelaufenen Jungen, der in einer Fremdbetreuungseinrichtung untergebracht war. Die Sozialpädagogen, die dort arbeiteten und häufig mit Ausreißern zu tun hatten, sorgten dafür, dass die Eingangstür abends verschlossen wurde, damit die Heimkinder sich nicht durch nächtliche Flucht in gefährliche Situationen bringen konnten. In den ersten Wochen nach seiner Aufnahme in die Einrichtung litt der Junge unter Panikattacken und Schlaflosigkeit. Diese Symptome traten viel stärker auf als zuvor, als er noch bei seiner Familie lebte. Der Therapeut stellte bald fest, dass die Symptome auf körperliche Misshandlungen zurückzuführen waren, die der Junge zu Hause erlebt hatte. Zu Hause jedoch, wenn er mit extremen Stresssituationen nicht mehr zurechtkam, lief er fort und verbrachte längere Zeit weg von seiner Familie. In der neuen Umgebung der Einrichtung war der ursächliche Faktor – der Täter – zwar nicht mehr vorhanden, aber die Veränderung der Umgebung verursachte dennoch ein hohes Stresslevel bei dem Kind. Seine gewohnte Methode, Stress abzubauen, nämlich wegzulaufen, stand ihm hier nicht mehr zur Verfügung. Dies führte zu einer Steigerung und Verschlimmerung seiner Angstsymptome. Schließlich gelang es dem Jungen, eine neue Strategie zu entwickeln, mit dem Stress fertigzuwerden und sich psychisch zu stabilisieren. Was war geschehen? Zur großen Überraschung der Betreuer fanden sie die Turnschuhe des Kindes unter seinem Kopfkissen versteckt. Die Turnschuhe schienen ihm ein Gefühl von Sicherheit zu geben. Die unmittelbare Verfügbarkeit seiner Schuhe vermittelte ihm das subjektive Gefühl, dass er jederzeit weglaufen konnte, was seine Symptome linderte. Unter der Aufsicht des Therapeuten verbesserte sich der allgemeine psychische Zustand des Jungen, und er erklärte sich schließlich bereit, die Turnschuhe nicht mehr unter sein Kopfkissen zu legen, sondern auf den Boden zu stellen. Wichtig war für ihn, dass die Schuhe in Reichweite blieben. Diese Vereinbarung zwischen dem Kind und dem Therapeuten stellte sicher, dass ein positiver Bewältigungsmechanismus aktiv eingesetzt wurde, anstatt das Risiko einzugehen, dass sich ein Mangel an wirksamen Bewältigungsstrategien in noch schwereren psychopathologischen Symptomen manifestieren konnte.

Dieses Beispiel zeigt, dass Rückkopplungseffekte auf völlig unerwartete Weise auftreten können, indem sie Symptome in einer Weise zum Ausdruck bringen, die in einer bestimmten Umgebung akzeptabel oder »adaptiv« sind. Dies gilt insbesondere für Kinder und Jugendliche, deren Gehirn umfangreiche neuroplastische Veränderungen durchmacht, um sich an das jeweilige soziale Umfeld anzupassen. Es ist leicht vorstellbar, wie solche Rückkopplungseffekte einen Weg eröffnen können, Symptome auf eine für die betroffene Person vorteilhaftere Weise zu kanalisieren, indem sie die Formbarkeit junger Gehirne nutzen. Erfahrene Kindertherapeuten könnten hier eine angemessene Begleitung leisten. Wichtig ist, dass Rückkopplungseffekte im Zusammenhang mit den zugrundeliegenden Ursachen verstanden werden. Selbst wenn ein weggelaufenes Kind nicht mehr von zu Hause oder aus der Pflegefamilie flieht und sich der Zustand »verbessert« zu haben scheint, ist die traumatisierende Ursache, die das Symptom ursprünglich ausgelöst hat, möglicherweise überhaupt nicht behandelt worden. Looping-Effekte spielen wahrscheinlich eine entscheidende Rolle dabei, wie moderne virtuelle Technologien genutzt werden – von Kindern und Jugendlichen ebenso wie von Erwachsenen. An dieser Stelle muss betont werden, dass Looping-Effekte wechselseitige Prozesse sind, die sowohl Veränderungen als auch Verstärkungen erfahren können.

Mit anderen Worten: Wir stoßen erneut auf eine starke Verflechtung von Biologie und Umwelt, wie in Kapitel 1 besprochen. Besondere Aufmerksamkeit sollte daher der Selbstverstärkung gewidmet werden, die sich für das Kind als nachteilig erweisen kann. Die »Optimierung« der Anpassung an eine bestimmte Nische kann langfristige negative Auswirkungen haben, wenn die Person mit anderen sozialen Umgebungen konfrontiert wird, die Herausforderungen für das zuvor entwickelte Verhalten darstellen.

In den letzten Jahrzehnten wurde der psychologisch-pädagogische Ansatz, der sich lediglich auf die Person konzentrierte und häufig Schuldzuweisungen an den Einzelnen machte, zunehmend kritisiert. In den 1970er Jahren setzte sich ein neuer Ansatz durch, der auf der Sozialisationstheorie basierte. Der Fokus wurde nun auf das soziale Umfeld und die Sozialgeschichte der Person verlagert. Probleme wurden im Kontext der Beziehungen untersucht, die innerhalb des Systems auftraten. Dementsprechend wurden Symptome wie Dromomanie als konstruktive Problemlösungsstrategien angesehen, die eine Reaktion auf ein toxisches Umfeld darstellten, sei es das familiäre, das schulische oder das institutionelle Umfeld. Innerhalb dieses Rahmens zielten Interventionen eher auf das gesamte System als auf den Einzelnen ab.[59] Der Denkansatz verlagerte sich von einer linearen zu einer zirkulären Kausalität und zielte darauf ab, die Familiendynamik zu verändern, in der Hoffnung, dass sich damit auch die Persönlichkeit und Identität des Einzelnen ändert.

Darüber hinaus wurden Symptome von Psychopathologien wie Dromomanie nicht mehr als ausschließlich auf einkommensschwache Familien beschränkt angesehen. Es wurde zwischen Defizitfamilien und Konfliktfamilien unterschieden. Erstere beschrieben Familiensysteme, die unter einem Mangel an materiellen und immateriellen Ressourcen litten und in der Regel in der Unterschicht zu finden waren. Man ging davon aus, dass sozioökonomische Benachteiligungen Familienstrukturen begünstigten, die antisoziales Verhalten und Persönlichkeitsstörungen ermöglichten. Diesen Symptomen konnte aufgrund der schlechten Bildung der Familienmitglieder und fehlender finanzieller Mittel mit den innerhalb des Familiensystems verfügbaren Erziehungsmaßnahmen nicht entgegengewirkt werden. Folglich umfassten die Maßnahmen häufig die Unterbringung in Pflegefamilien.

Konfliktfamilien hingegen bezeichneten Familien aus der Mittel- und Oberschicht, die schwere Konfliktsituationen erlebten, die zu einer Traumatisierung des Kindes führten. Diese Familien verfügen in der Regel über die finanziellen und immateriellen Ressourcen, um Stresssituationen zu bewältigen, nutzen ihre Ressourcen jedoch, um Probleme zu verschleiern und vor der Öffentlichkeit zu verbergen, anstatt die Ursachen anzugehen. Die Abschwächung des Konfliktpotenzials kann aber zu einer Verschärfung des Gesamtproblems, einer schwereren Traumatisierung und der Auslösung psychopathologischer Symptome bei den Betroffenen führen. Am häufigsten stützen sich Interventionen in Konfliktfamilien auf Sozialarbeit und Familientherapie, die sich auf die Systemtheorie stützen.[60] Die Systemtheorie in der Sozialarbeit untersucht eingehend die Wechselbeziehungen aller Familienmitglieder und deren Dynamik, einschließlich der Herausforderungen des Entwicklungszyklus. Eine der Kernaussagen des systemischen Denkens in der Familientherapie ist, dass es keine »normale« Familienstruktur oder -organisation gibt, sondern dass alle interaktiven Familienprozesse hochdynamisch sind.

59 Burnham, »*Family Therapy: First Steps toward a Systemic Approach*«.
60 Forder, »*Social Work and System Theory*«, 23–42.

Dies bringt uns zurück zum Anfang unserer Ausführungen über die mechanistische Weltanschauung von Psychopathologien und die Frage, wie Normalität in Bezug auf ein Individuum oder ein System wie eine Familie definiert werden kann. Das Bestreben, jedes abweichende Verhalten, jede kognitive Eigenschaft oder jede eigenwillige Persönlichkeit zu biologisieren und nach biologischen oder, genauer gesagt, genetischen Grundlagen zu suchen, hat sich als wenig fruchtbar erwiesen (wie wir in der Anlage-Umwelt-Debatte über Intelligenz in Kapitel 1 gesehen haben).

Ungeachtet der zunehmenden Anerkennung psychologisch-pädagogischer und sozialisationstheoretischer Ansätze dominieren in Debatten über kognitive Merkmale und Persönlichkeitsmerkmale nach wie vor das medizinische Modell und die ihm zugrundeliegende mechanistische Weltanschauung. Die Vorrangstellung des medizinischen Modells basiert darauf, dass es mehr als jede andere Theorie Kriterien der Objektivität erfolgreich zu erfüllen scheint. Es liefert eine Erklärung für biologische Normalität auf der Grundlage statistischer Messungen quantifizierbarer physiologischer Parameter. In der heutigen Welt der wissenschaftlichen Denkweise vermitteln Quantifizierbarkeit und statistische Normalität Objektivität, Kontrollierbarkeit und wissenschaftliche Fundiertheit. Während das medizinische Modell scheinbar einen Goldstandard mit objektiven und reproduzierbaren Methoden liefert, werden andere Theorien oft als Ansätze aus den »weichen« Wissenschaften betrachtet, weil sie sich auf qualitative Methoden stützen. Normalität und Quantifizierbarkeit dienen als etablierte und bewährte Schlüsselfaktoren in wissenschaftlichen Diskursen. Die Definition von Normalität im Zusammenhang mit Gesundheit und Krankheit wurde erstmals von Christopher Boorse in seiner biostatistischen Theorie[61] formuliert und viel diskutiert. Nach Boorse lassen sich alle Störungen als biologische Dysfunktionen beschreiben, die wiederum anhand statistischer Normalität definiert werden können. Eine Störung ist somit alles, was erheblich vom Durchschnittswert eines bestimmten Parameters in einer Referenzgruppe abweicht. Eine Referenzgruppe ist eine Standardpopulation, die für bestimmte Parameter repräsentativ ist, z. B. um das Verhalten und die kognitiven Fähigkeiten einer Person zu bewerten. Folglich geht es darum, eine Grenze zwischen dem, was in einer Referenzpopulation »normal« ist, und dem, was nicht »normal« ist, zu ziehen. Nach Boorse lässt sich »Normalität« vollständig biologisch definieren. Damit entfernen wir uns von zweifelhaften Diagnosen wie Drapetomanie und wenden uns Kindern zu, die schwere Verhaltensauffälligkeiten und geistige »Anomalien« zeigen. Viele solcher Verhaltensweisen und angeblichen Störungen wurden biologisch definiert, und

61 Boorse, »*Health as a Theoretical Concept*«, 542–573.

einige abweichende Verhaltensweisen und Krankheiten werden auch heute noch auf angeborene Faktoren zurückgeführt. In diesem Sinne war die biostatistische Erklärung im letzten Jahrhundert die Standardauffassung der meisten Mediziner und Wissenschaftler.

Um diese rein physikalische Erklärung von Psychopathologien und die vermeintliche Überlegenheit der Natur gegenüber der Umwelt zu veranschaulichen, möchte ich Ihnen drei kurze Auszüge aus medizinischen Diagnosen von zertifizierten Psychologen oder Psychiatern vorstellen, deren Aufgabe es war, die körperliche und geistige Gesundheit sowie die Persönlichkeit von Kindern zu beurteilen, die im Schloss Wilhelminenberg in Wien, Österreich, untergebracht waren. Was den Kinderpsychologen und -psychiatern nicht bekannt war oder zumindest nicht offen anerkannt wurde und sicherlich nie untersucht wurde, war, dass die Kinder im Schloss Wilhelminenberg schwer misshandelt und von Mitarbeitern und externen Tätern psychisch und physisch missbraucht wurden. Etwa 40–50 Jahre später führte die Wiener Stadtverwaltung eine Untersuchung durch, die massive und systematische Fälle von Kindesmissbrauch aufdeckte, darunter weit verbreitete Schläge, systematische Vergewaltigungen und sogar Mord. Vor diesem Hintergrund wollen wir uns nun den individuellen psychologischen Gutachten von drei verschiedenen Kindern zuwenden. Die Fallberichte sind Auszüge aus dem 2013 von der Wiener Stadtverwaltung veröffentlichten Abschlussbericht.

Fall 1

Psychologisches Gutachten eines zehneinhalbjährigen Mädchen, das 1961 wegen drohender »Verwahrlosung« ins Schloss Wilhelminenberg eingewiesen wurde

Das untersuchte Mädchen war im Alter von 7 Jahren (?) von ihrem Pflegevater sexuell missbraucht worden. Sie lebt derzeit bei ihrer Mutter und ihrem Stiefvater und wurde bereits einmal (1960) in Kinderberatung gebracht. Damals hatte sie zu Hause Probleme verursacht, die wahrscheinlich durch ihre neurotische »Vorgeschichte« ausgelöst worden waren. Dr. P., der die Minderjährige damals untersuchte, schlug vor, sie zur Beobachtung ins Schloss Wilhelminenberg zu schicken. Die Eltern konnten sich jedoch nicht dazu durchringen. In der Zwischenzeit verschlechterte sich das Verhalten des Kindes jedoch. E. fälscht Unterschriften, stiehlt, vor allem Süßigkeiten – wahrscheinlich, um sich zu vergnügen –, lügt und hat mehrfach Pflanzen und Möbel beschädigt. Bei der Untersuchung wirkte das Mädchen gehemmt, schien verlegen und gab vor, nicht zu wissen, warum sie sich falsch verhalten habe, als ihre Verfehlungen angesprochen wurden. Aus ihren schwachen Andeutungen ging hervor, dass sie sich entfremdet und emotional vernachlässigt fühlte. Echte Beweise, die diese Behauptung stützen würden, konnten natürlich nicht gefunden werden.[62]

Fall 2

Psychologischer Bericht über ein siebenjähriges Mädchen, das 1966 in der Anstalt Schloss Wilhelminenberg untergebracht worden war

Grund für die Konsultation: Masturbation, selbst auferlegte Fesselung, seltsames Verhalten.

Derzeit fällt die Minderjährige durch hysterische Tendenzen auf, die sich in stundenlangem Schreien, emotionaler Erregung bis zur Blaufärbung, koketter Haltung, abnormaler Suggestibilität und Sensationslust äußern. So legte sie sich beispielsweise selbst Fesseln an, um ihre Mitmenschen mit einer erfundenen Geschichte zu beeindrucken und im Mittelpunkt zu stehen. Die Masturbation ist selbst erlernt, wird aber zweifellos durch eine begünstigende Persönlichkeit und körperliche Voraussetzungen gefördert.[63]

Fall 3

Psychologisches Gutachten eines neunjährigen Jungen, der 1959 in der Anstalt Schloss Wilhelminenberg untergebracht wurde

Hintergrund: Der Minderjährige wurde unehelich geboren und unmittelbar nach seiner Geburt bei seinen Großeltern mütterlicherseits in Pflege gegeben. Er wurde ziemlich verwöhnt und zeigte bald Erziehungsschwierigkeiten. Nach dem Tod des Großvaters nahm die Mutter den Jungen zurück, konnte ihm jedoch aufgrund ihrer Arbeit nicht viel Zeit widmen. Da er unbeaufsichtigt war, trieb er sich herum. Er beging mehrere Diebstähle, kooperierte nicht in der Schule und fiel durch seine Bereitschaft zu schelmischem Verhalten auf. Gelegentliche missbrauchsähnliche körperliche Züchtigungen brachten nicht den von der Mutter erhofften Erfolg. Nach langem Zögern stimmte sie der Verlegung und Beobachtung ins Schloss Wilhelminenberg zu, wie in der Erstbegutachtung vom 23. 06. 1958 vorgeschlagen.

Der Psychologe, der den Jungen untersuchte, kam zu einem vernichtenden Urteil und stellte fest, dass die angeborenen Persönlichkeitsdefizite des Kindes nicht zu beheben seien und durch die liebevolle und fürsorgliche Umgebung seiner Großeltern nur noch verschlimmert würden.

---

62 Helige et al., *»Endbericht Der Kommission Wilhelminenberg«.*

63 Ebd.

Beurteilung: K., der für sein Alter relativ groß ist, weist einen mangelhaften Körperbau auf. Die fahle, schlaffe Haut, die schlechte, krumme Haltung, die leicht hervorstehenden Augen (ebenfalls eine Reihe von Degenerationserscheinungen) verleihen ihm ein unfrisches und altes Aussehen. Anfangs eher schüchtern, zeigt er bald eine mangelnde Distanz: Er wird aufdringlich, nimmt einem die Hand, will alles wissen, sehen und anfassen. Seine motorische Ruhe fällt auf. Aufgrund seines dummen, einfältigen Verhaltens und teilweise auch aufgrund seiner schulischen Leistungen kann man ihn als schwachsinnig bezeichnen. Die Ergebnisse der psychologischen Untersuchung und die Einschätzungen seiner Lehrer stimmen jedoch nur teilweise überein. K. weist einen durchschnittlichen Intelligenzquotienten mit erheblichen Schwankungen auf. Seine besten Ergebnisse erzielt er im Bereich der grafischen kognitiven Prozesse, seine schlechtesten im Bereich der logischen Prozesse. Verminderte Kritikfähigkeit, spielerisch-trödeliges (kindliches) Verhalten und eine relativ langsame Arbeitsweise zeigen deutlich, dass seine potenziell vorhandenen Fähigkeiten selten zum Vorschein kommen – wenn überhaupt, dann nur, wenn ein Problem eines seiner wenigen persönlichen Interessen betrifft. Seine Persönlichkeit ist wenig wert. Er ist egoistisch, sehnt sich nach Anerkennung und tut alles, um als wichtig anerkannt zu werden. Zu diesem Zweck verrät er seine Mitschüler, lügt, intrigiert und schmiedet Pläne, gibt sich jedoch unschuldig und ungerechtfertigt verfolgt, wenn er erwischt wird (was aufgrund seiner Unfähigkeit fast immer der Fall ist). Er ist zu primitiv, um zu erkennen, dass er die Ablehnung seiner Mitschüler praktisch provoziert. Der Versuch, seine Ambitionen aus Erziehungsgründen zu wecken, bringt nur kurzzeitig Erfolg: 1. weil seine Beziehungen zu Erziehern nicht von Dauer sind und 2. weil er keinen eigenen Willen und keine Ausdauer hat. Er bietet nur Ausflüchte und Ausreden. Wenn man ihn gelegentlich energischer anspricht, zieht er sich völlig zurück, setzt eine Maske auf und verlagert seine Aktivitäten in den Untergrund. Auch wenn diese Verhaltensmuster in angeborenen Veranlagungen begründet sind, müssen wir sie letztlich auch unter Berücksichtigung der Lebensumstände verstehen, die wesentlich zu seiner Sonderstellung beigetragen haben. Es ist kein Zufall, dass K. – obwohl er schon immer problematisch war – besonders schlimm wurde, nachdem er [von seinen Großeltern] zu seiner Mutter kam. Nachdem er in der Familie der Großmutter verwöhnt worden war und manchmal im Mittelpunkt stand, sah er sich nun einer völlig anderen Welt gegenüber. Er musste die Rolle mit seinem Bruder teilen, und im Gegensatz zur Großmutter reagierte die Mutter auf mangelnde Disziplin mit strengen Strafen. So wurde sein bereits bestehender Verfall durch eine weitere neurotische Nuance verstärkt. Eine wei-

> tere Institutionalisierung wird seiner Erziehung hervorragend dienen. Ohne sie besteht die Gefahr, dass er Schulklassen wiederholen muss oder sogar in eine Sonderschule für geistig behinderte Kinder aufgenommen wird. Eine Erholung von seinem Verfall und eine angemessene soziale Anpassung sind nicht zu erwarten, sondern lediglich die Aneignung einer besseren Tagesstruktur.
> Fazit: Verkommener Junge mit geringer Intelligenz und Charakter. Der Wechsel der Umgebung und der Bezugspersonen führte zu einer Zunahme der Probleme.[64]

Diese Fallberichte zeigen die starke Überzeugung der Psychologen von der biologischen Grundlage »abnormalen« Verhaltens und »abnormaler« Charaktereigenschaften. Trotz gelegentlicher Zugeständnisse an mögliche Einflüsse des sozialen Umfelds wird die Ursache für die Abweichungen bei den Kindern selbst gesehen, in ihrer biologischen Veranlagung und ihren angeborenen kognitiven Fähigkeiten. Schließlich zeigt das durchschnittliche Kind kein derart abweichendes Verhalten. Diese Schlussfolgerung verfestigte sich auch in der öffentlichen Meinung, die die Annahmen der Experten wiederholte und damit zur Verbreitung der biologischen Normalität beitrug. Tatsächlich berichteten Anwohner des Schlosses Wilhelminenberg, dass ihnen als Kinder gesagt wurde, sie sollten den Kontakt zu den institutionalisierten Kindern des Schlosses wegen deren Charakterfehlern und geringer Intelligenz meiden. Die Mädchen in der Anstalt wurden als sexuell verdorben oder moralisch gestört stigmatisiert, die Jungen als kriminelle Herumtreiber. Ein Nachbar erinnert sich, dass ihm als Kind gesagt wurde, »die Mädchen dort seien schwierig, anstrengend und verrückt«.

Zu allen Zeiten hatten die Menschen vorgefertigte Vorstellungen davon, was als normal gilt und was nicht. Aber wie bereits erwähnt, hat sich der Begriff der Normalität in den letzten Jahrzehnten mehrfach gewandelt. Was früher als psychische Erkrankung galt – wie Homosexualität, Drapetomanie oder Dromomanie –, wird heute glücklicherweise nicht mehr als pathologisch angesehen. Heute erfüllen viele Fälle, die Abweichungen vom Durchschnitt aufweisen und außerhalb einer Referenzgruppe liegen, nicht mehr die »Kriterien« einer biologischen Anomalie. Mit dem Einflussgewinn der Sozialisationstheorie rückte die Erziehung eines Kindes in Bezug auf seine Familie und sein soziales System zunehmend in den Vordergrund. Die kognitive und Persönlichkeitsentwicklung des Kindes wurden bald als Wachstums- und Anpassungsprozess an die Gesellschaft angesehen. Die verschiedenen

64 Ebd.

sozialen Gruppen, denen ein Kind angehört, wie Familie und Gleichaltrige, bieten dem Jugendlichen vermutlich eine Vielzahl unterschiedlicher sozialer Situationen, in denen es Verhaltensweisen und kognitive Verarbeitungsprozesse erlernen kann, um sich an neue Lebensweisen und Herausforderungen anzupassen. Schließlich ist es das, was das neuroplastische Gehirn von Kindern und Jugendlichen am besten kann: sich an sein soziales Umfeld anzupassen.

Wie jedoch bereits in Kapitel 1 erörtert, zeigen neuere Forschungen, dass Kausalität nicht unidirektional ist und der Organismus nicht einem allgegenwärtigen Zwang ausgeliefert ist, sich passiv dem Druck des (sozialen) Umfelds zu beugen. Die Nischenkonstruktionstheorie besagt, dass Organismen ihre Umgebung aktiv verändern, bis zu einem gewissen Grad an ihre Bedürfnisse und Anforderungen anpassen und damit den Selektionsdruck zu eigenen Gunsten verändern. Dennoch ist die Vorstellung von der Unterwerfung des Organismus und der selektiven Macht der Umwelt tief verankert in unseren Köpfen. Diese Unterwerfung wird durch das Diktum vom »Überleben des Stärkeren« beschrieben. Das traditionelle Programm des Adaptionismus, das gegen Ende des 19. Jahrhunderts entstand und bis heute, wenn auch in abgeschwächter Form, vorherrscht, spiegelt das weitverbreitete evolutionsbiologische Konzept wider. Dieser (Pan-)Adaptionismus geht davon aus, dass sich alle Merkmale von Organismen in Bezug auf ihre Umwelt zu einem optimalen Zustand entwickelt haben.[65] Somit nimmt man allgemein an, dass nur die am besten angepassten (d.h. die »fittesten«) Individuen überleben und Nachkommen zeugen, während die weniger angepassten durch natürliche Selektion aussortiert werden. Das panadaptionistische Programm wurde jedoch in den letzten Jahrzehnten heftig kritisiert.[66]

Einer der wichtigsten Punkte, der die Debatte ausgelöste, betrifft die falsche Annahme, dass physische und psychische Merkmale eine nahezu perfekte Anpassung an die Natur aufweisen. Diese Anpassung erfolgt dadurch, dass die Umwelt »Probleme« stellt, die erfolgreiche Organismen »lösen« und schließlich optimale oder nahezu optimale Lösungen finden. Dieser Denkansatz ignoriert die Tatsache, dass die Umwelt nicht stabil ist, sondern sich laufend verändert. Ein biologisches System wird daher nur in seltenen Fällen durch konstante Bedingungen aufrechterhalten, die es ihm ermöglichen, immer wieder in einen bestimmten – optimierten – Zustand zurückzukehren (d.h. Homöostase). Im Gegenteil, biologische Systeme sind

---

65 Gould und Lewontin, »*The Spandrels of San Marco*«, 581–598. Der (Pan-)Adaptionismus verleiht der natürlichen Selektion eine nahezu allumfassende Macht »bei der Gestaltung organischer Strukturen und der Schaffung der besten aller möglichen Welten«.

66 Ebd.

hochdynamisch und verändern sich entlang mehrerer möglicher Entwicklungsbahnen.[67] Daher sind viele Merkmale, insbesondere solche, die mit menschlicher Kognition und Persönlichkeit zusammenhängen, nicht fest vorgegeben und folgen nicht einem vorbestimmten, optimalen Verlauf, der stabil gegen jegliche Umweltstörungen gepuffert ist, wie uns einige Evolutionspsychologen[68] glauben machen wollen. Anstatt eine optimale Anpassung aufzuweisen, verändern sich die meisten Merkmale aufgrund einer wechselseitigen Interaktion zwischen dem Organismus und der Umwelt.

Mit anderen Worten: Die meisten Merkmale besitzen eine kontextspezifische Plastizität. Darüber hinaus werden biologische Strukturen in der Regel nicht von Grund auf neu geschaffen, sondern aus bereits vorhandenen Strukturen aufgebaut, wie Puzzleteile aus der evolutionären Vergangenheit. Auf diese Weise werden Organe, molekulare Strukturen, physiologische Bahnen usw. immer wieder verändert, und diese veränderten Merkmale sind weit von der Optimalität entfernt. Ergo entwickeln sich biologische Systeme nicht nach einem Plan für Perfektion, sondern schöpfen aus einem Entwicklungsrepertoire, das Optionen bereitstellt – also Möglichkeiten, wie der Organismus die Umwelt erleben und auf vielfältige Weise mit ihr interagieren kann.[69]

Diese Wechselwirkung formt Merkmale, die nicht optimal, sondern lediglich »gut genug« sind, um in einer dynamischen Umgebung zu überleben und sich fortzupflanzen.[70] Populationen mit einem hohen Maß an Plastizität haben einen deutlichen Vorteil gegenüber Populationen, deren Merkmale maximal exzellent an eine bestimmte Umgebung angepasst sind, aber wenig angepasst an andere Bedingungen. Populationen, die besonders plastische Merkmale besitzen, tragen ein geringeres Risiko, bei Veränderungen in der Umwelt in eine evolutionäre Sackgasse zu geraten. Eine solche fatale Situation kann jedoch dennoch eintreten, wenn eine Population aufgrund fehlender geeigneter biologischer Reaktionen nicht schnell genug auf abrupte Umweltveränderungen reagieren kann.

Menschen zeigen eine beeindruckende Plastizität, um sich an ihre Umgebung anzupassen. Dieses Phänomen gilt für viele Merkmale von Organismen, scheint jedoch für kognitive Eigenschaften besonders bedeutsam zu sein. Neuroplastizität ermöglicht, wie in Kapitel 2 erläutert, während des gesamten Lebens eines Individuums eine Vielzahl von Veränderungen in der Organisation der neuronalen Anatomie

---

67 Waddington, »*The Strategy of the Genes*«.
68 Cosmides und Tooby, »*Origins of Domain Specificity*«, 84–116.
69 Karmiloff-Smith, »*Ontogeny, Genetics, and Evolution*«, 44–51.
70 Gailer et al., »*Morphology Is Not Destiny*«, 369–383.

und Funktion, um auf Umweltveränderungen zu reagieren. Aufgrund der vielfältigen sozialen und kulturellen Einflüsse, denen unsere Vorfahren in der Vergangenheit ausgesetzt waren und denen wir auch heute noch ausgesetzt sind, hat uns die Neuroplastizität in die Lage versetzt, uns kognitiv weiterzuentwickeln und evolutionäres Neuland zu betreten. So haben beispielsweise Plastizität und radikale Umweltveränderungen Exaptationen begünstigt. Exaptationen sind Prozesse, bei denen Merkmale, die evolutionär für eine bestimmte Funktion ausgewählt wurden (Adaptionen), später für einen neuen Zweck kooptiert werden. Alternativ können einige Merkmale auch nicht das Ergebnis natürlicher Selektion sein (Nicht-Adaptionen), aber dennoch für den aktuellen Zweck kooptiert werden. Solche Exaptationen werden als besonders wichtig für die Evolution der menschlichen Kognition und Kultur angesehen.

Schließlich gibt es viele Merkmale der menschlichen Kognition, die aufgrund selektiver Kräfte, beruhend auf der kulturellen Evolution und der nischenbildenden Anpassung des Menschen, von entscheidender Bedeutung geworden sind. Die Paläontologen und Evolutionsbiologen Stephen J. Gould und Elizabeth Vrba haben darauf hingewiesen, dass »das meiste, was das Gehirn heute zur Verbesserung unserer Überlebenschancen leistet, im Bereich der Exaptation liegt«.[71] Paradigmatische Beispiele für Exaptationen sind unsere kognitiven Fähigkeiten zur Verarbeitung von Symbolen für das Lesen und Rechnen. Lesen und Rechnen sind relativ neue Erfindungen der menschlichen Kultur. Angesichts der relativ kurzen Zeitspanne ist es höchst unwahrscheinlich, dass sich kognitive Merkmale für diese kulturell neuen Errungenschaften durch natürliche Selektion entwickelt haben. Viel plausibler ist es, dass unsere Vorfahren bereits über spezialisierte kognitive Netzwerke verfügten, die an der Mustererkennung und der Verarbeitung visueller, visuell-räumlicher und sprachlicher Repräsentationen beteiligt waren.[72][73][74] Diese Hirnnetzwerke wurden dann von ihren ursprünglichen Funktionen abgekoppelt, um neue Funktionen für kulturell neue Aufgaben zu übernehmen, oft durch Verbindungen zu Hirnarealen mit anderen Funktionen.[75]

Bemerkenswerterweise laufen Prozesse der kulturellen Evolution in der Regel schneller ab als Prozesse der biologischen Evolution durch natürliche Selektion.[76]

---

71 Gould und Vrba, »*Exaptation – a Missing Term in the Science of Form*«, 4–15.

72 McCloskey et al., »*Cognitive Mechanisms in Number Processing and Calculation*«, 171–196.

73 Dehaene und Cohen, »*Cerebral Pathways for Calculation*«, 219–250.

74 Dehaene et al., »*Sources of Mathematical Thinking*«, 970–974.

75 Barry, »*Perception and Visual Communication Theory*«, 91–106.

76 Perreault, »*The Pace of Cultural Evolution*«.

Auf einer evolutionären Zeitskala gesehen, vollzog sich die kulturelle und technologische Evolution in einem kurzen Augenblick, während die biologische Evolution Milliarden Jahre benötigte. Die Nischenkonstruktion berücksichtigt eben auch Umstände, unter denen kulturelle Transmission die natürliche Selektion überholen kann.[77] Das geschieht, weil die Nischenkonstruktion den Selektionsdruck verändert und den Einfluss des Einzelnen auf seine Umwelt durch positive Rückkopplungsmechanismen verstärkt. Als Folge der menschlichen Nischenkonstruktion entsteht ein immer größeres Ungleichgewicht zwischen evolutionär geformten Merkmalen und der Umwelt, wodurch sich das Verhältnis zwischen Natur und Umwelt zugunsten der Umwelt verschiebt.

Ein besonderer Prozess ist die soziale Nischenkonstruktion, bei der Organismen ihre eigene soziale Umwelt verändern und die Bedingungen ihrer eigenen sozialen Evolution beeinflussen.[78] Die soziale Evolution wird durch sozialen Wettbewerb und Kooperation[79] vorangetrieben und kann einige extreme Verhaltensweisen und kognitive Merkmale wie Risikobereitschaft, Kreativität oder außergewöhnliche Intelligenz erklären.

Menschen nehmen eine entscheidende Rolle bei der Gestaltung der Umgebung und des Lebensraums ein. Von Menschen geschaffene soziale Nischen fördern bestimmte kognitive Eigenschaften und Verhaltensmerkmale, während sie andere abschwächen. So begünstigen bestimmte soziale Nischen spezifische neuroplastische Prozesse bei denjenigen, die wiederum dafür sorgen, dass genau diese Nische, an die ihr Gehirn gut angepasst ist, erhalten bleibt. Dieser Prozess kann über Generationen hinweg weitergegeben werden, da Kinder in der Regel die ökologischen, kulturellen und sozialen Nischen ihrer Eltern und Großeltern übernehmen. Viele Verhaltens- und kognitive Merkmale, die aus solchen verstärkten Rückkopplungsschleifen innerhalb sozialer Nischen resultieren, sind in hohem Maße anpassungsfähig, wie beispielsweise soziales Lernen, prosoziale Praktiken der Kindererziehung und kulturspezifische Paarbindung.

Es gibt aber auch solche Verhaltensweisen und Praktiken, die zunächst für die Mehrheit der Gruppenmitglieder von Vorteil sein mögen, aufgrund sozialer Konkurrenz jedoch zu einem späteren Zeitpunkt für das Überleben einiger Gruppenmitglieder nachteilig werden. Nehmen wir als Beispiel die Kinderbetreuung und -erziehung. Als unsere Vorfahren als Jäger und Sammler lebten, war ihr Lebensstil geprägt von

77 Laland et al., »*Cultural Niche Construction and Human Evolution*«, 22–23.

78 Laland et al., »*An Introduction to Niche Construction Theory*,« 191–202.

79 West-Eberhard, »*Sexual Selection, Social Competition, and Speciation*«, 155–183.

fettarmer Ernährung, hoher Mobilität, niedrigen Geburtenraten mit relativ langen Abständen zwischen den Geburten (vier Jahre), dem ausschließlichen Stillen in den ersten zwei Lebensjahren des Kindes, geringer Bevölkerungsdichte und dem Leben in kleinen (25 bis 50 Personen), verwandtschaftlich geprägten sozialen Gruppen.[80] Mit dem Beginn der Landwirtschaft und dem Ende des Nomadenlebens änderten die modernen Menschen ihre Ernährung, begannen in größeren Gemeinschaften zu leben und verkürzten die Geburtsintervalle, was zu einem Anstieg der Geburtenraten führte.[81] Steigende Geburtenraten, kürzere Geburtsintervalle und verkürzte Stillzeiten erforderten eine Intensivierung der prosozialen Aktivitäten der Gruppenmitglieder. Eine immer wichtigere Rolle bei der Kindererziehung kam daher sowohl Verwandten als auch nicht-verwandten Gruppenmitgliedern zu, was durch den wirtschaftlichen Wohlstand aufgrund der veränderten Lebensweise noch verstärkt wurde. Je wohlhabender, einflussreicher oder dominanter eine Person war, desto leichter konnte sie sich Kinderbetreuer leisten oder andere Gruppenmitglieder zur Unterstützung überreden.

Mit dem Beginn der Landwirtschaft und der Viehzucht entwickelten sich als wichtige Folge des sozialen Wettbewerbs auch Eigentumsrechte.[82] Solche Rechte sicherten den Anspruch auf die Produkte der eigenen Arbeit. In Jäger- und Sammlerkulturen waren Eigentumsrechte von geringerer Bedeutung, da die meisten mobilen und verstreuten Ressourcen der Jäger und Sammler nicht kosteneffizient abgegrenzt und verteidigt werden konnten. Mit der Entstehung der Landwirtschaft erkannten Menschen jedoch, dass der Besitz von Eigentum wie Land, Kulturpflanzen, Behausungen und Tieren von großem Vorteil war.

Irgendwann führten Eigentumsrechte zu Erbrechten, die aufgrund des sozialen Wettbewerbs zu einer weiteren Verfestigung der Ungleichheit führten. Während prähistorische Erbfolgesysteme unbekannt sind, wissen Forscher dank schriftlicher Überlieferungen verschiedener Kulturen viel über jahrtausendealte historische Regelungen der Erbfolge. Zusätzliche Erkenntnisse konnten durch anthropologische und soziologische Studien zeitgenössischer Gesellschaften und Kulturen gewonnen werden. Basierend auf diesen Forschungsergebnissen scheint die Vermögensübertragung zwischen den Generationen bei Landwirten eher ungleich und meist patrilinear zu sein (d.h. nur männliche Kinder können erben). Für unsere Diskussion hinsichtlich der sozialen Nischenkonstruktion ist jedoch vor allem wichtig, dass die

80 Dunbar, »*Coevolution of Neocortical Size, Group Size and Language in Humans*«, 681–694.
81 Bocquet-Appel und Bar-Yosef, »*The Neolithic Demographic Transition and Its Consequences*«, 35–55.
82 Bowles und Choi, »*Coevolution of Farming*«, 8830–8835.

Einführung von Erbfolgeregeln für physisches Eigentum mit der Vererbung einer sozialen Nische zusammenfiel. Darüber hinaus haben nicht-egalitäre Erbfolgesysteme, die zu Diskriminierung aufgrund des Geschlechts und der Geburtsrangfolge führten, den sozialen Wettbewerb weiter angeheizt und zu einer Vervielfachung und Diversifizierung sozialer Nischen geführt. Interessanterweise gingen Eigentumsrechte über bewegliche Güter, Land, Wohnraum und Vieh hinaus und umfassten auch Menschen. Infolgedessen entstand eine soziale Nische, die von Sklaven, Frauen und Kindern besetzt war, welche in vielen Gesellschaften als rechtliches Eigentum galten. Sie wurden als Vermögenswerte betrachtet, die zum Wohlstand von Personen mit hohem Status beitrugen. So sicherte die Konstruktion sozialer Nischen nicht nur die Weitergabe, sondern auch die generationsübergreifende Anhäufung von Wohlstand einiger weniger, häufig auf Kosten marginalisierter Bevölkerungsgruppen.

Die Siedlungsgeschichte der amerikanischen Kolonien ist eines von vielen historischen Beispielen für die Konstruktion sozialer Nischen durch sozioökonomische Macht. Zu dieser Zeit waren Kinder als koloniale Arbeitskräfte von entscheidender Bedeutung. Mehr als die Hälfte aller Menschen, die in die Kolonien südlich von Neuengland kamen, waren »indentured servants«, also Leibeigene. Die meisten von ihnen waren minderjährig, im Durchschnitt zwischen 14 und 16 Jahre alt, und die jüngsten waren erst 6 Jahre alt.[83] Viele dieser Kinder waren Waisen oder unehelich geboren und wurden nach dem Abstillen routinemäßig von ihren Müttern getrennt und an einen Herrn verkauft. Oder es handelte sich um Sklavenkinder, die durch ihre Herren von ihren Eltern wegverkauft wurden. Andere wurden ohne ihre Eltern als Vertragsarbeiter aus Europa geholt, wie beispielsweise die Londoner Straßenkinder. Die Straßenkinder wurden von den politisch Verantwortlichen der Stadt London gezwungen, in die Kolonien zu ziehen, wo sie wie erwachsene Arbeiter beschäftigt wurden.

Diese Kinder waren wichtige Wirtschaftsfaktoren, die den Erhalt der sozialen Nischen der Landbesitzer sicherstellten. Daher war das Recht, Kontrolle über sie auszuüben, Gegenstand lokaler Gerichtsvorschriften und Gesetze, die vom Gesetzgeber verabschiedet wurden. Auf diese Weise konnten soziale Nischen über lange Zeit erhalten werden. Die Vorgehensweise in der Neuen Welt folgte einer langen historischen Tradition, die auf der anderen Seite des Atlantiks praktiziert wurde. Sie ermöglichte den Wiederaufbau einer sozialen Nische, die sich in der Alten Welt bereits »bewährt« hatte. Mary Ann Mason, emeritierte Professorin an der School of Social Welfare der UC Berkeley, schreibt in ihrem Buch *From Father's Property to Children's*

83 Mason, »*From Father's Property to Children's Rights*«.

Rights über die rechtlichen Aspekte von Kindern, die nach amerikanischem Recht als Eigentum galten:

> Die harte Behandlung der Kinder durch die Kolonialisten spiegelte die englische Tradition wider. Das koloniale Familien- und Arbeitsrecht war noch fest mit seinen englischen Wurzeln verbunden. Das Gewohnheitsrecht in Bezug auf Arbeitsverträge für Kinder, das Sorgerecht nach Scheidung oder Tod eines Elternteils und die Verfügung über Waisen und uneheliche Kinder gelangte nahezu unverändert über den Ozean. Manchmal wurden diese Gesetze in der Praxis von den Kolonialisten modifiziert. In den meisten Fällen waren diese Gesetze jedoch gut auf die Verhältnisse in der Neuen Welt zugeschnitten, wo die Nachfrage nach Arbeitskräften das Angebot an erwachsenen Arbeitern überstieg. Diese Gesetze wurden erst im 19. Jahrhundert formell geändert.[84]

Die Vorstellung, dass Kinder Eigentum von Erwachsenen waren, mag aus einer erweiterten historischen Perspektive nicht besonders überraschend sein. Interessant ist jedoch, dass Eigentumsansprüche an Kindern nicht nur auf biologischer Abstammung beruhten, wie zu erwarten gewesen wäre. In einigen sozialen Nischen basierten Ansprüche auf Versorgung, d. h., Ansprüche auf ein Kind konnten geltend gemacht werden, wenn sich die Möglichkeit bot, in einer angemessenen Nische zu leben. Die Rechtmäßigkeit solcher Eigentumsansprüche wurde erstmals von John Hobbes begründet:

> Das Recht auf Herrschaft über ein Kind entspringt nicht aus der Zeugung, sondern aus der Erhaltung desselben; und daher hat in der Natur die Mutter, in deren Macht es steht, es zu retten oder zu vernichten, das Recht darauf. (...) Und wenn die Mutter es für richtig hält, ihr Kind auszusetzen oder dem Tod zu überlassen, hat jeder Mann oder jede Frau, die das Kind in dieser Lage findet, das gleiche Recht, das zuvor die Mutter hatte, und zwar aus dem gleichen Grund, nämlich aufgrund der Macht, nicht zu zeugen, sondern zu erhalten.[85]

Bemerkenswert ist, dass die heutigen Gesetze in vielen Ländern Kinder weiterhin als Eigentum ihrer Eltern oder des Staates behandeln. Die rechtliche Vaterschaft offenbart nach wie vor eine Rhetorik des Besitzes, der Eigentümerschaft und des Aus-

---

84 Ebd.

85 Hobbes und Molesworth, »*The English Works of Thomas Hobbes of Malmesbury*«.

tauschs.[86] Die Tatsache, dass Kinder über einen langen historischen Zeitraum hinweg als Eigentum ohne Rechte angesehen wurden, begünstigte bis heute elterliches Verhalten wie Vernachlässigung, Misshandlung und sogar Kindesmord.

Gewalt gegen Kinder gibt es schon seit Jahrtausenden, lange vor der Entstehung der modernen Gesellschaft, und sie ist nach wie vor weit verbreitet. Wichtige Hinweise zum Schutz von Kindern vor Gewalt und Missbrauch finden sich in der Untersuchung der Gesetze und Kulturen historischer Gesellschaften, insbesondere in der Art und Weise, wie sie mit Leibeigenen, Sklaven und Frauen umgingen.[87] Solche Studien geben Aufschluss darüber, welche sozialen Nischen den hilflosesten Mitgliedern einer Gesellschaft, die oft die gleiche soziale Nische teilten, zur Verfügung standen. In Gesellschaften, in denen Kinder als Eigentum behandelt wurden, blieben Gräueltaten oft ungestraft und wurden schnell unter den Teppich gekehrt. Die Behandlung von Kindern ist daher sowohl mit der Kultur als auch mit einer bestimmten sozialen Nische und wirtschaftlichen Lage verknüpft.

Kinderarbeitsgesetze schützten in der Regel eher die Rechte der Eigentümer als die der minderjährigen Arbeitnehmer. Diese Vorschriften waren während der Industriellen Revolution im 18. und 19. Jahrhundert und teilweise auch während der technischen Revolution (der zweiten Industriellen Revolution) am Ende des 19. und zu Beginn des 20. Jahrhunderts noch weit verbreitet. Mit dem Beginn der wissenschaftlich-technischen Revolution Mitte des letzten Jahrhunderts und der aktuellen Informations- und Digitalrevolution kam es zu einer bedeutenden Veränderung des sozialen Umfelds und es entstanden neue soziale Strukturen. Den wirtschaftlichen Veränderungen folgten gesellschaftliche Veränderungen und es entstanden neue soziale Nischen, darunter auch geschützte soziale Nischen für Kinder. Viele Länder erlassen heute immer mehr Gesetze zum Schutz von Kindern vor Grausamkeit und unmenschlicher Behandlung.

Mitverantwortlich für diese gesellschaftlichen Umwälzungen war ein wachsendes Interesse an menschlicher Intelligenz und geistiger Arbeit, das aus den jüngsten kulturellen Revolutionen hervorging und langsam die Bedeutung der körperlichen Arbeit verdrängte. Dieser neue Trend erfasste auch die Arbeiterklasse der westlichen Welt, eröffnete neue Wege und ermöglichte es Kindern aus der Arbeiterklasse, soziale Nischen zu besetzen, die ihnen zuvor verschlossen gewesen waren.

Neben den sozialen Veränderungen hatte die Industrielle Revolution auch aus biologischer Sicht weitreichende Folgen – nicht alle davon waren für den Menschen

86 Maillard, »*Rethinking Children as Property*«.
87 Breiner, »*Slaughter of the Innocents: Child Abuse through the Ages and Today*«.

positiv. Der Harvard-Paläontologe Daniel Lieberman argumentiert, dass die Industrielle Revolution einen deutlich größeren Einfluss auf die Gesundheit und das Wohlbefinden der Menschen hatte als die landwirtschaftliche Revolution.[88] Dies liegt daran, dass der Übergang von der Agrar- zur Industriegesellschaft in atemberaubend kurzer Zeit, nämlich innerhalb weniger Jahrhunderte, stattfand. Die Industrialisierung vollzog sich innerhalb von weniger als einem Dutzend (menschlicher) Generationen und veränderte alles grundlegend, von der Bevölkerungsgröße, der Gesundheit, den Arbeits- und Lebensbedingungen, der Ernährung bis hin zu fast allen Aspekten der ökologischen Umwelt – man denke nur an das Entstehen von Großstädten, Fabriken, Überbevölkerung, Verkehr usw.

Gleichzeitig hatte unser Körper nicht genügend Zeit, sich anzupassen, um mit allen Aspekten der neuen Umwelt, in der wir leben, zurechtzukommen. Aufgrund der rasanten Entwicklung der menschlichen Nischenkonstruktion in den letzten Jahrhunderten stehen wir heute vor einem bemerkenswerten Paradoxon. Trotz mehr Wohlstand, beeindruckender Fortschritte in der Gesundheitsversorgung, Hygiene und Bildung steht unser Körper vor Herausforderungen, die vor wenigen Generationen noch völlig unbekannt waren. Laut Lieberman entstehen diese Herausforderungen durch eine evolutionäre Verzerrung biologischer Merkmale, die sich in einer Umgebung als vorteilhaft entwickelt haben und dann in eine andere Umgebung übertragen wurden, wo sie sich als maladaptiv erwiesen.[89] Dieses Phänomen wurde als evolutionäre Fehlanpassungstheorie bekannt.[90][91] Beispiele für evolutionäre Fehlanpassungen sind Typ-2-Diabetes, Herzerkrankungen, Osteoporose, Essstörungen und Phobien wie Höhenangst.

Der von Lieberman skizzierte Übergangsprozess von der landwirtschaftlichen zur Industriellen Revolution war jedoch nur einer der einschneidenden Übergänge, die in den letzten Jahrhunderten stattfanden. Die darauf folgenden wissenschaftlich-technischen sowie die Informations- und digitalen Revolutionen der letzten 80 Jahre waren weit mehr als nur kulturelle Veränderungen; sie umfassten wirtschaftliche und soziale Umwälzungen, die den historischen Verlauf der Menschheit sowie die terrestrische und teilweise sogar extraterrestrische Umwelt rapide und radikal veränderten. Die oben genannten kulturellen Transformationen gingen Hand in Hand mit einer sozialen Evolution, die durch Prozesse der Nischenkonstruktion vorangetrieben wurde. Die soziale Evolution hat jedoch unsere biologische Evolution drama-

88 Lieberman, *The Story of the Human Body*.
89 Trevathan et al., »*Evolutionary Medicine*«.
90 Diggs, »*Evolutionary Mismatch: Implications Far Beyond Diet and Exercise*«.
91 Lloyd et al., »*Evolutionary Mismatch And What To Do About It*«.

tisch überholt, was zu einer Diskrepanz zwischen modernen sozialen Umgebungen und unseren psychologischen und kognitiven Eigenschaften und Persönlichkeitsmerkmalen geführt hat. Solche Diskrepanzen können sich in Form von Psychopathologien wie sozialen Phobien, Suchtverhalten und anderen psychischen Störungen äußern.

Die Vorstellung, dass die biologische Evolution nicht mit dem raschen Fortschritt der kulturellen Evolution Schritt halten konnte, der zur Entstehung physiologischer und psychologischer Erkrankungen führte, wie es die evolutionäre Fehlanpassungstheorie postuliert, steht im Gegensatz zum zuvor diskutierten medizinischen Modell. Das medizinische Modell sucht nach kausal-mechanistischen Erklärungen und versucht, Pathologien ahistorisch und rein physiologisch zu erklären. Im Gegensatz dazu können wir Pathologien, insbesondere Psychopathologien, anhand der Nischenkonstruktion und der evolutionären Fehlanpassungstheorie auf eine ganz andere Weise verstehen.

Vorab sei angemerkt, dass Definitionen von »normal« oder »gesund« auf der Grundlage der evolutionären Fehlanpassungstheorie nicht unumstritten sind. Kritiker bemängeln, dass Normalität nicht allein als Anpassung an die Umwelt entstanden sein kann, und zwar aus zwei Gründen: Erstens haben sich einige Störungen trotz eines selektiven Drucks in der Bevölkerung weit verbreitet. Zweitens ist nicht jedes Merkmal, das sich entwickelt hat, nützlich oder hat eine Funktion. Letzteres hat zur Folge, dass es nicht möglich wäre, dass solche Merkmale dysfunktional werden.

Lassen Sie uns diese Kritikpunkte noch einmal überdenken. Zum einen sind biologische Merkmale – seien sie physiologischer, psychologischer oder kognitiver Natur – weit davon entfernt, optimal zu sein, und weisen, wie bereits erwähnt, ein breites Variationsspektrum innerhalb einer Population auf. Folglich ist es keineswegs eindeutig, was normal ist und was nicht. Die Grenze zwischen normal und abnormal zu ziehen, scheint mit einer gewissen Willkür verbunden zu sein, die durch die zugrundeliegende Biologie nicht eindeutig gestützt wird. Ich habe das medizinische Modell und seine mechanistische Erklärung bereits anhand von Beispielen aus der Medizingeschichte, wie Diagnosen von Homosexualität, Drapetomanie und Dromomanie, diskutiert. Dieser Argumentation folgend könnten wir das medizinische Krankheitsmodell infrage stellen und uns einer normativen Erklärung anschließen. Normativisten gehen davon aus, dass das, was wir als abnormal betrachten und als Störung klassifizieren, von sozialen Konventionen bestimmt wird. Das bedeutet, dass eine bestimmte Kultur oder Gesellschaft Eigenschaften, die in anderen kulturellen oder gesellschaftlichen Kontexten als normal angesehen werden, als abnormal einstuft. Darüber hinaus kann hinter solchen »Diagnosen« eine sozialpolitische

Agenda stehen. Beispielsweise können durch die angebliche Diagnose von medizinischen Störungen, die in Wirklichkeit auf praktischem (sozialen oder politischen) Nutzen beruhen, bestimmte Bevölkerungsgruppen oder Teile der Bevölkerung in simplizistischer Weise zusammengefasst und beurteilt werden. Ist dies der Fall, greifen opportunistische Definitionen auf wertende und nicht auf medizinische Urteile zurück. Tatsächlich lassen sich die bereits angeführten Beispiele Drapetomanie und Dromomanie durch normative Konzepte erklären.

Auch wenn einige historische Fälle von Diagnoseverfahren und Klassifizierungen von Krankheiten keiner weiteren Untersuchung bedürfen und durch die Anwendung eines normativen Rahmens vollständig erklärt werden können, greifen rein normative Erklärungen zu kurz. Manche Menschen, die an Krankheiten leiden, zeigen Symptome, die deutlich von den physiologischen oder psychologischen Reaktionen der meisten anderen Menschen abweichen. Diese Menschen leiden unter starken Symptomen, unabhängig von ihrem subjektiven Bewusstsein oder ihrem Wissen darüber, ob sie an einer bestimmten Krankheit leiden oder nicht. In einigen Fällen wird bei ihnen nie eine Krankheit diagnostiziert. Oder ihnen wird gesagt, sie seien vollkommen gesund oder normal, weil es keine Diagnosemöglichkeiten oder eindeutige Krankheitsmarker gibt. Dennoch fühlen sich diese Menschen krank, und ihre Symptome werden in jedem soziokulturellen Kontext als pathologisch angesehen.

Um diesen Standpunkt näher zu erläutern, betrachten wir das höchst umstrittene Thema der Aufmerksamkeitsdefizit-/Hyperaktivitätsstörung (ADHS). Gemäß DSM-5 ist ADHS durch Aufmerksamkeitsdefizite, Hyperaktivität und Impulsivität gekennzeichnet.[92] Je nach Schweregrad (oder genetischer Penetranz) der ADHS können die Symptome die Funktionsfähigkeit des Kindes im Alltag beeinträchtigen, beispielsweise in der Schule oder im Umgang mit Gleichaltrigen, Eltern oder Lehrern. Im Erwachsenenalter können die Symptome nachlassen, bei vielen Menschen bleiben sie jedoch in veränderter Form bestehen. In Übereinstimmung mit einer naturalistischen Erklärung, die sich auf das medizinische Modell stützt, wird ADHS als Ergebnis einer biologischen Veranlagung und nicht als Folge schlechter Erziehung oder frühkindlicher Belastungen angesehen. Molekulargenetische Studien haben einen starken genetischen Einfluss und eine hohe Vererblichkeit von ADHS bestätigt. Die Störung scheint durch eine Dysregulation bestimmter Neurotransmittersysteme, insbesondere Serotonin, verursacht zu werden.

92 *Diagnostic and Statistical Manual of Mental Disorders: DSM-5.*

Normativisten sind zu dem gegenteiligen Schluss gekommen. Interkulturelle und soziale Gesundheitsstudien haben gezeigt, dass die Diagnosen für ADHS je nach ethnischer Zugehörigkeit, sozialem Hintergrund, geografischer Region und dem Vorhandensein einer Krankenversicherung des untersuchten Kindes variierten. Die mangelnde Übereinstimmung der Diagnosen von Kinderärzten lieferte starke Argumente gegen eine naturalistische Erklärung von ADHS. Befürworter des Normativismus behaupteten daher, dass ADHS rein sozial konstruiert sei, um Eltern oder Lehrern die Möglichkeit zu geben, Kinder, die unangenehmes oder störendes Verhalten zeigen, mit Medikamenten ruhigzustellen. Die Behandlung von ADHS wird als Angriff auf die behandelten Kinder angesehen, die aufgrund von strafenden oder autoritären Urteilen der Gesellschaft, in die sie hineingeboren wurden, verändert werden.

Wo stehen wir also derzeit in der Kontroverse zwischen Naturalisten und Normativisten? Es ist eine Bürgerrechtsbewegung entstanden, die sich für »Neurodiversität« einsetzt. Diese Bewegung stützt sich auf normative Überlegungen, erkennt jedoch die naturalistische Grundlage der menschlichen Vielfalt an. Sie entstand in den 1990er Jahren als Kritik des medizinischen Krankheitsmodells und seiner zugrundeliegenden naturalistischen und kausal-mechanistischen Sichtweisen. Hier wird Neurodiversität als natürlicher Teil unseres genetischen Erbguts und der Evolution der menschlichen Spezies verstanden. Die biologischen Faktoren, die zu Abweichungen von der kognitiven Norm beitragen, werden nicht als pathologisch angesehen, sondern als Variationen des menschlichen Genoms, die zu einem neurologischen Pluralismus führen.[93] Dieser Pluralismus war für die menschliche Gesellschaft von großem Vorteil, da er die Evolution überhaupt erst ermöglicht hat.

Die Neurodiversitätsbewegung hat sich traditionell für autistische Menschen eingesetzt, insbesondere für »hochfunktionale« Personen innerhalb des Autismusspektrums. Trotz ihrer neurologischen Besonderheiten haben »hochfunktionale« Autisten einen bedeutenden Beitrag zur modernen Computertechnologie und zum Fortschritt geleistet und sollten daher angemessene Möglichkeiten erhalten, ihre Ideen in einem geeigneten Umfeld zu entwickeln. MacEachron fordert eine neurodiversitätstolerante und respektvolle Gesellschaft, die interindividuelle, neurobiologische Unterschiede unterstützt, anstatt sie zu bekämpfen. An dieser Stelle treten normative Fragen in den Vordergrund. Kurz gesagt, vertritt die Neurodiversitätsbewegung die Auffassung, dass es die neurotypisch dominierte (d. h. »normale«) Welt ist, die von Kindern (und Erwachsenen) mit unterschiedlichen mentalen Zuständen

93 Blume, »*Autistics, Freed from Face-to-Face Encounters, Are Communicating in Cyberspace*«.

oder neurologischen Erkrankungen verlangt, sich an die gesellschaftlichen Normen der durchschnittlichen Referenzgruppe anzupassen. Solche normativen Argumente wurden für Autismus, ADHS, Entwicklungskoordinationsstörungen, Entwicklungsstörungen der Sprache, Legasthenie, Dyspraxie, Dyskalkulie, Dysnomie (d.h. Schwierigkeiten beim Erinnern von Wörtern, Namen oder Zahlen) und andere psychische Erkrankungen wie Bipolarität, Schizophrenie, schizoaffektive Störungen, Soziopathie, Zwangsstörungen und Tourette-Syndrom vorgebracht. Befürworter der Neurodiversität setzen sich dafür ein, dass Kinder und Erwachsene, deren Gehirn anders funktioniert als das von »durchschnittlichen« oder »normalen« Menschen, einen Platz in der Welt finden, an dem sie sich wohlfühlen. Mit anderen Worten: Die Anhänger der Neurodiversitätsbewegung propagieren, dass jeder seine Nische im Sinne der oben genannten Definition finden soll.

Der Psychologe Devon MacEachron beklagt jedoch, dass es zu wenig positive Verstärkung gibt, die Menschen mit neurologisch unterschiedlichen Denkweisen ermöglicht, sich zu entfalten. Während die Gesellschaft langsam die Vorteile der Vielfalt in Bezug auf Geschlecht, ethnische Zugehörigkeit, sexuelle Orientierung und körperliche Behinderungen anerkennt und zu akzeptieren beginnt, werden neurologische Unterschiede zwischen Menschen immer noch als geistige Funktionsstörungen betrachtet. Wo sind die Nischen in unserer Welt, in denen neurodiverse Menschen ihren Platz finden können? Dies könnte das drängendste Problem sein, mit dem die Neurodiversitätsbewegung konfrontiert ist. Es werden vor allem neurotypische Menschen sein, die Nischen für neurodiverse Menschen schaffen und bereitstellen. Oder vielleicht auch nicht? Liegt es daher im Ermessen der »normalen«, neurotypischen Menschen und ihrer Bereitschaft, Raum für diejenigen zu schaffen, die nicht den traditionellen psychologischen Normen und Verhaltensnormen entsprechen? Auf einer Metaebene formuliert, ist MacEachrons Plädoyer ein Aufruf zur Schaffung neuer Nischen. Tatsächlich scheint die Schaffung von Nischen bereits stattgefunden zu haben, die für Autisten und Menschen mit sozialen Ängsten Vorteile bieten. Kulturelle Veränderungen im Rahmen der Informations- und Technikrevolution haben virtuelle Räume für soziale Interaktion geschaffen, die Teil unseres »normalen« Lebensstils geworden sind. Viele autistische Menschen haben festgestellt, dass das Internet ihr Leben verbessert hat, weil es ihnen eine einzigartige Form der Kommunikation bietet, die gleichzeitig sozial akzeptiert ist.[94]

Das Konzept der Neurodiversität ist jedoch nach wie vor sehr umstritten. Befürworter des medizinischen Modells weisen darauf hin, dass viele der mentalen Unter-

---

94 Ebd.

schiede dennoch zu schweren Beeinträchtigungen in vielen Lebensbereichen führen können, was von den Verfechtern der Neurodiversität oft kleingeredet wird. Jonathan Mitchell, Blogger und Autist, ist ein vehementer Gegner der Neurodiversitätsbewegung. Er warnt davor, die behindernden Aspekte von Störungen aus Gründen der politischen Korrektheit und falsch verstandener politischer und gesellschaftlicher Inklusion zu trivialisieren.

Kehren wir zu der Behauptung zurück, dass weder das medizinische Modell noch normative Erklärungen wie die Neurodiversitätsbewegung uns ein vollständiges Bild davon vermitteln können, wie Normalität zu definieren ist. Was fehlt dann, um unser Bild zu vervollständigen? Nehmen wir wieder das Bild der »malenden Hände« (Abb. 5) zur Hilfe. Höchstwahrscheinlich stellen wir uns das Bild so vor, wie es vom Original reproduziert wurde, z.B. wie die Abbildung in Kapitel 1. Wahrscheinlich nehmen wir unsere Empfindungen wahr, während wir das Werk entweder in seiner Gesamtheit oder im Detail wahrnehmen. Was wir dabei meist außer Acht lassen, ist der eigentliche Entstehungsprozess; die Feinheiten, die zur Entstehung des Werks geführt haben. Analog dazu beurteilen wir bei der Untersuchung einer bestimmten biologischen Störung oder Anomalie bei einer Person zunächst den Status quo. Zu diesem Zweck messen wir physiologische Parameter, beobachten Symptome und versuchen, Marker zu identifizieren, die uns Aufschluss über den Zustand des Patienten geben. Was in der Debatte weitgehend übersehen wird, ist der Prozess der Störung, deren Entwicklung. Wie bereits erwähnt, sind biologische Systeme jedoch nicht konstant und kehren bei Störungen oder Krankheiten nicht einfach in einen Zustand der Homöostase zurück. Sie verändern und entwickeln sich kontinuierlich. Wenn ein System gestört wird, kehrt es nicht einfach in seinen Ausgangszustand zurück, sondern landet an einem anderen Punkt entlang einer von mehreren möglichen Entwicklungsbahnen. Wir haben es also nicht mit einem Mechanismus wie einer Wippe zu tun, wie er oft in medizinischen Berichten über Homöostase und physiologische Faktoren, die aus dem Gleichgewicht geraten sind, dargestellt wird. Stattdessen sollten wir uns etwas ganz anderes vorstellen, eher ein Lauffeuer. Diese Analogie verdanken wir dem russisch-belgischen Physiker und Nobelpreisträger Ilya Prigogine. Prigogine sagte voraus, dass viele Prozesse in der Natur dem Phänomen des Feuers ähneln. Biologische Prozesse sind in der Regel komplex, transformativ und vor allem irreversibel.

Erinnern Sie sich daran, dass die »malenden Hände« (Abb. 5) die wechselseitigen Interaktionen zwischen der Umwelt und der biologischen Ausstattung des Organismus symbolisierten. Was wir dabei außer Acht gelassen haben, war die Rolle der Entwicklung und der organismischen Veränderung. In den vorangegangenen

Abschnitten haben wir uns mit der Frage beschäftigt, wie gut ein Organismus in eine bestimmte Umgebung passt, indem wir uns auf adaptive versus nicht-adaptive Merkmale konzentriert haben. Dabei haben wir eigentlich eher die Angepasstheit als die Anpassung betrachtet.[95] Angepasstheit ist ein Zustand – ein Zustand, in dem ein Merkmal dazu beiträgt, dass ein Organismus die Anforderungen zum Überleben und zur Fortpflanzung in einer bestimmten Umgebung erfüllt. Sie hat einen endlichen Qualitätsbereich, ist messbar und kann daher mit einem bestimmten Referenzzustand verglichen werden. Unsere vorherige Diskussion über die Festlegung von Parametern zur Definition dessen, was als normal oder abnormal angesehen werden kann, fällt in diese Kategorie. Beispielsweise ist die Körpertemperatur des Menschen eine physiologische Anpassung an heiße und kalte Klimazonen. Obwohl es erhebliche interindividuelle Unterschiede in der Körpertemperatur gibt, liegt die durchschnittliche Körpertemperatur bei 37 Grad Celsius. Es kann ein bestimmter Temperaturbereich angegeben werden, um Normalität und Gesundheit in der menschlichen Bevölkerung zu definieren. Die Körpertemperatur ist jedoch kein fester Parameter eines Individuums; der Körper arbeitet kontinuierlich durch Thermoregulation daran, die Homöostase aufrechtzuerhalten. Wenn dieser Zustand durch äußere Bedingungen gestört wird, wirkt der Körper den Herausforderungen entgegen. Um Kälte auszugleichen, kann er durch Thermogenese reagieren (z.B. muskelinduziertes Zittern und metabolisches Nicht-Zittern, das im braunen Fettgewebe auftritt). Um Hitze auszugleichen, reagiert der menschliche Körper hingegen mit Schweißverdunstung, um sich abzukühlen. Andere äußere Faktoren, wie Infektionen durch Krankheitserreger, können ebenfalls durch eine erhöhte Körpertemperatur oder Fieber bekämpft werden. Obwohl Fieber die Temperaturhomöostase des Körpers vorübergehend stört, handelt es sich um einen hochgradig adaptiven Prozess, da es eine effiziente Abwehrstrategie des Wirts gegen Krankheitserreger darstellt. In jedem Fall scheint die Körpertemperatur ein exemplarischer Fall von Anpassung und Homöostase zu sein, bei dem Kompensationsmechanismen die relative Konstanz eines Merkmals trotz äußerer Störungen aufrechterhalten (obwohl es zunehmend Hinweise darauf gibt, dass sich die durchschnittliche Körpertemperatur sowie die Fähigkeit zur Thermoregulation mit dem Alter verändern).

Im Gegensatz zur Angepasstheit lässt sich die Anpassung besser als die Eigenschaft eines dynamischen Systems charakterisieren, das nach Störungen zu einem bestimmten Verlauf und nicht zu einem bestimmten Zustand zurückkehrt. Folglich lässt sich ein optimaler Referenzzustand nicht eindeutig bestimmen, was es

95 Reiss, »*Not by Design: Retiring Darwin's Watchmaker*«.

schwierig macht, allgemeine Schwellenwerte und Grenzen für einen Organismus festzulegen. Es liegt daran, dass die Entwicklung von Organismen viele Verzweigungen und Abzweigungen aufweist. Das wiederum führt zur Erkenntnis, dass wir (1) Gesundheit und Normalität stets in Bezug auf eine Anpassung an eine bestimmte Umwelt definieren müssen und dass (2) aufgrund wechselseitiger Rückkopplungsschleifen sowohl der Organismus als auch die Umwelt einem kontinuierlichen Wandel unterliegen. Deshalb sollten wir Anpassung immer zu mehreren Zeitpunkten in unterschiedlichen (d. h. ökologischen und sozialen) Umweltkontexten bewerten und definieren.

Mit diesem neuen Denkansatz wollen wir nun der Frage nach der Normalität psychologischer und kognitiver Merkmale erneut nachgehen. Vorübergehende Veränderungen im Verhalten und in der Einstellung helfen dem Einzelnen, seine Anpassungsstrategien an seine jeweilige Nische zu optimieren und mit dem sozialen Alltag zurechtzukommen. Durch vorübergehende Veränderungen kann ein Gleichgewichtszustand erreicht werden. Während positive Einstellungen die Leistungsfähigkeit in Situationen mit Chancen erhöhen, führen negative Einstellungen dazu, dass man aufgibt, in aussichtslose Unternehmungen zu investieren, und nach alternativen Strategien sucht. Ein Beispiel für Letzteres sind Kinder, die in einem vernachlässigenden oder missbräuchlichen sozialen Umfeld aufgewachsen sind und mit Angst und Traurigkeit reagieren, um mit dieser widrigen Situation fertigzuwerden und möglicherweise Unterstützung durch Alloparenten (d. h. erwachsene Bezugspersonen, die nicht die leiblichen Eltern sind) zu erhalten.

Betrachten wir nun die psychologischen Prozesse der Emotionsregulation, die im Laufe der Entwicklung ablaufen. Ein Kind lernt nicht nur, wie es in bestimmten sozialen Situationen am besten reagiert, sondern dass diese erworbenen Verhaltensmuster durch Verstärkungsprozesse auch seine weitere psychologische und kognitive Entwicklung prägen. Somit kann die menschliche Bindungstheorie[96] (die in Kapitel 7 diskutiert wird) aus einer evolutionären Perspektive der Nischenkonstruktion und Neuroplastizität interpretiert werden, die eine Anpassung an eine bestimmte Nische ermöglicht. Dementsprechend können abnormale Bindungsstile, insbesondere ängstliche Bindung und ambivalente Bindung, in bestimmten sozialen Situationen tatsächlich adaptiv sein.[97] Wenn beispielsweise eine Mutter nicht geneigt ist, in ihr Kind zu investieren, wäre es für das Kind weniger vorteilhaft, eine

96 Bowlby, »*Separation Anxiety*«, 251–269.
97 Chisholm, »*The Evolutionary Ecology of Attachment Organization*«.

sichere Bindung zu zeigen, die seiner Umgebung fälschlicherweise signalisiert, dass alles in Ordnung ist. Im Gegenteil, ängstliche oder vermeidende Bindung kann dem Kind helfen, die Unterstützung anderer Erwachsener der sozialen Gruppe zu gewinnen oder alternative Strategien zur Selbstberuhigung zu entwickeln. Infolgedessen können scheinbar unangemessene Verhaltensweisen – wie Angst, Isolation, Aggression oder Suchtneigung – in bestimmten sozialen Kontexten tatsächlich adaptiv sein. Interessanterweise haben einige Psychologen und Psychiater behauptet, dass bestimmte Psychopathologien wie soziale Ängste, Depressionen oder narzisstische Persönlichkeitsstörungen, die durch unser modernes soziales Umfeld verstärkt werden, lediglich Extremformen adaptiver Merkmale oder »ausuferndes adaptives Verhalten« sind.[98]

In diesem Sinne kann man argumentieren, dass emotionale und soziale Vernachlässigung in der Kindheit zu adaptiven Verhaltensänderungen führen können, die durch neuroplastische Ereignisse in diesen kritischen Entwicklungsphasen ausgelöst werden. Diese Verhaltensmuster, die sich in einem ungünstigen sozialen Umfeld als nützlich erwiesen haben, sind jedoch in anderen sozialen Nischen höchstwahrscheinlich maladaptiv. Das liegt daran, dass die Konstruktion von Nischen sowohl Chancen als auch Einschränkungen mit sich bringt. Menschen tragen zur Nischenkonstruktion bei, indem sie Nischen so gestalten, dass sie den eigenen Bedürfnissen gut entsprechen. Das gilt für uns alle, allerdings in sehr unterschiedlichem Ausmaß, basierend auf den Möglichkeiten des Einzelnen. Wir werden in eine bestimmte soziale Nische hineingeboren, die andere Familienmitglieder und die Gesellschaft für uns geschaffen haben. Das oben genannte historische Beispiel der Kinderarbeiter ohne Rechte war ein Beispiel für eine soziale Nische, die aufgrund des sozialen Wettbewerbs zum Vorteil einiger weniger auf Kosten anderer geschaffen wurde.

Wenn Kinder zu Erwachsenen heranreifen, streben sie danach, sich neue Nischen auszusuchen – ein Prozess, der als »Nischenauswahl« bezeichnet wird.[99] Im Tierreich ist die Auswahl von Nischen durch Organismen adaptiv, da sie dem Individuum günstigere Bedingungen bietet. Nischenauswahl bedeutet aber nicht einfach die Wahl optimaler Bedingungen. Was optimal erscheint, hängt auch vom Zustand des Organismus ab und ist das Ergebnis seiner früheren Erfahrungen mit bestimmten Umgebungen.[100] Darüber hinaus können unterschiedliche organismische Prozesse und Verhaltensweisen unterschiedliche Anforderungen haben, sodass die letztend-

98 Stevens und Price, »*Evolutionary Psychiatry*«, 94.
99 Scarr und McCartney, »*How People Make Their Own Environments*«, 424–435.
100 Lewontin, »*Dialectical Biologist*«.

lich gewählte Nische ein Kompromiss zwischen widersprüchlichen Bedürfnissen sein kann, die an verschiedenen Orten am besten erfüllt werden können.

Beim Menschen lassen sich diese unterschiedlichen Bedürfnisse oft am besten durch die Zugehörigkeit zu verschiedenen sozialen Gruppen erfüllen. Um Mitglied einer bestimmten Gruppe zu werden, wird von »Neulingen« erwartet, dass sie sich an die soziale Nische anpassen, indem sie sich an Gruppenregeln und -zwänge halten, d.h. an charakteristische Werte und Normen der jeweiligen Gruppe. Diese Zwänge sind nicht unveränderlich, sondern werden von den Gruppenmitgliedern geprägt. Jede Gruppe besteht aus Menschen, die ihre eigenen Ziele, Bestrebungen und Absichten haben, wobei einige dieser Zwänge in direktem Konflikt mit den eigenen Bestrebungen eines neuen Gruppenmitglieds stehen können. Infolgedessen werden sich einige Neulinge nicht gut an eine bestimmte soziale Nische anpassen können, insbesondere wenn diese in ihrer Kindheit oder Jugend ein deutlich anderes soziales Umfeld erlebt haben.

Menschen scheinen unter allen Primaten Beziehungen mit einer einzigartigen emotionalen, kognitiven und physischen Intensität eingehen zu können. Die Fähigkeit, bedeutungsvolle und hochwertige Beziehungen zu entwickeln und sich diesen Beziehungen verpflichtet zu fühlen, muss früh im Leben in den vorhandenen sozialen Nischen erworben werden und hat Auswirkungen auf die geistige und körperliche Gesundheit. Wenn die Mitglieder einer sozialen Nische dem Kind keine geeigneten Rahmenbedingungen bieten, um positive Beziehungen zu erleben, entwickelt das Kind dysfunktionale Verhaltensmuster, die zu sozialen Fehlanpassungen führen und sich in einer Reihe von maladaptiven Tendenzen äußern können.[101] [102] Symptome der Fehlanpassung treten dann in Beziehungen im Erwachsenenalter oder beim Eintritt in eine Pflegefamilie zutage. Solche maladaptiven Reaktionen werden als stressig empfunden. Um Stressreaktionen zu vermeiden, suchen sich Menschen Nischen, die zu zuvor etablierten Verhaltensmustern passen. Diese Verhaltensmuster entstanden als Reaktion auf soziale Erfahrungen in der Kindheit und Jugend. Solche idiosynkratische Verhaltensmuster spiegeln sich dann in Beziehungen im Erwachsenenalter wider und können wiederum die Wahl der eigenen Nischen beeinflussen, wie z.B. Arbeitsplätze, Berufsverbände, politische und staatliche Zugehörigkeiten usw.

Das Phänomen der Auswahl einer ungünstigen Nische ist nicht auf den Menschen beschränkt, sondern auch bei Tieren zu beobachten. Mäuse kehren bevorzugt an ver-

101 Uchino, »*Social Support and Health*«, 377–387.

102 Reblin und Uchino, »*Social and Emotional Support*«, 201–205.

traute Orte zurück, wenn sie sich in einem Zustand hoher Erregung befinden. Vertraute Orte werden eindeutig gegenüber unbekannten bevorzugt, selbst wenn die Tiere an ersteren körperliche Schmerzen erfahren haben, während letztere zuvor als sichere Umgebungen wahrgenommen wurden.[103] Individuen verändern ihre Umgebung, um Stress zu vermeiden, der durch Fehlanpassung entsteht, wenn sie sich in Umgebungen befinden, die nicht ihren Verhaltensmustern oder kognitiven Mustern entsprechen (schlechte Nischenwahl). Das bedeutet, dass Menschen Nischen schaffen, um ihre Umgebung an ihre erworbenen Verhaltensmuster oder kognitiven Muster anzupassen, anstatt ihr Verhalten oder ihr Denken zu ändern.[104] Dieser Prozess kann helfen zu erklären, warum missbrauchte oder vernachlässigte Kinder, wenn sie selbst Eltern werden, erneut missbräuchliche oder vernachlässigende familiäre Umgebungen schaffen. Dies mag zunächst überraschend erscheinen, da das menschliche Gehirn während des gesamten Lebens extrem formbar und plastisch bleibt und in der Lage ist, unterschiedliche Verhaltensmuster zu entwickeln. Es muss allerdings beachtet werden, dass die Neuroplastizität im Laufe der Reifung des Gehirns abnimmt. Im erwachsenen Gehirn finden neuroplastische Prozesse zwar weiterhin in verschiedenen Bereichen der Großhirnrinde statt, jedoch in geringerem Maße als zuvor. Sobald ein Entwicklungsweg durch negative Ereignisse ausgelöst wurde, lenken diese Erfahrungen die nachfolgende neuronale Entwicklung in andere Bahnen. Diese Entwicklungsbahnen lassen die Gehirnentwicklung anders verlaufen als es der Fall wäre, wenn man keine negativen Erfahrungen durchlebt hätte.

Wie in Kapitel 2 ausführlich beschrieben, werden menschliche Babys nicht mit den weitläufigen neuronalen Schaltkreisen geboren, die für das Gehirn von Erwachsenen charakteristisch sind. Die Gehirnentwicklung beginnt mit einer Überproduktion von Neuronen im Fötus, während er noch im Mutterleib ist. Nach der Geburt wachsen die Neuronen und es entwickeln sich neuronale Netzwerke, indem zunächst ein Synapsenüberfluss entsteht. Dieser Prozess der adaptiven Synaptogenese wird von allen Menschen durchlaufen. Die synaptischen Verbindungen werden dann als Reaktion auf äußere Umweltreize selektiv angepasst oder zurückgebildet. Gleichzeitig sterben andere Neuronen selektiv ab (Apoptose). Die Netto-Synapsenelimination beginnt nach der Geburt, beschleunigt sich mit Beginn der Pubertät und setzt sich bis ins Erwachsenenalter fort. Die synaptische Verstärkung geht mit einer Zunahme der Myelinisierung einher, um die neuronale Kommunikation zu beschleunigen. Die Myelinisierung ist ein Prozess, der die Axone der Neuronen umhüllt und dadurch

---

103 Mitchell et al., »*Arousal and T-Maze Choice Behavior in Mice*«, 287–301.

104 Wexler, »*Brain and Culture Neurobiology, Ideology, and Social Change*«.

die neuronale Konnektivität erhöht und die Kommunikationsgeschwindigkeit entlang dieser Nervenbahnen verbessert.

Wie in Kapitel 2 erläutert, werden die verschiedenen neurobiologischen Reifungs- und Veränderungsphänomene unter dem Oberbegriff Neuroplastizität zusammengefasst. Organismen lernen ständig und sammeln Informationen über ihre Umgebung und integrieren diese Details in ihre wachsenden Gehirnschaltkreise, indem sie Merkmale der Umgebung in idiosynkratischen Gehirnverbindungen abbilden. Die lange Dauer der Gehirnreifung während Kindheit und Jugend gibt Menschen die Möglichkeit, schrittweise Fähigkeiten in den Bereichen Körpersteuerung, Verhalten, Kognition und Emotionen zu erwerben.

Andererseits führt die lange Dauer der Kindheit und Jugend des Menschen zu einem Konflikt zwischen Eltern und Nachkommen. Dies liegt daran, dass der Ressourcenbedarf des Kindes die Fitness der Eltern verringert – eine Beobachtung, die erstmals von Robert Trivers beschrieben wurde.[105] Ich werde diesen Punkt in Kapitel 8 näher erläutern. Vorerst sollten wir uns vor Augen halten, dass sich dieser Konflikt zwischen den Generationen in gegensätzlichen Interessen der Eltern und ihrer Kinder manifestiert, insbesondere wenn die Ressourcen knapp sind und Familien in wirtschaftlichen Schwierigkeiten stecken. Daher kommt eine schnelle Entwicklung des Säuglings der Fitness der Eltern zugute. Im Gegensatz dazu begünstigt eine langsame Entwicklung die Fitness der Nachkommen. Das lässt sich auch anhand neuroplastischer Ereignisse modellieren. Computermodelle, die einen unüberwachten Algorithmus verwenden, eine sogenannte adaptive Synaptogenese, haben gezeigt, dass eine höhere Synaptogenese und synaptische Plastizität die Entwicklung reifer neuronaler Verbindungen beschleunigen. Infolgedessen verläuft die allgemeine Reifung des Gehirns schneller, jedoch auf Kosten der Leistungsfähigkeit und Genauigkeit der neuronalen Netzwerke im Erwachsenenalter. Somit wird die Zeitspanne, in der eine Überproduktion von Synapsen und synaptische Modifikationen stattfinden können, die zu einer ausgereiften Konnektivität führen, durch die spätere neuronale Leistungsfähigkeit ausgeglichen – dieses neurobiologische Tauziehen spiegelt den Konflikt zwischen Eltern und Nachkommen wider. Das Ergebnis des Modells spricht daher eindeutig für einen Kompromiss zwischen Geschwindigkeit und Effizienz der neuronalen Entwicklung.[106]

---

105 Campbell, »*Parental Investment and Sexual Selection*«, 136–179.

106 Ju et al., »*Limited Synapse Overproduction*«.

Empirische Studien an Mäusen haben gezeigt, dass generative neuroplastische Prozesse wie die Synaptogenese im Neokortex erwachsener Mäuse auftreten[107][108] und auch im Neokortex von Primaten während des gesamten Lebens.[109] Gleichzeitig sind eliminative neuroplastische Prozesse wie synaptische Ausdünnung in der Kindheit und Jugend besonders stark ausgeprägt, verlangsamen sich jedoch im frühen Erwachsenenalter drastisch. Die Aufrechterhaltung einer relativ konstanten synaptischen Dichte im Erwachsenenalter ist höchstwahrscheinlich auf den Ersatz funktionell unreifer Synapsen durch reife Synapsen zurückzuführen. Infolgedessen ist die Netto-Synapsenelimination in der Kindheit und Jugend hoch und gleicht sich im Erwachsenenalter des Organismus zu einer Nettoveränderung von Null aus.

Von besonderer Bedeutung für unsere Argumentation ist die gesamte Nettoverringerung der aktiven Synapsen im sich entwickelnden Gehirn. Eine übergroße Anzahl kortikaler Synapsen, die in der Kindheit vorhanden ist, ehe die drastischen Umstrukturierungsprozessen in der Adoleszenz einsetzen, kann mentale und kognitive Funktionsstörungen aufgrund der schieren Überzahl an Verbindungen kompensieren. Es scheint, als könnten homöostatische Prozesse die Auswirkungen schwerwiegender genetischer oder umweltbedingter Störungen ausgleichen. Die Gehirnentwicklung verläuft jedoch in einer hochdynamischen, aber dennoch eingeschränkten Weise, die bestimmten verfügbaren Bahnen folgt, aber nicht alle möglichen funktionellen und anatomischen Ergebnisse zulässt. Mit dem Einsetzen massiver Ausdünnungsprozesse und synaptischer Umstrukturierungen während der Adoleszenz können diese Funktionsstörungen daher nicht mehr kompensiert werden. Das führt zur Entstehung von Verhaltensauffälligkeiten sowie psychologischen und kognitiven Symptomen. Dieses Modell der neuronalen Entwicklung ist derzeit eine der bevorzugten Hypothesen zur Erklärung von Psychopathologien wie Schizophrenie und Autismus.[110]

Da alle Menschen mit unterschiedlichen genetischen Voraussetzungen starten und in ihren jeweiligen sozialen Nischen unterschiedliche Umweltreizen ausgesetzt sind, sollten wir uns nun nochmals genauer ansehen, wie wir Normalität definieren. Unter Berücksichtigung des soziokulturellen Umfelds, in dem Kinder und Jugendliche aufwachsen, können wir möglicherweise Hinweise auf neurologische Entwicklungsverläufe für unterschiedliche Menschen finden. Um auf das Beispiel ADHS zurückzukommen, können wir eine Brücke zwischen den gegensätzlichen Ansätzen

107 Holtmaat et al., »*Experience-Dependent and Cell-Type-Specific Spine Growth*«, 979–983.

108 Knott et al., »*Spine Growth Precedes Synapse Formation*«, 1117–1124.

109 Stettler et al., »*Axons and Synaptic Boutons Are Highly Dynamic*«, 877–887.

110 Blakemore, »*Inventing Ourselves*«.

der naturalistischen und normativen Erklärungsmodelle schlagen. Kinder unterscheiden sich in ihrer genetischen Ausstattung, und aufgrund komplexer Wechselwirkungen zwischen der genetischen und der genregulatorischen Ebene zeigen einige Individuen schon früh im Leben auffällige Verhaltensweisen wie Aufmerksamkeitsdefizite, Hyperaktivität und Impulsivität. Je nach der kulturellen Nische, in der die Kinder leben, können diese Verhaltenssymptome verstärkt, unterdrückt oder in andere Verhaltensmuster umgelenkt werden. Reziproke Rückkopplungsschleifen können zu einer schweren Manifestation von Symptomen oder zur Umleitung von Symptomen entlang alternativer Entwicklungsbahnen führen, was sich in positiven Eigenschaften, wie Kreativität und Spontaneität, zeigen kann.

Es wäre daher aufschlussreicher, das Konzept der Neuroplastizität als ein Kontinuum von Ereignissen zu betrachten, das strukturelle und funktionelle Umgestaltungen während der Entwicklung, lebenslange Lernprozesse sowie vieles von dem umfasst, was wir als Psychopathologien betrachten. Aus dieser Perspektive würden dann mehrere (natürlich nicht alle) Psychopathologien einen Teilbereich des natürlichen Kontinuums der Plastizität des Gehirns ausmachen. Dies steht im Einklang mit der Neurodiversitätsbewegung, die für den Menschen ebenso wichtig sein könnte wie die Biodiversität für das Leben auf der Erde.[111] Neuronale Entwicklungsprozesse können somit ein breites Spektrum von »Anomalien« erklären, die sich aus der kontinuierlichen Interaktion zwischen dem Menschen, seinen biologischen Grundlagen, seiner sozialen Nische und den Entwicklungswegen ergeben. Die Entwicklungswege werden überdies aufgrund der durch diese multidimensionalen Interaktionen bedingten Rahmenbedingungen überhaupt erst möglich.

Vor allem aber können wir nun erkennen, warum die soziale Nische für die kindliche Entwicklung von so entscheidender Bedeutung ist. Der Psychiater Bruce Wexler brachte es auf den Punkt, als er schrieb: »Die Natur des einen ist die Erziehung des anderen«.[112] Kurz gesagt, neben organismischen Herausforderungen, die auf individuellen biologischen Grundlagen beruhen, ist unser soziales Umfeld ausschlaggebend dafür, wie wir uns entwickeln. Das ist *per se* nichts Neues, aber nun gibt es eine Vielzahl von wissenschaftlichen Resultaten, die diese Annahme stützen.

---

111 Armstrong, »*The Myth of the Normal Brain: Embracing Neurodiversity*«, 348–352.

112 Wexler, »*Brain and Culture Neurobiology, Ideology, and Social Change*«, 16.

KAPITEL 4

Genexpression: Wie die Umwelt die Natur steuert

An einem Herbsttag im Jahr 2006 fuhr Penny Waldroup in Begleitung ihrer Freundin Leslie Susan Bradshaw mit ihren vier Kindern zum Kimsey Mountain in Polk County in der Nähe von Greasy Creek, Tennessee. Dort, in einem abgelegenen Wohnwagenpark, lebte ihr Ex-Mann und Vater ihrer Kinder, Davis Bradley Waldroup Jr. Als die beiden Frauen aus dem Auto gestiegen waren und sich dem Mann näherten, begann Bradley Waldroup, der den ganzen Morgen getrunken hatte, einen Streit mit ihnen. Der Streit endete in einer blutigen Auseinandersetzung, in der Bradley Waldroup die Freundin seiner Ex-Frau, Bradshaw, aus nächster Nähe erschoss. Dann ging er auf seine Ex-Frau los, die in Panik geflohen war, schoss ihr in den Rücken, verstümmelte sie mit einer Machete und schleppte sie zurück in seinen Wohnwagen. All dies geschah, während ihre vier Kinder voller Entsetzen zusahen, umgeben von Blutspritzern. Bradley befahl den verängstigten Kindern eiskalt, sich von ihrer Mutter zu verabschieden, und sagte ihnen, dass sie sie nie wiedersehen würden. Penny Waldroup – vor Angst gelähmt – verabschiedete sich von jedem ihrer Kinder und sagte ihnen, dass sie sie liebte.

An diesem Punkt beschloss Bradley Waldroup, dass er noch Sex mit seiner Ex-Frau haben wollte, und stieß sie ins Schlafzimmer. Nur durch Glück gelang Penny Waldroup die Flucht aus dem Wohnwagen und bemerkte ein Polizeiauto, das die Zufahrtsstraße hinauffuhr. Sie versteckte sich im Polizeiauto und überlebte die Angriffe ihres Ex-Mannes. Leslie Bradshaw hatte weniger Glück: Als die Polizei sie fand, war sie bereits tot.

2009 wurde Davis Bradley Waldroup Jr. in Benton, Tennessee, wegen versuchten Mordes an seiner Ex-Frau Penny und wegen Mordes an Leslie Susan Bradshaw vor Gericht gestellt. Bradley Waldroup gestand alles ohne Reue. Da er an diesem Tag im Oktober 2006 nicht nur die Beherrschung verloren hatte, sondern die Tat kaltblütig begangen hatte, obwohl seine Kinder dabei waren, wurde die Verhängung der Todesstrafe erwartet. Eine solche Entscheidung hätte normalerweise in Tennessee direkt in die Todeszelle und zur tödlichen Injektion geführt. Waldroups Verteidiger

Wylie Richardson verfolgte jedoch eine Strategie, die später als »genetische Verteidigung« bekannt wurde. Der Anwalt konsultierte den forensischen Psychiater William Bernet von der Vanderbilt University, der dem Angeklagten ein psychiatrisches Gutachten erstellte. Aber Bernets Untersuchung brachte Erkenntnisse zutage, die viel überzeugender waren als ein herkömmliches psychiatrisches Gutachten und die geeignet waren, als mildernde Umstände herangezogen zu werden. Der Psychiater ließ Bradley Waldroups DNA im Molekulargenetiklabor der Vanderbilt University untersuchen und traf mit seiner Vermutung ins Schwarze. Waldroups DNA enthielt eine bestimmte Allelvariante des Monoaminooxidase-A-Gens (MAO-A). Dieses Gen ist am Stoffwechsel des Neurotransmitters Serotonin beteiligt. Serotonin spielt eine wichtige Rolle als »Stimmungsstabilisator«. Zu viel oder zu wenig Serotonin kann kritisch für das Verhalten sein. Menschen wie Waldroup, die eine bestimmte Variante des MAO-A-Gens in sich tragen, haben möglicherweise weniger Neurotransmitter Serotonin im Gehirn als der Durchschnitt und gelten daher als anfällig für erhöhte Aggressivität und Gewaltausbrüche. Der Psychiater Bernet zitierte wissenschaftliche Studien, die beschreiben, dass die Kombination aus dieser speziellen Genvariante und erlebtem Missbrauch in der Kindheit das Risiko, wegen einer Gewalttat verurteilt zu werden, um mehr als 400% erhöht. In der populären Literatur wird die in Waldroups Genom identifizierte genetische Variante oft als »Killergen« oder – wenn man ihr eine positive Konnotation geben will – als »Kriegergen« bezeichnet.

Die Strategie des Verteidigers ging auf. Die Jury befand, dass Waldroup eine genetische Veranlagung dazu hatte, in Wut zu geraten. Anstatt wegen vorsätzlichen Mordes zum Tode verurteilt zu werden, wurde die Anklage auf Totschlag herabgestuft. Das Gericht verhängte eine relativ milde Strafe für den Totschlag an Leslie Bradshaw und den versuchten Mord zweiten Grades an seiner Frau Penny. Waldroup kam mit einer 32-jährigen Haftstrafe anstatt der Todesstrafe davon.

Eine Geschworene des Prozesses, Debbie Beatty, berichtete, dass es die wissenschaftlichen Beweise waren, die sie überzeugt hatten. Sie argumentierte, dass der Angeklagte seine Handlungen nicht vollständig unter Kontrolle hatte. Laut den Akten sagte sie: »Eine Diagnose ist eine Diagnose. Sie wissen schon, es ist da. Ein schlechtes Gen ist ein schlechtes Gen.«[113]

Wie kam der forensische Psychiater William Bernet auf die Idee, die es dem Verteidiger Wylie Richardson ermöglichte, eine Verteidigungsstrategie für Bradley Waldroup auf der Grundlage der genetischen Veranlagung des Angeklagten aufzubauen? Es war ein kluger Schachzug, der sich auf Erkenntnisse aus der Spitzenforschung

113 Hagerty, *»Can Your Genes Make You Murder?«*

der Post-Genom-Ära stützte. Wissenschaftler hatten gezeigt, dass Labormäuse mit Mutationen im MAO-A-Gen, die einen Mangel an dem Enzym MAO-A aufwiesen, ein äußerst aggressives Verhalten zeigten.[114] Interessanterweise war bereits etwa 30 Jahre zuvor nachgewiesen worden, dass dieses bestimmte Gen mit einer Veranlagung für gewalttätiges Verhalten in Verbindung steht.

Die Bedeutung des MAO-A-Gens für die Regulierung des aggressiven Verhaltens beim Menschen wurde erstmals in einem berühmten Fall in den Niederlanden entdeckt. Han Brunner und seine Kollegen am Krankenhaus in Nimwegen untersuchten eine niederländische Familie, in der mehrere männliche Mitglieder, die eine mutierte Version des MAO-A-Gens trugen, pathologisch gewalttätig waren.[115] Der erste Hinweis kam von einer Frau, die 1978 die Universitätsklinik in Nimwegen aufsuchte und um ärztlichen Rat bat. Sie erzählte den klinischen Genetikern des Krankenhauses, dass seit fünf Generationen die Männer in ihrer Familie, darunter auch ihr eigener Sohn, unter einer Art mentaler Schwäche litten. Während der genetischen Beratungsgespräche kamen weitere Details über den Zustand der männlichen Familienmitglieder ans Licht. Auf der Grundlage der Angaben der Frau über ihre unmittelbaren Familienangehörigen sowie Informationen aus dem Stammbaum, den der Großonkel der Frau 1962 angefertigt hatte, identifizierten Brunner und seine Mitarbeiter ein Dutzend Männer in der Familie, die alle die gleichen Symptome aufwiesen. Diese Männer hatten einen relativ niedrigen IQ von etwa 85, ein Wert, der als Grenze zur geistigen Behinderung gilt. Darüber hinaus zeigten die Männer schweres gewalttätiges Verhalten: Einer der Männer hatte versucht, seine Schwester zu vergewaltigen, ein anderer versuchte, seinen Chef zu überfahren, ein weiterer hatte seine Schwestern gewaltsam gezwungen, sich auszuziehen.[116] Auf der Suche nach biologischen Faktoren, die dem gewalttätigen Verhalten zugrunde lagen, vermuteten die niederländischen Forscher, dass die Ursache auf dem X-Chromosom zu finden sei. Diese Vermutung ergab sich aus der Beobachtung, dass nur männliche Familienmitglieder betroffen waren und die Veranlagung offenbar vererbbar war. Männer sind anfällig für einen X-chromosomalen Gendefekt, da sie im Gegensatz zu Frauen nur ein X-Chromosom haben. Frauen hingegen haben zwei X-Chromosomen. Solange Frauen also nur ein defektes X-Chromosom besitzen, leiden sie nicht unter der Erkrankung, während Männer auf ihr einziges X-Chromosom angewiesen sind. Liegt also ein defektes Gen vor, manifestiert es sich bei Männern immer in den Sympto-

---

114 Scott et al., »*Novel Monoamine Oxidase*«, 739–743.

115 Brunner et al., »*Abnormal Behavior Associated with a Point Mutation in the Structural Gene for Monoamine Oxidase A*«, 578–580.

116 Richardson, »*A Violence in the Blood*«.

men. Frauen können als Trägerinnen fungieren, die diesen Defekt an ihre männlichen Nachkommen weitergeben können.

1988 begannen Brunner und seine Kollegen vom Universitätsklinikum mit einer genetischen Kopplungsanalyse – einer Technik, mit der ein bestimmter Abschnitt der DNA, ein sogenannter Marker, identifiziert werden sollte, der immer zusammen mit einer pathologischen Erkrankung vererbt wird. Im Fall der niederländischen Familie suchten die Forscher nach einem Abschnitt auf dem X-Chromosom, der für alle Männer spezifisch war, die die besagten klinischen Auffälligkeiten aufwiesen, nämlich einen niedrigen IQ sowie aggressives Verhalten. Über mehrere Jahre hinweg analysierten die Genetiker die X-Chromosomen von 28 Mitgliedern der niederländischen Familie und fanden schließlich einen genetischen Marker, der als guter Kandidat infrage kam. Der identifizierte DNA-Abschnitt war spezifisch für alle gewalttätigen Männer der Familie und einige der Frauen, die vermutlich Trägerinnen des Gendefekts waren. Im Gegensatz dazu wies keiner der von den Forschern untersuchten nicht gewalttätigen männlichen Familienmitglieder diesen Marker auf. Der identifizierte spezifische DNA-Abschnitt enthielt Hunderte von Genen, aber ein Gen war ein besonders interessanter Kandidat.

Das Gen, das die Genetiker weiter untersuchten, war das MAO-A-Gen. Dieses Gen kodiert für ein Enzym, das die Neurotransmitter Serotonin, Dopamin und Noradrenalin abbaut. Die Rolle, die das MAO-A-Gen für das Konzentrationslevel von Noradrenalin spielt, war für die Forscher zunächst von besonderem Interesse. Denn der Neurotransmitter Noradrenalin trägt zur Stimulierung des sympathischen autonomen Nervensystems bei, was zu erhöhtem Blutdruck und erhöhter Wachsamkeit während der Kampf- oder Fluchtreaktion führt. Die beiden anderen Neurotransmitter, Serotonin und Dopamin, sind ebenfalls an der Regulierung von Stimmung und Wachsamkeit beteiligt.

Tatsächlich bestätigten Brunner und seine Kollegen, dass die Männer der niederländischen Familie, die den genetischen Marker besaßen, auch übermäßige Mengen der Neurotransmitter Noradrenalin, Serotonin und Dopamin in ihrem Körper und in ihrem Urin aufwiesen. Bislang war unklar, wie ein MAO-A-Mangel und ein Überschuss an Neurotransmittern zu einem niedrigeren IQ und aggressivem Verhalten führen. Han Brunner betonte allerdings, dass ein genetischer Defekt an sich kein gewalttätiges Verhalten verursacht, aber offenbar dazu beiträgt, die Schwelle für dieses Verhalten zu senken. Die individuelle genetische Veranlagung könnte als biochemischer Auslöser wirken, der Männer mit diesem genetischen Defekt unter Stress zu Gewalttätigkeit prädisponiert. Brunner wies darauf hin, dass Stress aggressives Verhalten bei den Trägern des mutierten Gens auslöst, und stützte sich dabei auf die niederländische Familienstudie, die ergab, dass zwei weitere männliche Familienmitglieder nach dem Tod eines nahen Verwandten Brandstiftung begangen hatten. Etwa 30 Jahre später baute Waldroups Anwalt seine Verteidigung auf eben jene genetischen Grundlagen auf und argumentierte, dass die genetische Variante des MAO-A-Gens in Verbindung mit schlechten Kindheitserfahrungen seinen Mandanten prädisponiert habe, unter den damaligen Umständen zu einem »biologisch vorbelasteten Mörder« zu werden.[117]

Kehren wir zum letzten Kapitel zurück, in dem ich die konzeptionellen Fortschritte hinsichtlich der Vielzahl von Faktoren hervorgehoben habe, die zum menschlichen Verhalten und zur Persönlichkeit beitragen. War die Entscheidung des Gerichts im »Waldroup-Urteil« vor diesem Hintergrund ein Schritt zurück in Richtung Biologismus und Gendeterminismus? Welchen tatsächlichen Beitrag leistete das MAO-A-Gen zu den unaussprechlichen Gräueltaten von Bradley Waldroup? Kann eine bestimmte Allelvariante eines Gens gleichbedeutend sein mit einer Klasse von Neurotransmittern, die aus dem Gleichgewicht geraten und beim Gen-Träger gewalttätige Symptome und abscheuliche Handlungen hervorrufen? Was ist mit anderen Faktoren wie Erziehung, stressige Kindheitserfahrungen, familiäres und soziales Umfeld im Allgemeinen?

Obwohl sich der Anwalt in seinem Plädoyer stark auf genetische Beweise stützte, präsentierte er der Jury tatsächlich ein vielschichtiges soziobiologisches Phänomen. Der Angeklagte wurde als tickende Zeitbombe dargestellt, die explodierte, weil die falschen Faktoren zusammenkamen. Dieses Argument umfasste weit mehr als genetischen Determinismus, der in der Verteidigung verwendet wurde, um eine Gesetzeslücke auszunutzen. Wie können wir also diese vielschichtige Kausalität genetischer, entwicklungsbedingter sowie vergangener und gegenwärtiger Umwelteinflüsse verstehen, die das Verhalten einer Person bestimmen?

Im Fall »State Tennessee gegen Davis Bradley Waldroup« basierte die Verteidigungsstrategie des Anwalts auf der Behauptung, dass eine bestimmte genetische Variante einen Mangel an Enzymaktivität und damit einen erhöhten Spiegel des Neurotransmitters Serotonin im Gehirn des Angeklagten verursachte. Diese Argumentation erwies sich nicht nur als erfolgreicher mildernder Umstand im genannten Gerichtsverfahren, sondern hatte auch wesentlichen Einfluss auf die Biomedizin und Psychiatrie (wenn auch nicht immer unumstritten). Basierend auf dem medizinischen Modell von Krankheiten gehen viele Wissenschaftler und Mediziner davon

117 McDermott et al., »*Monoamine Oxidase A Gene Predicts Behavioral Aggression Following Provocation*«, 2118–2123.

aus, dass ein Ungleichgewicht bestimmter Neurotransmitter ursächlich an der Auslösung von Psychopathologien und Psychosen beteiligt ist. Tatsächlich ist es seit langem das Ziel der Psychopharmakologie, auf Neurotransmittersysteme einzuwirken, die aus dem Gleichgewicht geraten sind. Dazu werden Psychopharmaka verabreicht, um neurochemische Ungleichgewichte zu beseitigen. Von der Pharmakotherapie wird erwartet, dass sie durch klinisch wirksame Medikamente die normale Homöostase des Gehirns wiederherstellt und damit den Patienten wieder in einen gesunden psychischen Zustand versetzt.

Im vorigen Kapitel habe ich jedoch argumentiert, dass die Homöostase (z. B. der Neurotransmitterspiegel von Serotonin) nur eine Momentaufnahme der individuellen biologischen Physiologie eines Menschen liefert. Selbst wenn Waldroups Serotoninspiegel im Vergleich zu dem anderer Menschen überdurchschnittlich war und dies auf eine bestimmte Allelvariante des MAO-A-Gens zurückzuführen war, sagt dies nicht viel über seine allgemeine Physiologie und Psychologie aus. Tatsächlich haben viele Menschen einen abweichenden Serotoninspiegel und laufen dennoch nicht mit Macheten herum und zerhacken Menschen. Außerdem sind Allelvarianten des MAO-A-Gens, die mit Aggressivität in Verbindung gebracht werden, nicht selten. Tatsächlich tragen etwa 33 % der Bevölkerung diese Varianten. Das würde bedeuten, dass sehr viele potenzielle Mörder frei herumlaufen. Um eine Aussage über Waldroup zu treffen (ob gerechtfertigt oder nicht), müssen wir sowohl seine persönliche Lebensgeschichte als auch die Umstände berücksichtigen, die zu der Tat geführt haben. Um eine Person in seiner Gesamtheit zu verstehen, müssen wir also auf die Entwicklung zurückgreifen, die dieser bestimmte Mensch in einer bestimmten sozialen und ökologischen Nische durchlaufen hat. Darüber hinaus müssen die in dieser bestimmten Nische erworbenen Verhaltensmuster auf die aktuelle Situation, in der sich die Person befindet, übertragen werden.

Die mangelnde Berücksichtigung von Entwicklungsaspekten und situativem Kontext hat die psychopathologische Forschung vor große Herausforderungen gestellt. Vor allem ist es Wissenschaftlern noch nicht gelungen, einheitliche Grenzwerte für den Neurotransmitterspiegel bei gesunden Menschen zu finden. Es ist anzumerken, dass die Neurotransmitterkonzentrationen von Individuum zu Individuum unterschiedlich sind und je nach Situation und Lebensgeschichte des Individuums stark variieren können. Trotz aller Bemühungen gibt es daher keine gültige Definition von Normalität in Bezug auf Neurotransmitter und Neurohormone; tatsächlich wird es möglicherweise nie möglich sein, einen für alle Menschen gültigen Standardwert zu definieren. So kann beispielsweise der Spiegel des Neurotransmitters Serotonin im Blut zwischen verschiedenen Personen um bis zu viermal variieren, und es gibt komplexe Wechselwirkungen zwischen Serotonin und anderen Hormonen und Neurotransmittern (wie in Kapitel 6 erläutert). Der Serotoninspiegel hängt nicht nur von der biologischen Veranlagung ab, sondern auch vom sozialen Umfeld und prägt so durch neuroplastische Veränderungen die Psyche und das Verhalten eines Menschen. Die Tatsache, dass komplexe Interaktions- und Regulationsmuster von Neurotransmittern wie Serotonin sehr empfindlich auf Entwicklungserfahrungen reagieren, offenbart die Unzulänglichkeiten einer mechanistischen Erklärung von Krankheiten: Psychopathologien und Persönlichkeitsstörungen sind also nicht einfach eine Störung der Homöostase des Gehirns aufgrund von abweichenden biochemischen und neurophysiologischen Gleichgewichten. Mit wenigen Ausnahmen kann die Genetik ohne Berücksichtigung der individuellen Lebensgeschichte nur wenig über Psychopathologien aussagen.

Um auf das berüchtigte Killergen zurückzukommen, argumentierte Waldroups Anwalt Wylie Richardson: Waldroups besondere genetische Veranlagung aufgrund einer Variante des MAO-A-Gens, in Verbindung mit seinen schlechten Kindheitserfahrungen, habe den Angeklagten zu einem »biologisch vorbelasteten Killer« gemacht.[118] Unter den verschiedenen Aspekten dieses vielschichtigen Arguments der Verteidigung war es jedoch vor allem der Aspekt der Genetik Waldroups, der die Medien am stärksten beeindruckte. Die vereinfachte Behauptung, dass die Genetik des Angeklagten an allem schuld sei, fand in verschiedenen Medien großen Anklang und erregte höchste Aufmerksamkeit in der Öffentlichkeit. Die breite Öffentlichkeit las, dass die Wissenschaft eine kausale Erklärung gefunden habe! Endlich haben Wissenschaftler einen prädiktiven Marker für die ungezügelte Gewalt einer Person identifiziert und vielleicht einen Ansatz zur Verhinderung ähnlicher, zukünftiger Gräueltaten geliefert!

Leider ging die eigentliche wissenschaftliche Botschaft, der Einfluss der Wechselwirkung zwischen Genen und Umwelt, die das Auftreten von Aggressionen in Situationen mit hohem Stresspotenzial begünstigt, verloren. Mit anderen Worten, gibt es also Hinweise darauf, dass Menschen, die eine bestimmte Allelvariante des MAO-A-Gens besitzen, die zu einer geringen Expression dieses Gens führt, ein erhöhtes Risiko besitzen, antisoziales Verhalten zu entwickeln, wenn sie zuvor in ihrer Kindheit misshandelt wurden. Im Gegensatz dazu scheinen Menschen, die eine andere Allelvariante besitzen, die zu einer hohen Expression von MAO-A führt, besser in der Lage zu sein, mit den Auswirkungen von Misshandlungen in der Kindheit umzu-

118 Ebd.

gehen.[119] Trotz objektiv messbarer Parameter ist die genetische Veranlagung eines Menschen also nur eine von vielen Komponenten, die die Persönlichkeit ausmachen.

Vor allem haben Gene unterschiedliche Auswirkungen, je nachdem, zu welchem Zeitpunkt während der Entwicklung sie aktiv sind. Bestimmte Umstände im Leben eines Organismus, wie z. B. langanhaltender Stress, Infektionen oder Mangelernährung, können dazu führen, dass Gene in geringerem Maße exprimiert oder ganz ausgeschaltet werden. Solche Schwankungen in der Genaktivität können auf Kontrollmechanismen zurückzuführen sein, die nicht in der DNA-Sequenz eines Individuums kodiert sind, sondern auf chemischen Modifikationen (z. B. DNA-Methylierung, Histonmodifikationen) basieren, die die jeweiligen Gene beeinflussen. Diese Modifikationen wirken wie Kontrollschalter, die Gene je nach Wirkung von Umweltfaktoren wie Ernährung, sozialen Interaktionen, Schlaf, Bewegung, Alterung und vor allem Stress ein- oder ausschalten können. Diese funktionelle Variation der Genexpression aufgrund von Umwelteinflüssen kann entweder von einer bestimmten DNA-Sequenz oder von Mechanismen abhängen, die nicht in der DNA kodiert sind. Zu Ersterer gehören DNA-Segmente, die die Transkription, die RNA-Verarbeitung, die RNA-Stabilität, die Translation oder die Proteinaktivität ihres eigenen oder eines anderen Genprodukts regulieren. Letztere betreffen Kontrollmechanismen der Genaktivität, die unabhängig von der DNA-Sequenz sind (wie Paramutationen, Prägung, Gen-Silencing und Positionseffekte, die über die DNA-Methylierung, Histonmodifikation oder nicht-kodierende RNAs vermittelt werden können). Diese Mechanismen werden unter dem Überbegriff Epigenetik zusammengefasst.

Allelvarianten eines Gens können für die genetische Ausstattung und damit für den Neurotransmitterspiegel einer Person wichtig sein, aber das ist nur ein Teil der Geschichte. Der andere Teil hängt von Mechanismen der Genexpression ab, die die Genaktivität steuern. Modifikationen, die die Genaktivität beeinflussen, werden durch externe Faktoren in der Umwelt verursacht, denen ein Individuum im Laufe seines Lebens begegnet. Daher müssen alle genetischen Effekte im Kontext der individuellen Lebensgeschichte betrachtet werden. Anstatt deterministische Vereinfachungen über genetische Veranlagungen für Gewalt zu wiederholen, wie sie von der Boulevardpresse und pseudowissenschaftlichen Schriften propagiert werden, sollten wir uns lieber mit den zahlreichen Auswirkungen von Variationen in der Genexpression befassen, um ein klareres Bild davon zu erhalten, was einen Menschen ausmacht.

---

119 Caspi, »*Role of Genotype in the Cycle of Violence in Maltreated Children*«, 851–854.

Alle Organismen sind während ihres Wachstums und ihrer Entwicklung mit Umweltbelastungen konfrontiert. Um diese Herausforderungen zu bewältigen, verfügen Organismen über eine adaptive Plastizität, d.h., sie können sich durch Veränderungen besser an ihren Lebensraum anpassen. Adaptive Plastizität wird häufig durch Mechanismen der Genregulation wie die zuvor genannten umgesetzt. Gene, die zu bestimmten Zeiten und als Reaktion auf bestimmte Umweltbedingungen exprimiert werden, verleihen Organismen die Fähigkeit zur adaptiven Plastizität. Das bedeutet, dass Individuen trotz identischer genetischer Ausstattung sich in ihrem Verhalten, ihrem Aussehen oder ihrer Funktion als direkte Folge ihrer Lebensumgebung erheblich unterscheiden können. Wenn diese Veränderungen die Überlebenschancen verbessern, spricht man von adaptiver Plastizität. Auf diese Weise erhöht die Genregulation, die der adaptiven Plastizität zugrunde liegt, die Überlebensraten in sich schnell verändernden oder ständig wechselnden Umgebungen. Solche Verhaltens-, morphologischen und physiologischen Veränderungen als Reaktion auf die Umwelt können während der gesamten Lebensdauer eines Individuums bestehen bleiben. Eine Form der adaptiven Plastizität ist die Neuroplastizität (Kapitel 2), die sich mit Prozessen im Gehirn befasst, die Organismen ermöglicht, auf Umweltveränderungen zu reagieren.

Studien zur Genregulation gewinnen zunehmend an Bedeutung und ergänzen klassische genetische Studien. Das Verständnis der Genregulation kann einen Erklärungsrahmen dafür liefern, wie Umweltfaktoren mit genetischen Faktoren zusammenwirken. Die Aufklärung der zugrundeliegenden biologischen Prozesse der Genregulation macht Umwelteinflüsse messbar und quantifizierbar. Dies betrifft sowohl die äußere als auch die innere Umwelt eines Organismus. Letztere untersucht, wie Signale aus der Umgebung von Zellen und Geweben auf benachbarte Zellen und Gewebe innerhalb eines Organismus wirken. Das Neudenken der molekularen Mechanismen und der Frage, wie dieselbe DNA je nach Umgebung unterschiedlich exprimiert werden kann, führte zu einer nicht-präformationistischen Sichtweise, wie ein vollständiger Organismus aus einer einzigen Zelle entstehen kann. Anstatt von vorprogrammierten Anweisungen auszugehen, die in der befruchteten Eizelle festgelegt sind, wird die Entwicklung als ein komplexes Zusammenspiel von Zellorganisation und entwicklungsbiologischen Rahmenbedingungen, wie beispielsweise mütterlichen Faktoren, verstanden.

Betrachten wir beispielsweise ein vielzelliges Individuum wie den Menschen, dessen Körper aus Billionen von Zellen besteht: Jede Zelle des Körpers eines Individuums enthält DNA-Moleküle mit genau derselben genetischen Information, unabhängig davon, ob es sich um eine Leber-, Gehirn- oder Herzzelle handelt. Aufgrund epigenetischer Prozesse werden jedoch die Expression und damit die Funktion der Gene auf der DNA unterschiedlich reguliert. Signale von einer Gewebezelle modifizieren die DNA benachbarter Gewebezellen, sodass innerhalb des gesamten Organismus die Expression von Genprodukten in dieser einen Zelle mit der Genexpression in Zellen mit dem gleichen Zellschicksal synchronisiert wird und sich gleichzeitig von Zellen mit anderen Entwicklungswegen unterscheidet. Durch epigenetische Modifikationen kann dieselbe DNA für verschiedene Zellen wie Leber-, Gehirn- oder Herzzellen kodieren. Indem sie einige Gene ausschalten und andere aktiv halten, können Zellen wachsen und sich zu allen möglichen Geweben entwickeln und einen voll funktionsfähigen Organismus bilden. Dies erklärt auch, warum nur etwa 1–2 % der drei Milliarden Basenpaare der menschlichen DNA für Proteine kodieren. Das bedeutet, dass 98–99 % des gesamten menschlichen Genoms eine andere – oft unbekannte – Funktion haben (oder teilweise gar keine Funktion).

Eine wichtige Funktion dieser nicht-kodierenden DNA ist die Regulation von Genen, die für Proteine kodieren. Daher könnte ein großer Teil der DNA eher regulierend als kodierend für Proteine sein. Das Forschungskonsortium »Encyclopedia of DNA Elements« (oder kurz ENCODE[120]) erweiterte das Ziel des Humanen Genomprojekts (Kapitel 1), das sich die Entschlüsselung der gesamten menschlichen DNA-Sequenz zum Ziel gesetzt hatte. Seit 2003 verfolgt ENCODE das Ziel, die menschliche DNA-Sequenz funktional zu charakterisieren, indem funktionelle Elemente kartiert werden, z. B. jene DNA-Sequenzen, die Proteine binden, oder solche, die mit chemischen Modifikationen assoziiert sind. Das ENCODE-Konsortium fand heraus, dass etwa 80 % der Basen im Genom, obwohl sie größtenteils nicht an der Protein-Kodierung beteiligt sind, eine biochemische Aktivität ausüben und eine regulatorische Funktion haben.

Immer genauere Untersuchungen zur Rolle der Genregulation führten zu einer Relativierung der Vorrangstellung von genetischen »Programmen« in geklonten Organismen. Ursprünglich lieferte die Tatsache, dass in praktisch jeder Zelle des Körpers eines Individuums genau dieselbe DNA-Sequenz zu finden ist, die Begründung für die Erzeugung geklonter Organismen.[121] Diese Begeisterung gipfelte in dem Bestreben, profitable Nutztiere, verstorbene Haustiere und bisher nicht existierende Lebensformen wie Chimären oder Organismen mit völlig neuen Eigenschaften zu

---

120 »*The Encyclopedia of DNA Elements (ENCODE)*«.

121 Ein Klon ist ein Organismus, der die identische genetische Information wie ein Elternorganismus besitzt, von dem er abstammt. Die Erzeugung eines Klons erfordert keine Befruchtung einer Eizelle durch eine Samenzelle, sondern kann unter Verwendung einer beliebigen Zelle eines Individuums erfolgen. Daher hat ein Klon in der Regel einen einzigen genetischen Elternteil.

klonen. Viele dieser Versuche scheiterten jedoch kläglich. Über 50 Jahre lang haben Wissenschaftler in Laboren auf der ganzen Welt Klontechniken für den Transfer einzelner Gene oder relativ kurzer DNA-Fragmente von einer Spezies auf eine andere erfolgreich optimiert, selbst wenn die Wirts- und Spenderorganismen aus weit voneinander entfernten Spezies stammten. Es erwies sich jedoch als nahezu unmöglich, das gesamte Genom eines Spenders in einen Empfängerorganismus (d.h. Klonen durch somatische Zellkernübertragung, SCNT) einer entfernt verwandten Linie zu übertragen. Viele dieser Versuche an Säugetieren scheiterten, weil sich die geklonten Zygoten nicht in der Gebärmutterschleimhaut der Empfängerin einnisten konnten oder die geklonten Embryonen bereits in einem sehr frühen Stadium ihre Entwicklung und ihr Wachstum einstellten. Das kann auf verschiedene Hindernisse zurückzuführen sein, einige davon technischer Natur (z.B. die Verwendung von Farbstoffen und ultraviolettem Licht, die die extrahierte Spender-DNA zerstören), andere auf abnormale Entwicklungsprozesse in der Zygote (z.B. Verlust wichtiger Proteine, die an der Zell- und Chromosomenteilung beteiligt sind, abnormale Genexpression und epigenetische Modifikationen in der Spender-DNA). Überraschenderweise erwies sich die Entnahme von DNA aus somatischen Zellen[122] und deren Übertragung in eine befruchtete Eizelle derselben Spezies als äußerst schwieriges und ineffizientes Unterfangen.

Nachdem diese Herausforderungen erkannt worden waren, gelang es, das erste Säugetier erfolgreich mittels SCNT-Technik zu klonieren. Das geklonte Tier erlangte internationale Berühmtheit. 1996 richtete sich die Aufmerksamkeit der ganzen Welt auf ein neugeborenes Schaf namens Dolly. Dolly war das erste Klonschaf (▸ Abb. 10), das unter Verwendung der DNA einer somatischen Zelle eines erwachsenen, weißen Schafes erzeugt und dann in eine entkernte Eizelle einer schwarzen Schaf-Leihmutter übertragen wurde. Der daraus entstandene Embryo, aus dem schließlich Dolly heranwuchs, war genetisch identisch mit der weißen Spender-Mutter. Das Faszinierendste daran war, dass für dieses Verfahren weder Spermien noch Eizellen erforderlich waren. Stattdessen wurde Dolly aus einer Euterzelle des Spendertieres erzeugt.

Dieser Erfolg beflügelte die Fantasie von Forschern und Laien gleichermaßen und weckte die Hoffnung, identische Individuen einfach durch Entnahme der DNA aus

122 Im Gegensatz zu Keimzellen (Eizellen oder Spermien) sind somatische Zellen Körperzellen (wie Hautzellen, Leberzellen, Nervenzellen usw.), die sich zu spezialisierten Zellen entwickelt (differenziert) haben und die Fähigkeit zur Erzeugung neuer Tochterzellen verloren haben.

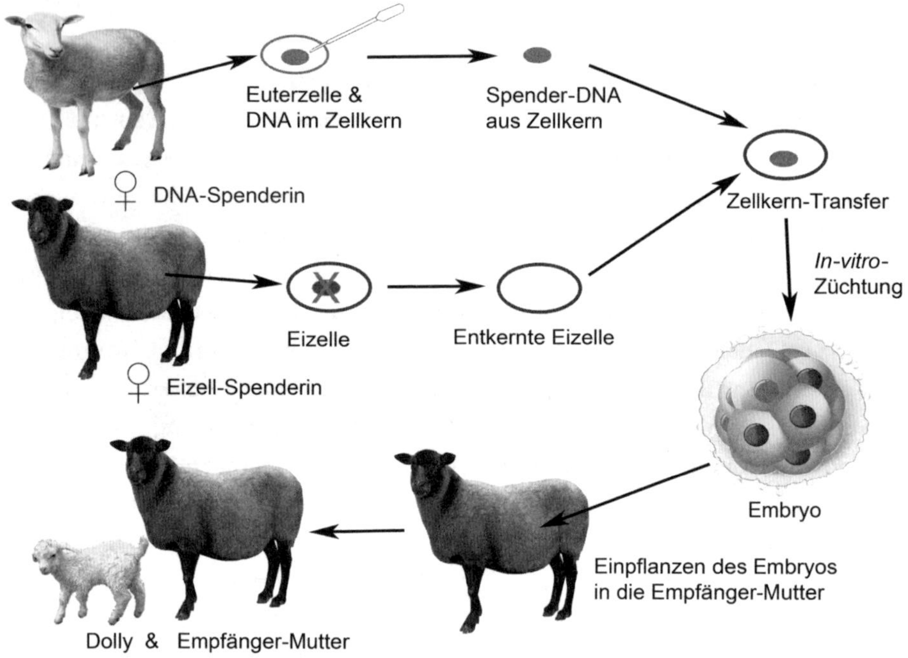

Abb. 10 Das Klonverfahren von Dolly. Bild modifiziert.

einer beliebigen Körperzelle herstellen zu können.[123] Das spektakuläre Klon-Experiment katapultierte Wissenschaftler in eine neue Situation, in der sie offenbar Organismen auf Abruf herstellen konnten. Die Ernüchterung folgte allerdings schnell. Im relativ jungen Alter von 6½ Jahren musste das Klonschaf Dolly eingeschläfert werden, nachdem es eine Lungenerkrankung entwickelt hatte. Normalerweise werden Schafe 11–12 Jahre alt. Dolly war aus einer adulten Euterzelle einer gesunden 6-jährigen Schafmutter geklont worden. Die Lungenerkrankung, an der Dolly litt, tritt meist bei älteren Schafen auf. Darüber hinaus litt Dolly an vorzeitig einsetzender Arthritis. Auf molekularer Ebene wurde festgestellt, dass Dolly kürzere Telomere hatte als andere Tiere ihres Alters. Tatsächlich ähnelte die Länge von Dollys Telomeren denjenigen eines sechs Jahre älteren Schafs, wie beispielsweise der ihrer Spendermutter. Telomere sind DNA-Abschnitte, die die Enden der Chromosomen

123 Das Klonungsverfahren könnte vermutlich für fast alle somatischen Zellen durchgeführt werden, mit Ausnahme derjenigen, die ihren Zellkern verloren haben und somit keine DNA mehr enthalten, wie beispielsweise rote Blutkörperchen.

schützen. Sie werden mit jeder Zellteilung kürzer und gelten daher als Maß für die Zellalterung.

Dolly war nicht das einzige geklonte Tier, das vorzeitig starb. Experimente mit geklonten Mäusen zeigten, dass auch diese Tiere vorzeitig starben. Diese Ergebnisse deuten darauf hin, dass somatische Zellen auf molekularer Ebene altern. Obwohl sie dieselbe DNA und damit dieselben Gene in allen Körperzellen haben, scheinen somatische Zellen im Laufe ihres Lebens eine Veränderung zu durchlaufen.[124]

Ich habe auf epigenetische Veränderungen hingewiesen, die von Umwelteinflüssen abhängen. Es ist durchaus möglich, dass epigenetische Modifikationen wie Methylierungsmuster auf der DNA die Verjüngung der DNA aus einer gealterten Körperzelle verhindern. Somit könnte nicht das Genom, sondern das Epigenom der wichtigste Treiber für Zelldifferenzierung, Reifungsprozesse, Alterung und interindividuelle Unterschiede sein. Epigenetische Modifikationen beeinflussen die Funktion vieler verschiedener Gene und können daher Ursache für alle möglichen Veränderungen im Laufe des Lebens eines Menschen sein, einschließlich der Entstehung von Krankheiten. Glücklicherweise können solche durch Epigenetik oder Variationen in der Genexpression verursachten Veränderungen, die zu einer erhöhten Anfälligkeit für somatische oder psychopathologische Erkrankungen führen, nicht an die nächste Generation weitergegeben werden. Oder doch?

Während die meisten adaptiven Veränderungen, die auf Variationen der Genregulation beruhen, nicht an die Nachkommen weitergegeben werden, sieht es in einzelnen Fällen anders aus. Es gibt gute Hinweise darauf, dass die Auswirkungen epigenetischer Regulationen auf nachfolgende Generationen übergehen können. Um transgenerationale epigenetische Effekte zu untersuchen, haben Forscher Tiermodelle entwickelt, darunter das bekannteste, das sogenannte Agouti-Maus-Modell. Agouti-Mäuse sind genetisch identisch, können aber je nach äußeren Faktoren, wie beispielsweise Ernährung der Mutter, völlig unterschiedlich in Farbe und Größe sein. So kann beispielsweise eine Maus klein und dunkel gefärbt sein, während ihr genetisch identischer Zwilling fettleibig und gelb gefärbt ist und ein weiterer Zwilling mit braun-gelb gesprenkeltem Fell im mittleren Gewichtsbereich liegt. Trotz ihres identischen Genoms unterscheiden sich ihre Erscheinungsbilder (d. h. ihre sogenannten Phänotypen) also deutlich voneinander. Wie Sie vielleicht schon vermutet haben, ist

124 Dieses und nachfolgende Experimente zeigten, dass das Klonen kein so sicheres technisches Verfahren zur Erzeugung identischer Organismen ist wie ursprünglich angenommen. Denn neben der DNA gibt es noch viele weitere Faktoren, die für die Entwicklung eines Individuums entscheidend sind.

dies auf Unterschiede in der Genexpression dieser Mäuse zurückzuführen.[125] Oberhalb des Agouti-Gens besitzen diese Mäuse eine sogenannte Retrotransposon-Insertion (d.h. ein regulatorisches Element, das vor dem Agouti-Genlocus eingefügt ist). Bei normalen, gesunden Mäusen wird das Agouti-Gen nur für kurze Zeit während der Entwicklung exprimiert. Nach dieser kurzen Zeit wird das Agouti-Gen für den Rest des Lebens der Maus durch die Anlagerung von Methylgruppen an die regulatorischen Regionen des Agouti-Gens stillgelegt. Die Methylierung führt zu einer kompakteren Wicklung der DNA und verhindert die Transkription des Agouti-Gens. Bei gelben, dicken Mäusen hingegen sind die regulatorischen Regionen des Agouti-Gens nicht methyliert. Ohne Methylierung sind diese Gene daher während des gesamten Lebens der Maus kontinuierlich aktiv und »eingeschaltet«. Mäuse, deren Agouti-Gen ständig exprimiert wird, zeichnen sich aber nicht nur durch ihr gelbes Fell und Fettleibigkeit aus, sie besitzen auch ein hohes Risiko aus, später an Diabetes und Krebs zu erkranken.

Die wichtigsten Erkenntnisse über die Agouti-Mäuse ergaben sich aus der Veränderung der Expression des Agouti-Gens durch eine einfache Umstellung der Ernährung der Mütter vor und während der Schwangerschaft. Die Fütterung der Mütter mit Vitamin B12, Folsäure, Cholin und Betain führte zu phänotypisch veränderten Nachkommen mit brauner Fellfarbe, schlanker Statur und deutlich verringerter Anfälligkeit für Krankheiten.[126] Im Gegensatz dazu waren neugeborene Kontrollmäuse mit dem gleichen Genotyp, deren Mütter mit normaler Ernährung gefüttert worden waren, fettleibig, hatten gelbes Fell und waren anfällig für verschiedenste Krankheiten.

Diese Ergebnisse zeigten erstmals einen kausalen Mechanismus, der die Ernährung der Mutter mit der Entstehung von Krankheiten in Verbindung brachte, eine Vererbungsform, die als »fötale Programmierung« bezeichnet wird.[127] Offensichtlich können geeignete Nährstoffe das Agouti-Gen durch Methylierung der vorgeschalteten regulatorischen Sequenz stilllegen, ohne die DNA-Sequenz des Gens zu verändern. Nicht das Genom, sondern das Epigenom verursacht also phänotypische Unterschiede bei genetisch identischen Individuen. Das demonstriert eindrucksvoll die Macht der Genregulation durch äußere Einflüsse auf einen bestimmten DNA-Strang. Darüber hinaus bestätigten diese experimentellen Ergebnisse jahrzehnte-

125 Duhl et al., »*Neomorphic Agouti Mutations in Obese Yellow Mice*«, 59–65.
126 Waterland und Jirtle, »*Transposable Elements*«, 5293–5300.
127 Barker, »*Fetal Origins of Coronary Heart Disease*«, 171–174.

lange Zwillingsstudien am Menschen, beispielsweise zu Verhaltens-, psychologischen und ätiologischen Unterschieden.

Ein ähnlicher Punkt wurde bereits bei der Erörterung der unterschiedlichen Schicksale der Dionne-Fünflinge (Kapitel 1) angesprochen. Obwohl sie eineiige Fünflinge waren und somit genau dieselbe genetische Ausstattung hatten, zeigten die Dionne-Schwestern ganz individuelle Eigenheiten. Während drei der Dionne-Schwestern laut Berichten weitgehend bei guter Gesundheit waren, litt Emilie Dionne seit frühester Kindheit an schweren epileptischen Anfällen, und Marie Dionne hatte während des größten Teils ihres Erwachsenenlebens mit psychischen Problemen zu kämpfen. Wir wissen nicht genug über die individuellen Lebenserfahrungen der Dionne-Schwestern, um mutmaßliche psychische Schäden oder Probleme mit ihren gesundheitlichen Problemen in Verbindung zu bringen. Wie bereits erwähnt, wurden jedoch drei der fünf Dionne-Babys unmittelbar nach der Geburt von ihrer Mutter getrennt und in einen Inkubator gelegt, um ihre Körpertemperatur zu stabilisieren – natürlich aus sehr guten Gründen. Dennoch könnte eine solche Erfahrung langfristige Auswirkungen auf die psychische Entwicklung eines Kindes haben. Darüber hinaus ist davon auszugehen, dass die Schwestern mit zunehmendem Alter unterschiedliche Lebenswege eingeschlagen haben und sich dadurch auch ihr soziales Umfeld immer mehr voneinander unterschied. Hinzu kommt, dass kleine interindividuelle Unterschiede durch das Umfeld erheblich verstärkt werden können, wie bereits erwähnt (Kapitel 1; siehe auch Abb. 5).

Solche wechselseitigen Interaktionen können Rückkopplungsschleifen erzeugen, die entweder positive oder aber negative Entwicklungseffekte verstärken. Dynamische Rückkopplungsmechanismen treten während der gesamten Entwicklung jedes Kindes und Jugendlichen auf. Solche Effekte stellen naive Charakterzuschreibungen infrage, wonach Charaktereigenschaften genetisch vorgegeben sind. Kinder werden nicht als geborene Anführer, Macher, Selbststarter, Sonderlinge, Teamplayer oder Außenseiter geboren. In jungen Jahren übernehmen wir alle sozialen Rollen, die je nach unserem jeweiligen sozialen Umfeld kontinuierlich verstärkt oder abgeschwächt werden. Bezeichnenderweise gestand Fred Davis, der offizielle Fotograf der Dionne-Fünflinge, der eine wichtige Rolle im Leben der kleinen Mädchen spielte, dass er eine der Fünflinge besonders mochte und sie gegenüber den anderen bevorzugte. In einem Artikel in der Zeitung *Globe & Mail* gab er zu: »Ich glaube, Yvonne ist meine Lieblingsschwester. Sie lässt sich gut fotografieren. Sie ist auch die Anführerin der Fünflinge, und was sie tut, tun die anderen auch.«[128] Interindividuelle

128 Françoise und Bennett, *The Dionne Quintuplets and Their Entourage.*

Unterschiede, wie jede der Schwestern mit ihrem sozialen und physischen Umfeld zurechtkam und welche psychischen oder körperlichen Traumata sie erlebte, könnten zu Unterschieden in der Genregulation beigetragen haben. Veränderungen in der Genregulation führten dann zu adaptiver Plastizität, einschließlich Neuroplastizität, die wiederum das Verhalten und die Psyche prägten und letztlich zu einer Vielzahl von somatischen und psychischen Erkrankungen beigetragen haben könnte. Die Dionne-Fünflinge waren in Bezug auf adaptive Plastizität nicht einzigartig, aber sie waren insofern einzigartig, als sie von Natur aus »Klone« waren, deren individuelle Lebensgeschichten uns viel über die Wechselwirkungen zwischen Natur und Erziehung verraten.

In jüngerer Zeit ist die enge Verflechtung von Genregulation und Umwelt in der biomedizinischen Forschung am Menschen in den Vordergrund gerückt. Epigenetische Studien, die sich insbesondere mit der DNA-Methylierung befassen, haben an Dynamik gewonnen. Heute weiß man, dass etwa 40 % der menschlichen DNA methyliert sind, was bedeutet, dass etwa 40 % anders reguliert sind als nicht-methylierte DNA. In der Regel betreffen die meisten methylierten Elemente die Deaktivierung von fehlerhaften DNA-Elementen, die im Genom schlummern. Diese fehlerhaften DNA-Elemente stellen ein Krankheitsrisiko dar, wenn sie nicht methyliert oder abnormal methyliert sind. So wurden beispielsweise Veränderungen der Methylierungsmuster mit verschiedenen Krebsarten und angeborenen Störungen wie dem Angelman-Syndrom und dem Beckwith-Weidemann-Syndrom in Verbindung gebracht.[129] In einigen Fällen kann die Methylierung die Expression regulärer DNA-Regionen modulieren und überraschende, langanhaltende und sogar generationsübergreifende Effekte hervorrufen.

Die epigenetische Forschung ist ein relativ neues Forschungsgebiet, daher sind epigenetische Studien beim Menschen selten. Bemerkenswerterweise stammt eines der prominentesten Beispiele für epigenetische Forschung aus unerwarteten Erkenntnissen am Menschen. In einer epidemiologischen Studie zu den Folgen der Unterernährung während der Hungersnot in den Niederlanden (dem »Hungerwinter« im Zweiten Weltkrieg)[130] wurden epigenetische Prozesse erstmals herangezogen, um pathologische Phänomene beim Menschen zu erklären. Der »Hungerwinter« von 1944–45 führte zu einer schweren Unterernährung der niederländischen Bevölkerung und hatte dramatische Auswirkungen auf schwangere Frauen. Studien

---

129 DeBaun et al., »*Epigenetic Alterations of H19 and LIT1 Distinguish Patients with Beckwith-Wiedemann Syndrome with Cancer and Birth Defects*«, 604–611.

130 Heijmans et al., »*Persistent Epigenetic Differences Associated with Prenatal Exposure to Famine in Humans*«, 17046–17049.

ergaben, dass diese Zeit der Mangelernährung der Mütter nicht nur tiefgreifende Auswirkungen auf das intrauterine Wachstum der Föten hatte, sondern auch auf den Gesundheitszustand der Babys nach der Geburt und während ihres gesamten Lebens. Tatsächlich wurde der Nährstoffmangel während des »Hungerwinters« als einer der Hauptfaktoren für chronische Krankheiten identifiziert, an denen die damals geborenen Menschen später im Leben litten.

Diese Ergebnisse sind ein weiteres Beispiel für die »Fötale Programmierungs«-Hypothese. Der unter Nährstoffmangel leidende Organismus der Mutter signalisiert dem Fötus, dass die Lebensbedingungen nach der Geburt langfristig schlecht sein werden. Als Reaktion darauf verläuft die Entwicklung des Fötus anders. Es kommt zu Veränderungen der Körpergröße und einer Anpassung des Stoffwechsels, der den Organismus auf die harten Bedingungen nach der Geburt vorbereitet. Somit schränkt die Unterernährung der Mutter die intrauterine Entwicklung ein und führt zu einem geringeren Geburtsgewicht des Neugeborenen. Denn Babys mit geringem Geburtsgewicht und verändertem Stoffwechsel sind besser angepasst an eine Umwelt, in der Mangelernährung herrscht, als Babys von Müttern, die in einer Umgebung mit Nahrungsüberfluss schwanger waren. Problematisch wird es, wenn sich die Lebensbedingungen verbessern und sich die untergewichtigen Babys statt in einer erwarteten Mangelumgebung in einer Überflussumgebung wiederfinden. Die »fötale Programmierung« auf Mangel an Nahrungsmitteln erweist sich dann in einer von Überfluss geprägten Umgebung als maladaptiv. Im späteren Leben haben solche Menschen ein höheres Risiko für Krankheiten wie Adipositas, Diabetes und Herz-Kreislauf-Erkrankungen, da ihr Stoffwechsel an eine Umgebung mit Mangel angepasst ist. Obwohl dies nicht kausal, sondern nur in Korrelationsstudien nachgewiesen wurde, ist es sehr wahrscheinlich, dass solche entwicklungsplastischen Effekte auf epigenetische Mechanismen zurückzuführen sind.

Zusammengefasst deuten diese Erkenntnisse darauf hin, dass die Entwicklung des Phänotyps, einschließlich Eigenschaften, Verhalten und Aussehen, im Wesentlichen davon bestimmt wird, wie Gene reguliert werden. Während Mutationen und Allelvarianten sicherlich eine wichtige Rolle bei der Variation eines bestimmten Merkmals spielen, scheinen Regulationsmechanismen, die diese Gene beeinflussen, mindestens ebenso wichtig zu sein. Die Erforschung wichtiger Regulatoren, die durch Umweltfaktoren wie die Ernährung und viele andere äußere Faktoren beeinflusst werden können, steht jedoch erst am Anfang.

Eines der prominentesten Beispiele dafür, wie wenig über den Einfluss von Umweltfaktoren auf die menschliche Gesundheit und Krankheit bekannt ist, ist der sogenannte Glasgow-Effekt. Der Glasgow-Effekt bezieht sich auf den schlechten Gesundheitszustand der Einwohner von Glasgow, der zu einer erschreckend niedrigen Lebenserwartung führt – der niedrigsten im Vereinigten Königreich und einer der niedrigsten in ganz Europa. Im Jahr 2008 berichtete die Weltgesundheitsorganisation, dass die Lebenserwartung von Männern bei der Geburt im Stadtteil Calton in Glasgow zum genannten Zeitpunkt nur 54 Jahre betrug.[131] Im Jahr 2016 waren die Sterblichkeitsraten sowohl von Frauen als auch von Männern höher als irgendwo sonst in Westeuropa. Die Lebenserwartung der Glasgower lag Berichten zufolge fast sieben Jahre unter dem nationalen Durchschnitt für Männer und über vier Jahre unter dem nationalen Durchschnitt für Frauen.[132] Anerkannte Faktoren, die mit diesen höchsten Sterblichkeitsraten und der niedrigsten Lebenserwartung in Westeuropa in Verbindung gebracht werden, scheinen die vorherrschenden sozioökonomischen Benachteiligungen in diesem Gebiet zu sein. Tatsächlich zeigen Studien zur Sterblichkeit, dass der Glasgow-Effekt ein relativ neues Phänomen ist. Eine historische Analyse der langfristigen Trends der frühen Sterblichkeit ergab, dass die Sterblichkeitsraten in Glasgow in den 1920er Jahren mit denen anderer großer Industriestädte im Vereinigten Königreich wie Liverpool und Manchester vergleichbar waren. Zu Beginn der 1980er Jahre vergrößerte sich jedoch die sozioökonomische Kluft, begleitet von einer schlechten Lebenserwartung, ein Phänomen, das sich in den folgenden 30 Jahren und länger fortsetzte.

Glasgow liegt im Zentrum der ehemaligen Industriegebiete im Westen Zentralschottlands. Diese geografische Region blickt auf eine lange Geschichte der Industrialisierung zurück, insbesondere der Schwerindustrie. Glasgow erlebte in den 1980er Jahren eine politisch motivierte De-Industrialisierung. Die De-Industrialisierung führte zu einem wirtschaftlichen Rückgang, gefolgt von sozioökonomischer Benachteiligung, von der Glasgow am stärksten betroffen war. Selbst in den wohlhabenderen Stadtteilen von Glasgow ist die Sterblichkeitsrate immer noch um 15 % höher als in ähnlichen Stadtteilen anderer Großstädte. Im Gegensatz dazu können die Einwohner von Lenzie, einer wohlhabenden Stadt etwa elf Kilometer nordöstlich von Glasgow, mit einer Lebenserwartung von 82 Jahren rechnen.

Trotz dieser erschütternden Beobachtungen lehnen einige Forscher den Begriff »Glasgow-Effekt« ab, da er suggeriert, dass es eine einfache Lösung für ein komplexes Problem gibt. Der Glasgow-Effekt ist höchstwahrscheinlich das Ergebnis eines Zusammenspiels von einem Dutzend oder mehr Faktoren. Schuld daran sind mög-

---

131 WHO, *»Closing the gap in a generation: health equity through action on the social determinants of health – Final report of the commission on social determinants of health.«*

132 Reid, *»Excess Mortality in the Glasgow Conurbation«*.

licherweise das kalte, regnerische Wetter und der Mangel an Sonnenlicht, der zu einem chronischen Vitamin-D-Mangel führt, aber auch Alkohol, Rauchen und Drogenmissbrauch in der Bevölkerung der Stadt. Der entscheidende Faktor, der jedoch die meisten Fäden zusammenführt, scheint die Armut zu sein. Armut führt zu ungesunder Ernährung, schlechten Wohnverhältnissen und einer prekären Sicherheit in der Gemeinde. Innerhalb des Vereinigten Königreichs ist Glasgow nicht die einzige Stadt, in der die Bevölkerung unter relativ hoher Armut leidet, was zu einem schlechten Gesundheitszustand und hohen Sterblichkeitsraten in allen Altersgruppen führt. Zwei weitere Städte im Vereinigten Königreich, deren Einwohner in den letzten 40–50 Jahren ähnliche sozioökonomische Schwierigkeiten erlebt haben, sind Liverpool und Manchester. Die Einwohner dieser beiden postindustrialisierten Städte haben im Vergleich zu den Einwohnern aller anderen Städte in England die niedrigste Lebenserwartung. Infolgedessen wurde Armut zweifellos als entscheidender Faktor für die Gesundheit und als Hauptursache für die Sterblichkeit anerkannt, doch sie liefert keine vollständige Erklärung für die Ursachen.

Die drei Städte im Vereinigten Königreich – Liverpool, Manchester und Glasgow – haben eine ähnliche Geschichte der Industrialisierung und De-Industrialisierung, die mit Armut und einem geringen Wohlbefinden der Einwohner gekoppelt ist. Dennoch gibt es im Fall von Glasgow einen auffälligen Unterschied. Während die Verteilung der Einkommensarmut in den Stadtbezirken der drei Städte nahezu identisch ist, ist die Gesamtsterblichkeitsrate von Menschen unter 65 Jahren in Glasgow um mehr als 30 % höher als in Liverpool und Manchester, insbesondere in den Altersgruppen von 15–44 Jahren und 45–64 Jahren.[133] Der eklatante Unterschied in der frühen Sterblichkeit der Glasgower im Vergleich zu den Einwohnern anderer einkommensschwacher Städte im Vereinigten Königreich ist auf die auffälligen Unterschiede bei den Todesursachen zurückzuführen, wie in mehreren Studien berichtet. Glasgower starben im Vergleich zu den Einwohnern von Liverpool und Manchester deutlich häufiger an Lungenkrebs, alkoholbedingten Ursachen, drogenbedingten Vergiftungen und anderen äußeren Ursachen und begingen fast 70 % häufiger Selbstmord.

Die Sterblichkeit ist in den wirtschaftlich am stärksten benachteiligten Regionen von Glasgow am höchsten. Am auffälligsten ist jedoch, dass die Sterblichkeit auch bei Glasgowerinnen und Glasgower mit hohem sozioökonomischen Status, d. h. bei denjenigen Bürgerinnen und Bürgern, die zum Zeitpunkt der Studie wohlhabend waren, höher war. Diese Beobachtung bestärkte die Skeptiker in ihrer Argumenta-

---

133 Walsh et al., »*It's Not ›Just Deprivation‹*«, 487–495.

tion, dass Armut kein starker Faktor für schlechte Gesundheit und vorzeitigen Tod unter den Glasgowern sei. Diese pauschale Leugnung ist gefährlich irreführend, da sie nur den aktuellen und jüngsten sozioökonomischen Status der Bevölkerung berücksichtigt.

Wie bereits erwähnt, wirken sich Armut, wirtschaftliche Not und sozialer Stress jedoch über Generationen hinweg aus. Wenn Babys in bestimmte soziale und sozioökonomische Nischen hineingeboren werden, ist das Umfeld, in dem sie aufwachsen, weitgehend vorgegeben. Diese Nischen ähneln oft jenen, in denen ihre Eltern und Großeltern gelebt haben, und lenken die Entwicklung eines Kindes in eine bestimmte Richtung. Eine zufällige soziale Aufwärtsmobilität im späteren Leben kann die negativen Auswirkungen der wirtschaftlichen Notlage ihrer Großeltern, Eltern und möglicherweise auch ihrer frühen Kindheit nicht vollständig kompensieren.

Paul Shiels, Forscher an der Universität Glasgow, erklärt, dass die pathologischen und lebensbedrohlichen Auswirkungen, die bei den Einwohnern von Glasgow zu beobachten sind, mit der fötalen Programmierung durch DNA-Methylierung in Verbindung gebracht werden können. Epigenetische Veränderungen der DNA, wie z. B. der Methylierungsgrad des Gesamtgenoms, nehmen im Laufe des Lebens bei jedem Menschen global (also genomweit) ab (wobei es aber auch zur lokalen Zunahme an Methylierung bestimmter Gene kommt). Ersteres ist bestimmt durch den natürlichen Alterungsprozess, der durch äußere Faktoren wie Ernährung (siehe das erwähnte Beispiel der Agouti-Mäuse) sowie Stress und eine ungesunde Lebensweise beeinflusst werden kann. Externe Faktoren, die zu epigenetischen Veränderungen führen, haben bereits lange vor der Geburt einen starken Einfluss auf die DNA des sich entwickelnden Embryos. Ungünstige externe Faktoren führen zu einem deutlich geringeren Methylierungsgrad bei Neugeborenen, deren Mütter in benachteiligten Gegenden von Glasgow lebten und während der Schwangerschaft unter sozioökonomischen Schwierigkeiten und Belastungen litten.

Epigenetische Veränderungen sind also bereits vor der Geburt festgelegt und wirken sich ein Leben lang aus, selbst wenn sich die sozioökonomischen Verhältnisse ändern. Darüber hinaus können Veränderungen der Methylierung an Kinder und Enkelkinder weitergegeben werden. Viele Menschen der heutigen Mittelschicht in Glasgow hatten vor einigen Jahrzehnten sehr arme Vorfahren. Daher haben Eltern oder Großeltern aus Glasgow, die in der Vergangenheit einer schlechten Ernährung, minderwertigen Wohnverhältnissen, ungünstigen Lebensumständen und hohen Stressfaktoren ausgesetzt waren, ein signifikant höheres Risiko für die Gesundheit, nachteilige epigenetische Effekte an ihre Nachkommen weiterzugeben. Angesichts der generationsübergreifenden Auswirkungen der Epigenetik wird es viele Jahrzehnte dauern, bis gesundheitliche Ungleichheiten beseitigt sind. Dies sollte jedoch unsere moralische Verpflichtung sein, da das Ignorieren solch großer, aber gleichzeitig behebbarer Unterschiede als eine soziale Ungerechtigkeit angesehen werden muss, die Menschen auf der ganzen Welt das Leben kostet.

Was können wir aus all dem schließen? Unsere Gene erzählen nur die Hälfte der Geschichte. Die andere Hälfte hängt von der Epigenetik, von pränatalen Einflüssen und sogar von Erfahrungen ab, die unsere Mütter und Großmütter gemacht haben. Studien zeigen einen Zusammenhang zwischen dem Ernährungszustand schwangerer Frauen und der Gesundheit nicht nur ihrer Kinder, sondern auch ihrer Enkelkinder. Das deutet darauf hin, dass bestimmte regulatorische Veränderungen in der Genexpression nicht nur die Physiologie eines Organismus während seines gesamten Lebens beeinflussen, sondern auch an nachfolgende Generationen weitergegeben werden. Epigenetische Veränderungen regulieren also die Genexpression als Reaktion auf Umweltbedingungen während kritischer Phasen in der frühen fötalen Entwicklung. Einmal ausgelöst, manifestieren sich diese plastischen Effekte oft in lebenslangen Veränderungen.

Das ist nicht so überraschend, wie es vielleicht klingt. Schließlich erinnern Sie sich vielleicht noch, dass Sie einst im Biologieunterricht in der Schule lernten, dass die primären Eizellen bereits im fünften Monat des fötalen Lebens gebildet werden und bis zur Pubertät ruhen. Mit anderen Worten: Die mütterliche DNA, die 50 % des Genoms ihres Kindes ausmacht, wird in den Keimzellen gespeichert, während die Mutter noch im Mutterleib ihrer Mutter ist (d. h., wenn die Großmutter mit der Mutter schwanger ist, wird bereits die DNA für ihr Kind in den mütterlichen Keimzellen angelegt). Stellen Sie sich eine Frau vor, die während der Schwangerschaft unter schweren Entbehrungen oder Widrigkeiten leidet. Durch Stress und Entbehrungen ausgelöste genregulatorische Effekte wirken sich auf die DNA in den Zellen des wachsenden Embryos aus und können die Entwicklung des Embryos beeinflussen (d. h., es wirkt auf dieselbe DNA, die an die Enkelkinder weitergegeben wird). Diese Entwicklungsprozesse machen es biologisch plausibel, dass sich negative Auswirkungen über (mindestens) drei Generationen hinweg auswirken können.

Die Beobachtung, dass epigenetische Effekte an die Nachkommen weitergegeben werden können, deckt sich mit dem, was Psychologen als transgenerationales Trauma bezeichnen. Transgenerationale Traumata bezeichnen traumatische Ereignisse, die von einer Generation auf die nächste weitergegeben werden können. Hier stellt sich die essenzielle Frage, wie Kinder und Enkelkinder von Trauma-Überlebenden Traumata bewältigen und dadurch heilen können. Das Konzept der transgenerationalen Traumata wurde in Studien an Nachkommen von Holocaust-Überlebenden umfassend untersucht. Ähnliche transgenerationale psychologische Auswirkungen wurden bei Kindern von Missbrauchsopfern beobachtet. Wie kann dieser Teufelskreis durchbrochen werden?

Die vielleicht wichtigste Botschaft ist, dass unsere Gene trotz ihrer prägenden Kraft nicht deterministisch sind. Wir sind keine Gefangenen unserer Gene oder bloße Vollstrecker und Handlanger eines genetisch vorbestimmten Schicksals. Unsere DNA ist keine simple Gebrauchsanweisung, wie ein Organismus hergestellt wird. Daher kann uns die Genetik keine vollständigen Antworten liefern. Die Genetik ist eine probabilistische Wissenschaft, die viel Spielraum für Modulationen durch das soziale Umfeld lässt, im Guten wie im Schlechten. Auch wenn einige von uns Allelvarianten in ihrer DNA haben, die die Anfälligkeit für bestimmte somatische Erkrankungen, Psychopathologien oder negative Verhaltensmerkmale erhöhen, stellen dieselben Allele auch ein genetisches Potenzial dar. Was in einem Umfeld verheerend ist, kann in einem gesunden und fördernden Umfeld ein entscheidender Faktor für Erfolg und Wachstum sein.[134] Kehren wir zu der schrecklichen Tragödie zurück, die das Leben der Familie Waldroup im Oktober 2006 erschütterte, und betrachten wir sie im Lichte der Frage, wie transgenerationale traumatische Erfahrungen dazu beitragen können, Opfer von Gewalt zu stärken. 5½ Jahre nach der schrecklichen Gewalttat von Bradley Waldroup drehte der Filmemacher Doug Block einen 36-minütigen Dokumentarfilm mit dem Titel *»The Children Next Door«*, der einen intimen Einblick in das Leben der Familie Waldroup gibt. Dank Blocks filmischer Aufarbeitung und der Bereitschaft der Familie Waldroup, ihre traumatischen Erlebnisse zu teilen, haben wir die Möglichkeit, besser zu verstehen, wie Penny Waldroup und ihre vier Kinder Chelsea, Emily, Elijah und Ashley mit den Folgen der Gewalt umgegangen sind.

Bevor sich der Film jedoch mit dem Weg der Familienmitglieder zur Genesung auseinandersetzt, geht er auf die Frage ein, die normalerweise zuerst gestellt wird: »Warum bleibt eine Frau bei einem gewalttätigen Ehemann?« Es wird deutlich, dass sowohl Bradley als auch Penny Waldroup in Familien aufgewachsen sind, in denen häusliche Gewalt an der Tagesordnung war. Penny erinnert sich, dass ihr Vater schwer alkoholabhängig war. Wenn ihre Eltern zusammen tranken, stritten sie sich ständig. Manchmal schlug Pennys Vater ihre Mutter so heftig, dass sie überall blaue Flecken hatte. Einmal jagte er die Familie sogar mit einer Waffe aus dem Haus. Penny Waldroups Leben mit Bradley ähnelte auffallend dem, was sie in ihrer Kindheit erlebt hatte. Während ihrer zehnjährigen Ehe eskalierte die Gewalt ihres Mannes immer mehr und gipfelte schließlich in diesem einen schrecklichen Vorfall.

134 Boyce, »*The Orchid and the Dandelion*«.

Für Frauen in Missbrauchsbeziehungen sowie für Kinder, die häusliche Gewalt erlebt haben, ist es schwierig, sich aus gewalttätigen Beziehungen zu befreien. Sie haben sich verhaltensmäßig und neuroplastisch an ihr missbräuchliches Umfeld angepasst. Auch später im Leben suchen sie ähnliche soziale Umfelder auf, ein Prozess, den ich zuvor als Nischenauswahl bezeichnet habe (s. Kapitel 3). Die Anpassung an eine missbräuchliche Nische funktioniert besonders »gut«, wenn der Täter die Personen, die von ihm abhängig sind, isoliert, indem er Kontakte zu anderen einschränkt oder ganz unterbindet. Auf diese Weise schafft der Täter eine abweichende soziale Nische, die von der Außenwelt abgeschottet ist und sich so die Familienmitglieder nicht an andere, gewaltfreie Nischen anpassen können. Opfer häuslicher Gewalt akzeptieren Übergriffe und Gewalt nicht nur als Teil ihres normalen Lebens, sondern glauben, dass gewalttätiges Verhalten ein Spiegelbild gesellschaftlicher Interaktionen im Allgemeinen ist. Chelsea Waldroup und ihre Geschwister lernten, Gewalt als normalen Teil ihres Lebens zu betrachten. In der Dokumentation erinnert sich Chelsea: »Noch schlimmer als die Gewalt gegen meine Mutter war die Tatsache, dass meine Geschwister und ich begonnen hatten, dies für normal zu halten. Ein einfaches Gespräch zwischen den beiden eskalierte zu einem Streit, der wiederum zu neuen blauen Flecken am Körper meiner Mutter führte. Mit sechs Jahren glaubte ich, dass alle Familien so waren.«

Elijah sagt, dass sein Vater alle Familienmitglieder streng kontrollierte, und erinnert sich, dass er überrascht war, dass andere Familien nicht gewalttätig waren. »Man konnte nirgendwo hingehen oder etwas tun, ohne dass er es erlaubte. Sobald ich zu meinem Freund nach Hause ging und sah, wie seine Familie funktionierte, dachte ich: Meine Familie ist wirklich seltsam.«

Zusammen mit der gewonnenen Überzeugung, dass Gewalt zu allen sozialen Beziehungen gehört, setzt bei den Opfern ein weiterer verheerender Prozess ein: Opfer häuslicher Gewalt verlieren ihr Selbstwertgefühl. Dies ist darauf zurückzuführen, dass der Täter unangefochtene Dominanz über alle anderen Familienmitglieder ausübt und so die Realität für die gesamte Familie nach eigenem Gutdünken definiert. Da ihnen die Möglichkeit genommen wird, ihre eigene Wahrnehmung zu äußern, können die Opfer kein Selbstwertgefühl entwickeln, sondern werden abhängig von der launischen Bewertung des Täters. Penny erinnert sich, dass es lange gedauert hat, bis sie ihren eigenen Wert erkannt hat. Auf die Frage, warum es so schwer ist, eine missbräuchliche Beziehung zu verlassen, antwortet sie: »Manchmal ist es am besten, erst einmal sich selbst zu finden, bevor man versucht, das Warum zu verstehen. Man muss Selbstvertrauen haben, um den Kopf hochhalten zu können.«

Die emotionalen Narben haben Pennys Selbstbild und ihre Sicht auf die Zukunft grundlegend verändert, ebenso wie das ihrer Kinder. Sie alle lebten in einer verzerrten Realität, die von ihrem gewalttätigen Ehemann bzw. Vater geschaffen wurde, und wuchsen mit ständig wiederholten Lügen über ihren eigenen Wert auf. Es ist außerordentlich schwer, diese Gefühle der Demütigung und Erniedrigung zu verlernen, die durch die wiederholten Lügen des Täters verstärkt werden. Diesen Kindern wurde nicht nur ihre Kindheit geraubt, sondern auch ihre Selbstwahrnehmung und ihre Zukunftsperspektiven. Um die Lügen zu verlernen und ihr Leben und ihre Zukunft zurückzugewinnen, müssen andere Personen ihnen alternative Perspektiven aufzeigen, die Opfer häuslicher Gewalt oft selbst nicht sehen können. Dies ist besonders schwierig, wenn Kinder in einen Loyalitätskonflikt geraten, wie es bei Chelsea Waldroup der Fall war. Obwohl sie das missbräuchliche und gewalttätige Verhalten ihres Vaters miterlebte, fühlte sie sich ihm immer noch verbunden. Aus ihrer Kindheit erinnert sie sich, dass Streitigkeiten »wegen Kleinigkeiten anfingen ... und dann eskalierten sie zu Schreien und Kämpfen ... und dann zu Schlägen ... Ich hatte das Gefühl, wir mussten das geheim halten. Wir wussten, dass es falsch war. Wir wussten, dass mein Vater wegen der Gewalt in Schwierigkeiten geraten konnte, also haben wir einfach beschlossen, nichts zu sagen – weil wir ihn liebten.« Tatsächlich erinnert sie sich, dass sie bereitwillig eine unterwürfige Haltung eingenommen und seine Willkür akzeptiert hat: »Wir haben alle versucht, Wege zu finden, ihn glücklich zu machen. Ich hatte das Gefühl, wenn ich mehr tat, wenn ich putzte, würden sie weniger streiten.« Auch Jahre nach dem schrecklichen Vorfall versucht Chelsea noch immer, das Bild, das sie von ihrem Vater hatte, mit seinen unfassbaren Taten in Einklang zu bringen. Sie sagt: »Er war mein Held. Ich habe ihn geliebt ... und ich habe meine Mutter gehasst.«

Die Mitglieder der Familie Waldroup tragen noch immer schreckliche Erinnerungen mit sich, die nur langsam verblassen. Elijah bestätigt: »Ich erinnere mich nur noch an ... eigentlich erinnere ich mich an alles!« Nicht nur an den grausamen Tag im Oktober 2006, sondern auch an unzählige andere Gewalttaten seines Vaters. »Wir versteckten uns im Zimmer. Wir hörten meine Mutter sagen: ›Tu das nicht, hör auf, hör auf!‹ Man konnte hören, wie er meiner Mutter ins Gesicht schlug und so.« Die Gewalt, die die Familienmitglieder erlebt hatten, wird sie weiterhin verfolgen. Es wird ein langer und schwieriger Weg der Heilung sein. Penny und ihre vier Kinder sind nach Georgetown, Tennessee, gezogen. Penny erholt sich von der mörderischen Attacke, bei dem sie einen Finger verloren hat. Trotz der Schmerzen, die sie erlitten haben, sind die Familienmitglieder mit ihrem Mut und ihrer Resilienz eine Inspiration. Chelsea hat die Highschool abgeschlossen und besucht die University of

Chattanooga. Sie setzt sich für die Sensibilisierung der Öffentlichkeit für häusliche Gewalt gegen Kinder ein. Emily hat angefangen zu reisen, neue Freunde gefunden und die Mittelschule abgeschlossen. Elijah strebt danach, ein Spieler in seiner Highschool-Footballmannschaft zu werden, und ist entschlossen, seine Träume zu verwirklichen. Der Dokumentarfilm erzählt nicht viel über Ashley, die von ihrer Mutter als einzigartig beschrieben wird.

Die Familie Waldroup muss neue, transformative, kognitive und emotionale Wege gehen, um die Lügen zu überwinden, die sie während ihrer Kindheit voll häuslicher Gewalt gelernt hat. Um emotional zu heilen, müssen sie den Kreislauf der Gewalt durchbrechen, ihrem missbräuchlichen sozialen Umfeld entkommen und sich selbst wertschätzen lernen. Der Heilungsprozess erfordert eine gemeinsame Anstrengung der Familie, die sich über mindestens zwei Generationen von Kindern häuslicher Gewalt erstreckt.

KAPITEL 5

Lernen und Gedächtnis

Die Erinnerung (...) ist das Tagebuch, das wir alle mit uns herumtragen.
— Oscar Wilde, The Importance of Being Earnest

Henry Gustav Molaison wurde am 26. Februar 1926 in Manchester, Connecticut, geboren. Er wuchs zu einem lebhaften Jungen mit blonden Haaren und strahlend blauen Augen heran. Er war das einzige Kind eines Arbeiterehepaares. Sein Vater war Elektriker und seine Mutter Haushälterin. Zu ihrem geringen Einkommen kam hinzu, dass sie den größten Teil ihrer Ersparnisse beim Börsencrash von 1929 verloren hatten. Während seiner Kindheit zog Henrys Familie viele Male von einer Mietskaserne in die nächste. Als er sieben oder acht Jahre alt war, lebte seine Familie in einer Wohnung im zweiten Stock, etwa eine Viertelmeile vom Colt Park in der Innenstadt von Hartford, Connecticut, entfernt. Dort, am nördlichen Rand des Parks, überquerte Henry eines Tages die Straße und übersah einen Radfahrer, der den Hügel hinunterraste. Henry wurde vom Radfahrer angefahren, landete auf der linken Seite seines Kopfes und erlitt eine tiefe, zentimeterlange Wunde an der Stirn, direkt über der Augenbraue.[135] Er erholte sich schnell, aber diese Kopfverletzung löste aller Wahrscheinlichkeit nach eine Krankheit aus, an der er einige Jahre später zu leiden begann.

Im Alter von zehn Jahren entwickelte Henry epileptische Anfälle. Trotz seiner Erkrankung unterstützte Henry seine Familie von seinem frühen Jugendalter an und nahm Teilzeitjobs in einem Kino, in der Schuhabteilung des Kaufhauses G. Fox & Co. und auf einem Schrottplatz an, um das Familieneinkommen aufzubessern. Aber die Anfälle plagten ihn in den folgenden fünf Jahren fast täglich. Henry brach die Schule vorzeitig ab und begann eine Ausbildung zum Motorenwickler bei Ace Electric Motors. An seinem 15. Geburtstag verschlechterte sich sein Zustand. Seine lokalen Anfälle entwickelten sich zu generalisierten tonisch-klonischen Anfällen. Seinen ersten tonisch-klonischen Anfall erlitt er, als er mit seinem Vater im Auto saß und

135 Dittrich, »*Patient H. M.*«.

plötzlich Krämpfe bekam und vom Rücksitz nach vorne fiel. Da Henrys Familie seine wiederkehrenden Anfälle nicht mehr kontrollieren konnte, überwies sie ihn an William Beecher Scoville, einen Neurochirurgen am Hartford Hospital. Scoville setzte die Medikation fort und verschrieb Dilantin, Phenobarbital, Tridione und Mesantoin zur weiteren Behandlung, Obgleich er die Medikamente mehrmals täglich einnehmen mussten, zeigte Henrys Zustand nur geringe Besserung. Bald musste Henry seinen Job bei Ace Electric Motors aufgeben und kehrte zur Highschool zurück. Im Alter von 21 Jahren schloss er schließlich die East Hartford High ab. Zu diesem Zeitpunkt waren seine epileptischen Anfälle jedoch so schwerwiegend und häufig geworden, dass er sein Highschool-Diplom nicht auf der Bühne entgegennehmen konnte. Man befürchtete, er könnte bei der Diplomverleihung einen Anfall erleiden. Nach seinem Abschluss begann Henry in der Schreibmaschinenfabrik Underwood Typewriter am Fließband zu arbeiten. Doch seine therapieresistenten epileptischen Anfälle wurden häufiger und er litt fast täglich unter partiellen Anfällen und intermittierenden generalisierten Anfällen. Um die Anfälle unter Kontrolle zu halten, nahm Henry immer höhere Dosen Antikonvulsiva ein. Im Alter von 27 Jahren war er aufgrund seiner epileptischen Anfälle und der hohen Medikamentendosis arbeitsunfähig und konnte kein normales Leben mehr führen. Selbst wenn er keine Anfälle hatte, war Henry geistig abwesend und zog sich aus dem täglichen Leben zurück. Nur gelegentlich hörte er Musik im Radio oder blätterte in Zeitschriften.

Im Jahr 1953, als Henrys generalisierte Anfälle seit einem Jahrzehnt fortschritten, schlug sein Neurochirurg Scoville eine Operation vor, um die Epilepsie des Patienten einzudämmen. Scoville unterzog Henry einem Elektroenzephalogramm (EEG), um die schwachen elektrischen Ströme zu messen, die von den aktiven neuronalen Netzwerken in seinem Gehirn erzeugt wurden. Zufälligerweise erlitt Henry gerade während des Eingriffs einen partiellen epileptischen Anfall. Das EEG ergab jedoch keinen eindeutigen epileptogenen Herd. Man fand also keinen lokalisierten Bereich in seinem Gehirn, in dem der epileptische Anfall seinen Ursprung hatte. Aufgrund der diffusen EEG-Ergebnisse war Henrys Operation kein ätiologisch begründeter gezielter Eingriff. Vielmehr wurde das anatomische Ziel der Operation, nämlich die medialen Temporallappen, auf der Grundlage früherer Ergebnisse bei Patienten mit schweren psychischen Störungen ausgewählt. Diese Operationen beschränkten sich jedoch in der Regel auf eine der beiden Gehirnhälften. Scoville versicherte Henrys Eltern, dass sein vorrangiges Ziel die Verbesserung der Lebensqualität ihres Sohnes sei, und schlug vor, die medialen Temporallappen beider Gehirnhälften des jungen Mannes operativ zu entfernen. Im Gegensatz zu früheren Operationen, die Scoville an Epilepsiepatienten durchgeführt hatte und bei denen er in der Regel eine einseitige (entweder links oder rechts) Resektion vornahm, war Henry der erste Epilepsiepatient, der sich Scovilles »experimentellem« Verfahren einer beidseitigen Temporallappenresektion unterzog. Es muss daran erinnert werden, dass Scovilles experimentelle Operation in einer Zeit der Medizin stattfand, in der große Bereiche des Gehirns, seine Anatomie und lokalisierten Funktionen noch relativ unerforscht waren. Es war dieselbe Zeit, in der der fehlgeleitete amerikanische Arzt Walter Freeman seine brutalen Lobotomien mit einem Eispickel durchführte und der außergewöhnliche amerikanisch-kanadische Neurochirurg Wilder Penfield begann, seine bahnbrechende anatomisch-funktionelle Karte der somatotopischen Organisation des Gehirns zu entwerfen.

Im Sommer 1953 entfernte Scoville chirurgisch Henrys innere Teile beider Temporallappen: große Teile beider Hippocampi und den größten Teil seiner Amygdala sowie den parahippocampalen, perirhinalen und entorhinalen Kortex. Nur kleine Bereiche von etwa zwei Zentimetern an der Rückseite der Hippocampi und der entorhinalen Kortices blieben verschont.

Auf den ersten Blick schien die Operation erfolgreich, da die Ärzte Henrys Anfälle unter Kontrolle bringen konnten. Die partiellen und generalisierten Anfälle traten nach der Operation deutlich seltener auf. Doch bald stellte sich heraus, dass dieser therapeutische Erfolg ein Pyrrhussieg war. Bei der Untersuchung durch das Ärzteteam des Krankenhauses beschrieb Henry »seinen inneren Zustand als ein ständiges Gefühl, gerade aus einem Traum erwacht zu sein«.[136] Ähnlich wie jemand, der nach dem Aufwachen aus dem Schlaf in einen noch verwirrten Zustand der Realität zurückkehrt. Nur dass in Henrys Fall das Gefühl, zwischen Traum und Wirklichkeit zu schweben, nie nachließ.

Was war während der Operation passiert, das Henry in einen Zustand ständiger Benommenheit versetzt hatte? Scoville war verwirrt über das unerwartete und unbeabsichtigte Ergebnis der Operation. Gab Henrys Zustand nach der Operation einen Hinweis auf die Funktion der medialen Temporallappen des menschlichen Gehirns? Die Operation hatte verheerende Folgen für Henry Molaisons kognitive Funktionen. Doch so tragisch der Eingriff für Henry Molaison als Patient auch war, so eröffnete er doch neue Horizonte in der Gedächtnisforschung. Henrys Fall ist bis heute in der wissenschaftlichen und populärwissenschaftlichen Literatur präsent. Henry Molaison wurde zum meistzitierten und am besten untersuchten einzelnen Patienten in der Geschichte der Neurowissenschaften, besser bekannt als Patient H. M.

---

136 Ebd.

Wir dürfen nicht vergessen, dass zu dieser Zeit die Funktionsweise des menschlichen Gehirns in Bezug auf die Korrelation zwischen Anatomie und Funktion noch weitgehend ein Rätsel war.[137] Obwohl der außergewöhnlich begabte Neurochirurg Wilder Penfield bereits für die Erstellung einer anatomisch-funktionellen Karte der Gehirnorganisation berühmt geworden war, wurden seine Erkenntnisse vor allem von Wissenschaftlern aufgegriffen, die sich mit sensorischen und motorischen Systemen oder Sprach- und Verhaltensstörungen befassten. Trotz der triumphalen Fortschritte des Lokalisierungsansatzes in den oben genannten Forschungsbereichen schienen die resultierenden Erkenntnisse im Bereich der Gedächtnisforschung zu kurz zu greifen.

Tatsächlich schienen die Lokalisationstheorien trotz ihrer Popularität in Bereichen der Gedächtnisforschung irrelevant zu sein. Diese kritische Sichtweise wurde von Forschern aus der medizinischen und wissenschaftlichen Gemeinschaft genährt, die die Kartierungsbemühungen der Lokalisationstheoretiker zunächst als eine Art Wiederbelebung der Phrenologie verspotteten. Diese Kritiker waren Holisten, die die Theorie vertraten, dass das Gehirn ganzheitlich funktioniere, und eine funktionelle Trennung von Teilen des Gehirns ablehnten, also eine Art pointillistische Idee. Diese holistische Theorie basierte auf den einflussreichen Arbeiten des französischen Physiologen Pierre Flourens, der nachgewiesen hatte, dass die Gehirnhälften keine Bereiche mit bestimmten Funktionen aufwiesen. Seine wichtigsten Versuchstiere waren Tauben, und er übertrug diese Erkenntnisse aus der Tierwelt auf das menschliche Gehirn. Er glaubte, dass die Gehirnhälften unempfindlich gegenüber Reizen wären und als unteilbares Ganzes funktionierten.[138]

Entsprechend einer holistischen Agenda vertraten Gedächtnisforscher zu dieser Zeit die Ansicht, dass es keinen bestimmten Ort im Gehirn gebe, an dem Erinnerungen gespeichert werden. Die Überzeugung, dass Erinnerungen nicht spezifisch lokalisiert sind, war vor allem dem amerikanischen Psychologen und Behavioristen Karl Spencer Lashley zu verdanken. Inspiriert vom Erfolg der europäischen Lokalisierungstheoretiker, war Lashley zunächst sehr daran interessiert, die Teile des Gehirns zu identifizieren, die für die Speicherung von Erinnerungsspuren verantwortlich sind. Solche Erinnerungsspuren waren hypothetische Strukturen, die als Engramme bezeichnet wurden und von denen man annahm, dass sie bestimmte

---

137 Natürlich stehen Wissenschaftler heute noch vor einer außergewöhnlichen Herausforderung, wenn sie die Funktionsweise des menschlichen Gehirns erforschen. Dennoch wurden insbesondere in den letzten 50 Jahren beeindruckende neurobiologische Erkenntnisse gewonnen, die zu Scovilles Zeiten undenkbar waren.

138 Walker, »*The Development of the Concept of Cerebral Localization*«, 99–121.

Einheiten darstellen, die an der Speicherung von Erinnerungen im Gehirn beteiligt sind. Da ihr genauer Mechanismus und ihre Lage in keinem Organismus bekannt waren, beschlossen Lashley und sein Forscherkollege Shepherd Ivory Franz, ihre Experimente an Laborratten durchzuführen. Sie trainierten die Ratten zunächst darauf, in unterschiedlich gestalteten Labyrinthen Belohnungen in Form von Futter zu finden. Dabei beobachteten sie, dass die Tiere nach immer mehr Trainingseinheiten ihre Fähigkeiten, durch diese Labyrinthe zu navigieren und Futter zu finden, verbesserten. Nach dem Training untersuchten die Wissenschaftler mehrere Regionen des Gehirns der Tiere chirurgisch mittels Läsionen und testeten sie erneut, um herauszufinden, ob die Tiere nun Schwierigkeiten hatten, das Futter an den Orten zu finden, an denen sie zuvor trainiert worden waren. Wenn dies der Fall gewesen wäre, hätten die Wissenschaftler den Beweis gehabt, dass der gezielt verletzte Bereich des Gehirns an der Speicherung der Lage einer bestimmten Futterstelle im Labyrinth beteiligt war. Trotz der Läsionen in mehreren Bereichen der Großhirnrinde konnten Lashley und Franz keinen bestimmten Teil des Rattengehirns entdecken, der eindeutig mit der Unfähigkeit, das Futter zu finden, oder mit der Gesamtleistung im Labyrinth korrelierte. Gleichzeitig zeigten Lashley und Franz jedoch, dass die Menge des entfernten Großhirngewebes eindeutig Auswirkungen auf das Erinnerungsvermögen der Tiere hatte. Dies führte Lashley und Franz zu der Schlussfolgerung, dass Gedächtnisspuren nicht in bestimmten, lokalisierten Bereichen gespeichert sind, sondern weit über die gesamte Gehirnlandschaft verteilt sind. Folglich schien es, als würden mehrere Teile des Gehirns für das Gedächtnis und die Gedächtnisleistung zusammenarbeiten. Das stand im Gegensatz zu Läsionen in kleinen, spezifischen Bereichen, die die sensorischen oder motorischen Fähigkeiten der Tiere eindeutig beeinträchtigten.

Lashley entdeckte auch, dass bei einer Schädigung eines Teils des Rattengehirns andere Teile des Gehirns den Gedächtnisverlust dieses zerstörten Teils kompensierten, ein Prozess, der bereits von Ramón y Cajal beschrieben worden war. Die amerikanischen Psychologen Edwin E. Ghiselli und Clarence W. Brown bestätigten Lashleys empirische Ergebnisse, indem sie Läsionsexperimente in verschiedenen subkortikalen Regionen von Rattengehirnen durchführten und die Tiere in Labyrinthen testeten. Nach Lashleys Studien und ähnlichen Experimenten mehrerer anderer Forscher kamen diese zum Schluss, dass das Gehirn in Bezug auf das Gedächtnis im Wesentlichen als eine Einheit funktioniert, nicht als modularer Verbund verschiedener Gedächtnisinhalte. Diese Erkenntnisse führten zusammen mit der scheinbar weitverzweigten Natur von Gedächtnisspuren zu Lashleys Äquipotentialitätshypothese, die der Lokalisierungstheorie jener Zeit klar widersprach.

Vor dem Hintergrund dieser Äquipotentialität erschütterte Scovilles Patient Henry die Grundlagen der Gedächtnisforschung. Im Januar 1954 veröffentlichte Scoville im *Journal of Neurosurgery* einen Artikel mit dem Titel »*The Limbic Lobe in Man*«, in dem er die Auswirkungen der beidseitigen Resektion der medialen Temporallappen beschrieb, die er an Henry durchgeführt hatte. In dieser Veröffentlichung wies der Neurochirurg darauf hin, dass die Operation keine nennenswerten physiologischen Änderungen oder Verhaltensänderungen beim Patienten zur Folge hatte, mit Ausnahme eines sehr schweren Gedächtnisverlusts.[139] Auf Initiative des renommierten Neurochirurgen Wilder Penfield begann Scoville eine Zusammenarbeit mit Brenda Milner, einer britisch-kanadischen Neuropsychologin, die Henrys geistige Fähigkeiten akribisch untersuchte. Milner und Scoville stellten fest, dass Henry eine schwere anterograde Amnesie entwickelt hatte und vollständig unfähig war, neue Erinnerungen zu bilden. Henry konnte keine neuen Ereignisse, Namen oder Gesichter mehr in sein Langzeitgedächtnis aufnehmen und war sich überhaupt nicht bewusst, was in den 19 Monaten vor seiner Operation geschehen war. Henrys Amnesie verbesserte sich nicht. 1½ Jahre nach der Operation war sein Gedächtnis immer noch so schlecht, dass Henrys Mutter sich beklagte, dass ihr Sohn nicht einmal allein zum Einkaufen geschickt werden könne. Tatsächlich erholte sich Henry in den folgenden 5½ Jahrzehnten nie von seiner Beeinträchtigung, sich an alltägliche Begegnungen mit Menschen und Ereignisse zu erinnern.

Aus wissenschaftlicher Sicht war Henrys tragisches Schicksal eine Offenbarung. Milners Studien an Henry legten den Grundstein für die moderne Gedächtnisforschung und lieferten den Beweis, dass es tatsächlich einen spezifischen Speicherort für Erinnerungen im menschlichen Gehirn gibt. Gleichzeitig zeigten psychologische und psychometrische Tests, dass Henrys intellektuelle und wahrnehmungsbezogene Fähigkeiten trotz des chirurgischen Eingriffs intakt geblieben waren. Diese Ergebnisse widersprachen erneut der Vorstellung der Äquipotentialität, dass alle Gehirnregionen in gleichem Ausmaß an Gedächtnis beteiligt sind, und der Annahme, dass das Gedächtnis eng mit intellektuellen und wahrnehmungsbezogenen Funktionen verbunden sei.

Milners Untersuchungen an Henry führten zu einer weiteren außergewöhnlichen wissenschaftlichen Erkenntnis. Überraschenderweise war Henry in der Lage, Prozesse zu erlernen und sich zu merken, die komplexe motorische Fähigkeiten erforderten, wie das Zeichnen von Figuren, das Schreiben in Spiegelschrift und später die Benutzung einer Gehhilfe. Daraus schlossen Gedächtnisforscher, dass es

139 Scoville, »*The Limbic Lobe in Man*«, 64–66.

eine Trennung zwischen einem sogenannten prozeduralen und einem deklarativen Gedächtnissystem geben muss. Das deklarative Gedächtnis bezieht sich auf gelerntes Faktenwissen (semantisches Gedächtnis) oder persönlich erlebte Erfahrungen (episodisches Gedächtnis). Henry hatte das deklarative Gedächtnis weitgehend verloren, hingegen war sein prozedurales Gedächtnis noch intakt, sodass er neue Handlungsabläufe lernen, verfeinern und genau abrufen konnte.

Ausgelöst durch Henry Molaisons tragischen Fall erlebte die Gedächtnisforschung einen beeindruckenden Aufschwung. Ein Vertreter dieses Forschungsgebiets war der kanadische Psychologe Endel Tulving. Er war der erste, der zwischen den zwei Arten des deklarativen Gedächtnisses unterschied: dem episodischen und dem semantischen Gedächtnis. Wie oben beschrieben, bezieht sich das semantische Gedächtnis auf allgemeines Wissen über die Welt, wie Fakten, Ideen, Bedeutungen und Konzepte. Es wird oft als faktisches Gedächtnis bezeichnet und stammt aus dem, was man entweder durch externe Quellen wie Lesen oder Hören oder durch persönliche Erfahrungen gelernt hat. Es wird in der Regel als Wissen akzeptiert, ohne Bezug auf seine Quelle. Jedoch gehen viele Kognitionswissenschaftler heute davon aus, dass das semantische Gedächtnis von unserem kulturellen Umfeld und den sozialen Nischen, in denen wir leben, beeinflusst ist. Vor allem ist das semantische Gedächtnis undatiert. Es repräsentiert Wissen, das nicht mit einem bestimmten Ereignis verknüpft ist, bei dem es erworben wurde.

Nach Tulving unterscheidet sich das semantische Gedächtnis vom episodischen Gedächtnis. Letzteres wird auch autobiografisches Gedächtnis genannt und ist selbstbezogen. Das episodische Gedächtnis greift auf Erfahrungen und bestimmte Ereignisse zurück, die im Laufe des Lebens stattgefunden haben, aber in der Regel zu jedem beliebigen Zeitpunkt abgerufen werden können. Diese Art von Gedächtnis bezieht sich immer eindeutig auf die Vergangenheit und ist in einem zeitlichen Bezugsrahmen eingebettet. Das heißt, es geht hier um Ereignisse, die zu einem bestimmten Zeitpunkt in der Vergangenheit stattgefunden haben. Alle autobiografischen Ereignisse stammen aus Selbsterfahrungen und haben eine eindeutige Selbstrelevanz.

Hier liegt der entscheidende Punkt, an dem sich das Selbst mit der Gedächtnisleistung verbindet. Es sind jene Erinnerungen, die den Menschen ausmachen, also autobiografische Erinnerungen. Es sind Erinnerungen, die durch das gesammelte Wissen über alles, was man *war*, alles beeinflussen, *was* man *ist*. All die verschiedenen Erinnerungsfetzen werden zu einem Ganzen zusammengefügt, um ein vollständiges Bild von sich selbst zu erzeugen. Die Erkenntnis darüber, wie Erinnerungen das Selbst ausmachen, verdanken wir ebenfalls Henry Molaison oder, besser gesagt, seinen kognitiven Defiziten. Wie bereits erwähnt, stellten Scoville und Milner bei der Untersuchung von Henry fest, dass ihr Patient keine neuen deklarativen (d. h. episodischen und semantischen) Erinnerungen mehr erwerben konnte. Als Milner mehrere Stunden mit Henry arbeitete, den Raum für nur wenige Minuten verließ und zurückkam, hatte Henry bereits vergessen, wer sie war. Milner musste sich ihrem Patienten erneut vorstellen.

Episodische und semantische Erinnerungen, die Henry 19 Monate vor der Operation erworben hatte, schienen jedoch mehr oder weniger intakt zu sein. Er erinnerte sich an seine Eltern, wo er wohnte, wo er zur Schule gegangen und wer sein behandelnder Arzt war. Die Schlussfolgerung war, dass Henry an einer anterograden Amnesie litt, sein retrogrades Gedächtnis jedoch verschont geblieben war. Dieser Schluss stellte sich jedoch als Irrtum heraus. Die Psychologin Suzanne Corkin wies später nach, dass praktisch alle autobiografischen Erinnerungen, die Henry vor der Operation erworben hatte, nicht mehr existierten oder für ihn völlig unzugänglich waren. Obwohl er sich bestimmter Ereignisse in seinem Leben bewusst war, konnte er sie nicht mehr mit sich selbst in Verbindung bringen. Anstatt sie zu einer zumindest halbwegs zusammenhängenden Erzählung verknüpfen zu können, blieben diese Ereignisse für ihn unpersönliche und zusammenhanglose Informationsfragmente, wie jedes andere Faktenwissen auch. Es spielte für ihn keine Rolle mehr, ob er sich an ein bestimmtes Ereignis aus seinem eigenen Leben erinnerte oder ob das Ereignis jemanden betraf, über den er in einer Zeitschrift gelesen hatte. Sein episodisches Gedächtnis war »semantisiert« worden – keine seiner Erinnerungen war mehr persönlich.

Diese unerwarteten Ergebnisse heizten die wissenschaftliche Debatte darüber an, wie neue Informationen gespeichert werden. Gibt es unterschiedliche Mechanismen für die Speicherung semantischer und episodischer Gedächtnisinhalte? Die moderne Neurowissenschaft ist noch weit davon entfernt, die Details der Gedächtnisspeicherung und -abrufbarkeit erklären zu können, doch die letzten 50 Jahre der Gedächtnisforschung haben außerordentlich fruchtbare Erkenntnisse über die Funktionsweise des Gehirns geliefert.

Alles, was wir erleben – seien es Objekte, Ereignisse oder Orte, an denen sie stattfinden –, wird in separaten sensorischen Bereichen der Großhirnrinde verarbeitet. Diese topografischen Erklärungen stützen sich stark auf Wilder Penfields somatotopische Kartierung. Nach Penfields bahnbrechenden Studien haben viele andere neuroanatomische, neurophysiologische, neurochirurgische und psychologische Studien gezeigt, dass es unterschiedliche Gehirnbereiche für das Sehen, Tasten, Hören usw. gibt. Trotz dieser lokalisierenden Verallgemeinerung ist es wichtig zu betonen, dass die Ergebnisse von Wilder Penfield, wie auch viele spätere Erkenntnisse, keineswegs eindeutig waren. Heute sind sich die meisten Forscher einig, dass es erhebliche Überschneidungen zwischen den Gehirnregionen gibt und wenige klar abgegrenzte Bereiche. Beispielsweise steuern die motorischen Areale, die die Muskeln in der Hand kontrollieren, manchmal auch Muskeln im Oberarm und in der Schulter. Penfield führte diese funktionale Grenzüberschreitung auf individuelle Unterschiede in der Größe und Lokalisierung des Gehirns zurück. In den letzten Jahrzehnten hat sich jedoch zunehmend gezeigt, dass es keine einfache lokalisierende Gehirntopographie gibt, die Funktionen eins zu eins abbildet. Ungeachtet der vielen Änderungen und Anpassungen, die Lokalisationstheoretiker vornehmen mussten, um ihre Theorie mit den empirischen Befunden in Einklang zu bringen, hatte der allgemeine Erfolg der Neuroanatomie bei der Kartierung von Gehirnbereichen für sensomotorische Prozesse einen starken Einfluss auf die Gedächtnisforschung. Darüber hinaus inspirierte die Vielzahl experimenteller Studien zum Kurzzeit- und Langzeitgedächtnis, die durch die ersten Fallstudien von Henry Molaison ausgelöst wurden, Forscher zu intensiven Bemühungen, den Sitz des Gedächtnisses genauer zu lokalisieren. Eine erneute Suche nach Gedächtnisspuren (Engrammen) hatte begonnen.

Die extremsten Lokalisationstheoretiker vertraten die Hypothese, dass eine einzelne Nervenzelle ein Engramm darstellt, in dem alle relevanten Informationen über ein bestimmtes Objekt oder Ereignis gespeichert sind. Diese Hypothese wird heute noch oft als »Großmutterzellen-Hypothese« bezeichnet. Man glaubte, dass eine einzelne Großmutterzelle nur unter sehr spezifischen Umständen aktiviert wird, beispielsweise beim Anblick eines Fotos der eigenen Großmutter.[140] Würde diese eine Nervenzelle zerstört, würde man die Großmutter mit einem Schlag vollständig vergessen. Diese Hypothese klingt ziemlich absurd, wenn man bedenkt, wie viele Nervenzellen jeden Tag absterben. Könnte man eines Morgens aufwachen und alles über seine Großmutter vergessen haben? Es überrascht nicht, dass diese extreme lokalisationalistische Interpretation der Gedächtnisspeicherung heftig kritisiert wurde. Der Hauptkritikpunkt war, dass es nicht ausreichen würde, eine einzige Nervenzelle für die Großmutter zu haben, da man Hunderte, wenn nicht Tausende von Nervenzellen benötigen würde, um die Großmutter zu erkennen. Denn die betreffende Nervenzelle würde möglicherweise nicht aktiviert werden, wenn die Großmutter andere Kleidung trägt, einen Hut oder eine Brille aufsetzt oder sich umdreht

140 Die Vorstellung, dass Neuronen Erinnerungen auf so hochspezifische Weise speichern, geht auf William James zurück, der »pontifiziellen Zellen« konzipierte, an die sich das menschliche Bewusstsein binden würde.

und wir sie von der Seite anstatt von vorne sehen. Nach der Großmutterzellen-Hypothese müssten komplexe Reize mit einem Neuron pro Reizvariation verarbeitet werden (z. B. Großmutter mit Hut versus Großmutter ohne Hut usw.). Jedoch verfügt das menschliche Gehirn bei weitem nicht über genügend Neuronen, um alle in unserer Umwelt möglichen beobachtbaren Objekte, Personen, Orte oder Ereignisse in dieser Art abzubilden.

Diese extreme Lokalisationstheorie wurde von Lashleys Experimenten widerlegt, die zur Äquipotentialitätshypothese führten. Die Äquipotentialitätshypothese des Gedächtnisses bekräftigte die Argumente der Holisten. Holisten postulierten, dass das Gehirn als funktionales Ganzes mit bestenfalls wenigen unspezifischen morphologischen Unterstrukturen funktioniere und dass das Gedächtnis gleichmäßig über viele Bereiche des Gehirns verteilt sei, die zusammenarbeiten, um Gedächtnisinhalte zu bilden.

Während eines Großteils des letzten Jahrhunderts blieben diese beiden Lager (Lokalisationstheoretiker und Holisten) unversöhnlich. In den letzten Jahrzehnten jedoch halten immer mehr Gedächtnisforscher diese Dichotomie für überholt, da die theoretischen Grenzen zwischen Lokalisationstheorie und Holismus zunehmend verschwimmen. Jüngste Studien mit neuen, leistungsstarken Techniken der Einzelzell-Elektrophysiologie zeigten, dass es tatsächlich Neuronen im visuellen System gibt, die selektiv feuern, wenn die Testperson Bilder bestimmter Prominenter betrachtet, aber still bleiben, wenn Bilder anderer Prominenter, Orte oder Tiere betrachtet werden.[141] Diese Erkenntnisse sind jedoch weit davon entfernt, ein Beleg für »Großmutterneuronen« zu sein. Im Gegensatz zu den hypothetischen Großmutterneuronen wird genau die Nervenzelle, die beim Betrachten eines Fotos einer bestimmten Person aktiviert wird, auch aktiviert, wenn man den Namen dieser Person liest. Oder wenn man eine andere Person sieht, die im engen Zusammenhang mit der ersten Person steht. Also anstatt ein einzelnes Objekt oder eine Person als Engramm oder klar abgegrenzte Erinnerung zu speichern, scheinen die untersuchten Neuronen abstrakte Informationen oder Konzepte über diese Objekte oder Personen zu speichern. Diese Neuronen, die auf bestimmte Personen oder Objekte auf bemerkenswert selektive und abstrakte Weise reagieren, wurden als »Konzeptzellen« bezeichnet.

Die Vorstellung, dass Neuronen durch abstrakte Konzepte und nicht durch bestimmte Objekte, Personen, Orte oder Ereignisse aktiviert werden, ist nicht so weit hergeholt, wie es auf den ersten Blick erscheinen mag. Erinnerungen beruhen stark

---

141 Quiroga et al., »*Sparse but Not ›Grandmother-Cell‹*«, 87–91.

auf der Rekonstruktion früherer Erfahrungen unserer Außenwelt. Unsere Wahrnehmung wiederum basiert auf Bedeutungen, die wir dem, was wir wahrnehmen, zuschreiben. Ohne ein passendes Konzept oder eine passende Bedeutung bleiben unsere Wahrnehmungen zufällig und verstreut. Wie im Fall von Henry Molaison, als er in den 1990er Jahren auf seine allgemeinen Sprachfähigkeiten untersucht wurde. Henry wurde ein Bild von einem Mann beim Klettern gezeigt. Unterhalb des Felsens waren zwei weitere Männer zu sehen, von denen einer auf den Kletterer zeigte. Der Forscher bat Henry, die Szene in einem Satz zu beschreiben und dabei die Wörter »fallen« und »Bein« zu verwenden. Er erwartete etwas wie »Ein Mann sagt dem anderen, dass der Kletterer fallen und sich das Bein brechen könnte«. Henry konnte jedoch nichts Kohärentes oder Verständliches in dem Interview sagen.[142] Unabhängig von seinen Sprachkenntnissen zeigten diese und andere Untersuchungen deutlich, dass Henry erhebliche Probleme hatte, Konzepte und Bedeutungen von Ereignissen zu verstehen, während er sie wahrnahm.

Im Gegensatz dazu extrahiert das Gehirn eines gesunden Menschen relevante Merkmale des wahrgenommenen Ereignisses oder Objekts und lässt dabei eine Vielzahl an Details weg. Diese Bedeutungszuweisung ist höchst subjektiv und beinhaltet Abstraktionen. Folglich stützt sich unser Gedächtnissystem bei der Rekonstruktion zuvor wahrgenommener Erfahrungen stark auf Abstraktion. Der mediale Temporallappen (MTL) ist für diesen Abstraktionsprozess, der dem deklarativen Gedächtnis zugrunde liegt, von entscheidender Bedeutung. Der MTL enthält neuronale Netzwerke, die aus mehr oder weniger spezifischen Konzeptzellen bestehen. Diese Konzeptzellen werden durch allgemeine Informationen zu einer Person oder einem Objekt aktiviert und nicht durch individuelle Merkmale der Person oder des Objekts. Neuronen im MTL werden nicht selektiv aktiviert, wenn man die Großmutter sitzen sieht, während ein anderes Neuron aktiviert wird, wenn die Großmutter steht, eine Brille trägt usw. Vielmehr feuern Konzeptzellen bei jedem Ereignis, das mit der Großmutter in Verbindung steht, einschließlich des Sehens ihres Bildes und des Lesens oder Hörens ihres Namens. Solche Prozesse der kognitiven Abstraktion ermöglichen, dass die Neuronen des MTL selektiv sind, machen sie aber auch anfällig für Fehler und Störungen.

Die hohe Spezifität der MTL-Neuronen wird durch die Kombination vieler Konzeptzellen erreicht. Die eindeutige neuronale Kodierung (z.B. einer Person, eines Objekts usw.) basiert somit nicht nur auf einem einzelnen Neuron, sondern auf dessen Vernetzung mit anderen Neuronen und seiner Beteiligung an spezifischen

142 Dittrich, »*Patient H.M.*«.

neuronalen Ensembles. Infolgedessen werden Gedächtnisinhalte nicht als Bits und Bytes gespeichert, die alle möglichen winzigen Details und deren Variationen enthalten und über Millionen oder vielleicht Milliarden von Neuronen verteilt sind. Stattdessen können Erinnerungen aus relativ wenigen Neuronen, vielleicht einigen Tausenden, bestehen, die »spärliche« Netzwerke[143] von Kodierungselementen abstrakter Merkmale bilden. Die Herstellung von Verbindungen in spärlichen Netzwerken erfolgt schnell durch die Verknüpfung von Gruppen von Konzeptzellen. Auf diese Weise können Gedächtniselemente semantischer Fakten mit Ereignissen unseres Lebens verknüpft werden. Verbindungen von spärlichen Netzwerken von Konzeptzellen kommunizieren nicht nur miteinander und bilden Schaltkreise innerhalb des kleinen Gehirnareals, sondern können auch mit anderen Gehirnregionen verbunden sein – beispielsweise mit den visuellen Arealen der Großhirnrinde. Vor allem zeigen Netzwerke von Konzeptzellen eine hohe visuelle Invarianz, d.h., sie werden als Reaktion auf eine ganz bestimmte Person oder ein bestimmtes Objekt (z.B. die eigene Großmutter) aktiviert, unabhängig von deren Erscheinung oder Blickwinkel.

Dieses Konzept der »Spärlichkeit« von Gedächtnisnetzwerken steht in starkem Kontrast zu Neuronen der kortikalen visuellen Areale, die nicht von komplexen Reizen abstrahieren, sondern lokale Details (z.B. die Ausrichtung einer Linie oder Silhouette) kodieren. Die Verbindung verschiedener Schaltkreise – beispielsweise des primären visuellen Kortex, des fusiformen Gyrus (der an Prozessen der Gesichtserkennung beteiligt ist) und der Konzeptzellen des MTL, insbesondere des Hippocampus – erlaubt es, Wahrnehmung und Gedächtnis miteinander zu verknüpfen.[144] Der MTL ist nicht an der Wahrnehmung *an sich* beteiligt, aber Konzeptzellen feuern explizit bei der bewussten Wahrnehmung eines Reizes.[145] Mit anderen Worten: Die Konzeptzellen sind nicht notwendig, um ein einzelnes Objekt oder eine Person – beispielsweise die eigene Großmutter – zu erkennen, sondern vielmehr entscheidend für die Schaffung neuer Assoziationen und Erinnerungen. Durch die Herstellung neuer Assoziationen durch die Verbindung spärlicher Netzwerke von Konzeptzellen können wir uns zu einem späteren Zeitpunkt daran erinnern, das Bild der Großmutter gesehen zu haben. Durch assoziative Verbindungen werden abstrakte und spärliche Repräsentationen semantischen Wissens mit episodischen Erinnerungen verknüpft, wodurch sinnvolle Konzepte entstehen, die unsere subjektiven, individu-

143 Quiroga et al., »*Sparse but Not ›Grandmother-Cell‹*«, 87–91.
144 Suthana und Fried, »*Percepts to Recollections*«, 427–436.
145 Quiroga et al., »*Human Single-Neuron Responses*«, 3599–3604.

ellen Welten ausmachen. Auf diese Weise kann Bedeutung extrahiert werden und unser Gedächtnis kodiert das, was aus unseren Erfahrungen gespeichert werden soll.

Wenn wir in unserer Umgebung auf Objekte und Ereignisse treffen, leiten unsere Sinnesbahnen sensorische Reize an kortikale Bereiche weiter, wo Informationen über die Identität der Objekte und Ereignisse (Farbe, Form, auditive und haptische Informationen usw.) gesammelt werden. Die sensorischen Bahnen projizieren dann auf andere Bereiche der Großhirnrinde, die sogenannten multimodalen kortikalen Assoziationsareale, wo viele sensorische Details über wahrgenommene Objekte oder Ereignisse gemeinsam verarbeitet werden. Andere Bahnen, an denen mehrere Bereiche der Großhirnrinde beteiligt sind, sammeln Informationen über den Ort, an dem Ereignisse stattfinden. Diese Informationsströme werden an den medialen Temporallappen (MTL) weitergeleitet. Genauer gesagt, sind der perirhinale Kortex und der laterale entorhinale Bereich des MTL an der spezifischen Objektverarbeitung und Objektvertrautheit (d.h. an den Erkennungsspezifika) beteiligt, während der parahippocampale Kortex und der mediale entorhinale Bereich des MTL räumliche Kontexte der Ereignisse verarbeiten. Schließlich laufen diese Bahnen im Hippocampus zusammen, wo die Integration der Informationen stattfindet.

Die zuvor beschriebenen Konzeptzellen, die Bedeutung aus erlebten Reizen extrahieren, sind im Hippocampus und anderen Subregionen des MTL lokalisiert. Im tragischen Fall von Henry Molaison war die unmittelbare Wahrnehmung nicht beeinträchtigt, aber es war ihm dennoch fast unmöglich, einen sinnvollen Kontext einer Situation zu extrahieren. In Henrys Gehirn wurde die Konvergenz der anatomischen Bahnen, die vom Kortex und den subkortikalen Regionen ausgehen, durch die Entfernung großer Teile des Hippocampusgewebes zerstört. Henry war nicht in der Lage, einen neuen, zusammenhängenden Kontext an Ereignissen zu bilden, in dem sie stattfanden. Dies wurde während der Untersuchung deutlich, als ihm eine Szene mit einem Kletterer gezeigt wurde. Trotz aller Bemühungen gelang es ihm nicht, einen zusammenhängenden Satz über die Komplexität der Szene zu formulieren. Diese Unfähigkeit zur Wahrnehmungskohärenz überträgt sich auf die Gedächtnisbildung. Ohne die Extraktion von Bedeutung während der Wahrnehmung kann das Gedächtnis nicht in einem Kontext gespeichert werden, sondern bestenfalls in Fragmenten von nicht zusammenhängenden Inhalten. So war Henry Molaison beispielsweise in der Lage, einige wenige, wenn auch sehr verwirrende Fakten über die Ermordung von John F. Kennedy wiederzugeben, ein Ereignis, das sich zehn Jahre nach seiner Operation zugetragen hatte. Jedoch fehlte jeglicher kontextuelle Zusammenhang zu diesem Ereignis, und er verwechselte Fakten über den Tod von JFK mit verschiedenen anderen Namen und Orten, die nichts damit zu tun hatten. Zusammengenommen scheinen der MTL und insbesondere der Hippocampus für die kontextuelle Verknüpfung von Gedächtnisinhalten unerlässlich zu sein.

Diese Erkenntnisse deuten darauf hin, dass der Hippocampus durch die Bildung von Assoziationen zwischen Gedächtnisinhalten stark an der Konsolidierungsphase beteiligt ist. Die Gedächtniskonsolidierung (Langzeitspeicherung) ist ein komplexer Prozess, der weit über die einfache Speicherung von Informationen in Form von einzelnen, faktischen Erinnerungen hinausgeht. Erinnerungen bleiben vielmehr nicht isolierte Wissensfragmente, sondern werden in einen größeren Wissensrahmen eingebettet. Zunächst werden Erinnerungen oft mit der eigenen Erfahrungsgeschichte verknüpft, in die sie eingebettet sind, und bilden einen autobiografischen Kontext. Im weiteren Sinne kann das Gedächtnis daher als ein ständig wachsendes Netzwerk miteinander verbundener Inhalte betrachtet werden (wobei die oben genannten Konzeptzellen nur einen kleinen, aber wichtigen Teil davon ausmachen). Das bedeutet, dass neue Informationen aus der Umgebung in bestehende Schaltkreise integriert werden und so unser Wissen ständig aktualisiert wird. Dieser Prozess der assoziativen Verknüpfung sorgt dafür, dass unser Gedächtnis wesentliche Bedeutungen und Konzepte, die wir wahrnehmen, kodiert und unzählige unwichtige Details außer Acht lässt. Die Gedächtnisbildung ist also in erster Linie selektiv und nicht wahllos akkumulierend.

Aber wie erfolgt die Auswahl relevanter Gedächtnisinhalte? Bislang habe ich hauptsächlich die grobanatomischen Prozesse und Gehirnbereiche beschrieben, die für das Gedächtnis entscheidend sind. Die Hirnregionen sowie die Bahnen, die diese verschiedenen Regionen verbinden, sind beim Menschen relativ stabil und evolutionär konserviert. Daher ist es unklar, wie angesichts der relativen anatomischen Stabilität kontinuierlich neue Gedächtnisinhalte gespeichert werden können. Es sollte hier auch betont werden, dass die besprochenen Hirnareale in der Regel Millionen bis Milliarden von Neuronen umfassen und die sie verbindenden neuronalen Bahnen aus vielen parallelen Bündeln von axonalen Fasern dieser Neuronen bestehen. Trotz einer grobanatomischen Stabilität innerhalb des Gehirns (mit einigen Ausnahmen nach Hirnverletzungen oder entwicklungsbedingten Kompensationsprozessen) finden auf mikro- und mesoanatomischer Ebene, d.h. auf der Ebene der Moleküle, Zellen und neuronalen Netzwerke, viele anatomische und funktionelle Veränderungen statt. Um zu verstehen, wie Lern- und Gedächtnisprozesse funktionieren, muss man daher eine mehrstufige Perspektive einnehmen.

Die Untersuchung des räumlichen Gedächtnisses erfordert beispielsweise die Untersuchung von Mechanismen auf mehreren Ebenen. Zusätzlich zu seiner bereits erwähnten Rolle im episodischen Gedächtnis ist der Hippocampus auch am räumlichen Gedächtnis beteiligt. Auf zellulärer Ebene werden einzelne Neuronen im Hippocampus aktiviert, wenn der Organismus auf neue Objekte oder Ereignisse trifft, ähnlich wie bei den zuvor beschriebenen Konzeptzellen. Beispielsweise wurde im Tierversuch gezeigt, dass einzelne Neuronen im Hippocampus, sogenannte Ortszellen, selektiv als Reaktion auf ganz bestimmte Orte in einer Umgebung aktiviert werden. Diese Zellen kodieren auch relevante Objekte und Ereignisse an bestimmten Orten innerhalb einer Umgebung.[146 147] Dieselben Zellen stehen sowohl mit der Bildung als auch mit dem Abruf von Erinnerungen an Objekte, Ereignisse und deren räumliche Informationen in Verbindung. Forscher vermuten, dass die räumliche Repräsentation durch Ortszellen in den Versuchstieren analog zur Repräsentation semantischer Erinnerungen beim Menschen ist. Darüber hinaus scheint das Aktivierungsmuster von Ortszellen als Reaktion auf ein anderes Versuchstier, das sich bewegt, mit einer episodischen Gedächtnisspur beim Menschen vergleichbar zu sein.

Der Hippocampus besteht jedoch nicht nur aus Konzeptzellen und Ortszellen, die den räumlichen Kontext eines Objekts oder Ereignisses abbilden, sondern auch aus sogenannten Zeitzellen, die die zeitliche Organisation von Erfahrungen abbilden. Diese Zeitzellen werden innerhalb neuronaler Netzwerke zu aufeinanderfolgenden Zeitpunkten in zeitlich geordneten Episoden aktiviert.[148 149] Neuronale Netzwerke, die sowohl räumliche als auch zeitliche Informationen integrieren, bilden den Mechanismus der Gedächtnisbildung, der die Reihenfolge von Ereignissen in alltäglichen Erfahrungen kodiert und deren Abruf ermöglicht.[150] Objekte und Ereignisse werden allerdings auf der Ebene des Hippocampus funktionell unterschieden. Für die Zwecke der Gedächtnisfunktion kann der menschliche Hippocampus in zwei Bereiche unterteilt werden: den hinteren und den vorderen Hippocampus. Neuronale Netzwerke im hinteren Hippocampus kodieren bestimmte Objekte und damit verbundene räumliche Informationen, während diejenigen im vorderen Hippocampus Ereignisse innerhalb eines Kontexts verknüpfen und zwischen verschiedenen Kontexten unterscheiden. Die Bildung von Assoziationen zwischen verschiedenen Netzwerken ist an der Entstehung von Erinnerungen durch kontextuelle Repräsentation beteiligt und ermöglicht so unterschiedliche Erinnerungserlebnisse.[151 152]

---

146 Komorowski et al., »*Robust Conjunctive Item-Place Coding*«, 9918–9929.
147 Pastalkova et al., »*Internally Generated Cell Assembly Sequences in the Rat Hippocampus*«, 1322–1327.
148 MacDonald et al., »Hippocampal ›Time Cells‹ Bridge the Gap«, 737–749.
149 Naya und Suzuki, »Integrating What and When«, 773–776,
150 Eichenbaum, »Memory on Time«, 81–88.
151 Eichenbaum et al., »The Medial Temporal Lobe and Recognition Memory«, 123–152.
152 Squire et al., »Recognition Memory and the Medial Temporal Lobe«, 872–883.

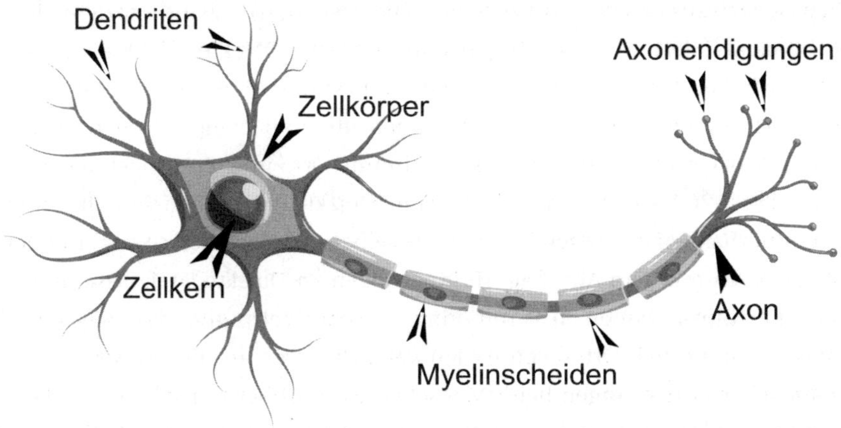

Abb. 11 Schematische Darstellung eines Neurons; die DNA befindet sich im Zellkern des Neurons (modifiziert nach @AdobeStock_290162954) abb011

Ortszellen, Konzeptzellen, Zeitzellen usw. sind Teile von insgesamt mehreren zehn Millionen Neuronen innerhalb des Hippocampus (von etwa 10^9 Neuronen im MTL). Wenn Forscher dem Hippocampus eine aktive Rolle in Bezug auf eine bestimmte Gedächtnisleistung zuschreiben, beziehen sie sich in Wirklichkeit auf einen kleinen Teil der Neuronen oder der Neuronennetzwerke, und nicht auf die Aktivierung der gesamten Hirnregion. Daher hat es sich als sehr aufschlussreich erwiesen, die Gehirnaktivität während der Gedächtnisbildung auf zellulärer (d.h. neuronaler) Ebene zu untersuchen, wie die früheren Beispiele gezeigt haben.

Um die Prozesse auf zellulärer Ebene weiter aufzuklären, muss man sich die Anatomie und Physiologie einer Nervenzelle genauer ansehen (▸ Abb. 11). Jede Nervenzelle besteht aus einem Zellkörper mit einem Zellkern. Im Zellkern befindet sich die DNA, wo die Genexpression stattfindet (s. Kapitel 1 und Kapitel 4).

Die DNA jeder Nervenzelle ist identisch, und dieselbe DNA ist in Nervenzellen tatsächlich genauso vorhanden wie in jeder anderen Zelle des Körpers. Die Tatsache, dass sich eine bestimmte Zelle zu einer Nervenzelle entwickelt – und nicht beispielsweise zu einer Leberzelle –, ist auf bestimmte Gene zurückzuführen, die während einer bestimmten Phase der organismischen Entwicklung, beginnend mit der Embryonalentwicklung, aktiviert werden. Auch die spezifische Kommunikation einer bestimmten Nervenzelle mit einer anderen Nervenzelle und die Bildung langfristiger Verbindungen zwischen diesen Nervenzellen hängen weitgehend von der Genexpression ab. An dieser Stelle ist es wichtig, noch einmal zu betonen, dass Gene nicht nur während begrenzter Entwicklungsfenster (z.B. während der Embryonalentwicklung) aktiviert oder stillgelegt werden. Die Genregulation (d.h. Genaktivierung, -stilllegung oder alles dazwischen) setzt sich während unseres gesamten Lebens fort, wenn auch in weitaus geringerem Umfang als im Embryonalstadium. Jedes Neuron kommuniziert mit seinen Nachbarzellen, wie anderen Neuronen, Gliazellen oder anderen Zelltypen (z.B. Epithelzellen, Perizyten und Endothelzellen), und empfängt so eine Vielzahl von Signalen aus seiner zellulären Umgebung. Diese interne Kommunikation findet häufig an den Zellfortsätzen der Neuronen statt. Diese Zellfortsätze werden Axone und Dendriten genannt (Abb. 11). Axone sind die primären Übertragungswege für Informationen innerhalb des Gehirns und vom Gehirn zur Peripherie und zurück. Auf physikalisch-chemischer Ebene handelt es sich bei der Informationsübertragung um elektrische Impulse, die sich schnell entlang der Axone der Neuronen ausbreiten. Die schnelle Übertragung wird durch Myelinscheiden (d.h. modifizierte Gliazellen) gewährleistet, die das Axon wie die Isolierung eines elektrischen Kabels umhüllen und so den elektrischen Impuls verstärken. Impulse werden im neuronalen Zellkörper erzeugt, entlang des Axons weitergeleitet und enden an Punkten, an denen ein Neuron mit seiner Zielzelle in Kontakt tritt. Der anatomische Punkt, an dem das Axon einer Nervenzelle mit einer zweiten (Ziel-)Zelle in Kontakt kommt, ist durch eine Synapse gekennzeichnet. Häufig befinden sich solche Synapsen an einer anderen Art von Nervenfortsatz, den Dendriten. Dendriten sind in der Regel kürzer als Axone, haben eine sich verjüngende Form und empfangen Eingangssignale, anstatt sie weiterzuleiten.

Dendriten (und auch andere Bereiche des Neurons wie der Zellkörper) empfangen eine Vielzahl von Reizen von anderen Neuronen und ihrer zellulären Umgebung. Diese Eingaben können die Genexpression innerhalb eines Neurons beeinflussen. Wenn bestimmte Genmuster als Reaktion auf einen Reiz exprimiert werden, durchläuft das Neuron neuroplastische Veränderungen in seiner Struktur und Funktion (d.h., es findet Neuroplastizität statt), ein Prozess, der für die langfristige Speicherung von Erinnerungen erforderlich ist.[153] Neuroplastizität ist eine aktivitätsabhängige Modulation der Funktion und Struktur und wurde bereits in diesem Buch beschrieben (s. Kapitel 2). Der Sonderfall der Umgestaltung synaptischer Verbindungen wird als synaptische Plastizität bezeichnet.

Die Idee der synaptischen Plastizität geht auf den zellulären Konnektionismus des Neuroanatomen Santiago Ramón y Cajal zurück, der postulierte, dass Lernen aus Veränderungen der Stärke der Synapsen resultiert,[154] wie in Kapitel 2 erläutert. Ramón y

---

153 Bacskai et al., »Spatially Resolved Dynamics of cAMP and Protein Kinase A Subunits«, 222–226.
154 Ramón y Cajal, »The Croonian Lecture«, 444–468.

Cajal beschäftigte sich über 50 Jahre lang mit den Details des Gehirns und verstand dessen Funktionsweise besser als die meisten anderen Wissenschaftler seiner Zeit. Er beobachtete die Flexibilität der neuronalen Verbindungen und spekulierte darüber, wie sich Lernen durch die Plastizität der Neuronen im Gehirn manifestiert. Er entdeckte, dass einige Neuronen ihre Fortsätze erweitern, um neue Impulse bzw. Informationen zu empfangen, während andere sie reduzieren. Er nahm an, dass dies auf einen physiologischen Mechanismus zurückzuführen ist, um ein Gesamtgleichgewicht aufrechtzuerhalten. Als Grundlage für Lernprozesse nahm Ramón y Cajal eine Plastizität der kortikalen Neuronen der Großhirnrinde an (s. Kapitel 2). Diese Annahme stand in krassem Widerspruch zur damals vorherrschenden Retikulärtheorie, die besagte, dass das Gehirn aus einem extrem dichten und komplizierten Netzwerk miteinander verflochtener Nervenzellverzweigungen bestehe. Die Verzweigungen gingen scheinbar aus verschiedenen Zellschichten des Gehirns hervor und bildeten ein kontinuierliches Netzwerk (das Retikulum), das im Wesentlichen stabil war. Nach der retikulären Theorie galt das Gehirn als ein Netzwerk aus zusammenhängenden Fasern; eine Umorganisation und Neuanordnung der Zellen waren entsprechend dieser Theorie nicht möglich.

Ramón y Cajal widerlegte die retikuläre Theorie und wies experimentell nach, dass die Zellen des Gehirns nicht zusammenhängend sind. Er zeigte, dass Gehirnzellen einzelne, aneinandergrenzende Einheiten sind, die in Ketten verbunden sind, mit Lücken zwischen den Enden der Zellfortsätze. Diese Sichtweise des Gehirns als aus einzelnen Gehirnzellen bestehend wurde als »Neuronale Doktrin« bezeichnet und bildete die Grundlage der modernen Neurowissenschaften. Einzelne Neuronen, die über eine Entfernung hinweg miteinander interagierten und Verbindungen bildeten, ließen viel mehr Spielraum für Flexibilität und ebneten den Weg für den konnektionistischen Ansatz, der später die theoretische Grundlage für den Prozess der synaptischen Plastizität bildete.

Die Zeit war jedoch nicht reif für den Siegeszug von Cajals neuroplastischen Erklärungen. Obwohl Ramón y Cajal in seinen früheren Schriften[155] mit der Idee spielte, dass Neuronen plastisch sind, und eine Fülle von empirischen Belegen dafür sammelte, verfolgte er diese Idee nicht konsequent weiter. Im Gegenteil, später unterwarf er sich der vorherrschenden Lehrmeinung, dass das reife menschliche Gehirn statisch und unveränderlich sei. Diese Sichtweise von festen neuronalen Schaltkreisen dominierte das neurowissenschaftliche Weltbild über 50 Jahre lang. Seitdem hat sich jedoch ein Paradigmenwechsel in der Hirnforschung vollzogen. Wie in Kapitel 2

155 Ebd.

genauer ausgeführt, sind sich die meisten zeitgenössischen Neurowissenschaftler einig, dass das menschliche Gehirn während des gesamten Lebens plastisch ist. Das bedeutet, dass das Gehirn über die physiologischen, neuronalen und kognitiven Fähigkeiten verfügt, sich selbst zu reorganisieren. Neuroplastizität bildet die Grundlage für alle Lernprozesse und die Gedächtnisbildung. Die Formbarkeit ermöglicht es dem Gehirn, flexibel auf eine sich ständig verändernde Umgebung zu reagieren. Neuroplastische Prozesse sind in der Kindheit und Jugend besonders weitreichend und wirksam. Neuroanatomische und funktionelle Veränderungen finden allerdings nicht nur in kritischen Phasen in den frühen Lebensphasen statt, sondern während des gesamten Lebens (wenn auch mit abnehmender Intensität). Neuroplastische Ereignisse bewirken eine adaptive Reorganisation der Gehirnschaltkreise als Reaktion auf die Umgebung des Organismus sowie auf die Erfahrungen des Individuums. So entfaltet das Umfeld seine Wirkung, indem es die Genexpression beeinflusst (s. auch Kapitel 1) und damit entscheidend zur neuronalen und synaptischen Plastizität beiträgt.[156] Ob bestimmte Gedächtnisinhalte über einen längeren Zeitraum gespeichert werden oder nicht, hängt weitgehend von der Expression spezifischer Genmuster ab. Die neuronale Expression der Gene bewirkt eine Veränderung der zellulären Komponenten (z.B. der Mengen an Neurotransmittern, Neurotransmitter-Rezeptoren, Ionenkanälen usw.) der jeweiligen Nervenzelle. Solche Veränderungen der zellulären Komponenten machen eine Nervenzelle bereit dazu, wieder aktiviert zu werden, wenn ähnliche Umstände in ihrer zellulären Umgebung erneut auftreten. Infolge dieser molekularen Veränderungen feuert ein bestimmtes Neuron bei Stimulation leichter wieder. Diese physiologischen Modulationen lassen sich am besten anhand der neuronalen Aktivität während Lern- und Gedächtnisprozessen veranschaulichen, beispielsweise beim Abrufen von Ereignissen, Orten oder Objekten. Die Ortszellen des Hippocampus sind gut untersuchte Beispiele für Pyramidenneuronen, die durch ortsspezifische Reize aktiviert werden. Ortszellen zeigen ein räumlich selektives Aktivitätsmuster und feuern nur, wenn sich das Versuchstier an einem bestimmten Ort in seiner Umgebung befindet. Im Allgemeinen wird jede einzelne Ortszelle durch einen bestimmten Auslöser aktiviert. Dieser Auslöser (d.h. die räumliche Information) ist für jede Ortszelle unterschiedlich (obgleich es einige Überschneidungen gibt). Wenn ein Organismus in eine neue Umgebung kommt, lernt das Tier schnell, sich durch Aktivierung der entsprechenden Ortszellen in der neuen Umgebung zurechtzufinden. Die Aktivierung der Ortszellen und die Speicherung räumlicher Informationen gemäß diesem Aktivierungsmuster erfolgt inner-

---

156 Kandel, »*The Molecular Biology of Memory*«, 14.

halb weniger Minuten und kann über Monate hinweg stabil bleiben. Diese langfristige Stabilität der Ortszellenmuster hängt von der Synthese neuer Proteine ab. Die anfängliche Erfassung und frühe Speicherung von Erinnerungen findet offenbar unabhängig von der Synthese neuer Proteine statt, während die Bildung von Langzeitgedächtnis die Proteinsynthese erfordert.[157] Das in einer einzelnen Nervenzelle gespeicherte molekulare Gedächtnis ist durch sein spezifisches Genexpressionsmuster gekennzeichnet. Auf der Ebene der Gehirnzellen wird die Physiologie also durch ihre zellulären Komponenten bestimmt, die wiederum durch die Expression einer bestimmten Gruppe von Genen beeinflusst werden.

Trotz spezifischer Genexpressionsmuster und physikalisch-chemischer Eigenschaften sind einzelne Neuronen nicht sehr exklusiv, sondern können versehentlich aktiviert werden. Um Fehlfunktionen zu vermeiden, werden neuronale Berechnungen von Gruppen von Neuronen durchgeführt, die zusammenarbeiten (»neuronale Populationsverarbeitung«). Gruppen von Neuronen (auch als neuronale Ensembles bezeichnet) müssen gemeinsam aktiviert werden und gleichzeitig feuern. Die gemeinsame Aktivierung von Netzwerken neuronaler Populationen kann sporadische Fehler ausgleichen und Störsignale herausfiltern. Dadurch wird das System hochselektiv, robust und weniger fehleranfällig. Die Populationskodierung führt daher dazu, dass neuronale Populationen hinsichtlich des Signal-Rausch-Verhältnisses eine bessere Leistung erbringen als einzelne Neuronen.

Die Idee von neuronalen Populationen oder Zellverbänden, die eine Koaktivierung durchlaufen, geht auf den kanadischen Neuropsychologen Donald O. Hebb zurück. In seiner klassischen Monografie[158] argumentierte er, dass Verhaltensmuster wie die visuelle Wahrnehmung schrittweise durch die zunehmende Vernetzung von Neuronengruppen aufgebaut werden. Zunächst können rudimentäre Wahrnehmungen oder einfache Verhaltensweisen in spezifischen und kleinen Gruppen von Neuronen in abgegrenzten Hirnregionen repräsentiert sein. Mit der Zeit erfordern komplexere Verhaltensweisen die Verbindung größerer Zellverbände, die er Phasensequenzen nannte. Letztere umfassen größere Gruppen von Zellen aus unterschiedlichen Hirnregionen. Hebb behauptete auch, dass solche großen Verbände zwangsläufig Äquipotentialität besitzen. Wenn einzelne Neuronen zerstört werden, sorgen alternative Bahnen dafür, dass Verhaltensaufgaben weiterhin ausgeführt werden können. Hebbs Konzept berücksichtigte sowohl Aspekte der Lokalisations- als auch

157 Agnihotri et al., »*The Long-Term Stability of New Hippocampal Place Fields Requires New Protein Synthesis*«, 3656–3661.

158 Hebb, »*The Organization of Behavior*«.

der Holismussperspektive und ist bis heute relevant. Vor allem aber erklärte sein theoretisches Konzept der neuronalen Ensembles auch, wie Lernen stattfindet. Er schlug vor, dass die wiederkehrende Stimulation bestimmter Verbände zu strukturellen Veränderungen in ihren Verbindungen führt. Mit seinen Worten:

> Wenn ein Axon der Zelle A nahe genug ist, um eine Zelle B zu erregen, und wiederholt oder anhaltend an ihrer Erregung beteiligt ist, findet in einer oder beiden Zellen ein Wachstumsprozess oder eine metabolische Veränderung statt, sodass die Effizienz von A als eine der Zellen, die B erregt, erhöht wird.[159]

Dieses Prinzip wurde als Hebbsches Lernen bezeichnet und verbindet funktionelle Veränderungen mit strukturellen Veränderungen. Es gibt mittlerweile zahlreiche empirische Belege für Hebbs Theorie. Wenn die Aktivierung einer Nervenzelle wiederholt zur Aktivierung einer anderen Nervenzelle beiträgt (d.h. Nervenzellen ein synchronisiertes Aktivierungsmuster zeigen), erfolgt tatsächlich eine Stärkung der synaptischen Verbindung zwischen diesen Nervenzellen. Der von Hebb erstmals formulierte neurophysiologisch-neuroanatomische Grundsatz wird häufig mit dem bekannten Spruch »Zellen, die gleichzeitig feuern, werden miteinander verknüpft« (»Cells that fire together, wire together«) veranschaulicht. Umgekehrt werden die synaptischen Verbindungen zwischen zwei Neuronen geschwächt, wenn sie häufig phasenverschoben feuern. Es wird allgemein angenommen, dass dieser Prozess der Hebbschen synaptischen Plastizität dem assoziativen Lernen zugrunde liegt.

Neben den oben genannten Veränderungen in einzelnen Neuronen (z.B. über die Genexpression) sind daher auch Veränderungen an einzelnen Synapsen, die Neuronen miteinander verbinden, für Lernprozesse auf der Ebene neuronaler Netzwerke von großer Bedeutung. Solche synaptischen Veränderungen haben Auswirkungen auf die gesamte Anordnung der neuronalen Ensembles. Als Folge des assoziativen Lernens kommt es zu komplexeren Veränderungen der synaptischen Verbindungen und damit zu Veränderungen der neuronalen Anordnungen, was wiederum zu Veränderungen im Informationsfluss durch den jeweiligen neuronalen Schaltkreis führt. Solche Veränderungen verursachen dann Veränderungen im Verhalten oder in der Wahrnehmung des Organismus.

Auf der funktionellen Ebene kann die elektrische Aktivität neuronaler Ensembles gemessen werden. Die moderne Elektrophysiologie kann parallele Messungen von vielen Dutzenden, einzelnen Neuronen gleichzeitig durchführen. Schon vor Jahr-

---

159 Ebd., 62.

zehnten wurden die Aktivitäten des Gehirnnetzwerks von Henry Molaison gründlich untersucht. Damals war die Verwendung von Elektroenzephalogrammen (EEG) die modernste Technik zur Messung großer Neuronenverbände. Ein EEG zeichnet schwache elektrische Ströme auf, indem Elektroden auf der Kopfhaut des Probanden angebracht werden. Diese Methode wurde technisch weiterentwickelt und verfeinert und ist auch heute noch weit verbreitet. Kurz gesagt, spiegeln die mit einem EEG gemessenen elektrischen Ströme die Summe der exzitatorischen und inhibitorischen postsynaptischen Potenziale der Neuronen wider. Zwischen den Neuronen bestehen Rückkopplungsverbindungen, die zur Synchronisation der Aktivitätsmuster beitragen. Diese synchronisierten Aktivitäten einer großen Anzahl von Neuronen entstehen durch rhythmische inhibitorische Aktivität und führen zu makroskopischen Schwingungen, die in einem EEG beobachtet werden können. Das Gehirn erzeugt spontane oszillatorische Aktivitäten, die für bestimmte mentale Zustände charakteristisch sind. Unterschiedliche Oszillationsfrequenzen korrelieren mit unterschiedlichen Gehirnzuständen, z. B. Zuständen der Entspannung oder Konzentration oder Zuständen des Tiefschlafs oder REM-Schlafs usw. So zeigen verschiedene Gehirnaktivitäten typische Abfolgen von Wellenformtypen, die eine charakteristische Dauer und regelmäßige Muster aufweisen. Diese unterschiedlichen Gehirnaktivitäten spiegeln sich in spontanen oszillatorischen Rhythmen wider. Darüber hinaus kann das EEG auch zur Erkennung zeitlich synchronisierter Signale (d. h. durch Reize hervorgerufener Potenziale) genutzt werden, die mit bestimmten Ereignissen wie der Reizverarbeitung oder spezifischen motorischen Aktivitäten in Verbindung stehen. Trotz der langen Geschichte des EEG ist die funktionelle Rolle neuronaler Oszillationen noch nicht vollständig geklärt, und die mutmaßliche »Sprache« dieser neuronalen Verbände, die Informationen kodiert, ist noch nicht wirklich verstanden.

Human-EEG-Studien haben gezeigt, dass bei Gedächtnisaufgaben eine synchronisierte Aktivität des Hippocampus und des präfrontalen Kortex (PFC, der vorderste Teil des Frontallappens) nachgewiesen werden kann. Wenn Testpersonen beispielsweise bestimmte Wörter erfolgreich abrufen, zeigt sich eine verstärkte Synchronisation zwischen frontalen und posterioren Hirnarealen (einschließlich Parietal- und Temporalkortex). Dies deutet darauf hin, dass die Gedächtniskodierung eine Interaktion zwischen diesen beiden Bereichen beinhaltet. Darüber hinaus zeigen Tiefenaufzeichnungen bei Epilepsiepatienten synchronisierte Schwingungen zwischen dem medialen Temporallappen und dem PFC während verbaler Erinnerungsaufgaben. Das deutet darauf hin, dass die Kodierung und der Abruf des verbalen Gedächtnisses mit der synchronisierten neuronalen Aktivität des PFC und des Temporallappens zusammenhängen. Weiters zeigen verschiedene objektgebundene assoziative Lernparadigmen bei Affen unterschiedliche Frequenzbänder innerhalb des Hippocampus und des PFC. Auch während der Beschäftigung mit Arbeitsgedächtnisaufgaben zeigen gleichzeitige Aufzeichnungen im Hippocampus und im PFC eine synchronisierte Aktivität dieser Hirnregionen.

Lernen und Gedächtnisbildung scheinen Synchronisationsprozesse auf Netzwerkebene zu erfordern, die durch neuroplastische Prozesse auf synaptischer und zellulärer Ebene vermittelt werden und der Neuromodulation (durch Dopamin und andere Neuromodulatoren) unterliegen. Die Aufklärung der Funktionsweise des Gedächtnisses erfordert aber nicht nur ein Verständnis der Prozesse, die dem Lernen und der Kodierung zugrunde liegen, sondern auch das der Abrufprozesse zuvor kodierter Gedächtnisinhalte. Um noch einmal auf Henry Molaison zurückzukommen: Es wurde eindeutig nachgewiesen, dass der Hippocampus für assoziatives Lernen und Gedächtniskonsolidierung von entscheidender Bedeutung ist, wie bereits zuvor argumentiert wurde. Gleichzeitig scheint der Hippocampus aber für das Abrufen von Langzeitgedächtnisinhalten nicht unbedingt notwendig zu sein. Henry war in der Lage, semantisches (faktisches) Wissen abzurufen. Diese Wissensfragmente – Langzeitgedächtnisinhalte ohne persönlichen Kontext – waren bereits lange vor seiner Operation in Henrys Gehirn gespeichert. So konnte er sich beispielsweise an einige Details über den Zweiten Weltkrieg, den Angriff auf Pearl Harbor, den »Victory in Europe Day« und die Kapitulation Deutschlands und Japans nach dem Zweiten Weltkrieg erinnern.[160]

Da Henry sich an diese längst vergangenen Ereignisse erinnern konnte, mussten Teile seines Gehirns intakt sein, die ihm den Zugriff auf diese historischen Fakten ermöglichten. Aufgrund der Resektion der inneren Bereiche seiner Temporallappen fehlten Henry große Teile beider Hippocampi, der Amygdala sowie des parahippocampalen, perirhinalen und entorhinalen Kortex. Obwohl Henry kaum episodische Erinnerungen hatte, konnte er dennoch auf einige »semantisierte« Erinnerungsfragmente zugreifen, wie die zuvor erwähnten wichtigen historischen Ereignisse. Das deutete darauf hin, dass einige in Henrys Langzeitgedächtnis gespeicherte Informationen relativ unabhängig von dem während der Operation entfernten Gewebe waren. Folglich mussten die Forscher andere Gehirnbereiche genauer untersuchen, um herauszufinden, welche anderen Teile zur Speicherung und Abrufbarkeit von langfristigen semantischen Erinnerungen beitrugen.

Tatsächlich haben Gedächtnisforscher in den letzten Jahrzehnten zunehmend Belege dafür gefunden, dass neben dem Hippocampus auch der PFC für die Kodie-

---

160 Dittrich, »*Patient H. M.*«.

rung und den Abruf deklarativer Erinnerungen wichtig ist. Diese beiden Bereiche (Hippocampus und PFC) kommunizieren über robuste neuronale Bahnen miteinander. Genauer gesagt, projiziert ein Teil des Hippocampus (beim Menschen ist es der vordere Teil) auf den medialen und orbitalen präfrontalen Kortex. Der vordere Hippocampus ist entscheidend an der kontextuellen Repräsentation beteiligt, indem er Ereignisse innerhalb eines Kontexts verknüpft und zwischen verschiedenen Kontexten unterscheidet. Der vordere Hippocampus hat direkte (monosynaptische) Verbindungen zum medialen präfrontalen Kortex[161], wo Informationen über den Kontext miteinander verbundener Erinnerungen gespeichert werden.[162] Die Rolle des PFC im Langzeitgedächtnis ist noch nicht vollständig geklärt, aber eine seiner wichtigsten Funktionen scheint darin zu bestehen, dass er durch strategische Steuerung des Abrufprozesses dazu beiträgt, Gedächtnisinhalte in anderen Hirnarealen abzurufen. Dies geschieht über Ausgangsbahnen zu anderen Hirnarealen. Der PFC verfügt über Bahnen zurück zum perirhinalen und lateralen entorhinalen Kortex des MTL. Der PFC kann über diese Bahnen die Abfrage spezifischer Objekt- und Ereignisinformationen beeinflussen und verzerren. Tatsächlich scheint die Kommunikation zwischen diesen Hirnarealen für episodische Gedächtnisprozesse unerlässlich zu sein.

Die Abrufbarkeit von Erinnerungsinhalten hängt jedoch nicht allein vom Alter der Erinnerung selbst ab, sondern viel mehr davon, in welcher Beziehung diese Erinnerung zu bereits vorhandenem Wissen und neu gewonnenen Informationen steht. Um zu verstehen, wie der Hippocampus und der PFC zur Erinnerung beitragen, muss daher untersucht werden, inwiefern diese Hirnregionen die Kodierung neuer Ereignisse unterstützen, indem Ereignisse mit bereits vorhandenem Wissen in Verbindung gebracht werden.[163] Während des Lernprozesses verknüpft der Hippocampus neue Elemente mit bereits gespeicherten Elementen, um neue Assoziationen zwischen dem Neokortex und den neu aufgetretenen Elementen zu bilden. Wenn diese neuen Assoziationen keinen Bezug zu zuvor gespeicherten Elementen haben, kann der Hippocampus Verbindungen zu neokortikalen Informationen (Rückkopplungsschleifen, an denen Teile des MTL beteiligt sind) herstellen, ohne notwendigerweise den präfrontalen Kortex einzubeziehen. Wenn hingegen neu gelernte Elemente mit bereits vorhandenen Elementen überlappen, muss der präfrontale Kortex beteiligt

---

161 Navawongse und Eichenbaum, »*Distinct Pathways for Rule-Based Retrieval and Spatial Mapping of Memory Representations in Hippocampal Neurons*«, 1002–1013.

162 Preston und Eichenbaum, »Interplay of Hippocampus and Prefrontal Cortex in Memory«, R764–R773.

163 Ebd.

sein, um neue Assoziationen zu bilden. Es ist die Aufgabe des PFC, vermeintliche Konflikte bei der Assoziation neuer und bereits vorhandener Elemente zu lösen. Mit der Zeit werden die Inhalte des Langzeitgedächtnisses allmählich verallgemeinert und insgesamt kontextualisiert. Diese neurowissenschaftliche Erklärung der Rolle des PFC und des Hippocampusbereichs für das Gedächtnis steht im Einklang mit den Beobachtungen aus psychometrischen Studien von Henry Molaison. Die Gedächtniskonsolidierung umfasst somit die Umwandlung eines kontextspezifischen episodischen Gedächtnisses in ein weniger detailliertes, allgemeineres semantisches Gedächtnis.[164] Analog dazu ist der PFC auch zunehmend an der Speicherung öffentlicher Ereignisse beteiligt, die zunächst als episodische Erinnerungen beginnen, sich aber schnell zu semantischem Wissen entwickeln.[165]

Um es noch einmal zu betonen: Erinnerungen, die nicht in einen bereits bestehenden Wissensrahmen integriert werden, benötigen zunächst keine Beteiligung des PFC. Mit der Zeit werden diese Erinnerungen allmählich in den semantischen Gedächtniskreislauf integriert, was die Beteiligung des PFC erfordert. Kurz gesagt, die dauerhafte Beteiligung des Hippocampus bestimmt, ob neue Informationen aktiv bleiben, z. B. als detaillierte episodische Erinnerungen mit autobiografischen Etiketten oder als einzigartige Erfahrungen mit vielfältigen Aspekten. Im Gegensatz dazu ist die aktive Beteiligung des PFC erforderlich, um neue episodische Erinnerungen in bestehende Rahmenwerke und Kontexte zu integrieren. Letzterer Prozess geht mit einem Verlust episodischer Details und einer »Semantisierung« des Gedächtnisinhalts einher. Aus diesem Grund wird der präfrontale Kortex oft als Sitz des langfristigen semantischen Wissens bezeichnet. Die Beteiligung des PFC am Langzeitgedächtnis erklärt auch, warum Henry Molaison sich vor seiner Operation noch an einige Fakten der Welt erinnern konnte, da sein PFC im Wesentlichen nicht geschädigt war.

Bei den meisten Menschen ist das Versagen des Abrufens kein Anzeichen für eine Pathologie, sondern ganz normal. Die Gedächtnisbildung beruht nicht nur auf Lern- und Konsolidierungsprozessen, sondern auch auf Prozessen des Vergessens. Da Menschen ihr Gedächtnissystem zur Optimierung ihrer Entscheidungsfindung nutzen, liegt der Schlüssel nicht in der Anhäufung vollständiger Informationen, sondern in der Auswahl relevanter Informationen. Die moderne Gedächtnisforschung konzentriert sich daher nicht nur auf Mechanismen der Informationsspeicherung (d. h. Persistenz), sondern auch auf Mechanismen des Vergessens (d. h. Transienz). Die ersten Hinweise auf das natürliche Auftreten von Informationsverlust während

---

164 Winocur und Moscovitch, »*Memory Transformation*«, 766–780.

165 Smith und Squire, »*Medial Temporal Lobe Activity*«, 930–938.

der Entwicklung kamen aus der Kinderpsychologie. Menschen sammeln nicht einfach vom Moment ihrer Geburt an Erinnerungen. Wie bereits Ende des 19. Jahrhunderts von Caroline Miles beschrieben, können erwachsene Menschen in der Regel keine episodischen Erinnerungen an Ereignisse aus ihrer frühen Kindheit abrufen.[166] Dieses Phänomen wird als Kindheitsamnesie oder infantile Amnesie bezeichnet. Im Allgemeinen können Erwachsene sich nicht an Ereignisse erinnern, die in den ersten zwei bis drei Lebensjahren stattgefunden haben. Zusätzlich zu dieser Phase der frühen Kindheitsamnesie gibt es eine zweite Phase, in der Erwachsene nur sehr wenige, »lückenhafte« Erinnerungen aus dem Alter von drei bis sieben Jahren abrufen können.[167] Kindheitsamnesie ist jedoch kein Alles-oder-Nichts-Phänomen. Kinder erleben keinen abrupten Übergang von »keiner Erinnerung« zu »Erinnerung« zu einem bestimmten Zeitpunkt in ihrer Entwicklung. Es handelt sich vielmehr um einen allmählichen Entwicklungsübergang in der Fähigkeit, bleibende Erinnerungen zu bilden. Forscher argumentierten, dass das darauf zurückzuführen ist, dass Säuglinge noch kein Konzept der Vergangenheit und kein relevantes Selbstkonzept haben.[168] Neuere Forschungen zeigen jedoch, dass kleine Säuglinge tatsächlich in der Lage sind, Erinnerungen zu bilden; die Wissenschaft scheint die mnemonische Kompetenz von Kindern stark unterschätzt zu haben. Vorschulkinder können gut organisierte und genaue Erinnerungen an Geschichten und vertraute Ereignisse bilden,[169] wenn auch weniger detailliert als ältere Kinder und Erwachsene. Bereits im Alter von neun Monaten können Kinder auch Handlungsabläufe und Szenarien wiedergeben. Und solche kodierten Erinnerungen sind nachweislich bis zu zwei Jahre lang abrufbar.[170] Doch irgendwann scheinen diese Erinnerungen zu verblassen oder verloren zu gehen. So formuliert scheint die Kindheitsamnesie den frühen Lernprozessen entgegenzuwirken.

Forschungsergebnisse bestätigen, dass das Vergessen in jedem Alter ein unverzichtbarer Bestandteil des menschlichen Gedächtnisses ist. Es mag paradox klingen, aber das Vergessen verbessert die Gedächtnisleistung. Menschen, die irrelevante Ereignisse vergessen, können sich besser an relevante Ereignisse erinnern – ein Phänomen, das als adaptives Vergessen bekannt ist.[171] Wir behalten nur Aspekte der Welt im Gedächtnis, wenn diese Informationen irgendwie nützlich sind und zu

---

166 Bauer, »*Oh Where, Oh Where Have Those Early Memories Gone?*«
167 Josselyn und Frankland, »*Infantile Amnesia*«.
168 Nelson, »*Sociocultural Theories of Memory Development*«, 87–108.
169 Siegler und Nelson, »*How Young Children Represent Knowledge*«, 255–273.
170 Nelson, »*Quantitative and Qualitative Research*«, 263–272.
171 Wimber et al., »*Retrieval Induces Adaptive Forgetting*«, 582–589.

einer kohärenten Erzählung beitragen. Auf der anderen Seite sind außergewöhnliche Gedächtnisleistungen, die weit über das Durchschnittsniveau hinausgehen, oft charakteristisch für Menschen mit geistigen Behinderungen. Eines der bemerkenswertesten Beispiele für gesteigerte Gedächtnisleistungen sind sogenannte Kalendermenschen (oder »menschliche Kalender«), die in der Lage sind, Erinnerungen an beliebige Daten genau und schnell abzurufen. Menschen, bei denen das Savant-Syndrom diagnostiziert wurde, zeichnen sich in der Regel durch bemerkenswerte Gedächtnisleistungen aus, wie z. B. schnelles Rechnen, künstlerische Begabung, Kartografie oder musikalisches Talent.

Für die Funktionsweise eines durchschnittlichen Gehirns ist es gesund, die relevanten Informationen eines Ereignisses und die damit verbundenen Gefühle herauszufiltern, anstatt sich an winzigen Details des Ereignisses aufzuhängen. Das menschliche Gedächtnissystem ist daher nicht darauf ausgerichtet, Gedächtnisinhalte vollständig und detailliert zu kodieren, indem es identische mentale oder kognitive Kopien speichert. Gedächtnis wird gebildet, indem bestimmte und neue Gedächtnisinhalte mit verwandten Erinnerungen verknüpft werden. Der Grad der Verknüpfung mit anderen Gedächtnisinhalten ist ein guter Indikator dafür, wie gut Erinnerungen über einen längeren Zeitraum erhalten bleiben. Dementsprechend behält man Dinge und Ereignisse, die eine direkte Relevanz oder Bedeutung haben und zu bereits vorhandenem Wissen und Erzählungen passen, am besten in Erinnerung. Die Schaffung von Kohärenz und das Formulieren von Narrativen sind etwas, was unser erwachsenes Gehirn sehr gut kann – so gut, dass wir es normalerweise gar nicht bemerken. Zwei Wissenschaftler, die die Bedeutung der Vernetzung des Gehirns für die Schaffung kohärenter Erzählungen beleuchteten, waren der Neuropsychologe Roger Sperry und sein Schüler Michael Gazzaniga.

In den 1960er Jahren führten Sperry und Gazzaniga bahnbrechende Studien mit Patienten durch, die sich einer operativen Trennung ihrer beiden Gehirnhälften unterzogen hatten. Diese Patienten litten häufig an generalisierter Epilepsie und mussten sich diesem radikalen chirurgischen Eingriff unterziehen, um die Anzahl ihrer atonischen Anfälle zu reduzieren. Bei einer Trennung der beiden Gehirnhälften wird das Corpus callosum durchschnitten, wodurch die beiden Gehirnhälften teilweise oder vollständig voneinander getrennt werden. Die Trennung der Hemisphären führt dazu, dass jede der beiden Gehirnhälften des Patienten ihre eigenen Wahrnehmungen, Gedanken und Handlungsimpulse erzeugt. Sperry und Gazzaniga waren die ersten, die die Wahrnehmungs- und Denkprozesse dieser Patienten im Detail untersuchten. Sie führten ein Experiment durch, bei dem sie dem Patienten geschriebene Wörter sehr schnell entweder in dessen linkes oder rechtes Gesichtsfeld zeigten. Überraschenderweise konnten sich Patienten mit durchtrenntem Corpus callosum nur an Wörter erinnern, die sie in ihrem rechten Gesichtsfeld gesehen hatten. Wörter, die im linken Gesichtsfeld gezeigt wurden, schienen von den Probanden nicht wahrgenommen worden zu sein. Aber hatte das Gehirn den Reiz im linken Gesichtsfeld tatsächlich nicht verarbeitet? Das linke Gesichtsfeld wird von der rechten Gehirnhälfte gesteuert. Die Patienten mit durchtrenntem Corpus callosum hatten noch voll funktionsfähige rechte Gehirnhälften. Nur die Hauptnervenbahnen, die die Gehirnhälften verbinden, waren unterbrochen. Warum konnten sich die Patienten also nicht daran erinnern, was sie in ihrem linken Gesichtsfeld gesehen hatten? In nachfolgenden Experimenten zeigten die Wissenschaftler den Probanden Bilder entweder im linken oder im rechten Gesichtsfeld. Anschließend baten sie die Patienten, zu zeichnen oder zu berichten, was sie gesehen hatten. Die Ergebnisse waren für alle Teilnehmer mit getrennten Hemisphären eindeutig: Sie konnten nur verbal berichten, was sie im rechten Gesichtsfeld gesehen hatten, das mit der linken Gehirnhälfte verbunden war, aber sie waren in der Lage, Bilder von Objekten zu zeichnen, die ihnen im linken Gesichtsfeld präsentiert worden waren, das mit der rechten Gehirnhälfte verbunden war. Aus diesen Beobachtungen schlossen Sperry und Gazzaniga, dass die linke Gehirnhälfte (die Bilder des rechten Gesichtsfeldes verarbeitet) Sprache analysieren und produzieren kann, während die rechte Gehirnhälfte (die Bilder des linken Gesichtsfeldes verarbeitet) »stumm« ist.

1981 wurde Sperry für seine bahnbrechenden Entdeckungen mit dem Nobelpreis ausgezeichnet. Um die Jahrtausendwende verfolgte Gazzaniga diese Forschungsrichtung weiter und richtete seine Aufmerksamkeit auf ein anderes Rätsel bei Patienten mit getrennten Hemisphären. Gazzaniga stellte fest, dass seine Patienten trotz ihres durchtrennten Corpus callosum und der spezialisierten Funktionen der beiden Gehirnhälften stets ein einheitliches Selbstbewusstsein zeigten. Keiner von ihnen berichtete von einem Gefühl der Spaltung oder Fragmentierung des Selbst. Gazzaniga führte ein weiteres Experiment durch, bei dem er seine Patienten bat, mit der linken Gehirnhälfte eine Handlung zu beschreiben, die nur von der rechten Gehirnhälfte ausgeführt worden war. Er zeigte einem Patienten ein Bild einer Schneelandschaft (aktiviert durch Reize im linken Gesichtsfeld) und ein Bild eines Hühnerfußes (aktiviert durch Reize im rechten Gesichtsfeld). Anschließend bat er den Patienten, auf eine Reihe von Karten zu zeigen, die vor ihm lagen und für beide Gehirnhälften sichtbar waren. Der Patient zeigte mit der linken Hand auf eine Schaufel (die dem Bild der Schneelandschaft entsprach) und mit der rechten Hand auf den Kopf eines Huhns (der dem Bild des Hühnerfußes entsprach). Nach der Auswahl des Patienten fragte Gazzaniga den Probanden, warum er die Karte mit der Schaufel ausgewählt habe. Ich erinnere daran, dass das Bild mit der Schneeszene dem Patienten im linken Gesichtsfeld gezeigt wurde, wodurch nur die Sehbahnen der rechten »stummen« Gehirnhälfte aktiviert wurden, der Sprache und verbale Verarbeitung nicht zugänglich sind. Der Patient erwähnte die Schneeszene (die der nonverbalen rechten Gehirnhälfte gezeigt wurde) nie, sondern erfand stattdessen die »Ausrede«, dass er die Schaufel gewählt habe, weil man sie zum Ausmisten eines Hühnerstalls brauche. Gazzaniga interpretierte dieses Experiment (und viele ähnliche, die diese ersten Ergebnisse stützten) so, dass die linke Gehirnhälfte nachträgliche Antworten erfinden kann, die zur Situation passen. Mit anderen Worten: Die linke Gehirnhälfte interpretiert und rationalisiert verbal, was wir tun. Indem wir unsere linke Gehirnhälfte aktivieren, suchen wir nach Erklärungen für Ereignisse und konstruieren Erzählungen über eingehende Informationen (die zuvor multimodal über beide Hemisphären verarbeitet wurden). Auf diese Weise hilft uns unsere analytische, logische und verbal kompetente Gehirnhälfte, die Welt um uns herum zu verstehen.

Diese Ergebnisse bestätigten frühere Annahmen, dass die beiden Gehirnhälften eine tiefgreifende Asymmetrie in ihrer strukturellen und funktionellen Organisation besitzen. Im Allgemeinen ist die linke Gehirnhälfte aktiv, wenn verbale Aufgaben wie Sprechen und Schreiben ausgeführt werden oder wenn analytische, logische und mathematische Probleme gelöst werden müssen. Die rechte Gehirnhälfte hingegen ist bei visuellen, räumlichen und taktilen sowie emotionalen oder intuitiven Aufgaben aktiv. Das ist natürlich aufgrund der Einschränkungen der damals verfügbaren Methodik nur eine sehr verallgemeinernde Interpretation, kann aber dennoch als grobe Funktionszuordnung dienen. Heute werden diese früheren Erkenntnisse weitgehend durch neuartige bildgebende Verfahren wie die funktionelle Magnetresonanztomographie bestätigt. Trotz der Lateralisierung verfügt unser Gehirn jedoch nicht über zwei unabhängig voneinander arbeitende Hälften.[172] Obwohl diese Spezialisierung des Gehirns scheinbar getrennte kognitive Funktionen hervorbringt, erfordern die meisten Aufgaben die koordinierte Aktivierung vieler Bereiche in beiden Hemisphären. Die Vorstellung, dass Künstler eher mit der rechten Gehirnhälfte und Wissenschaftler eher mit der linken Gehirnhälfte denken, ist daher eindeutig ein Mythos aus der populärwissenschaftlichen Literatur. Mit anderen Worten, die Verbindungen zwischen aktiven Hirnregionen sind genauso wichtig wie die Funktion der einzelnen Teile. Dies wird besonders deutlich, wenn man versucht, Prozesse

172 Die beiden Gehirnhälften arbeiten nur dann unabhängig voneinander, wenn der Corpus callosum, ein dichtes Bündel von Axonen, das die Kommunikation und Koordination zwischen den beiden Hemisphären ermöglicht, durchtrennt ist.

des Lernens, des Gedächtnisses und des Vergessens im Laufe der frühen Gehirnentwicklung zu verstehen.

Das menschliche Gehirn entwickelt sich asymmetrisch aufgrund einer ungleichen Genexpression in den Hemisphären, beginnend in der zwölften Schwangerschaftswoche.[173] Solche anatomischen Asymmetrien in der Entwicklung des Gehirns wurden bereits vor mehr als einem Jahrhundert beobachtet. Neuroanatomen stellten Unterschiede in der Größe und den strukturellen Mustern der Temporallappen[174 175] und der Sylvischen Fissur fest.[176 177 178] Darüber hinaus berichtete eine groß angelegte postmortale Studie über ein früheres Auftreten der Gyri und Sulci (d. h. der Falten und Vertiefungen, die dem Gehirn sein faltiges Aussehen verleihen) in der rechten Gehirnhälfte.[179] Dieser zeitliche Unterschied in der Entwicklung der beiden Gehirnhälften ist für die nachfolgende Argumentation von besonderer Bedeutung.

Funktionelle anatomische Studien bestätigen, dass bei der Mehrheit der Menschen die rechte Gehirnhälfte nicht an der Sprachproduktion beteiligt ist. Stattdessen ist sie aktiv an nonverbalen, oft emotionalen Ausdrucksformen wie Weinen, Kichern, Fluchen, Gestikulieren, Singen und Tanzen beteiligt. Die nonverbale rechte Gehirnhälfte entwickelt sich beim Fötus als erste. Nach der Geburt und in den ersten Lebensjahren ist die rechte Gehirnhälfte weiterhin entwicklungsdominant. Kinder kommunizieren nonverbal über Emotionen, Mimik und Körpersprache. Wie in den Kapiteln 1 und 2 dargelegt, hängt eine gesunde Gehirnentwicklung entscheidend von Impulsen aus dem sozialen Umfeld ab, und nicht davon, dass sie autark einem Programm folgt. Das bedeutet beispielsweise, dass die Kommunikation zwischen Mutter und Kind in den frühen Kindheitsphasen die Gehirnentwicklung des Kindes entscheidend prägt. Später, wenn Kinder beginnen, Sprache zu verstehen und sprechen zu lernen, holt die linke Gehirnhälfte in ihrer Entwicklung auf. Je aktiver die linke Gehirnhälfte des Kindes ist, desto stärker entwickelt sich seine Sprachkompetenz. Infolgedessen beginnen Kleinkinder, Dinge zu benennen und zu vergleichen, Zusammenhänge zu verstehen und dank der zunehmenden Sprachkompetenz die eigenen, subjektiven Erfahrungen mitzuteilen.

Untersuchungen zur hemisphärischen Spezialisierung sind wichtig für das Verständnis der Gedächtnisbildung in der frühen Kindheit. Bevor Kinder Sprachkom-

173 Sun, »*Early Asymmetry of Gene Transcription*«, 1794–1798.
174 Galaburda et al., »*Planum Temporale Asymmetry*«, 853–868.
175 Shapleske et al., »*The Planum Temporale*«, 26–49.
176 Eberstaller, »*Das Stirnhirn*«, 371.
177 Cunningham und Horsley, *Contribution to the Surface Anatomy*, xxi, 137.
178 Retzius, »*Das Menschenhirn*«, 167.
179 Chi et al., »*Left-Right Asymmetries*«, 346–348.

petenz erwerben, werden Erinnerungen auf eine grundlegend andere Weise gespeichert als verbal abrufbare Erinnerungen. Letztere beruhen auf Fakten und Vokabeln von Ereignissen, auf die wir uns später im Leben bewusst stützen. Das deklarative Gedächtnis oder Faktengedächtnis wird mit zunehmendem Alter vorherrschend, sodass es scheinbar alle anderen Gedächtnisformen in den Hintergrund drängt. Tatsächlich speichert unser Gehirn jedoch während des gesamten Lebens weiterhin unbewusst Informationen in impliziten Gedächtnissystemen. In der frühen Kindheit ist das implizite Gedächtnis von besonderer Bedeutung. Bevor Kinder Erfahrungen mithilfe von Sprache ausdrücken und ordnen können, werden Erinnerungen einfach als Geräusche, Berührungen, Gerüche und Emotionen gespeichert, die sie hervorrufen. Mit zunehmender Sprachkompetenz gewinnt das explizite Gedächtnissystem an Bedeutung. Aber wir reagieren weiterhin automatisch auf Stimmen, Gesichtsausdrücke, Gesten und Orte, die wir in der Vergangenheit erlebt haben, aufgrund gespeicherter impliziter Erinnerungen. Dieses implizite Gedächtnis nehmen wir manchmal als intuitives Wissen oder Bauchgefühl wahr. Wir »wissen« etwas, ohne es in Worte fassen zu können. Aufgrund der ausgeprägten kognitiven Dominanz unserer Sprachfähigkeit neigen wir dazu, implizites Wissen verbal neu zu interpretieren. Wir rationalisieren implizite Erinnerungen und schaffen Erzählungen, die anscheinend zu unserer Weltanschauung passen. Wie Gazzanigas Experimente mit Patienten mit getrennten Gehirnhälften zeigen, trägt die linke Gehirnhälfte stark zur Entstehung solcher Narrative bei. Die linke Gehirnhälfte rationalisiert also, sucht nach Erklärungen für jedes Ereignis, dem wir begegnen, und erzeugt weit gefasste Erzählungen. In der frühen Kindheit ist die linke Gehirnhälfte jedoch im Vergleich zur rechten in ihrer Entwicklung verzögert. Die Forschung hat sich bisher weitgehend auf die Untersuchung expliziter Gedächtnisinhalte konzentriert, und die meisten Experimente zur Kindheitsamnesie verwenden eine Methodik, die die Bedeutung der impliziten Gedächtnisspeicherung vernachlässigt. Für Kinder im prälingualen Alter spielt jedoch die nonverbale Kognition eine herausragende Rolle, die von Psychologen, Neurowissenschaftlern und Pädagogen gleichermaßen mehr Beachtung verdient.

Wie zuvor erwähnt, sind für Lernen neben Gedächtnisspeicherung und -abruf auch Prozesse des Vergessens wesentlich. Dem Vergessen liegen ebenso neuroplastische Mechanismen zugrunde. In der Kindheit bildet die exponentielle Zunahme der synaptischen Verbindungen, die als »exuberante Synaptogenese« bezeichnet wird, eine reichhaltige Grundlage für die spätere Selektion von Synapsen. Nach einer Phase drastischer Zunahme der synaptischen Verbindungen kommt es im Gehirn des Kindes zu einem Rückgang der synaptischen Dichte. In dieser Phase der frühen

Kindheit werden häufig genutzte synaptische Verbindungen gestärkt, während selten genutzte Verbindungen eingeschmolzen werden. Die Prozesse der kontinuierlichen Neuanordnung von Synapsen aufgrund von Synaptogenese und synaptischem »Ausdünnen« als Reaktion auf Umweltreize bilden die Grundlage für das Lernen und Gedächtnis (s. auch Kapitel 2). Die neuroplastischen Prozesse sind in den ersten Lebensjahren am stärksten ausgeprägt. Das Phänomen der Kindheitsamnesie lässt sich jedoch nicht allein durch synaptisches Ausdünnen erklären. Studien haben gezeigt, dass Erwachsene weit weniger Erinnerungen an Ereignisse aus ihrer Kindheit abrufen können, als durch eine einfache Extrapolation der Vergessenskurve für Erwachsene zu erwarten wäre.[180] Es gibt ein weiteres neuroplastisches Phänomen, nämlich den Prozess der Neurogenese, der zur umfassenden Entwicklungsamnesie in der Kindheit beiträgt. Neurogenese bezeichnet die Produktion neuer Neuronen im Gehirn. Bislang wurde angenommen, dass Neurogenese beim Menschen nur vorgeburtlich stattfindet und knapp nach der Geburt endet. Neuere Erkenntnisse postulieren jedoch eine signifikante postnatale Produktion von Neuronen im Hippocampus. Die Architektur des Hippocampus bildet sich in der 24. bis 25. Schwangerschaftswoche.[181][182] Am Ende des zweiten Trimesters weisen die embryonale und die adulte Hippocampusformation bereits eine auffällige strukturelle Ähnlichkeit auf.[183] Obwohl keine weitere anatomische Differenzierung stattfindet, ist der Hippocampus bei kleinen Kindern noch nicht vollständig entwickelt, sondern durchläuft weiterhin Neurogenese. Genauer gesagt, werden dem Gyrus dentatus des Hippocampus auch nach der Geburt weiterhin neue Neuronen hinzugefügt.[184][185][186]

Der Hippocampus ist für die Stabilisierung neuer Erinnerungen und die Übertragung von Gedächtnisinhalten aus dem Kurzzeit- in das Langzeitgedächtnis von entscheidender Bedeutung. Bei der Neurogenese müssen auch die neu hinzugekommenen Neuronen in neuronale Netzwerke, die bereits vorhandene Gedächtnisinhalte kodieren, integriert werden. Diese Integration neuer Zellen kann bestehende Schaltkreise stören und zu einem Gedächtnisverlust führen, der weit über das synaptische Ausdünnen hinausgeht. Dies ist auf die Konkurrenz zwischen neuen und bestehenden Neuronen zurückzuführen. Neu gebildete Neuronen ersetzen synaptische Verbindungen in bestehenden neuronalen Netzwerken. Die fortgesetzte Neu-

---

180 Rubin, »*Autobiographical Memory*«, 191–201.
181 Humphrey, »*The Development of the Human Hippocampal Fissure*«, 655–676.
182 Seress et al., »*Cell Formation in the Human Hippocampal Formation*«, 831–843.
183 Ábrahám et al., »*Cell Formation in the Cortical Layers*«, 53–62.
184 Eriksson et al., »*Neurogenesis in the Adult Human Hippocampus*«, 1313–1317.
185 Knoth et al., »*Murine Features of Neurogenesis in the Human Hippocampus*«.
186 Sierra et al., »*Adult Human Neurogenesis*«, 47.

rogenese, die der normalen Reifung des Gehirns zugrunde liegt, beeinträchtigt so die Stabilisierung oder Konsolidierung der Gedächtnisspuren, obgleich das Ausmaß des Lernens und der Gedächtnisbildung bei Säuglingen mit dem von Erwachsenen vergleichbar zu sein scheint.

Mit anderen Worten: Kinder bilden keine dauerhaften Erinnerungen in den ersten Lebensjahren, weil offenbar die Neurogenese im Hippocampus zum Verlust bestehender Erinnerungen beiträgt und damit entscheidend an der Kindheitsamnesie beteiligt ist. Nach der Kindheit nimmt die Neurogenese drastisch ab.[187] Während der pränatalen Gehirnentwicklung und bei Neugeborenen findet eine signifikante Neurogenese im Gyrus dentatus statt (etwa 1600 junge Neuronen pro Quadratmillimeter Hirngewebe zum Zeitpunkt der Geburt). Im Vergleich zu Neugeborenen reduziert sich die Neurogenese im Gyrus dentatus um das Fünffache im ersten Lebensjahr und in den darauffolgenden Jahren um noch vieles mehr. Ab der Pubertät ist die Neurogenese extrem gering. Der Rückgang der Neurogenese geht mit einer Zunahme der Fähigkeit zur Bildung stabiler Langzeitgedächtnisinhalte einher. Studien an Tiermodellen haben diese Ergebnisse bestätigt und gezeigt, dass eine Zunahme der Neurogenese das Vergessen fördert[188], während eine Abnahme der Neurogenese das Vergessen abschwächt[189].

Eine Folge des Vergessens ist, dass nicht nur »faktische« (d. h. semantische) Daten, sondern auch emotionale Details für das Bewusstsein weniger zugänglich werden. Dies gilt für Kindheitserfahrungen ebenso wie für alle anderen Erfahrungen im Laufe des Lebens. Das Verblassen episodischer Erinnerungen kann sich in manchen Fällen als sehr vorteilhaft erweisen. Das Vergessen hilft bei der Bewältigung schmerzhafter Erinnerungen, indem es die Intensität der Erfahrung verringert (traumatische Erfahrungen sind bemerkenswerte Ausnahmen; s. Kapitel 6). Im Gegensatz dazu können häufig wiedererinnerte Ereignisse – freiwillig oder unfreiwillig, z. B. durch das Schwelgen in glücklichen Erinnerungen oder das Wiedererleben traumatischer Episoden – dem Vergessen entgegenwirken und die mnemonische Verankerung dieser Ereignisse verstärken.

Es gibt gute Belege dafür, dass Kindheitserinnerungen nicht einfach vollständig verloren gehen. Stattdessen können sie in dem Sinne »vergessen« sein, dass sie nicht zugänglich sind, wenn man versucht, sie aktiv und bewusst abzurufen. Dies ist ein wesentlicher Unterschied, da diese Art des Vergessens darauf hindeutet, dass wir

---

187 Ming und Song, »*Adult Neurogenesis in the Mammalian Central Nervous System*«, 223–250.
188 Josselyn und Frankland, »*Infantile Amnesia*«, 423–433.
189 Akers et al., »*Hippocampal Neurogenesis*«, 598–602.

alle wahrscheinlich über viele intakte, implizite Erinnerungen verfügen, auf die wir keinen bewussten Zugriff haben. Diese Erinnerungen sind unbewusst gespeichert, grundsätzlich noch verfügbar, können jedoch nur durch das Hervorrufen anderer miteinander verbundener, implizit gespeicherter Erinnerungen abgerufen werden. Beispielsweise könnten diese vergessenen Kindheitserinnerungen wieder abgerufen werden, wenn der richtige soziale oder umgebungsbezogene Kontext gegeben ist. Das ist besonders relevant im Hinblick auf Erinnerungen an Traumata oder Missbrauch aus der frühen Kindheit, die aufgrund der kindlichen Amnesie nicht abgerufen werden können.

In der Regel können sich Erwachsene an Ereignisse ab einem Alter von etwa dreieinhalb Jahren erinnern. Hingegen setzen bei einigen Erwachsenen mit einer Vorgeschichte von frühkindlichem Missbrauch die Erinnerungen erst ab einem Alter von fünf bis sieben Jahren ein. Dieser mnemonische Unterschied liegt möglicherweise in der asymmetrischen strukturellen Entwicklung des menschlichen Gehirns begründet. Diese Entwicklung kann durch stressreiche Erfahrungen beeinflusst werden, die die Gedächtniskodierung beeinträchtigen. Eine Fülle von impliziten Erinnerungen wird gebildet, noch ehe sich die Sprachkompetenz entwickelt. Diese Beobachtung ist besonders relevant im Umgang mit emotionalen Traumata. Trotz fehlender deklarativer Erinnerung können traumatisierte Kleinkinder als Reaktion auf den Missbrauch implizite Erinnerungen bilden. Aktuelle Studien mit funktioneller Magnetresonanztomographie stützen diese Erkenntnisse. Gehirnscans von Menschen mit Missbrauchserfahrungen in der Kindheit zeigen, dass während Flashbacks die rechte Gehirnhälfte der Probanden aktiviert, während die linke Gehirnhälfte weitgehend deaktiviert ist.[190] Traumatisierte Menschen erleben Flashbacks, als fände das traumatische Ereignis in der Gegenwart statt. In einer solchen Situation greift das Gehirn auf implizite Erinnerungen zurück, die starke emotionale Reaktionen wie Wut, Angst, Zorn, Scham oder Starre auslösen. Gleichzeitig sind der analytische, verbale Teil des Gehirns und der explizite Gedächtnisabruf nicht aktiv. Somit ist traumatisierten Menschen oft nicht bewusst, dass sie die Vergangenheit erneut erleben. Nach der emotionalen Aufruhr gewinnt die linke Gehirnhälfte wieder die Kontrolle, die analytisch-logische Verarbeitung setzt ein und die Betroffenen versuchen, das Geschehene zu rationalisieren.

Diese Erkenntnisse zeigen einen Weg zum Verständnis und zu einer möglichen Heilung traumatischer Erfahrungen auf. Der Psychiater und Experte für Posttraumatische Belastungsstörungen (PTBS) Bessel van der Kolk zeigt in seinem großartigen

190 van der Kolk, »*The Body Keeps the Score*«.

Buch *»The Body Keeps the Score«*, wie Traumata die physiologischen und psychologischen Funktionen verändern. Er weist auf Zusammenhänge zwischen traumatischen Erlebnissen und somatischen Erkrankungen (z.B. chronischen Schmerzen, Autoimmunerkrankungen) sowie Psychopathologien (z.B. Depressionen, Angstzuständen, Zwangsstörungen und bipolaren Störungen) hin. Wenn traumatische Ereignisse als implizite Erinnerungen gespeichert werden, finden sie Wege, sich als Krankheit oder auffälliges Verhalten zu manifestieren. Die Auseinandersetzung mit impliziten Erinnerungen kann Möglichkeiten eröffnen, um Traumata zu bewältigen, an die man sich nicht explizit erinnern oder die man nicht in Worte fassen kann. Zu diesem Zweck hat van der Kolk erfolgreich somatische Behandlungsmethoden wie Yoga, Drama und Sport erforscht, um neue Wege zur Heilung von PTBS zu finden.

Studien zu prälingualen Kindheitserfahrungen und Traumata zeigen auf, welche wichtige Rolle nonverbale Kognition bei der Speicherung von Erinnerungen spielt. Durch die Integration von affektiven, motivationsgeleiteten und sozialen Informationen werden diese nonverbalen Prozesse als Erinnerungen gefestigt. Dieser Prozess der Gedächtniskonsolidierung wird durch die Wechselwirkung des Langzeitgedächtnisses mit anderen Hirnarealen ermöglicht, wie der Amygdala, dem Nucleus accumbens, dem ventralen tegmentalen Bereich, dem Thalamus und dem Hypothalamus sowie den bereits erwähnten Bereichen des Hippocampus und dem präfrontalen Kortex (PFC). Neben dem erwähnten direkten, monosynaptischen Pfad, der den vorderen Hippocampus mit dem PFC verbindet, gibt es auch indirekte, multisynaptische Pfade vom Hippocampus zum PFC, die über den Nucleus accumbens, den ventralen tegmentalen Bereich, die Amygdala und den Thalamus verlaufen. Diese komplexen multisynaptischen Pfade sind entscheidend für die Verarbeitung emotionaler Erinnerungen. Der Nucleus accumbens spielt eine Schlüsselrolle bei der kognitiven Verarbeitung von Belohnungen, positiven Erfahrungen, Salienz und Verstärkung. Die Neuronen des Nucleus accumbens erhalten konvergenten synaptischen Input vom PFC, vom Hippocampus und von der Amygdala und bilden einen kortikal-limbischen Schaltkreis. Dieses kortikal-limbische Netzwerk erlaubt den Abruf von Hippocampus-abhängigen Kontextinformationen und Amygdala-abhängigen emotionalen Informationen über den PFC. Die im PFC verarbeiteten Kontext- und Emotionsinformationen ermöglichen die Integration alter und neuer Erinnerungen auf der Grundlage gemeinsamer, sich überschneidender Merkmale.

Ein weiterer für die emotionale Verarbeitung von Gedächtnisinhalten wichtiger Schaltkreis umfasst die Bahnen vom PFC zur Amygdala, die wiederum zum Hippocampus projiziert. Die Amygdala befindet sich im Temporallappen und spielt eine wichtige Rolle bei emotionalen Reaktionen wie Angst, Unruhe und Aggression in

Situationen von Stress oder bei Traumaerfahrungen. Die Amygdala weist bidirektionale Projektionen zum Hippocampus und zum PFC auf. Sie bildet wechselseitige multisynaptische Netzwerke für die episodische Gedächtniskodierung und den kontextbezogenen Abruf emotionaler Gedächtnisinhalte.

Der Abruf von Erinnerungen hängt in hohem Maße von räumlichen und kontextuellen Informationen ab. Lassen Sie mich diesen Punkt anhand eines Beispiels verdeutlichen: Der Kontext ist von entscheidender Bedeutung, wenn Sie sich in einer vermeintlich gefährlichen Situation befinden, beispielsweise wenn Sie einem wilden Tier begegnen – sagen wir einem Hai. Es macht einen großen Unterschied, ob sich das Tier nähert, während Sie im Meer schwimmen oder während Sie es durch die Glaswand eines Aquariums beobachten. Aber wie leitet unser Gehirn Kontextinformationen ab und entschlüsselt Hinweise aus der Umgebung? Studien haben gezeigt, dass der Prozess des kontextbezogenen Abrufens sowohl vom Hippocampus als auch vom PFC abhängt und modulierbar ist. Das kontextbezogene Abrufen von Erinnerungen ist eng mit der Emotionsregulation durch die Amygdala verbunden. Die neuronalen Projektionen des (anterioren) Hippocampus sind sowohl mit dem PFC als auch mit der Amygdala verbunden und koppeln die Aktivität dieser beiden Hirnareale. Diese Kopplung ermöglicht eine kontextabhängige Modulation des Angstgedächtnisses. Die über den Hippocampus gesteuerten reziproken PFC-Amygdala-Schaltkreise sind sowohl für den Angstkontext als auch für die kontextuelle Hemmung von Angst verantwortlich. Die Regulierung der Angst basiert auf der zuverlässigen Unterscheidung zwischen potenzieller Bedrohung und der Abwesenheit von Bedrohung durch eine schnelle Auflösung von Mehrdeutigkeiten der wahrgenommenen Reize. Im Laufe unseres Lebens haben wir aus Erfahrung gelernt, dass ein Tier hinter einer Glaswand keine Bedrohung darstellt. Diese erlernte Information ermöglicht es uns, eine spontane Angstreaktion zu hemmen. Die Berücksichtigung von Umweltkontexten erleichtert somit entweder eine Steigerung oder die Abschwächung der gekoppelten Emotion. Der kortikal-limbische Schaltkreis überträgt Kontextinformationen des betreffenden Reizes vom Hippocampus zum PFC, der wiederum durch Interaktion mit der Amygdala eine kontextgerechte Verhaltensreaktion erzeugt, die zu aggressivem/defensivem oder entspanntem Verhalten führt.

Unser Gedächtnisabrufsystem ist jedoch nicht fehlerfrei. Wenn die Emotionsregulation beeinträchtigt ist, können Inhalte des Angstgedächtnisses pathologisch werden und sich zu Angststörungen und PTBS entwickeln. In diesem Fall werden Inhalte des Angstgedächtnisses kontextübergreifend verallgemeinert, anstatt eine kontextuelle Unterscheidung zwischen den Reizen zuzulassen.

Zusammenfassend lässt sich sagen, dass die subkortikale Route vom PFC über die Amygdala zum Hippocampus die Spezifität des Gedächtnisabrufs auswählt. Die Interaktionen zwischen dem PFC und dem Hippocampus, unterstützt durch das limbische System, stellen die kontextuelle Verbindung zwischen verwandten Erinnerungen und ihrer emotionalen Kennzeichnung her. Die Beteiligung des PFC ermöglicht den Abruf von Erinnerungen nicht nur innerhalb eines bestimmten Kontexts, sondern auch in Abhängigkeit von einem bestimmten emotionalen Zustand.

An dieser Stelle möchte ich nochmals betonen, dass unser Gedächtnissystem nicht dazu dient, hochdetaillierte Erinnerungsinhalte als identische Kopien erlebter Ereignisse oder Objekte zu kodieren. Vielmehr werden Informationen durch die Kommunikation zwischen verschiedenen Teilen des Gehirns abgerufen, wodurch Erinnerungsinhalte aktiv rekonstruiert werden, anstatt eine exakte Kopie wiederzugeben. Das bedeutet, dass das Gedächtnis keineswegs mit einer kognitiven Bibliothek voller indexierter Aktenschränke vergleichbar ist. Stattdessen sind die Speicherung und das Abrufen von Erinnerungen hochdynamische Prozesse. Trotz dieser Dynamik ist das menschliche Gedächtnis in Bezug auf wichtige Fakten im Großen und Ganzen recht genau. Aber es wird im Laufe der Zeit in Bezug auf bestimmte Details unzuverlässig und inkonsistent. Ein Ereignis oder Faktum bleiben allerdings umso besser in Erinnerung, je öfter man sie abruft – oder vielmehr rekonstruiert. Die Notwendigkeit der Rekonstruktion von Gedächtnisinhalten ist kein evolutionärer Fehler, sondern ein außerordentlich wichtiger Mechanismus für das Lernen. Denn diese kognitive Flexibilität ermöglicht die Aktualisierung veralteter oder irrelevanter Informationen. Außerdem unterdrückt sie Ablenkungen durch andere, zuvor gespeicherte Gedächtnisinhalte. So ermöglicht sie es Menschen beispielsweise, eine neue Sprache zu lernen, da sie die Aktivierung der Muttersprache unterdrückt und funktionalen Raum für den Erwerb neuer Grammatik und Vokabeln der Zweitsprache schafft.

Interessanterweise behaupten viele zeitgenössische Kognitionswissenschaftler, dass die Unterscheidung zwischen semantischem und episodischem Gedächtnis nicht hilfreich oder sogar irreführend ist. Sie argumentieren, dass jedes Wissen, selbst die unpersönlichsten Fakten wie abstraktes Schulwissen, Wortschatz, Vokabeln, Namen aller Art, historische Daten und Orte, immer in einem bestimmten Kontext und einer bestimmten Situation erworben wird. Was diese »Fakten« semantisch macht, ist, dass sie schnell ihre persönliche »Markierung«, die Verbindung zum Lernenden und jede emotionale Färbung verlieren. Dieser Argumentation folgend werden semantisches und episodisches Gedächtnis auf ähnliche Weise kodiert und gespeichert, doch der Unterschied zwischen diesen Gedächtnissystemen hängt davon ab, ob persönliche oder emotionale »Markierungen« mit ihnen verbunden bleiben.

Für Henry Molaison beispielsweise schienen persönliche Markierungen bei allem, woran er sich bewusst erinnern konnte, keine Rolle zu spielen. Es gab keine persönliche Verbindung zu den Ereignissen, Personen oder Orten, an die er sich erinnerte. Er kannte die Namen seiner Eltern und konnte ihre Gesichter erkennen, aber ihm fiel nichts ein, was ihn auf persönlicher oder emotionaler Ebene mit ihnen verband. Der preisgekrönte Journalist Luke Dittrich, der Henry Molaisons faszinierende und tragische Geschichte aus einer kritischen und ethischen Perspektive erzählt, berichtet, dass der verwirrte Patient einmal eine Notiz für sich selbst auf einen Zettel gekritzelt habe. Von da an trug Henry die Notiz in seiner Hemdtasche bei sich, um sich an den aktuellen Stand seiner Beziehung zu seinen Eltern zu erinnern. Auf der Notiz stand: »Vater ist tot, Mutter ist im Krankenhaus, aber es geht ihr gut.«[191]

Eine solche, emotional distanzierte Notiz erscheint dem Leser wahrscheinlich seltsam, da wir uns nicht nur darüber definieren, wie wir uns selbst sehen, sondern auch darüber, wie wir uns in Beziehung zu anderen wahrnehmen, z. B. sehen wir uns als Partner, Kind, Elternteil, Freund usw. von jemandem. Generell gibt es einen erheblichen Unterschied in der emotionalen Qualität zwischen der Beziehung zu Menschen, die wir gut kennen, und der Beziehungen zu Fremden. Tatsächlich ist es der Grad der Emotion, der in der Regel das bestimmende Merkmal unserer Beziehungen zu anderen ist, sei es in romantischen Beziehungen, Freundschaften, familiären Bindungen oder sogar in unserer Haltung gegenüber Personen des öffentlichen Lebens. Fehlt die emotionale Komponente, wenn wir uns an einen nahen Verwandten oder Freund erinnern oder auf ihn Bezug nehmen, wird dies als sehr beunruhigend empfunden.

Dies ist der Fall bei Patienten, die unter dem Capgras-Syndrom leiden. Das Capgras-Syndrom ist eine seltene neurologische Störung, bei der Patienten unter der Wahnvorstellung leiden, dass ein naher Familienangehöriger oder Freund durch einen Betrüger mit identischem Aussehen ersetzt wurde. Der renommierte Neurowissenschaftler Vilayanur S. Ramachandran erklärt dieses seltene Syndrom als Verlust der Fähigkeit, episodische Erinnerungen mit subjektiven Gefühlen gegenüber einer bestimmten Person zu verknüpfen.[192] Wenn wir eine Person erkennen, rufen wir normalerweise verschiedene Erinnerungen an diese Person ab; wir erinnern uns nicht nur an Fakten (z. B. Aussehen, Stimme, Körperhaltung, usw.) und interne Kon-

---

191 Dittrich, »*Patient H. M.*«.

192 Ramachandran, »*Consciousness and Body Image*«, 1851–1859.

zepte über die Person (z. B. Erinnerungen an die Persönlichkeit und Vorlieben), sondern auch an unsere eigenen Gefühle der Person gegenüber. Wenn die emotionalen Informationen nicht zugänglich sind und nicht mehr mit den Erinnerungsinhalten der betreffenden Person in Verbindung gebracht werden können, erlebt der Patient eine beunruhigende Inkonsistenz. Der Patient kann die äußerlich wahrgenommenen Fakten über die Person nicht mehr mit der innerlich verarbeiteten Wahrnehmung in Einklang bringen; kurz gesagt, das äußere Bild stimmt nicht mit den Gefühlen gegenüber der Person überein. Infolgedessen glaubt der Patient aufgrund seines eigenen, fehlgeleiteten emotionalen Gedächtnisses, einem Betrüger gegenüberzustehen. Das Capgras-Syndrom ist ein Hinweis auf die entscheidende Rolle, die Emotionen bei der Bildung autobiografischer Erinnerungen spielen. Bereits mehrere Jahrzehnte vor dieser Interpretation über die Bedeutung von Emotionen für die Selbstwahrnehmung deutete Henrys Verhalten gegenüber seinen nahen Familienmitgliedern auf diese Schlussfolgerung hin. Die Unfähigkeit, konsistente Erinnerungsinhalte für persönliche Beziehungen zu schaffen, war in Henrys Fall nicht überraschend, da große Teile seines limbischen Systems (d. h. des Systems, das für das Gefühlsleben zuständig ist), darunter seine Amygdala und wesentliche Teile seines Hippocampus, entfernt worden waren. Interessanterweise beschrieben Forscher, die nach seiner Operation mit Henry arbeiteten, ihn als auffallend ausgeglichen, fügsam und mit sehr flachen Emotionen.

Aus diesen Beobachtungen geht hervor, dass unsere Erinnerungen eng mit emotionalen Erfahrungen verflochten sind. Es wird auch deutlich, warum Erinnerungen, die beim ersten Erleben starke Emotionen ausgelöst haben, später leichter und detaillierter abgerufen werden können. Dies scheint insbesondere für Erinnerungen aus der Pubertät zu gelten. Die Pubertät ist eine Entwicklungsphase, die aufgrund von Veränderungen im Hormonsystem typischerweise von emotionalen Umbrüchen begleitet ist. Erinnerungen aus dieser Lebensphase sind lebhafter und langanhaltender als Erinnerungen aus anderen Lebensabschnitten, ein Phänomen, das, wie zuvor erwähnt, als »Reminiszenz-Bump« bezeichnet wird.

Allgemein gesprochen, beruhen Gedächtnisprozesse auf der vernetzten Informationsübertragung zwischen verschiedenen Teilen des Gehirns. Diese Vernetzung, die zur Gedächtnisbildung führt, betrifft jedoch nicht nur das prozessuale, faktische oder autobiografische Wissen, das im Hippocampus und Regionen des Neokortex gespeichert ist, sondern hängt auch entscheidend von den Wechselbeziehungen mit Emotionen im limbischen System ab. Das limbische System, insbesondere die Amygdala, moduliert bei Aktivierung die Neuroplastizität und treibt so die Gedächtnisbildung an. Auf psychologischer Ebene sind es die emotionalen »Etiketten« oder

»Markierungen«, die die Neuroplastizität steuern und dafür sorgen, dass bestimmte Ereignisse oder Fakten besser im Gedächtnis bleiben. Wie in Kapitel 2 erläutert, ist die Neuroplastizität in der Kindheit und Jugend besonders ausgeprägt. Während dieser Entwicklungsphasen durchläuft das menschliche Gehirn eine umfassende Umstrukturierung. Aufgrund seiner außergewöhnlichen Formbarkeit ist das sich entwickelnde Gehirn jedoch auch sehr anfällig für negative Einflüsse aus der Umgebung, insbesondere in den besagten Entwicklungsphasen, wie in den nächsten Kapiteln erläutert wird. Die Kapitel 6, 7 und 8 konzentrieren sich darauf, wie toxischer Stress, traumatische Erfahrungen, missbräuchliche oder vernachlässigende Umgebungen und extreme Armut die Nervenbahnen und synaptischen Verbindungen beeinträchtigen und dadurch die kognitive Entwicklung, die emotionale Verarbeitung und die exekutiven Funktionen des Gehirns dysregulieren können.

KAPITEL 6

Die Auswirkungen von Emotionen, Stress und traumatischen Erfahrungen auf die Kognition

> Im Gegensatz zu anderen Formen psychischer Störungen ist das Kernproblem bei Traumata die Realität.
>
> — Bessel van der Kolk, Traumatic Stress: The Effects of Overwhelming Experience on Mind, Body, and Society

Erkenntnisse aus neurowissenschaftlichen Studien, insbesondere Erkenntnisse, die dem tragischen Schicksal von Henry Molaison zu verdanken sind, haben uns gelehrt, dass Erinnerungen nicht fix und unveränderlich sind, wie einstmals angenommen. Es gibt mittlerweile zahlreiche Belege dafür, dass das Gedächtnis nicht aus dauerhaft gespeicherten Engrammen besteht. Wenn wir uns an etwas erinnern, nutzen wir hochdynamische Prozesse, anstatt auf statische Gedächtnisspuren zurückzugreifen, die in bestimmten Neuronen kodiert und einem bestimmten Gedächtnisinhalt zugeordnet sind. Lernen, Speicherung und Abruf von Erinnerungen erfordern die fluktuierende, elektrische Ko-Aktivierung verzweigter neuronaler Netzwerke. Die Dynamik von Gedächtnisprozessen beruht also jedes Mal, wenn etwas abgerufen wird, auf einer aktiven Rekonstruktion neuronaler Ensembles. Diese Rekonstruktionsprozesse gehen mit Veränderungen in Inhalt, Assoziationen und emotionaler Färbung einher. Aufgrund der durch Emotionen veränderten neuronalen Aktivität sind Erinnerungen nicht fest kodifiziert, sondern können leicht beeinflusst werden, beispielsweise durch Erzählungen, die von anderen oder von einem selbst stammen. Ich habe im vorigen Kapitel dargelegt, dass Emotionen in verschiedenen Phasen der Gedächtnisbildung, der Konsolidierung und beim späteren Abrufen von Erfahrungen eine wichtige Rolle spielen. Neben ihrer zentralen Rolle für das Gedächtnis bestimmen Emotionen auch, wie ein Mensch die Welt wahrnimmt, wichtige Entscheidungen trifft und seine Identität konstruiert. Daher ist weder das Gedächtnis noch die Identität eines Menschen statisch, sondern beides wird ständig aktualisiert, indem neues Wissen und neue Erinnerungen in ein bestehendes, von Emotionen geprägtes Selbstbild integriert werden.

Forscher erkennen seit den letzten Dekaden des 20. Jahrhunderts an, dass Emotionen und Gedächtnis sowie Kognition im Allgemeinen eng miteinander verflochten sind. Lange Zeit wurden diese mentalen Fähigkeiten streng voneinander getrennt.

Trotz einiger bahnbrechender Arbeiten zum Thema Emotionen Ende des 19. Jahrhunderts (z. B. durch den US-amerikanischen Psychologen William James und den dänischen Physiologen Carl Lange) konzentrierte sich die Hirnforschung im letzten Jahrhundert weitgehend auf rationale und intellektuelle Mechanismen der Wahrnehmung und ignorierte dabei die Rolle der Emotionen. Vor einigen Jahrzehnten kam es jedoch zu einem konzeptionellen Wandel. Eine neue Denkrichtung betrachtete emotionale und intellektuelle Prozesse nicht mehr als voneinander getrennte, sondern als zusammenwirkende und sich gegenseitig beeinflussende Prozesse. Heute geht man davon aus, dass Emotionen globale Auswirkungen auf praktisch alle Aspekte der Kognition haben. Folglich macht es wenig Sinn, die Emotionsforschung von der Gedächtnis- und Wahrnehmungsforschung zu trennen.

Es gibt zahlreiche Belege dafür, dass Emotionen das episodische Gedächtnis stark beeinflussen. Wir erinnern uns besonders gut an wichtige Momente unseres Lebens, weil wir dabei einen Zustand emotionaler Erregung durchlebten. Aus evolutionärer Sicht ist dieser Mechanismus sehr sinnvoll. Das menschliche Gehirn hat sich nicht entwickelt, indem es mithilfe von rein »rationalen« Prozessen, losgelöst von Emotionen, reagiert. Im Gegenteil, das Gehirn – als Produkt evolutionären Drucks – wurde daraufhin selektiert, emotionale Informationen über Freude und Schmerz zuverlässig zu verarbeiten. Emotionen signalisieren, welche Umweltereignisse von unseren Sinnen bevorzugt verarbeitet werden sollen, lenken die kognitive Aufmerksamkeit auf bestimmte Ereignisse und erleichtern so die schnelle Erkennung wichtiger Informationen. Solche »Markierungen« haben motivationsgeleitete Bedeutung für die Regulierung von Aufmerksamkeit, Lernen, Erregung und Handeln.

Die Beobachtung über die Bedeutung emotionaler »Markierungen« lässt sich anhand klassischer visueller Suchaufgaben experimentell nachweisen. Bei einer visuellen Suche führt die Erhöhung der Anzahl irrelevanter, ablenkender Elemente zu einer Verlängerung der Zeit, die zum Erkennen eines bestimmten Objekts benötigt wird. Das gilt jedoch nicht für emotionale Reize. Im Vergleich zu neutralen Reizen erkennen Testpersonen Spinnen, Schlangen und andere bedrohliche Reize sehr schnell, selbst wenn die visuellen Suchaufgaben umfangreich sind. Darüber hinaus zeigen emotionale Reize selbst unter Bedingungen eingeschränkter Aufmerksamkeit eine hohe Auffälligkeit und werden schneller wahrgenommen. Man kann daher folgern, dass Emotionen die wichtigste »Währung« sind, um Dinge zu bemerken und uns zu erinnern, welche Ereignisse im Alltag von Bedeutung sind. Für das episodische Gedächtnis ist dies unumstritten, da Erlebnisse, die Gefühle wie Freude, Trauer, Lust und Schmerz hervorrufen, deutlich effektiver verarbeitet und erinnert werden als alltägliche Ereignisse. Aber das semantische Gedächtnissystem ist ebenfalls von Emotionen abhängig, da alle Fakten und Daten durch einen emotionalen Filter gelernt werden. Jede fortschrittliche Pädagogin wird bestätigen, dass Lerninhalte besser gelernt und erinnert werden, wenn sie mit Gefühlen wie Freude, Vergnügen oder Überraschung (oder leider auch mit Angst oder Ekel) verbunden sind. Emotionen spielen daher auch eine wichtige Rolle bei der Speicherung semantischen Wissens. Im Gegensatz zu episodischen Erinnerungen sind jedoch wiederabgerufene semantische Kenntnisse nicht mehr mit emotionalen Etiketten versehen. Sie sind zu rein semantischen Inhalten geworden.

Wie eng episodische und semantische Gedächtnisinhalte miteinander verflochten sind, hat die Psychologin Brenda Milner eindrucksvoll gezeigt, als sie Henry Molaison untersuchte. Henry hatte alle Erinnerungen an emotionale Beziehungen zu Menschen, Orten und Ereignissen verloren, die zeitlich vor seiner Operation lagen. Dennoch konnte er sich noch an Fakten erinnern, wie zum Beispiel wer seine Eltern waren, wo er gelebt hatte, wo er zur Schule gegangen war, wer seine Schulkameraden gewesen waren und wo er gearbeitet hatte. Nur gab es zu diesen Informationen keine persönliche Bindung mehr. Jeder Teil seiner persönlichen Geschichte, sein episodisches Gedächtnis, war vollständig »semantisiert« worden. Im Gegensatz dazu haben Emotionen in »neurotypisch« verdrahteten Gehirnen einen besonders starken Einfluss auf das explizite Gedächtnissystem. Emotional aufgeladene Erinnerungen werden stärker in weit verzweigte neuronale Netzwerke integriert. Dieser Prozess der synaptischen Verstärkung und Netzwerkintegration macht Gedächtnisinhalte für den bewussten (d. h. expliziten) Abruf leichter zugänglich.

Wie bereits erwähnt, modulieren Emotionen auch das implizite Gedächtnissystem, das wiederum unser Verhalten unbewusst beeinflusst und Gedächtnisinhalte unbewusst speichert. Das implizite Gedächtnis ist in der frühen Kindheit vor dem Erlernen der Sprache von vorrangiger Bedeutung, funktioniert aber parallel zum expliziten Gedächtnissystem während des gesamten Lebens weiter. Diese beiden Gedächtnissysteme (das explizite und das implizite) beeinflussen sich gegenseitig.[193]

Vor mehr als einem Jahrhundert glaubte man, dass Gehirnprozesse, die auf emotionale Reize reagieren, nur unbewusst ablaufen. Diese Annahme geht auf Konditio-

---

193 LeDoux, »*Emotion Circuits in the Brain*«, 155–184.

nierungsstudien des russischen Physiologen Ivan Petrovich Pawlow und die Entstehung des Behaviorismus zurück. Pawlow wurde 1904 für seine Arbeit zur klassischen Konditionierung mit dem Nobelpreis ausgezeichnet. In dem wohl bekanntesten Konditionierungsparadigma von Pawlow erhält ein Laborhund einen neutralen konditionierten Reiz, beispielsweise das Klingeln einer Glocke. Auf den konditionierten Reiz folgt ein unkonditionierter Reiz, beispielsweise die Verabreichung von Futter. Die Tiere lernen schnell, das Klingeln der Glocke mit dem Erhalt von Futter zu assoziieren, und beginnen schließlich, allein auf das Klingeln zu reagieren und Speichel abzusondern. Pawlows Arbeit über Konditionierung wurde wegweisend für viele Bereiche der Psychologie. Die klassische Konditionierung gewann großen Einfluss auf Verhaltensstudien, Lerntheorien und Didaktik. Im Mittelpunkt des Erklärungsmodells standen experimentelle Paradigmen, die Verstärkung und Bestrafung einsetzten. Durch die Verstärkung oder Bestrafung eines bestimmten Verhaltens versuchte man das Verhalten eines Labortieres oder auch das eines Kindes vorhersagen und zu kontrollieren. Der US-amerikanische Psychologe John B. Watson, der oft als »Vater« des Behaviorismus bezeichnet wird, behauptete, dass alle Aspekte der Psychologie – von der Sprache bis hin zu allen emotionalen Reaktionen – lediglich Muster von Reizen und Reaktionen wären. Er glaubte, dass alle Unterschiede im Verhalten letztlich auf assoziative Lernerfahrungen zurückzuführen wären.

Zu den verstörendsten Erkenntnissen im Bereich des Behaviorismus zählen die Ergebnisse von John B. Watsons Experiment mit »Little Albert«, die er im Winter 1919–1920 durchführte. Watson argumentierte, dass er, genau wie Pawlow, der ein Jahrzehnt vor ihm erfolgreich Hunde konditioniert hatte, ähnliche Ergebnisse mit Kleinkindern erzielen könnte. Er rekrutierte Arvilla Merritte,[194] eine Amme im Harriet Lane Home for Invalid Children, und deren kleinen Jungen, der »Little Albert« genannt wurde. Obwohl die Identität von Little Albert nicht vollständig geklärt ist, gibt es überzeugende Hinweise darauf, dass Little Albert Merrites Sohn Douglas war. Da Merritte für ihre Arbeit in der Kinderklinik auf dem Campus der Johns Hopkins University schlecht bezahlt wurde, nahm sie Watsons Angebot von einem Dollar pro Experiment an, und ließ ihren jungen Sohn an der Studie teilnehmen. Little Albert galt als gesundes, gelassenes Kind, das selten weinte. Diese Eigenschaften machten den kleinen Jungen wahrscheinlich zum perfekten Kandidaten für Watsons Experiment zur emotionalen Konditionierung, mit dem er versuchen wollte zu verstehen, wie Phobien beim Menschen entstehen.

194 Beck et al., »*Finding Little Albert*«, 605–614.

In dem mittlerweile berüchtigten Experiment wurde der kleine Albert, der zum Zeitpunkt des Tests etwa 9–11 Monate alt war, mit einer weißen Laborratte konfrontiert. Zunächst war der kleine Albert interessiert, sogar begeistert von der Ratte. Während der Konditionierung schlug Watson jedoch laut mit einem Hammer auf eine Stahlstange, die für das Kind nicht sichtbar war. Dieser Schockeffekt wurde Sekunden nach dem Zeigen der Ratte ausgelöst. Das eindringliche Geräusch erschreckte den kleinen Jungen und brachte ihn zum Weinen. Das Konditionierungsparadigma wurde in den folgenden sieben Wochen sieben Mal wiederholt. Little Albert entwickelte bald alle Anzeichen von Angst. Der angstkonditionierte Junge versuchte sofort wegzukriechen, sobald er die Ratte sah, unabhängig davon, ob das laute Geräusch zu hören war oder nicht. Watson erweiterte den Versuchsaufbau und testete andere Reize, darunter einen Robbenfellmantel, einen Hund, ein Kaninchen und sogar die Maske eines Weihnachtsmannes. Alle diese Reize führten zu ähnlichen Angstreaktionen bei Little Albert. Durch die Konditionierung waren Tiere und Gegenstände, die einst als interessant oder freudig empfunden wurden, zu Auslösern von Angst geworden. Laut Watson bewiesen die Ergebnisse, dass Kleinkinder lernen können, neutrale Objekte zu fürchten. Daraus schlossen Watson und andere Behavioristen, dass alle menschlichen Emotionen einfach durch das Bereitstellen oder Vorenthalten von konditionierenden Reizen kontrolliert werden könnten. Angespornt durch diese Erkenntnisse behauptete Watson bald, er könne jedes Kind – unabhängig von seinen Talenten, Neigungen, Tendenzen und Fähigkeiten – zu jedem Verhalten erziehen, das er sich von dem betreffenden Kind wünsche.[195] Leider wurde Little Albert nie de-konditioniert, da Watson kurz nach den Konditionierungsexperimenten von der Johns Hopkins University entlassen wurde.[196] Es ist nicht bekannt, ob die Phobie des Jungen vor pelzigen Objekten nach Ende der Experimente bestehen blieb. Little Albert starb im Alter von sechs Jahren an einem erworbenen Hydrozephalus, der höchstwahrscheinlich eine Folge von Meningitis war, an der er ein Jahr vor seinem Tod erkrankt war.

Trotz des bedeutenden Einflusses des Behaviorismus wurden Watsons Experimente mit Little Albert bald als zu radikal und unethisch angesehen. In der Tierforschung erfreuten sich behavioristische Konditionierungsparadigmen jedoch unverminderter Beliebtheit; insbesondere Gedächtnisforscher nutzten klassische Konditionierungsversuche, um Gedächtnisprozesse im Zusammenhang mit Emotionen zu untersuchen.

---

195 Watson, »*Behaviorism*«.

196 Die Entlassung erfolgte nicht aufgrund von Watsons ethisch bedenklichen behavioristischen Experimenten, sondern wegen einer Affäre mit seiner Forschungsassistentin Rosalie Rayner.

Theoretische Neurowissenschaftler liefern nun eine Erklärung dafür, wie kognitive Systeme durch assoziatives Lernen und Konditionierung mittels prädiktiver Mechanismen lernen. Eine zentrale Rolle kommt hierbei dem Neurotransmitter Dopamin zu. Lange Zeit wurde angenommen, dass Dopamin ausschließlich als »Glückshormon« oder Belohnungssignal fungiert. Man glaubte, dass dopaminerge Neuronen als Reaktion auf positive und motivierende Reize aktiv werden, die Annäherungs- und Belohnungsverhalten auslösen.[197] Allerdings ist auch seit längerem bekannt, dass dopaminerge Neuronen auf verschiedene Arten neuer oder unerwarteter Reize reagieren, auch wenn keine Belohnung erfolgt, und dass sie sogar auf aversive Reize reagieren. Das deutet darauf hin, dass die Dopaminaktivität Fehler signalisiert, die nicht unbedingt im Zusammenhang mit Belohnungen auftreten. Dopaminerge Neuronen feuern also höchstwahrscheinlich, um Informationen über die Diskrepanz zwischen dem Erwarteten (d.h. dem Vorhergesagten) und dem tatsächlich Erlebten zu liefern. Es wird angenommen, dass dopaminerge Signale drei Arten von Fehlern in Bezug auf die Ergebnisvorhersage anzeigen: erstens, wenn die Belohnung die Erwartung übertrifft (positiver Fehler); zweitens, wenn die Belohnung der Erwartung entspricht (kein Fehler); oder drittens, wenn die Belohnung hinter der Erwartung zurückbleibt (negativer Fehler). Mit anderen Worten: Dopaminerge Neuronen tragen zum Verstärkungs- und Bestrafungslernen bei, indem sie Informationen über den physiologischen Unterschied zwischen einem vorhergesagten Signal für das, was als Nächstes erwartet wird, und dem tatsächlichen Signal, das angibt, was wirklich passiert ist, liefern.

Viele Organismen verwenden Dopamin auch, um Fehler bei sensorischen Vorhersagen zu signalisieren. Beispielsweise stellt der Hippocampus eine Art »prädiktive Karte«[198] dar, in der Ortszellen ihre Aktivität aufgrund wiederholter Erfahrungen ändern und in Erwartung zukünftiger Orte feuern.[199] Auch der orbitofrontale Kortex scheint eine Form der prädiktiven Repräsentation zu kodieren, da Dopamin-Neuronen auf unerwartete Veränderungen der sensorischen Merkmale erwarteter Belohnungen reagieren.[200] Der orbitofrontale Kortex wird von dopaminergen Bahnen innerviert, die sensorische Vorhersagen modulieren. Dementsprechend wird der orbitofrontale Kortex mit prädiktiver Kodierung im Zusammenhang mit Belohnungsergebnissen in Verbindung gebracht.[201] Dies scheint insbesondere für sen-

197 Schultz, »*Neuronal Reward and Decision Signals*«, 853–951.
198 Stachenfeld et al., »*The Hippocampus as a Predictive Map*«, 1643–1653.
199 Mehta et al., »*Experience-Dependent Asymmetric Shape of Hippocampal Receptive Fields*«, 707–715.
200 Takahashi et al., »*Dopamine Neurons Respond*«, 1395–1405.
201 Wikenheiser und Schoenbaum, »*Over the River, through the Woods*«, 513–523.

sorisch spezifische Ergebniserwartungen in der Pawlowschen Konditionierung zu gelten.[202] Das spricht für ein viel breiteres Spektrum an Signalwirkungen von Dopamin. Anstatt eine einfache Fehlerprognose für Belohnungen darzustellen, könnte Dopamin auf eine große Vielfalt von Reizvorstellungen reagieren. Folglich könnte der orbitofrontale Kortex das Dopaminsystem nutzen, um eine »kognitive Karte« des Zustandsraums[203] zu erstellen, die ein ganzes Spektrum an Fehlern umfasst. So kann Dopamin Veränderungen verschiedener Ereignisse in der Welt vorhersagen, von denen nur eine die Belohnung ist.[204]

Auf der Verhaltensebene wird ein Individuum danach streben, den Fehler zwischen der vorhergesagten und der tatsächlichen Signalstärke bei jeder Begegnung zu minimieren. Diese Information wird zur Anpassung der neuronalen Verbindungen genutzt. So betrachtet, erscheint es recht einleuchtend, wie Organismen durch assoziatives Lernen bemerkenswert komplexe Abfolgen von Ereignissen meistern, beispielsweise die Navigation in einer hochkomplexen physischen und sozialen Umgebung. Durch Fehlersignale kann das Gehirn Veränderungen der Vorhersagewerte auf zwei Zeitskalen mit nur einem Neurotransmitter steuern. Zum einen ermöglicht es langfristige Veränderungen der synaptischen Stärke neuronaler Verbindungen. Zum anderen ermöglicht es auch kurzfristige Veränderungen auf der Grundlage der adaptiven Reaktionsfähigkeit von Neuronen, wie z. B. Veränderungen der Neurotransmission, die durch Veränderungen der Rezeptoraktivität auf der Postsynapse vermittelt werden. Tatsächlich haben empirische Studien übereinstimmende Hinweise geliefert, dass Dopamin und Fehler in Vorhersagen sowohl auf Zell- als auch auf Netzwerkebene eng miteinander verflochten sind. Diese Hypothese der durch dopaminerge Signalübertragung vermittelten Fehlerprognose wird durch elektrophysiologische Studien, immunochemische und optogenetische Studien sowie bildgebende Untersuchungen des Gehirns gestützt. Darüber hinaus scheint die dopaminerge Modulation kognitiver Funktionen für viele weit voneinander entfernte Spezies zu gelten, darunter Menschen, Affen, Ratten und Bienen. Das bedeutet, dass die dopaminerge Regulation neuronaler Netzwerke über einen langen Zeitraum evolviert ist.

Dopamin erfüllt in vielen Organismen aber noch eine weitere, äußerst wichtige Rolle, die möglicherweise eine evolutionär viel ältere Funktion ist als die eines Fehlerprognosesignals. Bei den meisten Tieren ist Dopamin an der Regulierung und Steuerung von Bewegungen beteiligt. Selbst Wirbellose mit relativ einfachen Ner-

202 Ostlund und Balleine, »*Orbitofrontal Cortex*«, 4819–4825.
203 Wilson et al., »*Orbitofrontal Cortex as a Cognitive Map of Task Space*«, 267–279.
204 Humphries, »*Why Does the Brain Have a Reward Prediction Error?*«

vensystemen nutzen Dopamin, um die Reaktion der Neuronen auf Reize zu verändern und so Bewegungen zu steuern. Das Dopaminsystem, das wahrscheinlich ursprünglich nur an der Bewegungssteuerung beteiligt war, wurde später in der Evolution dazu umfunktioniert (d. h., es handelt sich hier wahrscheinlich um eine Exaptation), Vorhersagefehlersignale zwischen Neuronen zu übertragen.

Klassische behavioristische Experimente, die in der Gedächtnisforschung durchgeführt werden, stützen sich in der Regel auf die theoretischen Grundlagen der Angstkonditionierung. In Angstkonditionierungsparadigmen ist der neutrale konditionierte Reiz meist ein Ton, auf den ein aversiver unkonditionierter Reiz folgt, typischerweise ein Fußschock. Dieser Versuchsaufbau löst beim Versuchstier emotionale Reaktionen aus, die normalerweise in Gegenwart von bedrohlichen Reizen (z. B. einem Raubtier) in der natürlichen Umgebung auftreten würden. Im Labor führt die Paarung des konditionierten und des unkonditionierten Reizes dazu, dass Labortiere allein bei Vorhandensein des bedrohlichen Tons mit Angst reagieren. Gleichzeitig löst die Konditionierung Verhaltensänderungen aus (z. B. Schreck- oder Erstarrungsreaktionen) sowie Veränderungen im autonomen Nervensystem und in der Hormonaktivität. Angstkonditionierung wurde verwendet, um die Gehirnmechanismen des Lernens und Gedächtnisses sowohl bei Tieren als auch bei Menschen zu untersuchen. Diese Art des impliziten Lernens und der Gedächtnisbildung löst durch unbewusste Verarbeitung Reaktionen des autonomen Nervensystems aus.

Experimente von Joseph LeDoux, einem Neurowissenschaftler, der einen Großteil seiner wissenschaftlichen Karriere der Erforschung von Angst und Furcht gewidmet hat, stellt jedoch die simplifizierte Sichtweise der Angst infrage. LeDoux zufolge sind die an der Angst beteiligten Hirnschaltkreise nicht nur neuronale Bahnen, die speziell für die Angst zuständig sind, sondern solche, die für das Überleben des Organismus unerlässlich sind. Diese Schaltkreise erzeugen nicht nur Angstreaktionen, sondern erkennen und reagieren auf alle Arten von Bedrohungen, um das Überleben zu sichern. Überlebensreaktionen werden in der Amygdala verarbeitet und beruhen auf evolutionär konservierten, unbewussten Mechanismen. Die Amygdala fungiert als Relaisstation für eingehende und ausgehende sensorische und motorische Systeme und ist entscheidend für das implizite emotionale Gedächtnis, das Überlebensreaktionen vermittelt. Diese Art von Gedächtnis reagiert auf Reize, die sich in der evolutionären Vergangenheit als für unsere Spezies gefährlich erwiesen haben. Das implizite, emotionale Gedächtnis, das über die Amygdala verarbeitet wird, ist nicht bewusst zugänglich. Es sind allerdings bewusste Prozesse, die die impliziten Erfahrungen interpretieren. Beim Menschen führt die bewusste Verarbeitung von Überlebensreaktionen zum Erleben von Angst. Nach LeDoux' Interpretation ist es also unser menschliches Bewusstsein, das die Aktivierung impliziter Überlebensschaltkreise interpretiert und diese explizit als Angst wahrnimmt.[205]

LeDoux unterscheidet zwei neuronale Schaltkreise des impliziten Gedächtnissystems, die an der klassischen Angstkonditionierung beteiligt sind. Der erste Weg ist der, auf dem der konditionierte Reiz (z. B. ein Geräusch) verarbeitet wird und der den (z. B. auditorischen) Thalamus und den (auditorischen) Kortex umfasst. Der zweite Weg ist der, auf dem der unkonditionierte Reiz (z. B. Schmerz) verarbeitet wird und der den somatosensorischen Thalamus und den somatosensorischen Kortex einbezieht. Beide Wege projizieren zur Amygdala und laufen im lateralen Kern der Amygdala zusammen. Die Paarung eines neutralen, konditionierten Reizes mit dem aversiven, unkonditionierten Reiz löst assoziatives Lernen aus. Das assoziative Lernen ermöglicht es dem Labortier dann, negative Ereignisse »vorherzusagen« und Angstreaktionen auszulösen. Auf zellulärer Ebene ermöglicht die Konvergenz neuronaler Schaltkreise in der lateralen Amygdala den Prozess des Lernens. Die Konsolidierung des assoziativen Gedächtnisses erfolgt über die Regulation der Genexpression, die durch synaptische Plastizität zu strukturellen Veränderungen führt. Die Assoziation zweier Reize wird also durch die Stärkung der jeweiligen Synapsen und die synchrone Aktivierung neuronaler Netzwerke vermittelt. Die strukturellen und funktionellen Veränderungen tragen zur Dauerhaftigkeit der Langzeitgedächtnisbildung bei. Die verstärkten, konvergierenden Signale werden in der lateralen Amygdala weitergeleitet, die sowohl direkt als auch über andere Bereiche innerhalb der Amygdala mit der zentralen Amygdala kommuniziert. Die zentrale Amygdala ist mit dem Hirnstamm und dem Hypothalamus verbunden, die die Ausprägung von Angstreaktionen steuern, darunter Erstarrungsverhalten, hormonelle Reaktionen und die Aktivierung des autonomen Nervensystems. Die Aktivierung des Letzteren führt zu Muskelkontraktionen sowie zu einer erhöhten Herzfrequenz und einem erhöhten Blutdruck.

Die Amygdala funktioniert bei Angstkonditionierungsprozessen nicht allein, sondern ist Teil eines größeren Kreislaufs. Dieser Kreislauf umfasst sensorische Systeme, motorische Systeme und Hippocampusbereiche, die kontextuelle Reize verarbeiten. Interessanterweise kann der Auslöser von Angstreaktionen nicht nur ein bestimmter Reiz sein, der im Experiment verwendet wurde – es können auch bestimmte Kontextinformationen sein. Wenn ein Versuchstier beispielsweise zu einem späteren Zeitpunkt auf die gleiche Umgebung wie in der vorherigen Versuchsanordnung trifft, können diese Kontextinformationen eine Angstreaktion auslösen. Zu einem

205 LeDoux, »*Anxious*«, 232.

späteren Zeitpunkt lösen solche Auslöser assoziativ das Abrufen der zuvor erlernten Erinnerungsinhalte aus.

Studien haben gezeigt, dass die Mechanismen der Angstkonditionierung beim Menschen denen von Labortieren ähneln und in beiden Fällen die Amygdala involviert ist. Fallstudien von Patienten mit Schädigungen der Amygdala bestätigen, dass bei diesen Personen Angstkonditionierung nicht funktioniert. Die wohl berühmteste Patientin in der Angstforschung ist die Patientin SM, eine Frau Anfang 50, deren Gehirn und Verhalten seit etwa 30 Jahren von Wissenschaftlern untersucht wird.

Frau SM tauchte erstmals mit Epilepsie in einem Krankenhaus auf und wurde an die Neurologische Abteilung der Universität von Iowa überwiesen. Dort führten die Ärzte Gehirnscans durch und stellten Kalziumablagerungen in beiden Amygdalae fest, die eine Zerstörung dieser Hirnkerne verursachten. Die Verkalkung der Amygdalae wurde durch eine seltene Erkrankung namens Urbach-Wiethe-Syndrom verursacht. Fasziniert von den Gehirnscans der stark geschädigten Amygdalae, testeten Forscher der Universität Iowa, ob Frau SM Angst im Gesichtsausdruck anderer Menschen erkennen konnte. Sie wurde psychologischen Tests unterzogen, bei denen ihr eine Reihe von Fotos mit Gesichtern vorgelegt wurden. Anschließend wurde sie gebeten, die Emotionen der abgebildeten Personen zu beschreiben. Überraschenderweise war Frau SM völlig unfähig, ängstliche Gesichtsausdrücke auf den Fotos zu erkennen. Die Patientin hatte auch Schwierigkeiten, Kombinationen negativer Emotionen wie Wut und Überraschung zu entschlüsseln, doch sie konnte Gesichter, die positive Emotionen wie Freude ausdrückten, ohne Probleme identifizieren. Frau SM hatte nicht nur Probleme, Angst im Gesichtsausdruck zu erkennen, sondern vor allem auch die Fähigkeit, selbst Angst zu empfinden. Ärzte setzten sie furchterregenden Tieren wie Schlangen und Spinnen aus, nahmen sie mit in Spukhäuser und zeigten ihr bekannte Horrorfilme wie *»The Shining«* oder *»Das Schweigen der Lämmer«*. Frau SM zeigte jedoch nie Anzeichen von Angst. Ihre Unerschrockenheit hatte aber ihren Preis. Da ihre beschädigten Amygdalae nicht mehr richtig auf negative Emotionen anderer Menschen reagieren konnten, erkannte sie Aggression und Wut in anderen nicht und hat daher Schwierigkeiten im sozialen Umgang.

Als Frau SM 30 Jahre alt war, ging sie nachts allein nach Hause und kam an einem kleinen Park vorbei. In dem ansonsten menschenleeren Park saß ein Mann auf einer Bank, der offenbar »unter Drogen stand«. Es war etwa 22 Uhr und draußen war es stockfinster. In der Nähe befand sich eine Kirche, aus der sie Stimmen eines örtlichen Chors hörte, der gerade seine abendliche Probe hatte. Der drogenberauschte Mann rief die Frau zu sich, und sie ging ohne zu zögern zu ihm hin. Als sie sich ihm näherte, sprang er plötzlich auf, zog sie an ihrer Bluse zu sich herunter und hielt ihr ein Messer an die Kehle. Er drohte: »Ich werde dich aufschlitzen!« Weder geriet Frau SM in Panik und noch hatte sie Angst. Stattdessen antwortete sie ruhig: »Wenn du mich töten willst, musst du zuerst an den Engeln meines Gottes vorbei.« Der Mann war verblüfft, ließ sie los und Frau SM ging gelassen davon. Das Ereignis hatte keine Spuren von Angst in ihrer Erinnerung hinterlassen. Sie benutzte weiterhin denselben Weg und ging unbekümmert an derselben Parkbank vorbei.

Frau SM ist weder dumm noch ihrer Umgebung gegenüber naiv. Sie schneidet bei standardisierten IQ-Tests im normalen Bereich ab. Sie zeigt gute Leistungen in Gedächtnis-, Sprach- und Wahrnehmungstests. Sie hat auch ein normales Schmerzempfinden. Aber ihr Schmerzempfinden ist nicht mit anderen Reizen verbunden. Wissenschaftlern ist es nicht gelungen, sie zu konditionieren, und sie hat nie gelernt, dass bestimmte Dinge schmerzhaft sein können. Dies ist auf das Fehlen emotionaler Angstmarkierungen zurückzuführen. Sie kann unangenehme Situationen nicht vorhersagen, da sie keine emotionalen Erinnerungen an Angst aus früheren Erfahrungen hat. Dies ist eindeutig auf die beidseitige Verkalkung ihrer Amygdala zurückzuführen.

Interessanterweise war Frau SM nicht immer furchtlos. Forscher haben sie zu ihrer Vergangenheit befragt, ihre persönlichen Tagebücher durchforstet und mit nahen Familienmitgliedern gesprochen. Sie konnten keine einzige Episode finden, in der die Patientin als Erwachsene Angst empfunden hatte. Allerdings erinnerte sich Frau SM daran, dass sie als kleines Kind Angst vor der Dunkelheit hatte und sich im Bett ihrer älteren Schwester versteckte. Sie erinnerte sich auch daran, dass sie Angst hatte, als ihr älterer Bruder nachts beim Spaziergang über einen Friedhof hinter einem Baum hervorsprang. Sie erinnerte sich, dass sie vor ihrem Bruder weglief, schrie und weinte. Ein anderes Mal erinnerte sie sich an eine Erfahrung, die ihr große Angst gemacht hatte, als sie bei einer Freundin ihrer Mutter war. Sie war allein in einem fremden Zimmer mit einem großen Dobermann, den sie streicheln wollte. Der Hund wollte das jedoch nicht und knurrte sie wütend an und drängte sie in eine Ecke. Sie begann nach ihrer Mutter zu rufen, aber der Hund kam näher und fletschte die Zähne. Schließlich kam die Freundin ins Zimmer und packte die Kette des Hundes. Sie wies das weinende Mädchen an, sich langsam und ohne schnelle Bewegungen zur Tür und aus dem Zimmer zu bewegen, da der Hund sonst auf sie springen könnte. Frau SM erinnerte sich, dass sie weinte, ihr Magen sich zusammenzog und sie sich wie erstarrt fühlte.

Frau SMs Kindheitsgeschichten zeugen davon, dass sie versteht, was es bedeutet, Angst zu empfinden. Ihre lebhafte Beschreibung ihrer Gefühle, als der Hund sie bedrohte, zeigt insbesondere, dass sie als Kind Angst empfinden konnte. Sie berichtete von typischen Angstreaktionen wie Erstarrung, einem starken Rückzugsdrang, körperlicher Erregung, viszeralen Reaktionen, emotionskongruenten Gedanken und einem intensiven Gefühl der Furcht.[206] Diese Diskrepanz zwischen Frau SMs Angst in der Kindheit und ihrer offensichtlichen Furchtlosigkeit als Erwachsene ist auf das Fortschreiten der Urbach-Wiethe-Krankheit zurückzuführen. Die Krankheit beginnt in der Regel im Kindesalter und die Pathologie nimmt im Laufe des Lebens zu. Unter Neurologen herrscht zunehmend Einigkeit darüber, dass Hirnverkalkungen im Kindesalter um das zehnte Lebensjahr herum auftreten; das scheint mit Frau SMs letzten Erinnerungen an Angstzustände im Alter von etwa zehn Jahren übereinzustimmen. Als junge Erwachsene zeigten Gehirnscans bei der Patientin bereits beidseitige Verkalkungen der Amygdalae.[207] Die Amygdala-Pathologie erklärte ihre offensichtliche Furchtlosigkeit.

Darüber hinaus haben Forscher herausgefunden, dass Frau SM trotz ihrer geschädigten Amygdalae auf »kognitiver« Ebene sehr wohl versteht, was es bedeutet, Angst zu empfinden. Sie kann Wörter wie Angst, Schrecken, Panik, Furcht und Verängstigung in Gesprächen im richtigen Kontext verwenden. Ebenso kann sie beim Lesen über emotionale Situationen mit hoher Genauigkeit sagen, welche Situationen Angst auslösen sollen. Ihre Kindheitserinnerungen an beängstigende Begegnungen zeigen eindeutig, dass sie auf einer Erfahrungsebene begreifen kann, wie sich Angst anfühlen soll. Dennoch zeigt ihr Verhalten einen gravierenden Mangel an Einsicht in ihre angstbezogenen Verhaltensdefizite. Im Alltag gerät sie aufgrund ihrer spezifischen Angststörungen immer wieder in prekäre Situationen.

Der Fall von der Patientin SM stützt die Beobachtung, dass wir emotionale Erinnerungen sowohl auf impliziter als auch auf expliziter Ebene verarbeiten. Konditionierung ist zwar eine Form des impliziten Lernens und Gedächtnisses, hat aber auch eine explizite Komponente: Wir können Erinnerungen an emotionale Beziehungen zu Erfahrungen der klassischen Konditionierung freiwillig abrufen und wiedergeben. Für das explizite emotionale Gedächtnis spielt jedoch eher der Hippocampus als die Amygdala eine wesentliche Rolle. Der Hippocampus wird in Situationen emotionaler Erregung aktiviert und steuert die Bildung semantischer und episodischer Erinnerungen an emotionale Situationen. Interessanterweise ist in Angstparadigmen das explizite emotionale Gedächtnis nicht mit obligatorischen Angstreaktionen verbunden, wie im Fall von Frau SM zu beobachten war. Stattdessen speichert das explizite Gedächtnis relationale Inhalte über emotionale Situationen, anstatt emotionale Erinnerungen als solche zu konsolidieren. Abgesehen von emotionalen

206 Feinstein et al., »*The Human Amygdala*«, 34–38.
207 Tranel und Hyman, »*Neuropsychological Correlates of Bilateral Amygdala Damage*«, 349–355.

Erfahrungen sind es die Erinnerungen an Kontexte und Situationen, die mit emotionalen Erfahrungen verbunden sind, die kortikale Schaltkreise aktivieren und eine bewusste Verarbeitung ermöglichen. Insbesondere die Aktivierung des präfrontalen Kortex ist entscheidend für die Regulierung der Reaktivität der Amygdala und für den Abruf expliziter Gedächtnisinhalte über emotionale Situationen.

Emotionale Erregung erhöht die Neigung, explizite Erinnerungen an emotionale Situationen zu festigen. Frau SM konnte sich detailliert an den beängstigenden Vorfall mit dem Dobermann erinnern und ihre körperlichen Reaktionen während dieses Ereignisses in ihrer Kindheit genau schildern. Emotional aufgeladene Situationen können sogenannte »Flashbulb-Memories« (Blitzlichtgedächtnisse) schaffen, also starke und lebhafte Erinnerungen, die länger anhalten und leichter abgerufen werden können als solche, die in Situationen mit geringer oder ohne emotionale Belastung erlebt wurden. Überraschenderweise gilt dies sogar für Ereignisse, die uns persönlich nicht betreffen, aber von öffentlichem Interesse sind. Das psychologische Phänomen der »Flashbulb-Erinnerungen« wurde erstmals 1977 in einem Artikel von Roger Brown und James Kulik beschrieben.[208] Die Autoren berichteten, dass Menschen lebhafte Erinnerungen an alltägliche Situationen hatten, wenn diese mit einem Ereignis von hoher emotionaler Bedeutung zusammenfielen. Zwei Hauptfaktoren scheinen für das Entstehen von Flashbulb-Erinnerungen notwendig zu sein: erstens ein hohes Maß an Überraschung und zweitens ein hohes Maß an weitreichenden Folgen oder emotionaler Erregung. Wenn diese Faktoren ein ausreichend hohes Niveau erreichen, kommt es zu einer verstärkten Gedächtniskonsolidierung. Als Prototyp für Flashbulb-Erinnerungen verwendeten die Autoren das Beispiel der Ermordung von John F. Kennedy Fast alle Studienteilnehmer konnten sich genau daran erinnern, wo sie waren, was sie taten und was sie empfanden, als sie die schockierende Nachricht vom Tod JFKs hörten. Ein aktuelles Beispiel für Flashbulb-Erinnerungen sind die Terroranschläge vom 11. September 2001 in den Vereinigten Staaten. Flashbulb-Erinnerungen gelten als eine Form der autobiografischen Erinnerung. Sie bezeichnen außergewöhnlich starke und tief verankerte Erinnerungen an Ereignisse von hoher Aktualität und Wichtigkeit. Natürlich können neben öffentlichen Ereignissen auch private Ereignisse mit hoher persönlicher Bedeutung[209][210] sehr detaillierte und lange anhaltende Erinnerungen hervorrufen, insbesondere wenn man sie wiederholt in Gedanken durchspielt.[211]

208 Brown und Kulik, »*Flashbulb Memories*«, 73–99.
209 McCloskey et al., »*Is There a Special Flashbulb-Memory Mechanism?*«, 171–181.
210 Weaver, »*Do You Need a ›Flash‹ to Form a Flashbulb Memory?*«, 39–46.
211 Neisser, »*Snapshots or Benchmarks*«, 43–48.

Die Auswirkungen emotionaler Erregung auf das explizite Gedächtnis sind auf ein komplexes Zusammenspiel verschiedener Hirnareale zurückzuführen. Im Allgemeinen wird bei Angst die Amygdala aktiviert und leitet Informationen an den Hypothalamus und den Hirnstamm weiter. Dies geschieht über Neuromodulatoren wie Noradrenalin, Dopamin, Serotonin und Acetylcholin. Nervenbahnen von der Amygdala zum Hirnstamm aktivieren direkt Neuronen, die Neuromodulatoren enthalten, die dann in weiten Bereichen des Gehirns freigesetzt werden. Auf subzellulärer Ebene erfolgt die Verbesserung der Bildung und Speicherung expliziter Erinnerungen durch die Stimulierung der synaptischen Plastizität. Neuromodulatoren verändern nachweislich die Effizienz von Neurotransmittern an Synapsen und steigern so die synaptische Übertragung und stärken einzelne Synapsen. Beispielsweise verbessert das sympathische Nervensystem die kognitiven Fähigkeiten, indem es den Hippocampus indirekt in einen aufmerksameren, aktivierten Zustand versetzt, der die Gedächtniskonsolidierung erleichtert. Wahrnehmung, Lernen und Gedächtnisbildung sind sehr energieintensive Prozesse und hängen stark vom Glukosespiegel ab. Das sympathische Nervensystem mobilisiert Glukose, die in den Blutkreislauf gelangt und dabei die Durchblutung und die Energiezufuhr zum Gehirn erhöht. Der Glukoseschub nach akutem Stress während beängstigender Ereignisse stellt den Neuronen mehr Energie zur Verfügung und fördert so die Gedächtnisbildung und -abrufbarkeit. Darüber hinaus gibt es einige noch ungeklärte Mechanismen, durch die moderater Stress unsere Sinnesrezeptoren (wie z. B. Geschmacksknospen, Geruchsrezeptoren und Cochlea-Zellen) empfindlicher macht und detaillierte Informationen über die Stresssituation an das Gehirn weiterleitet. Das Erinnern einer traumatisierenden Erfahrung geht deshalb häufig mit der Erinnerung an sensorische Details einher, die während des Traumas erlebt wurden. Diese verschiedenen Mechanismen sind in hohem Maße adaptiv, da sie dem Organismus in bedrohlichen oder gefährlichen Situationen wichtige Informationen liefern.

Zusätzlich zur Mobilisierung von Glukose setzen die Hirnstammbereiche, wenn sie durch Impulse aus der Amygdala aktiviert werden, Neuromodulatoren frei, die das sympathische autonome Nervensystem stimulieren, was wiederum das Nebennierenmark in den Nieren dazu veranlasst, Adrenalin und Noradrenalin in den Blutkreislauf auszuschütten. Adrenalin und Noradrenalin der Nebenniere sind periphere Katecholamine, die die Blut-Hirn-Schranke nicht passieren, aber auf die peripheren Nerven der sensorischen Komponente und den Vagusnerv des parasympathischen Systems wirken. Eine übermäßige Aktivierung des Vagusnervs spiegelt eine parasympathische Überkompensation auf eine starke Reaktion des sympathischen Nervensystems wider, die mit hohem emotionalen Stress verbunden ist. Der Vagusnerv verläuft zurück zum Hirnstamm, der wiederum neuronale Projektionen zum Locus coeruleus sendet. Aus dem Locus coeruleus wird Noradrenalin freigesetzt, das die Amygdala, den Hippocampus und andere Bereiche des Vorderhirns stimuliert. Auf diese Weise können Adrenalin und Noradrenalin aus dem peripheren Nervensystem das explizite Gedächtnis stärken. Folglich verhindert eine Schädigung der Amygdala diese modulatorischen Effekte auf das explizite Gedächtnis.

Es ist jedoch nicht immer der Fall, dass starke Emotionen die Bildung expliziter Erinnerungen verbessern. Im Gegenteil, in sehr intensiven, emotional aufgeladenen Situationen kann es auch zu einem Verlust expliziter Erinnerungen kommen. Dies ist auf die Aktivität des adrenocorticotropen Hormons (ACTH) und der Glukokortikoide zurückzuführen, die als Reaktion auf biologischen Stress produziert werden. Unter normalen Bedingungen sind Glukokortikoide wichtig für die Reifung des Gehirns, beispielsweise für die Einleitung der Reifung von Axonterminalen und die Umgestaltung von dendritischen Enden. Erhöhte Glukokortikoidspiegel können jedoch die Entwicklung und Funktion des Gehirns beeinträchtigen und andere negative Auswirkungen haben, wie z. B. zu erhöhtem Blutdruck, kardio-metabolischen Störungen und neuroendokrinen Dysfunktionen führen. Während der Reifung des Gehirns können Stress und ein erhöhter Spiegel von Stresshormonen und Neurotransmittern eine Beeinträchtigtigung der Gehirnentwicklung verursachen, beispielsweise durch Apoptose, Verzögerungen der Myelinisierung, Anomalien in der entwicklungsgerechten synaptischen Ausdünnung, Hemmung der Neurogenese oder stressbedingte Verringerung der Wachstumsfaktoren im Gehirn.[212]

Das Erleben von Angst führt zu einer Stressreaktion durch die Aktivierung der Amygdala, die (entweder direkt oder indirekt) auf den paraventrikulären Hypothalamus projiziert. Diese Stimulation bewirkt, dass der Hypothalamus das Kortikotropin-Releasing-Hormon (CRH) – auch Kortikotropin-Releasing-Faktor (CRF) genannt – sowie das Hormon Arginin-Vasopressin (AVP) ausschüttet, die wiederum die Ausschüttung des adrenocorticotropen Hormons (ACTH) aus den Neuronen des vorderen Lappens der Hypophyse auslösen. ACTH zirkuliert dann durch den Blutkreislauf des Körpers zur Nebenniere in den Nieren, wo es die Ausschüttung des Glukokortikoidhormons (CORT) stimuliert. CORT hat vielfältige Auswirkungen auf das Gedächtnis. In leicht stressigen Situationen werden geringe oder mittlere Mengen an CORT ausgeschüttet, die auf neuronale Netzwerke im Hippocampus wirken und die Bildung expliziter Erinnerungen fördern. Zirkulierende Glukokortikoide wie CORT senden auch Rückmeldungen, um die Stressreaktivität des Organismus

212 Sarto-Jackson, »*Wired for Social Interaction*«, 9–30.

zu hemmen und eine übermäßige Produktion von Stresshormonen zu verhindern. Diese negativen Rückkopplungsschleifen finden auf der Ebene des Gehirns und der Hypophyse statt. Insbesondere hemmende Impulse von Hippocampusneuronen, die Glukokortikoid-Rezeptoren exprimieren, regulieren die Ausschüttung des Kortikotropin-Releasing-Hormons aus dem Hypothalamus. Diese Regulation kennzeichnet eine gesunde Stressbewältigung nach leicht stressigen Situationen oder die Erholung von kurzzeitigen Stresssituationen.

Bei anhaltenden, intensiven Stresssituationen zirkulieren jedoch höhere CORT-Spiegel im Körper und verursachen eine Beeinträchtigung des expliziten Gedächtnisses. Wie bereits beschrieben, führt die Aktivierung der Stressachse unter Eustressbedingungen zu einer erhöhten Produktion und Freisetzung von Kortikotropin-Releasing-Hormon (CRH) und Arginin-Vasopressin (AVP) aus dem Hypothalamus. Diese Hormone wirken auf die vordere Hypophyse und stimulieren die Expression und Freisetzung von adrenocorticotropem Hormon (ACTH), was wiederum die Glukokortikoidproduktion in den Nebennieren erhöht. Schließlich üben Glukokortikoide eine negative Rückkopplung auf den Hypothalamus aus und schwächen die Aktivierung der Stressachse durch Senkung des Glukokortikoidspiegels im Blut ab. Der Körper setzt diese Abschwächung durch die Aktivierung von Glukokortikoid-Rezeptoren im Hippocampus um, die die Freisetzung von Neurohormonen aus dem Hypothalamus hemmen, wodurch die Stressreaktion gedämpft wird und der Organismus in einen Zustand der Homöostase zurückkehrt.

Unter toxischen Stressbedingungen hingegen beeinträchtigt eine längere Exposition durch Glukokortikoide die physiologischen Funktionen des Hippocampus. In vielen Fällen kann Gedächtnisverlust nach einem Trauma auf eine durch Glukokortikoide verursachte Amnesie zurückzuführen sein. Das kann bei Personen auftreten, die in ihrer frühen Entwicklung Stress ausgesetzt waren und/oder einem übermäßig hohen Level an Glukokortikoiden ausgesetzt waren. Diese Personen weisen eine verminderte Expression von Glukokortikoid-Rezeptoren im Hippocampus auf, was zu einem Verlust der Rückkopplungshemmung und einer überaktiven Stressreaktion sowohl im Grundzustand als auch unter Stressbedingungen führt.[213]

Ein wichtiger neurobiologischer Mechanismus, der Gedächtnis- und Lernstörungen zugrunde liegt, ist die Freisetzung toxischer Mengen von Kortikosteroiden aus dem Stressreaktionskreislauf bei chronisch hohem Stress. Zellen im Hippocampus, dem entscheidenden Hirnareal für Gedächtnisbildung und -abruf, verfügen über eine ungewöhnlich hohe Anzahl von Rezeptoren, die auf Kortikosteroide wie Kor-

---

213 Cottrell, »*Prenatal Stress*«, 19.

tisol reagieren. Hohe Kortikosteroidspiegel greifen die Gehirnzellen im sich entwickelnden Hippocampus an, lösen einen Prozess der Schrumpfung neuronaler Fortsätze aus, führen zum Absterben von Nervenzellen und letztlich zu einer dauerhaften Schädigung des Hippocampus.[214] Der Hippocampus ist einer der wenigen Teile des Gehirns, die sich nicht nur allmählich entwickeln, sondern auch nach der Geburt weiterhin neue Zellen produzieren. Wie bei Nagetieren nachgewiesen wurde, hemmen Kortikosteroide die Neurogenese (die Bildung neuer Neuronen) im Hippocampus.[215] Diese Phänomene, die bei chronischer Misshandlung auftreten können, führen zu einer Schädigung des Hippocampus und einer Hemmung der Entwicklung neuer Hippocampusneuronen, was sowohl das Gedächtnis als auch das Lernen beeinträchtigt. Diese Beeinträchtigung könnte erklären, warum hoch traumatische Ereignisse oft nicht bewusst abgerufen werden können und zu lückenhafter und situationsspezifischer Amnesie führen. In schweren Fällen von neuronaler Schädigung durch toxische Kortikosteroidbelastung und Hemmung der Neurogenese kann unter Umständen weder eine vollständige noch eine teilweise Wiederherstellung des Gedächtnisses erreicht werden. Dies ist wahrscheinlich auf eine lang anhaltende Beeinträchtigung des Hippocampus zurückzuführen.

Obwohl der explizite Gedächtnisinhalt eines traumatischen Ereignisses möglicherweise nicht zugänglich ist, sind die Gedächtnisspuren des Ereignisses wahrscheinlich nicht vollständig gelöscht. Emotionale Informationen, die mit den traumatischen Ereignissen verbunden sind, können im prozeduralen Gedächtnissystem gespeichert sein, das früher ausreift und weniger empfindlich auf Kortikosteroide reagiert. Es wurden mehrere Fälle berichtet, in denen Vertrautheit die Erinnerung an ein traumatisierendes Ereignis ausgelöst hat. Wenn beispielsweise das Opfer in einen Erregungszustand zurückkehrt, der dem Kontext ähnelt, in dem die Erinnerung unbewusst gespeichert wurde (ein Prozess, der oft als zustandsabhängiges Lernen bezeichnet wird), können spontan überwältigende, traumatisierende Bilder oder Gefühle auftauchen.

Die Belastung durch Stress, die zur Ausschüttung von überschüssigen Glukokortikoiden führt, wirkt sich nicht nur auf die Physiologie während der postnatalen Entwicklung aus, sondern ist besonders schädlich, wenn sie vor der Geburt auftritt. Empirische Studien haben gezeigt, dass die Belastung eines trächtigen Labortiers mit hohen Stressoren lebenslange Veränderungen in der Physiologie des Nach-

214 Bremner et al., »*Magnetic Resonance Imaging-Based Measurement of Hippocampal Volume in Posttraumatic Stress Disorder*«, 23–32.

215 Karten et al., »*Stress in Early Life Inhibits Neurogenesis in Adulthood*«, 171–172.

wuchses verursacht, indem die Glukokortikoidsekretion im Fötus verändert wird. Bei Primaten kann ein hoher mütterlicher Glukokortikoidspiegel das Kortikotropin-Releasing-Hormon (CRH) in der Plazenta aktivieren. Das CRH kann in den fetalen Kreislauf übergehen und die unreife Stressachse des Fötus stimulieren. Auf diese Weise »lernt« das fetale Gehirn durch Informationen über die Umgebung der Mutter etwas über die Außenwelt. Infolgedessen kann das Baby einer stark gestressten Mutter bereits mit einer erhöhten Bereitschaft zur Glukokortikoidausschüttung bei erwarteten Bedrohungssignalen geboren werden. In der Folge wächst es mit dieser physiologischen Voradaptation zu einem Erwachsenen heran. Die langfristigen Auswirkungen sind Veränderungen des Stresshormonspiegels, eine stärkere Stressreaktion und eine langsamere Erholung von der Stressreaktion. Diese lebenslange Umprogrammierung des Stressmanagements ist – neben anderen Komponenten – auf eine dauerhafte Verringerung der Anzahl der Rezeptoren für Glukokortikoide im Hippocampus zurückzuführen. Weniger Glukokortikoid-Rezeptoren bedeuten, dass das betroffene Individuum weniger empfindlich auf das Signal des Hormons reagiert und somit weniger in der Lage ist, die Stressreaktion des Körpers wieder abzuschalten. Diese Erkenntnisse sind nicht auf Tiere beschränkt, sondern es wurde nachgewiesen, dass pränataler Stress bei Menschen zu einer höheren Glukokortikoidausschüttung im Erwachsenenalter führt, wenn sie mit herausfordernden Situationen konfrontiert sind.[216]

Das veränderte Stresslevel wirkt sich darüber hinaus auf das Grundniveau der Angst in einem Organismus aus. Wenn eine trächtige Ratte starken Stressoren ausgesetzt ist, werden ihre Nachkommen ängstlicher. Als erwachsene Tiere zeigen pränatal gestresste Ratten bei geringfügigen Stressoren wie hellem Licht ein erstarrendes Verhalten und haben erhebliche Lernschwierigkeiten, wenn sie neuen Situationen ausgesetzt sind. Diese erhöhte Angst ist höchstwahrscheinlich auf eine Zunahme der Glukokortikoid-Rezeptoren in der Amygdala sowie auf eine verminderte Anzahl inhibitorischer Neurotransmitter-Rezeptoren in der Amygdala zurückzuführen.[217] [218] Das Ergebnis ist eine lebenslange Neigung zu erhöhten stressbedingten Angstzuständen.

Ein wichtiger Prädiktor für stressbedingte physiologische Veränderungen ist der soziale Status, den ein Individuum innehat, aversive Erfahrungen durch andere (hauptsächlich durch dominante Gruppenmitglieder) und Optionen von Unterstüt-

---

216 Sapolsky, »*Why Zebras Don't Get Ulcers*«.

217 Stone et al., »*Effects of Pre- and Postnatal Corticosterone Exposure*«, 492–507.

218 Barros et al., »*Prenatal Stress and Early Adoption Effects*«, 609–618.

zung durch andere. Beim Menschen sind vergleichbare Befunde unweigerlich mit Armut und mangelnder sozialer Aufstiegsmöglichkeiten verbunden. Robert Sapolsky, Professor für Neurologie und Neurowissenschaften an der Stanford University, hat diese Beobachtung treffend zusammengefasst und warnt: »Wenn Sie ein Beispiel für chronischen Stress sehen wollen, studieren Sie Armut.«[219] Armut bringt unverhältnismäßig viele psychische Stressfaktoren mit sich, da sie sowohl einen Mangel an Kontrolle als auch einen Mangel an Vorhersehbarkeit der eigenen Umgebung mit sich bringt. Unvorhersehbarkeit und Hilflosigkeit lösen bei einem Menschen einen physiologischen Zustand hoher Wachsamkeit aus. In seinem Bestseller *»Why Zebras Don't Get Ulcers«* widerlegt Sapolsky auch den Mythos, dass Widrigkeiten Kinder stark machen. Er argumentiert, dass die mentale Stärkung durch die Überwindung von Schwierigkeiten ein psychologischer Luxus für diejenigen ist, die sozial und finanziell besser gestellt sind. Stattdessen zeigen Kinder, die in Armut leben, angesichts sozialer und ökonomischer Herausforderungen eine ganz andere Stressphysiologie. Sapolsky stützt sich dabei auf Studien mit Schulkindern in Montreal, die einen umgekehrten Zusammenhang zwischen stetig erhöhten Glukokortikoidwerten und dem sozioökonomischen Status der Kinder zeigen. Je ärmer das Kind, desto höher sind die Stresshormone in seinem Organismus. Eine Tendenz zu erhöhten Glukokortikoidwerten wurde bereits bei sechs- bis achtjährigen Kindern festgestellt; im Alter von zehn Jahren wiesen Kinder mit niedrigem sozioökonomischen Status im Vergleich zu Kindern mit höherem sozioökonomischen Status eine Verdopplung der zirkulierenden Glukokortikoide auf.

Es ist jedoch wichtig anzumerken, dass neuere Studien gezeigt haben, dass Traumatisierung nicht zwangsläufig zu einer Hochregulation des Glukokortikoidspiegels führt. Im Gegenteil, Forscher haben nachgewiesen, dass Patienten mit Posttraumatischer Belastungsstörung (PTBS) sowohl in getesteten Urinproben[220] als auch im Blutplasma niedrigere Werte an freiem Kortisol aufweisen können.[221] Aber bislang haben sich die meisten Forschungsstudien, die sich mit Kortisol und PTBS befassen, auf Unterschiede in den basalen Kortisolspiegeln konzentriert. Neuere Ansätze versuchen daher, diese widersprüchlichen Ergebnisse in Einklang zu bringen, indem sie die Stressreaktionen während stressreichen und stressfreien Ereignissen in »natürlichen« Umgebungen statt in kontrollierten Versuchssituationen vergleichen. Diesen Studien zufolge weisen Personen mit PTBS unmittelbar vor, während und unmit-

219 Sapolsky, *»Why Zebras Don't Get Ulcers«*.
220 Shalev et al., *»Post-Traumatic Stress Disorder«*, 2459–2469.
221 Yehuda et al., *»Stress-Related Psychiatric Disorders«*, 4496–4503.

telbar nach traumatischen Erlebnissen höhere Kortisolspiegel auf.[222][223] Gleichzeitig zeigen diese PTBS-Patienten aber, die während stressigen Ereignissen eine erhöhte Kortisolreaktivität aufweisen, eine anhaltende Unterdrückung des basalen Kortisolspiegels (also normale oder niedrigere Kortisolwerte), wenn sie keinem Stress ausgesetzt sind, um diesen unverhältnismäßigen Anstieg (d.h. Hyperkortisolismus) auszugleichen.[224]

Anhand dieser Beispiele lässt sich leicht nachvollziehen, dass Stress nicht nur das Lernen, das Gedächtnis und die kognitive Entwicklung beeinträchtigt, sondern auch entscheidenden Einfluss darauf hat, wie wir die Welt wahrnehmen und Entscheidungen treffen. Neurotransmitter können als internes Leitsystem fungieren, das uns positive und negative Werte über die Welt, die wir beobachten, vermittelt. Neurotransmitter, die an der Bewertung sozialer und umweltbezogener Reize beteiligt sind, leiten diese Informationen an Gehirnbereiche weiter, die mit der Entscheidungsfindung in Verbindung stehen.[225] Das ist besonders relevant in Situationen der Unsicherheit, wenn nach vorhersagbaren Informationen über das Vorhandensein potenzieller Belohnungen oder Bedrohungen in der Umgebung gesucht wird. Soziale Reize informieren uns über die affektive Bedeutung und steuern Verhaltensreaktionen. Forscher haben gezeigt, dass eine erhöhte Stressreaktivität dazu führt, dass Probanden mehrdeutige soziale Reize selektiv als negativer wahrnehmen[226] und »Sicherheitssignale« ignorieren. Die Tendenz zur Negativität korreliert mit einer höheren Aktivität der Amygdala und schnelleren Reaktionszeiten. Im Gegensatz dazu korrelieren positive Bewertungen mit der Aktivierung neuronaler Netzwerke des präfrontalen Kortex[227] und längeren Reaktionszeiten.

Eine Schlüsselrolle in diesem Szenario spielt die Amygdala, die sowohl an der negativen Valenzverzerrung als auch an akuten Stressreaktionen beteiligt ist. Dies ist auf die hohe Rezeptordichte für Glukokortikoide zurückzuführen, die in der Amygdala vorhanden ist. Die hohe Glukokortikoid-Rezeptordichte macht diesen Teil des Gehirns sehr empfindlich für eine stressbedingte Kortisolausschüttung. Wenn mehrdeutige Reize auftreten, werden diese daher eher negativ oder bedrohlich bewertet. Darüber hinaus wirken noradrenerge Transmitter synergistisch mit den langsamer freigesetzten Glukokortikoiden und verstärken die Aktivität der Amygdala auch

222 Elzinga et al., »*Higher Cortisol Levels*«, 1656–1665.
223 Stoppelbein et al., »*The Role of Cortisol in PTSD among Women*«, 352–358.
224 Bremner et al., »*Cortisol Response to a Cognitive Stress Challenge*«, 733–750.
225 Quartz und Sejnowski, »*Liars, Lovers, and Heroes*«.
226 Brown et al., »*Cortisol Responses Enhance Negative Valence Perception*«, 15107.
227 Kim et al., »*Inverse Amygdala and Medial Prefrontal Cortex Responses*«, 2317–2322.

nach Beendigung eines Stressors weiter. Eine verstärkte Amygdala-Aktivität in Verbindung mit einer Verlagerung der neuronalen Verarbeitung hin zur Bedrohungserkennung und einer Herunterregulierung der präfrontalen Schaltkreise – Letztere tragen normalerweise zu einer positiven Bewertung mehrdeutiger sozialer Signale bei – prägt die nachfolgenden emotionalen und Verhaltensreaktionen. Dies steht im Einklang mit Forschungsergebnissen, die zeigen, dass ein höheres Angstlevel oder traumatische Stresserfahrungen zu einer erhöhten Sensibilität für Bedrohungen in unsicheren Kontexten führen.[228] Wenn ein Kind also längere stressige, traumatische Erfahrungen macht, kann sich nicht nur der Glukokortikoidspiegel langfristig verändern, sondern auch der Spiegel von Neurotransmittern, insbesondere von Noradrenalin und Serotonin.[229] Noradrenalin ist ein wichtiger Bestandteil der Stressachse und an der Stressreaktion beteiligt. Eine Verschiebung im Serotoninsystem kann zu Beeinträchtigungen der Sozialkompetenz und der Impulskontrolle führen. Es wurde nachgewiesen, dass mangelnde mütterliche Fürsorge bei nicht-menschlichen Primaten eine Verringerung des Serotoninspiegels verursacht. Dieser niedrigere Neurotransmitterspiegel korreliert mit erhöhter Aggressivität, erhöhtem Alkoholkonsum und vermehrt angstähnlichen Verhaltensweisen bei jugendlichen Tieren.[230] Ein niedriger Serotoninspiegel kann daher einen Kreislauf aus aggressivem Verhalten und sozialer Unangepasstheit auslösen.[231] Insgesamt leben traumatisierte oder chronisch stressbelastete Menschen in einer emotional uminterpretierten Welt, in der soziale Signale eher negativ bewertet werden. Dies kann zu einer Rückkopplungsschleife führen, in der traumatisierte Menschen in einer neutralen Umgebung leichter bedrohliche Signale wahrnehmen, wodurch sie mehr Alarmsignale aussenden und ihr natürliches Abwehrsystem in einen permanenten Alarmzustand versetzt ist.

Wie bereits erwähnt, sind Emotionen nicht in einem einzigen Bereich des Gehirns lokalisiert, sondern betreffen mehrere miteinander verbundene Gehirnschaltkreise. Antonio R. Damasio, Professor für Neurowissenschaften an der University of Southern California und einer der Neurowissenschaftler der Neurologischen Abteilung der University of Iowa, der den kuriosen Fall von Frau SM, der Frau ohne Angst (s. dieses Kapitel), diagnostiziert und untersucht hat, ist einer der renommiertesten Experten auf dem Gebiet der Emotionsforschung. Laut Damasio sind Emotionen kurzlebige körperliche Zustände, die bei allen Menschen universell ähnlich sind. Sie haben sich als schnelle, körperliche Signale des Körpers entwickelt, der auf äußere

---

228 Grupe und Nitschke, »*Uncertainty and Anticipation in Anxiety*«, 488–50.
229 De Bellis und Zisk, »*The Biological Effects of Childhood Trauma*«, 185–222.
230 Suomi, »*Gene-Environment Interactions and the Neurobiology of Social Conflict*«, 132–139.
231 Quartz und Sejnowski, »*Liars, Lovers, and Heroes*«.

oder innere Reize reagiert. Emotionale Reaktionen werden größtenteils unbewusst und subkortikal verarbeitet. Im Gegensatz dazu, so Damasio, entstehen Gefühle, wenn das Gehirn Emotionen interpretiert. Gefühle sind also Reaktionen auf Emotionen und basieren auf mentalen Assoziationen, die durch persönliche Erfahrungen, Überzeugungen und Erinnerungen beeinflusst werden. Zu diesem Zweck sind neokortikale Regionen daran beteiligt, Emotionen eine Bedeutung zuzuweisen, um sie bewusst zu machen.[232] Folglich müssen Emotionen und Gefühle unterschiedliche Nervenbahnen durchlaufen, um unterschiedliche Funktionen zu erfüllen. Emotionale Prozesse sind schnelle und unbewusste Vorgänge, die zuvor als »niedrige Ebene« des Systems beschrieben wurden.[233] Jeder wahrgenommene Reiz wird über den Thalamus direkt an die Amygdala weitergeleitet, wo er automatisch verarbeitet wird. Über die Amygdala ermöglicht der ventrale Pfad dem Individuum, schnell und instinktiv auf vermeintliche Gefahren zu reagieren und bei Bedarf über die Stressachse die Kampf-oder-Flucht-Reaktion zu aktivieren. Emotionen, die von der Amygdala verarbeitet werden, haben sich als Lebensretter in gefährlichen Situationen entwickelt und werden automatisch aktiviert, wenn eine Person sich durch tatsächliche oder vermeintliche Gefahren, einschließlich ambivalenter sozialer Signale, bedroht fühlt. Diese schnellen, ventralen Nervenbahnen helfen uns normalerweise dabei, sich im sozialen Leben zurechtzufinden, indem Umweltreize und soziale Reize ständig auf positive oder negative Valenz, Sicherheit und Gefahr hin bewertet werden.[234]

Gefühle hingegen werden als »High Road« des Systems bezeichnet. Wenn Gefühle erlebt werden, wird der Neokortex aktiviert und ermöglicht Reflexion, Wahlmöglichkeiten und Verhaltensflexibilität. Dies geschieht jedoch auf Kosten der Reaktionszeit, da rationale Interpretationen der Situation langsamer verarbeitet werden. Der Neokortex dämpft schnelle Reaktionen und ermöglicht es einer Person, verschiedene Optionen durch die Integration bewusster Informationen abzuwägen und so »rationale« Entscheidungen zu treffen. Der orbitofrontale Kortex, ein Teil des präfrontalen Kortex, fungiert als Regulator des unbewussten Systems, insbesondere indem er unmittelbare Reaktionen der Amygdala dämpft. Der orbitofrontale Kortex behält seine Neuroplastizität während des gesamten Lebens bei und gewährleistet Verhaltensflexibilität, wenn neue oder zusätzliche Informationen verfügbar werden. Das Zusammenspiel zwischen dem schnellen ventralen und dem langsamen, dorsalen Pfad ermöglicht es Menschen, Verhaltensentscheidungen zu treffen, die mit ihren

232 Damasio, »*Descartes' Error: Emotion, Reason, and the Human Brain*«.

233 LeDoux, »*The Emotional Brain*«.

234 Fishbane, »*Wired to Connect*«, 395–412.

langfristigen Zielen und Werten im Einklang stehen. Dies ist typischerweise der Fall, wenn wir unsere anfänglichen inneren Impulse zugunsten weitgesteckter Ziele regulieren.

Der orbitofrontale Kortex und ganz allgemein der präfrontale Kortex sind darüber hinaus besonders wichtig für die Abgleichung der Bedeutung mehrerer gleichzeitiger Ziele und den Wechsel zwischen ihnen. Die orbitofrontale Region ist aktiv, wenn komplexes kognitives Verhalten geplant und Entscheidungen getroffen werden, indem verschiedene Gedanken und Vorhersagen in Übereinstimmung mit internen Zielen koordiniert werden.[235] Viele Forscher haben die Rolle des präfrontalen Kortex als »Exekutivzentrum« des Gehirns hervorgehoben. Aufgrund seiner Anatomie integriert der präfrontale Kortex Informationen aus einer Vielzahl anderer Gehirnbereiche, wie z. B. sensorischen Systemen, die externe Informationen verarbeiten, kortikalen und subkortikalen motorischen Systemen sowie limbischen und mesencephalen Strukturen, die interne Informationen im Zusammenhang mit Affekten, Gedächtnis und Belohnung verarbeiten. Dementsprechend werden neuronale Netzwerke des präfrontalen Kortex durch Reize aus allen Sinnesmodalitäten vor und während verschiedener Handlungen sowie beim Abrufen vergangener Ereignisse oder beim Antizipieren erwarteter Ereignisse und Verhaltensfolgen aktiviert. Darüber hinaus integriert der präfrontale Kortex auch modulatorische Informationen, die aus motivationsgesteuerten und aufmerksamkeitsbezogenen Zuständen stammen,[236] wodurch er die Kontrolle über das Verhalten[237] und die Entscheidungsfindung ausübt.

Es ist wichtig zu erwähnen, dass der dorsale neuronale Pfad, der an bewussten Empfindungen beteiligt ist, nicht der dominante Weg ist. Vielmehr sind die Verbindungen von der Amygdala zum präfrontalen Kortex zahlreicher als die Verbindungen in umgekehrter Richtung. Diese anatomische Ungleichheit könnte erklären, warum Emotionen leicht überwältigend werden und »rationale« Entscheidungen beeinträchtigen können.[238] Diese Beobachtung ist unter aversiven Bedingungen noch relevanter, z. B. wenn das limbische System eines Kindes häufig aktiviert wird, weil es in einem missbräuchlichen Umfeld lebt, insbesondere während der Reifungsphase der Amygdala kurz nach der Geburt.[239][240] Traumatische Erfahrungen, Miss-

235 Miller et al., »*The Prefrontal Cortex*«, 1123–1136.
236 Miller et al., »*An Integrative Theory of Prefrontal Cortex Function*«, 167–202.
237 Walle J. H. Nauta, »*The Problem of the Frontal Lobe*«, 167–187.
238 LeDoux, »*The Emotional Brain*«.
239 Jedd et al., »*Long-Term Consequences of Childhood Maltreatment*«, 1577–1589.
240 Pechtel und Pizzagalli, »*Effects of Early Life Stress*«, 55–70.

brauch und Vernachlässigung können die adaptive Funktion des frontalen Kortex stark beeinträchtigen. Infolge negativer Erfahrungen werden sich entwickelnde neuronale Netzwerke im frontalen Kortex umstrukturiert, was zu einer geringeren Selbstkontrolle[241] und einer beeinträchtigten Urteilsfähigkeit bei Entscheidungsfindungen führt.

Zu den Erfahrungen, die ein akutes Trauma auslösen können, gehören einzelne oder wenige Ereignisse mit stark negativen emotionalen Auswirkungen. Beispielsweise Erfahrungen, die massive Gefahr für Leib und Leben darstellen und die häufig zu Symptomen einer Posttraumatischen Belastungsstörung (PTBS) führen. PTBS wurde erstmals bei Kriegsveteranen diagnostiziert, kann aber auch bei Überlebenden von Naturkatastrophen, Vergewaltigungen und anderen lebensbedrohlichen oder verheerenden Ereignissen auftreten.[242][243] In jüngerer Zeit haben Entwicklungspsychologen und Psychiater eine weitere Form von PTBS beschrieben, basierend auf entwicklungspsychologischen Traumata. Letztere Form wird ausgelöst durch stressvolle Ereignisse, die wiederholt und kumulativ über einen längeren Zeitraum und innerhalb bestimmter Beziehungen und Kontexte auftreten. Sie werden auch als komplexe PTBS oder C-PTBS bezeichnet.[244] Eine solche chronische Traumatisierung kann durch sexuellen, emotionalen und körperlichen Missbrauch in der Kindheit, körperliche und emotionale Vernachlässigung oder sogar durch extreme Armut verursacht werden. Menschen mit PTBS, die ein akutes Trauma erlebt haben, zeigen psychologische Reaktionsmuster und Verhaltensweisen, die denen von Menschen, die in ihrer Kindheit chronische traumatische Ereignisse erlebt haben, weitgehend ähneln. Oft können PTBS-Patienten das traumatische Ereignis wiederholt wach oder in Träumen erleben, wenn sie in »triggernde« Situationen geraten. Während des Wiedererlebens dieser traumatischen Ereignisse werden psychologische und körperliche Reaktionen durch die intensiven Emotionen ausgelöst. Diese Reaktionen äußern sich in viszeralen Empfindungen wie erhöhter Angst und Panikattacken sowie in lebhaften visuellen Bildern und anderen akuten Sinneswahrnehmungen wie Flashbacks und Albträumen.[245] Untersuchungen zum Vergleich von PTBS und entwicklungsbedingten psychischen Traumata deuten darauf hin, dass beide Syndrome teilweise überlappende Mechanismen aufweisen und höchstwahrschein-

---

241 Hanson et al., »*Early Stress Is Associated with Alterations in the Orbitofrontal Cortex*«, 7466–7472.
242 van der Kolk, »*The Body Keeps the Score*«.
243 Laskowitz et al., »*Post-Traumatic Stress Disorder*«.
244 Courtois, »*Complex Trauma, Complex Reactions*«, 412–425.
245 van der Kolk, »*The Body Keeps the Score*«, 253–265.

lich auf ähnlichen physiologischen und neurobiologischen Prozessen beruhen.[246] Sowohl Menschen mit PTBS als auch Menschen mit entwicklungsbedingten psychischen Traumata können unter einer Abstumpfung ihrer Reaktionsfähigkeit leiden, ein deutlich vermindertes Interesse an alltäglichen Aktivitäten zeigen, ihr Gefühlsspektrum einschränken und Gefühle der Distanz und Entfremdung gegenüber anderen Menschen in ihrer Umgebung empfinden. Einige leiden möglicherweise auch unter erhöhter Erregbarkeit, was zu Einschlaf- oder Durchschlafstörungen, verstärkter Reizbarkeit oder Wutausbrüchen, Konzentrationsschwierigkeiten, Hypervigilanz und überzogenen Angstreaktionen führt.

Auf den ersten Blick scheinen die psychologischen Auswirkungen von PTBS nach einem akuten Trauma ausgeprägter zu sein (z. B. Panikattacken, Flashbacks, Albträume) als die eines Entwicklungstraumas. Aber Entwicklungstraumata weisen eine komplexere Pathologie der Entwicklungseffekte auf, die sich aus der langfristigen Exposition gegenüber chronischer Traumatisierung ergeben. Opfer eines Entwicklungstraumas haben in der Regel viel mehr Zeit für die psychosoziale Anpassung und die Umstrukturierung ihrer inneren Landschaft, um sich an die missbräuchliche Umgebung zu gewöhnen. Dies bedeutet jedoch keineswegs, dass die neuropsychologischen Schäden geringer sind. Vielmehr gilt: Je länger ein traumatisches Erlebnis andauert und je früher es in der Entwicklung auftritt, desto dramatischer und tiefgreifender sind seine Auswirkungen auf die neuroplastische Umstrukturierung. Infolgedessen befindet sich die Neurophysiologie einer chronisch oder entwicklungsbedingt traumatisierten Person im »Notfallmodus«. Dieser veränderte Gehirnzustand spiegelt sich im veränderten Glukokortikoidspiegel und anderen körperlichen Stresskomponenten sowie in der Veränderung verschiedener Neurotransmittersysteme wider. Es gilt, je stressiger eine Erfahrung ist und je länger sie andauert, desto stärker sind Gedächtnis und Lernfähigkeit beeinträchtigt.[247]

Wenn Überlebende häuslicher Gewalt oder anderer entwicklungsbedrohender traumatischer Ereignisse zu einem späteren Zeitpunkt ähnliche Situationen erneut erleben, fallen sie zurück in einen reaktiven Zustand des Selbstschutzes und in eine Überlebensreaktion – sehr oft ohne episodische Erinnerung an die tatsächliche Situation in ihrer persönlichen Geschichte. Dieses Wiedererleben löst über den ventralen neuronalen Pfad eine unmittelbare, unbewusste Reaktion aus, die zu einer erhöhten Aktivierung der Amygdala und der Stressachse führt. Infolgedessen können Signale aus dem orbitofrontalen Kortex aufgrund einer Unterfunktion des dorsalen Pfades

246 Ebd.
247 Shapero et al., »*Stressful Life Events and Depression Symptoms*«, 209–223.

nicht integriert werden. Relativ milde negative soziale Auslöser, die von einer Person ohne Missbrauchsgeschichte normalerweise ignoriert würden, können den ventralen Pfad aktivieren und zu einer starken Überreaktion führen. In einem solchen Fall erlebt die Person erneut eine Situation, ähnlich der negativen Kindheitssituation, in der ein traumatisierender, emotionaler Zustand ausgelöst wurde. Dieser emotionale Zustand der Angst und Hilflosigkeit wird unbewusst als Bedrohung empfunden und löst ein reaktives Überlebensverhalten aus, d.h. eine Kampf-oder-Flucht-Reaktion. Im Gegensatz zur traumatisierenden Situation in der Vergangenheit verfügt die betroffene Person nun jedoch wahrscheinlich über ein erweitertes Handlungspotenzial, das zum Zeitpunkt der Traumatisierung nicht vorhanden war. In der Folge kann die emotional überwältigte Person gewalttätig auf die Stressreaktion reagieren, da die Selbstkontrolle über den dorsalen kortikalen Pfad außer Kraft gesetzt ist. Tragischerweise werden durch diese entwicklungsbedingten unbewussten Reaktionsmechanismen, die von der Amygdala gesteuert werden, Situationen wiederhergestellt, die emotional denen ähneln, die zuvor bei der Traumatisierung erlebt wurden. Somit hat die traumatisierte Person eine adaptive Nische wiederhergestellt oder selbst konstruiert, in der die Misshandlung fortgesetzt und an die nächste Generation weitergegeben wird. Dieses Szenario kann auch die sekundäre Traumatisierung von Fachkräften und anderen Personen aus dem Umfeld einer traumatisierten Person erklären, sofern sie einer ihr vertrauten Nische ausgesetzt sind, die von dem Opfer konstruiert wurde.

Im Gegensatz zu den beschriebenen Zuständen der traumainduzierten Amnesie aufgrund hyperaktiver unbewusster Prozesse haben Kliniker, die mit Menschen mit PTBS arbeiten, auch Hypermnesie beobachtet, bei der Sinneserfahrungen und visuelle Bilder, die mit dem Trauma zusammenhängen, mit der Zeit nicht verblassen und viel lebhafter bleiben als andere, gewöhnliche Erinnerungen. Hypermnesie basiert auf einem Zusammenspiel mehrerer physiologischer Prozesse. Erstens stimuliert akuter Stress die Mobilisierung von Glukose in den Blutkreislauf und zum Gehirn. Zweitens verstärkt er die Sinneswahrnehmung während des akuten, stressreichen Ereignisses. Und drittens aktiviert er die Ausschüttung von Adrenalin und Noradrenalin in den Blutkreislauf und löst die Freisetzung von Noradrenalin aus dem Locus coeruleus im Gehirn aus. Diese Prozesse wirken zusammen, um das explizite Gedächtnis zu stärken. Die Erinnerungen werden in der Regel assoziativ gespeichert, d.h., sie werden in ein neuronales Netzwerk integriert, das sich aufgrund früherer Erfahrungen gebildet hat. Traumatische Ereignisse sind jedoch in der Regel höchst unerwartete, akute Erfahrungen, die in der Lebensgeschichte eines Menschen isoliert stehen. Das macht es für das traumatisierte Opfer schwierig, diese einzigartige, aber äußerst negative Erfahrung in einen bestehenden Erfahrungsrahmen zu integrieren. Je unerwarteter ein Ereignis ist und je weniger es mit der Weltanschauung der betroffenen Person vereinbar ist, desto schwieriger wird es sein, die traumatische Erfahrung in ein kohärentes und dauerhaftes Selbst- und Weltbild zu integrieren. Infolgedessen haben Patienten mit schweren Traumata häufig Schwierigkeiten, das Trauma hinter sich zu lassen. Sie fixieren sich auf die Vergangenheit, erleben das Trauma immer wieder und sind nicht in der Lage, das Ereignis in ihre persönliche Geschichte zu integrieren.[248] Darüber hinaus können sie nicht nur die stressige Erfahrung nicht in ihr Selbstbild integrieren, sondern sind sich dieser psychologischen Inkohärenz möglicherweise gar nicht bewusst. Eine solche psychologische Kluft kann verheerende Folgen haben. Da die Fähigkeit, ein kohärentes Selbstbild zu schaffen, den Kern unserer Fähigkeit bildet, eine persönliche Lebenseinstellung zu entwickeln, kann eine Person möglicherweise ihr aktuelles Verhalten nicht mit ihrem zukünftigen Selbst in Verbindung bringen. Mit anderen Worten: Das eigene Verhalten und die daraus resultierenden Konsequenzen (z. B. Bestrafung) sind kognitiv nicht miteinander verbunden.[249]

---

248 van der Kolk, »*The Body Keeps the Score*«, 253–265.
249 Quartz und Sejnowski, »*Liars, Lovers, and Heroes*«.

KAPITEL 7

Das soziale Gehirn: Bindung und die Effekte emotionaler und sozialer Vernachlässigung auf die Kognition

> Wir fürchten Gewalt weniger als unsere eigenen Gefühle. Persönlicher, privater, einsamer Schmerz ist schrecklicher als alles, was andere uns antun können.
>
> — Jim Morrison

Im vorigen Kapitel habe ich ausführlich auf den US-amerikanischen Psychologen John B. Watson, der Begründer des Behaviorismus, Bezug genommen. Watson und seine Forschungsassistentin Rosalie Rayner – die er später heiratete und mit der er Kinder hatte – führten im Winter 1919–1920 die berüchtigten Experimente an Little Albert durch. Watson hatte zuvor behauptet, dass jede emotionale Reaktion durch Konditionierung hervorgerufen werden könne. Mit seinen Experimenten an Little Albert wollte er beweisen, dass alle Unterschiede im menschlichen Verhalten lediglich auf assoziativen Lernerfahrungen beruhen. Die Botschaft, die Watson vermitteln wollte, war, dass Eltern durch die Schaffung eines geeigneten Umfelds für die Erziehung jede gewünschte Persönlichkeitseigenschaft bei ihren Kindern hervorbringen können. Watsons psychologische Schule des Behaviorismus hat die Pädagogik und die Erziehungstheorie stark beeinflusst. Eltern und Lehrer haben sich lange Zeit behavioristischen Erkenntnissen verschrieben. Die Prämisse: Verhaltensweisen werden durch starke emotionale Anreize wie Belohnung oder Bestrafung schnell gelernt und am effizientesten erinnert. Die schwarze Pädagogik hat sich diese emotionale Konditionierung zunutze gemacht und Generationen von Kindern und Jugendlichen zu Gehorsam und blinder Disziplin erzogen.

Und natürlich funktioniert diese Methode auch bei Erwachsenen, und zwar besonders gut, wenn Menschen bereits in ihrer Kindheit durch Bestrafung und den Einsatz von Triggern darauf vorbereitet wurden.[250] Die Verwendung von Beloh-

250 LeDoux, »*Emotional Memory*«, 1806.

nungs- und Bestrafungsmethoden spricht direkt die Emotionen einer Person an und führt, wenn sie in der Kindheit und Jugend angewandt wird, zur Erziehung von gut angepassten Erwachsenen, die sich so verhalten, wie es ihnen beigebracht wurde, um sich in ihre »vorgegebene« soziale Nische einzufügen. Wenn diese Kinder erwachsen sind, haben sie Strategien entwickelt, die in ihrem sozialen Umfeld am besten funktionieren. Aus einer anderen Perspektive, mit den eigenen sozialen Vorurteilen betrachtet, mag manches Verhalten als fehlangepasst und für »den Rest der Welt« maladaptiv erscheinen. In ihrer speziellen sozialen Nische haben sich diese Strategien jedoch als vorteilhaft erwiesen.

Watson war ein überzeugter Behaviorist, der jegliche Annahmen über die instinktive Natur von Säuglingen ablehnte – und auch bei der Erziehung seiner eigenen Kinder unbeirrt seiner Lehrmeinung folgte. Er sorgte dafür, dass seine beiden Söhne William und James, die er mit Rosalie Rayner hatte, streng nach behavioristischen Prinzipien erzogen wurden. Das Paar kontrollierte akribisch alle Reize, denen ihre Kinder in der frühen Kindheit ausgesetzt waren. Vor allem mussten sie sich kategorisch an strengste Disziplin halten, während Emotionen verboten waren. Das Credo lautete, dass jede Form von Bindung oder jedes Anzeichen elterlicher Emotionen die Unabhängigkeit der Kinder beeinträchtigt. Watson und Rayner verzichteten darauf, ihre Söhne zu küssen oder sie zu umarmen. Um sie nicht zu verwöhnen, behandelten Watson und Rayner ihre Kinder wie kleine Erwachsene. Sie glaubten, dass ihre Söhne aufgrund dieser Erziehung nur akzeptable Formen von Gefühlsausdrücken zeigen würden. Watson beschrieb seine behavioristischen Erziehungsmethoden ausführlichst in seinem Buch *»Psychological Care of Infant and Child«*, das sofort zum Bestseller wurde. Darin bezeichnete er mütterliche Liebe als »gefährliches Instrument«, das »eine nie heilende Wunde hinterlassen kann, eine Wunde, die die Kindheit unglücklich und die Jugend zu einem Albtraum machen kann, ein Instrument, das die berufliche Zukunft Ihres erwachsenen Sohnes oder Ihrer erwachsenen Tochter und ihre Chancen auf ein glückliches Eheleben zerstören kann«.[251] Um einen solchen schädlichen Einfluss zu vermeiden, riet er Eltern, ihre Kinder niemals zu umarmen oder zu küssen und sie nicht auf den Schoß zu nehmen. Watson erklärte in einem berühmten Zitat, dass eine Mutter durch das Streicheln eines Babys »in dem Moment, in dem es geboren wird, beginnt, das Kind zu zerstören«. Die maximale Zuneigung, die Kindern ohne Schaden zuzufügen toleriert werden könne, bestehe darin, sie einmal auf die Stirn zu küssen, bevor man sie ins Bett schickt, und ihnen morgens die Hand zu geben. Nur in Ausnahmefällen wurde Eltern geraten,

251 Watson und Watson, »*Psychological Care of Infant and Child*«.

ihren Kindern zur Anerkennung besonderer Leistungen einen Klaps auf den Kopf zu geben. Um diese starke Ablehnung gegenüber elterlicher Zuneigung nachzuvollziehen, sollte vielleicht erwähnt werden, dass Watson im Alter von 13 Jahren erlebte, dass sein alkoholkranker Vater die Familie mit sechs Kindern verließ, um mit einer anderen Frau ein neues Leben zu beginnen. Diese Erfahrung hinterließ beim jungen Watson große Wut und Bitterkeit, und er vergab seinem Vater nie. Gleichzeitig unterzog seine gottesfürchtige Mutter Watson einer strengen religiösen Erziehung, die ihm eine lebenslange Abneigung gegen Religion einprägte. Watsons Mutter zog mit der Familie von ihrer Farm in einer ländlichen Gegend im Greenville County, South Carolina, in die Stadt Greenville, um ihren Kindern eine bessere Ausbildung zu ermöglichen. Aber Watson hasste seine neue Umgebung und litt unter Mobbing in der Schule. Seine folgenden Teenagerjahre waren geprägt von Delinquenz, insbesondere von Hassverbrechen gegen lokale Schwarze. Man kann nur spekulieren, wie seine Kindheits- und Jugenderfahrungen die Wahl seines späteren Berufswegs und seiner Forschungsthemen geprägt haben.

Aus heutiger Sicht ist es wenig überraschend, dass das behavioristische Experiment von Watson und Rayner in deren beider Leben, bei dem jegliche emotionale Bindung vermieden wurde, für ihre eigenen Kinder zu einer psychologischen Katastrophe wurde. Beide Söhne wuchsen zu emotional verstörten Erwachsenen heran. James behauptete, dass die emotionale Unempfänglichkeit und Bindungslosigkeit ihrer Eltern seine eigene Fähigkeit und die seines Bruders, mit alltäglichen Emotionen umzugehen, untergraben habe. Die emotionale Distanz der Eltern gipfelte schließlich in der völligen Verzweiflung der Jungen und Selbstmordversuchen. William starb schließlich durch Selbstmord. James machte seinen Vater und die streng behavioristische Erziehung für den Tod seines Bruders verantwortlich.[252]

Watson hatte zwei weitere Kinder aus seiner ersten Ehe mit Mary Ickes. Diese beiden Kinder, John und Mary »Polly« Ickes, litten ebenfalls stark unter den behavioristischen Erziehungsprinzipien ihres Vaters. Wie William und James unternahm auch Mary »Polly« Ickes mehrere Selbstmordversuche. Watsons Enkelin, die Schauspielerin Mariette Hartley, Tochter von Watsons Tochter Mary »Polly«, erinnerte sich an schmerzhafte Kindheitserinnerungen. Ihre Mutter folgte den strengen Anweisungen ihres Großvaters und zog die kleine Mariette ebenfalls ohne jegliche körperliche Zuneigungsbezeugungen auf. Mariette erinnert sich in ihrer Autobiografie[253], dass ihr Großvater Kinder als mechanische Objekte ohne Bedürfnisse oder Gefühle

252 *Rosalie Rayner, »Feminist Voices«.*

253 Hartley und Commire, »*Breaking the Silence*«.

betrachtete, die nach den Wünschen ihrer Eltern beliebig formbar waren. Watson erwartete von seiner Tochter, dass sie die kleine Mariette nach einem strengen Zeitplan erzog, der genaue Essenszeiten, festgelegte Toilettentrainings und genau definierte Spielzeiten vorsah. Mary »Polly« gestand ihrer erwachsenen Tochter Mariette später, dass sie aufgrund des negativen Einflusses ihres Vaters glaubte, keine Muttermilch produzieren zu können, um Mariette zu stillen, als diese ein Baby war. Um unerwünschte Verhaltensmuster zu minimieren, wurde Mariette unerbittlich darauf trainiert, nicht an ihrem Daumen zu lutschen und keinen Lärm zu machen. Im Alter von drei Jahren sollte sie sich bereits wie eine junge Erwachsene verhalten und »gefährliche« Aktivitäten wie Pyjama-Partys für Mädchen unterlassen, die sie laut ihrem Großvater direkt in die Homosexualität führen würden.

Watsons utopisches Ideal war die physische Trennung von Babys und ihren Müttern. Babys sollten abwechselnd von distanzierten Erwachsenen aufgezogen werden, um jegliche emotionale Bindung zwischen Kind und Bezugsperson zu verhindern. Diese behavioristischen Prinzipien – die Verweigerung von Zuneigung und Bindung, um die Autonomie und Routine von Säuglingen zu fördern – wurden in den frühen Jahrzehnten des 20. Jahrhunderts in Amerika viele Jahrzehnte lang aufrechterhalten. Diese Prinzipien hatten auch starken Einfluss auf europäische Psychologen und Pädagogen. Von den 1930er bis in die 1950er Jahre wurden die Bereiche der klinischen und experimentellen Psychologie einerseits von der behavioristischen Theorie und andererseits von Freuds psychoanalytischer Theorie dominiert. Beiden Denkrichtungen war eine äußerst kritische Haltung gegenüber der mütterlichen Bindung gemeinsam. Sie behaupteten, dass die liebevolle Beziehung zwischen Mutter und Kind keine Form der Liebe sei, die aus einem instinktiven Verhaltensmuster hervorgehe, sondern ausschließlich auf dem primären Bedürfnis des Kindes nach Nahrung beruhe. Daher warnten die Experten jener Zeit – die oft wenig direkte Erfahrung mit Kindern hatten – vor einer zu engen Bindung zwischen Mutter und Kind, da diese ihrer Meinung nach mehr Schaden als Nutzen bringe. Diese Ansicht verbreitete sich auch in der breiten Bevölkerung, die sich in der Hoffnung, ihre Erziehungsmethoden auf eine solide Grundlage zu stellen, wissenschaftlichen Prinzipien zuwandte. Watson und andere Behavioristen lieferten die »richtigen« Ratschläge für diejenigen, die nach wissenschaftlichen Anweisungen für die Erziehung ihrer Kinder suchten. Behavioristen versprachen eine Methode, mit der Kinder so erzogen werden konnten, dass sie später im Leben mit den Realitäten des modernen Lebens zurechtkommen würden. Kurz gesagt, postulierten Behavioristen, dass man lernen musste, sich gegen emotionale Reaktionen abzuschotten und zu schützen, um ein erfolgreicher Erwachsener zu werden.

Zweifellos führte Watsons Einfluss auf Kinderpädagogen und Psychologen das Fachgebiet in eine Sackgasse. Der Entwicklungspsychologe William Kessen betonte den Schaden, den Watsons Lehre angerichtet hatte und erklärte: »Sein Einfluss auf das Fachgebiet war fast ausschließlich schädlich. Seine Haltung gegenüber Kindern, seine Haltung gegenüber Eltern in der psychologischen Betreuung des Kindes ist meiner Meinung nach pathologisch.«[254]

Aber natürlich folgten nicht alle Wissenschaftler der Ansicht, dass mütterliche Bindungen schädlich seien. Insbesondere Kinderärzte, Psychologen und Psychiater, die täglich mit Babys und Kleinkindern arbeiteten, erkannten das Gegenteil: die Gefahren emotionaler Distanz der Eltern und mangelnder frühkindlicher Fürsorge. Einer dieser Experten war der Kinderarzt Harry Bakwin, der im New Yorker Bellevue Hospital arbeitete. Zu dieser Zeit litten die im Krankenhaus behandelten Kleinkinder unter einer deutlich erhöhten Sterblichkeitsrate, die auf Unterernährung und Infektionen zurückgeführt wurde. Um diesen Gesundheitsrisiken entgegenzuwirken, ersetzten die Gesundheitspolitiker des Bellevue-Krankenhauses die damals üblichen offenen Krankenstationen durch isolierte, abgetrennte Zimmer. Letztere waren sterile Räume, die nur von maskierten und vermummten Krankenschwestern und Ärzten betreten werden durften. Alle nicht zum Krankenhauspersonal gehörenden Personen, einschließlich der Eltern oder Betreuer der kranken Kinder, wurden ausgeschlossen. Besuche bei den kleinen Patienten wurden nicht empfohlen und oft verboten. Es zeigte sich sehr schnell, dass diese Hygienemaßnahmen keine positiven Auswirkungen auf das Wohlbefinden der Kinder oder die Senkung der hohen Sterblichkeitsrate hatten. Die kleinen Patienten nahmen trotz kalorienreicher Ernährung während ihres Krankenhausaufenthalts nicht an Gewicht zu. Harry Bakwin, einer der Kinderärzte des Bellevue-Krankenhauses, gehörte zu den ersten Medizinern, die ernsthafte Bedenken hinsichtlich der sterilen Vorschriften des Krankenhauses äußerten. Er argumentierte, dass die Einsamkeit und der Mangel an mütterlicher Fürsorge, denen die Säuglinge ausgesetzt waren, eine »psychologische Vernachlässigung« verursachten, die für diese Kinder schädlich sei.[255] Alarmiert durch die potenzielle Gefahr, wurde die Krankenhauspolitik schnell wieder geändert. Die Krankenschwestern wurden ermutigt, die Kinder hochzunehmen, zu kuscheln und mit ihnen zu spielen. Eltern durften ihre kranken Kinder wieder besuchen. Zur großen Überraschung und Erleichterung des Krankenhauspersonals, des Managements und der politischen Entscheidungsträger sank die Sterblichkeitsrate

254 Senn, Unpublished transcript of an interview with Dr. John Bowlby in London, England.

255 Bakwin, »*Loneliness in Infants*«, 30–40.

von Säuglingen unter einem Jahr nach diesen Änderungen drastisch von 30–35 % auf unter 10 %.[256]

Ein weiterer Forscher, der einen bedeutenden Einfluss auf Gesundheitsfachkräfte und Psychologen hatte, war der jüdisch-österreichische Psychiater René Spitz. Spitz hatte zusammen mit Katherine Wolf in Österreich in sterilen Kinderstationen gearbeitet, floh dann aber aus Europa nach New York. Spitz' Arbeit konzentrierte sich auf die Beziehung zwischen Mutter und Kind. Er interessierte sich besonders für Bakwins Forschungen und leistete auch einen bedeutenden Beitrag zu Forschungen über die Deprivation von Säuglingen.[257] Spitz prägte den Begriff »Hospitalismus« und beschrieb ihn als »einen durch langen Krankenhausaufenthalt verursachten Zustand des Körpers oder den morbiden Zustand der Atmosphäre eines Krankenhauses«.[258] In seinen Studien verglich Spitz Säuglinge in kontinuierlicher institutioneller Betreuung mit Säuglingen in Kinderkrippen oder Findelheimen und kam aufgrund seiner Beobachtungen zu dem Schluss, dass Kinder affektive Bindungen benötigen, um sich körperlich und verhaltensmäßig gesund zu entwickeln. Insbesondere die wechselseitige Interaktion zwischen Mutter (oder einer anderen primären Bezugsperson) und Kind schien unerlässlich zu sein, während der Entzug dieser Wechselseitigkeit sich als kritisch für die Entwicklung des Kindes, einschließlich der Persönlichkeitsentwicklung, erwies.[259]

Obwohl Spitz von einigen seiner Zeitgenossen heftig kritisiert wurde, wurden seine Arbeiten über die Auswirkungen von Krankenhausaufenthalten viel zitiert. Viele Forscher wurden stark von seinen Deprivationsstudien beeinflusst. Der Psychoanalytiker Donald Winnicott bezog sich ausdrücklich auf Spitz' Arbeit, als er warnte: »Wir können Mütter nicht von ihren Säuglingen trennen, ohne die psychische Belastung der nächsten Generation erheblich zu erhöhen.«[260]

Zu dieser Zeit waren Kinderbetreuung und Entwicklungspsychologie noch stark in behavioristischen Lehren sowie in den Arbeiten von Sigmund Freud verwurzelt. Trotz der zunehmenden Anerkennung der Bedeutung einer liebevollen Beziehung zwischen Mutter und Kind hielt die Orthodoxie daran fest, dass diese Bindungen ausschließlich auf dem Drang des Kindes beruhten, das zur Sättigung des Hungers gestillt werden und orale Befriedigung erleben wollte. Es war der amerikanische Psychologe Harry Harlow, der die Grundlagen der damaligen, konventionellen Pädago-

---

256 van der Horst und van der Veer, »*Loneliness in Infancy*«, 325–335.

257 Blum, »*Love at Goon Park*«.

258 Spitz, »*Hospitalism*«, 53–74.

259 van der Horst und van der Veer, »*Loneliness in Infancy*«, 325–335.

260 Winnicott, »*Loneliness in Infancy*«, 465–465.

gik erschütterte, die auf behavioristischen Theorien beruhte und Müttern riet, Körperkontakt mit ihren Säuglingen zu vermeiden. Seine Erkenntnisse erschütterten auch Annahmen, die auf Freuds Theorie basierten und Ernährung als Hauptfaktor für die Bildung der Mutter-Kind-Bindung ansah.

Harry Harlow und Robert Zimmermann untersuchten in ihrer mittlerweile klassischen Studie[261] die Auswirkungen der Trennung von der Mutter auf Rhesusaffen. In ihren Experimenten zeigten Harlow und Zimmermann, dass nicht die Fütterung, sondern der Körperkontakt das entscheidende Element im Bindungsprozess zwischen Affenbaby und Mutter und für die emotionale Entwicklung des Jungtieres ist. Harlow hatte Anfang der 1930er Jahre eine Zuchtkolonie von Rhesusaffen aufgebaut und beobachtet, dass Primatenbabys, die ohne ihre Mütter in einer Kinderkrippe aufgezogen wurden, Verhaltensmuster zeigten, die sich deutlich von ihren Artgenossen unterschieden, die von einem Muttertier aufgezogenen wurden. Die Tiere, die ohne Mutter aufwuchsen, wiesen offensichtliche soziale Defizite auf, lebten zurückgezogen und klammerten sich an ihre Stoffwindeln. Harlow konstruierte leblose Ersatzmütter aus Draht und Holz, die die Rhesusaffenbabys schnell als Ersatz anerkannten und mit denen sie Kontakt aufnahmen. Zum Vergleich baute er auch Ersatzmütter, deren Drahtgeflechtkonstruktion mit weichem Frottee überzogen war. Überraschenderweise wählten die Rhesusaffenbabys überwiegend die mit Frottee umkleidete Mutter gegenüber der Drahtgeflechtmutter, selbst wenn Letztere eine Flasche mit Nahrung hielt und Erstere nicht. Die Affenbabys klammerten sich an ihre mit Stoff bezogenen Ersatzmütter, bevorzugten deren Gesellschaft und besuchten die Drahtmutter nur zum Füttern. Aufgrund dieser Ergebnisse argumentierte Harlow, dass die Mutter-Kind-Bindung nicht einfach darauf beruht, dass die Mutter das Kind mit Milch versorgt, sondern dass körperlicher Kontakt für die psychische Entwicklung und Gesundheit von Affenbabys unerlässlich ist. Er zeigte auch, dass der Mangel an körperlicher Interaktion für die Babys psychisch sehr belastend war, da Babys ohne mütterlichen Kontakt unter schweren Verdauungsproblemen litten, die er als physiologische Manifestation von Stress ansah.

Harlow erweiterte seine Studien auf Verhaltensstörungen und Psychopathologien und untersuchte die Auswirkungen längerer sozialer Deprivation auf die Entwicklung von Rhesusaffenbabys und -jugendlichen. In dieser Studie isolierte er junge Affen für verschiedene Zeiträume und führte sie dann in eine Gruppe von Artgenossen wieder ein. Harlow stellte fest, dass isoliert aufgezogene Affenjunge schwere soziale Defizite aufwiesen, nicht in der Lage waren, mit Artgenossen zu interagieren,

---

261 Harlow und Zimmermann, »*Affectional Response in the Infant Monkey*«, 421–432.

und sich sozial zurückzogen. Diese Ergebnisse veranlassten ihn zu der These, dass das Versuchsdesign ein valides Tiermodell für die Erforschung von Depressionen sei. Harlows Forschung löste vor allem aus ethischen Gründen heftige Kritik aus. Kritiker warfen ihm außerdem vor, die Bedeutung des Körperkontakts zu überschätzen und die Bedeutung des Stillens zu unterschätzen.

In den letzten Jahrzehnten hat die neurobiologische Forschung die Bedeutung des Körperkontakts zwischen Eltern und Nachkommen erneut in den Vordergrund gerückt. Michael J. Meaney von der McGill University in Montreal, Kanada, hat in vielen einflussreichen Publikationen gezeigt, wie sich die mütterliche Brutpflege bei Ratten auf das Sozialverhalten der Nachkommen auswirkt. Typischerweise zeigen weibliche Ratten normalerweise eine Abneigung gegenüber Jungtieren, es sei denn, sie befinden sich in der späten Phase der Trächtigkeit oder Stillzeit. In letzteren Fällen zeigen die Muttertiere in der Regel ein aufmerksames, mütterliches Verhalten gegenüber den Jungen. Die erhöhte mütterliche Reaktionsfähigkeit ist auf den Einfluss von Eierstockhormonen (insbesondere Östrogen) zurückzuführen, die das Oxytocin-System beeinflussen. Der Östrogenspiegelanstieg in der späten Schwangerschaft hat eine zweifache Wirkung. Erstens erhöht er die Expression des Oxytocin-Rezeptor-Gens in Fortpflanzungsgeweben sowie in mehreren Hirnregionen. Zweitens erhöht er die Bindungsaffinität von Oxytocin an seinen jeweiligen Rezeptor drastisch. Wenn Oxytocin an nicht trächtige Ratten verabreicht wird, zeigen diese Tiere mütterliches Verhalten gegenüber Jungtieren.[262] Im Gegensatz dazu reagieren weibliche Ratten viel weniger auf ihre Jungen als unbehandelte Ratten, wenn ihnen Medikamente verabreicht werden, die die Bindung von Oxytocin an den Oxytocin-Rezeptor blockieren.[263] Forscher haben natürliche Unterschiede in der Reaktionsfähigkeit und Fürsorge von Ratten gegenüber ihren Neugeborenen festgestellt. Einige Muttertiere lecken und pflegen ihre Jungen häufig, während andere relativ unaufmerksam sind und sie fast vernachlässigen. Die Werte der Oxytocin-Rezeptoren im Gehirn von Muttertieren, die ein fürsorglicheres Verhalten zeigten, waren signifikant höher als bei weniger aufmerksamen Muttertieren.[264] Das Verhaltensmuster der mütterlichen Fürsorge – ob liebevoll oder vernachlässigend – wird an die nächste Generation weitergegeben. Tiere, die in ihrer Kindheit vernachlässigendes mütterliches Verhalten erlebt haben, verhalten sich auch gegenüber ihren eigenen Nachkommen weniger liebevoll. Trotz der hohen familiären Häufigkeit dieser Art der mütterlichen Brut-

262 Pedersen und Prange, »*Induction of Maternal Behavior*«, 6661–6665.
263 Fahrbach et al., »*Possible Role for Endogenous Oxytocin*«, 526–532.
264 Francis et al., »*Variations in Maternal Behaviour*«, 1145–1148.

pflege wird dieses Verhalten nicht durch genetische Mechanismen vermittelt. Das wurde nachgewiesen, indem neugeborene Jungtiere von vernachlässigenden Muttertieren in die Obhut fürsorglicher Pflegemütter gegeben wurden. Nachdem die Jungen liebevolle Brutpflege durch Pflegemütter erfahren hatten, wurden die weiblichen Jungtiere vernachlässigender Muttertiere als Erwachsene schließlich selbst liebevollere Mütter.

Wie beeinflusst die Brutpflege das Sozialverhalten der Nachkommen? Meaney und Kollegen haben zahlreiche Belege dafür gesammelt, dass liebevolle mütterliche Fürsorge die Widerstandsfähigkeit der Jungtiere gegenüber Stress erhöht. Jungtiere, die nach der Geburt reichlich abgeschleckt und gepflegt werden, sind stressresistenter und offener für neue Erfahrungen und legen mehr Neugierde an den Tag als Jungtiere, die wenig positive Brutpflege erhielten.[265][266] Das ist auf die oben erwähnte erhöhte Reaktivität auf Oxytocin zurückzuführen, die mit einem geringeren Angstniveau verbunden ist.[267] Besonders bemerkenswert ist, dass individuelle Unterschiede in der Stressreaktivität über Generationen hinweg weitergegeben werden: Weniger ängstliche Mütter bringen stressresistentere Nachkommen zur Welt. Die Verringerung der Ängstlichkeit kann auf einen Anstieg der Oxytocin-Rezeptor-Werte im zentralen Kern der Amygdala zurückgeführt werden bei jenen weiblichen Ratten, die ein stärkeres mütterliches Brutpflegeverhalten an den Tag legen. Zusätzlich zu den Veränderungen im oxytocinergen System hat die mütterliche Fürsorge in der Säuglingszeit auch einen starken Einfluss auf die Entwicklung angemessener Stressreaktionsmechanismen, indem sie die Glukokortikoid- und $GABA_A$-Rezeptorsysteme herunterreguliert. $GABA_A$-Rezeptoren vermitteln eine hemmende Wirkung auf die Synthese und Freisetzung des Kortikotropin-Releasing-Hormons. Wie wir aus Kapitel 6 wissen, reguliert das Kortikotropin-Releasing-Hormon Verhaltensreaktionen sowie endokrine und autonome Reaktionen auf Stress. Wenn weibliche Ratten, die zuvor unter stressfreien Bedingungen affektive Brutpflege zeigten, während ihrer Trächtigkeit stressreichen Bedingungen ausgesetzt werden, verändert sich deren mütterliches Verhaltensmuster drastisch. Die Muttertiere sind nicht mehr aufmerksam und reagieren nicht mehr auf ihre Jungen, sondern vernachlässigen sie. Der negative Effekt hält auch bei einem nachfolgenden Wurf an, auch wenn die Mutter dann keinem Stress mehr ausgesetzt ist.[268] Daraus lässt sich schließen, dass chronischer Stress während der Trächtigkeit zu einer anhaltenden Veränderung des

265 Meaney, »*Maternal Care, Gene Expression*«, 1161–1192.
266 Weaver et al., »*Maternal Care Effects on the Hippocampal Transcriptome*«, 3480–3485.
267 McCarthy et al., »*An Anxiolytic Action of Oxytocin*«, 1209–1215.
268 Meek et al., »*Effects of Stress during Pregnancy*«, 473–479.

Nervensystems führt, die langfristige Veränderungen im mütterlichen Verhalten verursacht. Meaney und seine Mitarbeiter argumentierten, dass Tiere ihr Stressreaktionssystem entsprechend dem Ausmaß der Umweltbelastung entwickeln, dem ihre Mutter ausgesetzt ist. Abhängig von externen Stressfaktoren ändern Muttertiere so ihr Verhaltensmuster, was dann eine entwicklungsbezogene »Programmierung« im Nervensystem der Nachkommen auslöst. Kurz gesagt, die Qualität der mütterlichen Brutpflege vermittelt den Nachkommen Informationen darüber, wie stressreich, bedrohlich oder karg die ökologische Nische sein wird, in der sie aufwachsen werden. Das Nervensystem der Jungtiere ist in jungen Jahren sehr plastisch und ermöglicht so eine Stressreaktion, die für eine bestimmte Umgebung am besten geeignet ist.

Eine solche Verhaltens- und neuronale Plastizität ist angesichts der großen Vielfalt an ökologischen Nischen sinnvoll. Denn Ratten können in der Natur zahlreiche unterschiedliche Nischen bewohnen und hochvariable Reaktionen auf diese unterschiedlichen Umweltanforderungen zeigen. Da die meisten Säugetiere ihr Erwachsenenleben in einer Umgebung verbringen, die im Großen und Ganzen derjenigen ähnelt, in die sie hineingeboren wurden, ermöglicht die prä- und neonatale Programmierung eine angemessene Stressreaktion, ohne dass später im Leben wiederholte Anpassungsphasen erforderlich sind. Die fetale/pränatale Programmierung kann aufgrund der Neuroplastizität im Säuglingsalter, die bei allen jungen Säugetieren zu beobachten ist, aber bei menschlichen Kindern besonders ausgeprägt ist (Kapitel 2), nachfolgende Anpassungsprozesse in Gang setzen. Trotz neuroplastischer Ereignisse, die während des gesamten Lebens auftreten, konfiguriert die frühe Programmierung, die durch Variationen im mütterlichen Verhalten[269] ausgelöst wird, das grundlegende neuroendokrine Muster und verleiht dem Individuum ein idiosynkratisches neurophysiologisches Profil. Diese Eigenheiten beruhen auf Unterschieden im Glukokortikoid-Rezeptorsystem, das die Stressreaktion unter allen späteren Lebensbedingungen steuert und individuelle Unterschiede in der Stressanfälligkeit bestimmt.[270]

Das Glukokortikoid-Rezeptorsystem wird also durch Ereignisse in der frühen Kindheit geprägt. Eine der entscheidenden Determinanten für die Entwicklung eines gut angepassten Stresssystems ist die körperliche Interaktion mit Bezugstieren/Bezugspersonen. Während die mütterliche Brutpflege, bei der die Jungtiere reichlich geleckt und gepflegt werden, sich positiv auf deren Resilienz auswirkt, verursachen wiederholte Phasen der körperlichen Trennung von der Mutter eine deutlich erhöhte

269 Liu, »*Maternal Care, Hippocampal Glucocorticoid Receptors*«, 1659–1662.
270 Meaney, »*Maternal Care, Gene Expression*«, 1161–1192.

Reaktion auf akuten Stress vermittelt durch die Hypothalamus-Hypophysen-Nebennierenrinden-Achse.[271] Die Trennung von der Mutter führt zu einer verminderten Bindung von Glukokortikoid-Rezeptoren im Gehirn und zu einem Anstieg des Kortikotropin-Releasing-Hormons, das sowohl die noradrenergen als auch die serotonergen Reaktionen auf Stress reguliert. Darüber hinaus führt die Trennung von der Mutter bei Rattenbabys zu einem Anstieg absterbender Gehirnzellen aufgrund einer Dysregulation des Stresssystems. Somit kann ein hohes Stresslevel nicht nur die Neuroplastizität verändern und den Spiegel von Neurotransmittern beeinflussen, was beides zu einer beeinträchtigten Gehirnentwicklung und kognitiven Beeinträchtigungen beiträgt, sondern auch zu Neurodegeneration und Zelltod führen.[272] In Verhaltenstests zeigen erwachsene Tiere, die als Neugeborene von ihrer Mutter getrennt wurden, ein ausgeprägtes Angstverhalten[273] und eine erhöhte Schreckreaktion.

Diese Ergebnisse bei Ratten stimmen mit neueren Erkenntnissen bei Primaten überein. In den 1960er Jahren wiesen der Psychologe Harry Harlow und seine Mitarbeiter nach, dass soziale Deprivation im Säuglingsalter zu schweren Verhaltensauffälligkeiten sowie zu verheerenden sozialen und emotionalen Defiziten führt, die bis ins Jugend- und Erwachsenenalter fortbestehen. Harlows Schüler, der Psychologe Stephen Suomi, untersuchte das Verhalten vernachlässigter Primaten. Suomi stellte fest, dass es in den meisten untersuchten Populationen von Rhesusaffen eine Untergruppe von hochreaktiven Individuen gibt, die auf eine Vielzahl von Reizen mit Angst und Unruhe reagieren. Diese hohe Reaktivität einiger Individuen beruht wahrscheinlich auf natürlich vorkommenden genetischen Varianten, wird jedoch durch eine schlechte mütterliche Fürsorge deutlich verstärkt. Im Gegensatz dazu empfinden die meisten anderen Affen in ihrer Gruppe, die eher gelassen sind, dieselben Reize lediglich als interessant und erkunden sie bereitwillig. Darüber hinaus klammern sich die hochreaktiven Jungtiere in der Regel länger an ihre Mütter, zeigen ein vermindertes Erkundungsverhalten und neigen in ihrer Jugend dazu, bei ersten Begegnungen mit Artgenossen schüchtern und zurückhaltend zu sein. In Laborversuchen entwickeln diese hochreaktiven Rhesusaffen, wenn sie mit unbekannten Artgenossen in ein Spielzimmer gebracht werden, Tachykardie (erhöhte Herzfrequenz) und weisen im Vergleich zu ihren weniger reaktiven Artgenossen deutlich erhöhte Werte von Kortikotropin und Kortisol im Plasma auf.[274] Hochreaktive Individuen erleben charakteristischerweise eine signifikante und oft anhaltende Aktivierung

---

271 Plotsky und Meaney, »*Early, Postnatal Experience*«, 195–200.
272 Sapolsky, »*Stress, the Aging Brain, and the Mechanisms of Neuron Death*«.
273 Caldji, »*The Effects of Early Rearing Environment*«, 219–229.
274 Brauth et al., »*Up-Tight and Laid-Back Monkeys*«, 27–56.

der Hypothalamus-Hypophysen-Nebennierenrinden-Achse (Stressreaktionsachse), eine Erhöhung der Aktivität des sympathischen Nervensystems und einen erhöhten Noradrenalin-Stoffwechsel.[275]

Am dramatischsten sind jedoch die langfristigen Auswirkungen, wenn die Umweltstörungen extrem sind oder über einen längeren Zeitraum hinweg andauern. Unter solchen Umständen treten bei hochreaktiven Rhesusaffen häufig dramatische Verhaltens- und physiologische Symptome auf. Bei normalen Trennungen von der Mutter, die alle jungen Affen von Zeit zu Zeit erleben, verfallen jene Jungtiere, die hochreaktive Reaktionen zeigen, in eine Verhaltensdepression. Sie werden lethargisch, ziehen sich sozial zurück, leiden unter Ess- und Schlafstörungen und nehmen fötusähnliche Liegestellungen ein, die sie manchmal stundenlang beibehalten.[276] Im Vergleich dazu reagieren ihre gelasseneren Artgenossen auf normale Trennungen von der Mutter, indem sie sich an das wiederholte Weggehen ihrer Mutter gewöhnen und ihre Interaktionen auf andere Mitglieder ihrer sozialen Gruppe ausweiten. Wichtig ist, dass diese unterschiedlichen Verhaltensmuster und physiologischen Reaktionsmuster auf Trennung während der gesamten Entwicklung recht stabil bleiben. Wenn hochreaktive Weibchen selbst Mütter werden, neigen sie eher als andere Mütter dazu, ihre erstgeborenen Nachkommen unzureichend zu versorgen.[277] Suomi interpretierte diese Ergebnisse als Beweis dafür, dass die langfristigen Verhaltensmuster von Makaken durch soziale Bindungserfahrungen in der frühen Kindheit geprägt sind. Die Folgen im Verhalten scheinen besonders auffällig zu sein, wenn die Mutter fehlt oder die Mutter-Kind-Beziehung über einen längeren Zeitraum gestört ist.

Optimistisch stimmt jedoch, dass Suomi und seine Kollegen gezeigt haben, dass hochreaktives Verhalten und ein vernachlässigender Erziehungsstil nicht genetisch bedingt sind.[278] Studien mit hochreaktiven weiblichen Neugeborenen, die von Müttern mit einem sehr fürsorglichen und liebevollen Erziehungsstil aufgezogen werden, zeigen, dass diese den Erziehungsstil ihrer Pflegemütter übernehmen, wenn sie selbst Kinder bekommen. Diese Beobachtungen deuten vor allem darauf hin, dass Verhalten nicht nur durch den Erziehungsstil geprägt wird, sondern dass anscheinend negative Verhaltensreaktionen auch sehr anpassungsfähig sein können. Das steht im Einklang mit Studien von Meaney und Kollegen, in denen sie argumentieren, dass ein Erziehungsstil, der die Entwicklung einer erhöhten Stressreaktionsfä-

---

275 Gittelman und Sumoi, »*Anxiety-like Disorders in Young Primates*«, 1–23.
276 Madden und Suomi, »*Primate Separation Models of Affective Disorders*«, 195–214.
277 Reite und Sumoi, »*A History of Motherless Mother Monkeys*«, 49–77.
278 Danieli und Suomi, »*Psychobiology of Intergenerational Effects of Trauma*«, 623–637.

higkeit bei Säuglingen begünstigt, unter bestimmten Bedingungen adaptiv ist.[279] Eltern, die in einem sehr herausfordernden Umfeld leben, vermitteln ihren Kindern durch unzureichende mütterliche Fürsorge möglicherweise »vorausschauende« Informationen über belastende Umweltbedingungen.

Diese These wird durch Mutter-Kind-Studien an Makaken gestützt.[280] Hierzu wurden Tiere mehrere Monate lang unter drei verschiedenen Umweltbedingungen untersucht: (1) reichlich Nahrung war leicht verfügbar; (2) ausreichend Nahrung war verfügbar, musste jedoch aufwändig gesucht werden; und (3) die Nahrungsbedingungen waren sehr variabel, sodass keine Vorhersagbarkeit gegeben war. Die Forscher fanden heraus, dass das Leben unter unvorhersehbaren Nahrungsbedingungen den stärksten Anstieg von Mutter-Kind-Konflikten verursachte. Diese Tiere wiesen erhöhte Werte des Kortikotropin-Releasing-Hormons[281] auf, was auf eine veränderte noradrenerge und serotonerge Stressreaktion hindeutet. Infolge der unvorhersehbaren Bedingungen wachsen diese Makakenbabys zu ängstlicheren, furchtsameren und unterwürfigeren Jungtieren heran. Darüber hinaus zeigen diese Tiere Anzeichen von Depressionen, obwohl sie zuvor nicht von ihren Müttern getrennt wurden.

Neben Verhaltensproblemen, die zu einem erheblichen Teil auf vernachlässigendes Verhalten der Mutter in der frühen Kindheit zurückzuführen sind, gibt es eine weitere natürlich vorkommende Untergruppe von Rhesusaffen, die Verhaltensstörungen aufweist. Diese Tiere lassen sich als besonders impulsiv charakterisieren und sind nicht fähig, ihre Verhaltensreaktionen zu mäßigen, was häufig zu eskalierenden Interaktionen führt. Hochimpulsive Affen zeigen häufig aggressive Interaktionen mit anderen Gruppenmitgliedern, unverhältnismäßig oft zu ihrem eigenen Nachteil. Diese Verhaltensmerkmale treten bereits in der frühen Kindheit auf und bleiben während der gesamten Entwicklung bemerkenswert stabil.[282] Mit zunehmendem Alter werden impulsive Männchen aufgrund ihrer aggressiven Tendenzen und ihrer sozialen Inkompetenz häufig aus ihrer Geburtsgruppe vertrieben.[283] Impulsiv-aggressive Weibchen hingegen bleiben in ihrer Geburtsgruppe, nehmen jedoch in der Regel einen niedrigen Rang in der Dominanzhierarchie ein. Als Mütter kümmern sich diese impulsiven Weibchen oft unzureichend um ihren Nachwuchs.[284] Sowohl

279 Meaney, »*Maternal Care, Gene Expression*«, 1161–1192.
280 Rosenblum und Andrews, »*Influences of Environmental Demand*«, 57–63.
281 Coplan et al., »*Persistent Elevations of Cerebrospinal Fluid Concentrations*«, 1619–1623.
282 Ammerman und Higley, »*Handbook of Aggressive Behavior in Psychiatric Patients*«, 17–32.
283 Higley et al., »*Excessive Mortality in Young Free-Ranging Male Nonhuman Primates*«, 537–543.
284 Higley et al., »*Stability of Interindividual Differences in Serotonin Function*«, 67–76.

impulsiv-aggressive Männchen als auch Weibchen weisen ungewöhnlich niedrige Serotoninwerte auf, die in der Regel auch im Erwachsenenalter niedrig bleiben.

Wie oben erläutert, führt soziale Deprivation während der gesamten Kindheit fast immer zu extremen Verhaltensauffälligkeiten und schweren sozialen und emotionalen Defiziten. Solche extremen Fälle sind in der Natur jedoch glücklicherweise selten. Dennoch kann selbst eine »moderate« mütterliche Deprivation in der frühen Kindheit erhebliche verhaltensbezogene und physiologische Folgen haben. Suomi und sein Team verwendeten ein anderes Aufzuchtparadigma, um »moderate« mütterliche Deprivation nachzuahmen. Sie trennten neugeborene Rhesusaffen bei der Geburt von ihren Müttern und zogen sie im ersten Monat in einer Kinderkrippe von Hand auf. Nach dieser ersten Phase wurden die Säuglinge mehrere Monate lang mit gleichaltrigen Artgenossen gehalten und dann in größere, gemischte soziale Gruppen verlegt, bis sie die Pubertät erreichten. Diese mutterlosen Affenbabys bauten starke Bindungen zu ihren Artgenossen auf. Trotz der fehlenden mütterlichen Fürsorge schien die Möglichkeit, emotionale und soziale Bindungen zu anderen Affen aufzubauen, die Jungtiere davor zu bewahren, bizarre, eigenwillige stereotype Verhaltensmuster zu entwickeln, die für isoliert aufgezogene Tiere charakteristisch sind. Dennoch sind von nicht-mütterlichen Artgenossen aufgezogene Tiere ängstlicher und scheuer als ihre von Müttern aufgezogenen Artgenossen und bleiben in gemischten sozialen Gruppen in der Regel am unteren Ende der Dominanzhierarchie.[285] In der Folge entwickeln von nicht-mütterlichen Artgenossen aufgezogene Affen ein impulsiveres Verhalten mit zunehmend häufiger auftretenden und verstärkten aggressiven Episoden, wenn sie sich der Pubertät nähern, insbesondere wenn es sich um Männchen handelt. Diese impulsiv-aggressiven Verhaltensmuster bleiben auch später beim Eintritt in neue soziale Gruppen bestehen. Neurophysiologische Untersuchungen haben gezeigt, dass diese Tiere weniger Serotonin-Metaboliten in ihrer Gehirn-Rückenmarks-Flüssigkeit aufweisen als gleichaltrige, von ihrer Mutter aufgezogene Tiere. Darüber hinaus legen diese von Artgenossen aufgezogenen Affen, wenn sie von ihren Artgenossen getrennt werden, recht heftige Verhaltensreaktionen an den Tag und zeigen deutlich stärkere adrenokortikale und noradrenerge Reaktionen. Diese neuroendokrinologischen Unterschiede in Bezug auf Trennungserfahrungen treten vom Säuglingsalter bis zur Adoleszenz auf.[286]

---

285 Suomi und Novak, »*Social Interaction in Nonhuman Primates*«, 308–314.

286 Feng et al., »*Maternal Separation Produces Lasting Changes in Cortisol and Behavior in Rhesus Monkeys*«, 14312–14317.

Studien, die die Mutter-Kind-Trennung bei Primaten untersuchen, wurden kritisiert, weil sie die Bedeutung des Körperkontakts überschätzen würden. Kritiker argumentieren, dass Körperkontakt als treibender Faktor für Bindung für menschliche Säuglinge kaum relevant sei, da diese – im Gegensatz zu Affen – kein Klammerverhalten zum Überleben zeigen. Es gibt jedoch immer mehr Belege dafür, dass die Mutter-Kind-Bindung für eine gesunde emotionale und kognitive Entwicklung von Kindern von größter Bedeutung ist. Einer der ersten Wissenschaftler, der zusammen mit Harry Bakwin und René Spitz darauf hingewiesen hat, war der britische Psychiater und Psychologe John Bowlby. Er gehört zu den meistzitierten Psychologen und ist bekannt für seine Arbeit im Bereich der kindlichen Entwicklung, insbesondere für seine Pionierarbeit zur Mutter-Kind-Bindung. Sein Interesse an sozialen Bindungen und mütterlicher Trennung entstand aufgrund seiner eigenen Biografie. Bowlby wurde als eines von sechs Kindern geboren und wuchs in einer für die damalige Zeit traditionellen Familie der oberen Mittelschicht auf. Seine Mutter hielt, wie viele andere Mütter ihrer sozialen Schicht, an Lehren fest, die elterliche Aufmerksamkeit und Zuneigung als schädlich für Kinder betrachteten. Bowlby berichtete, dass er und seine Geschwister die Mutter nur eine Stunde am Tag sahen. Die Bowlby-Kinder wurden von einem Kindermädchen in einem separaten Kinderzimmer im Haus der Familie aufgezogen, die von weiteren Kindermädchen unterstützt wurde. Bowlby hatte eine besonders enge Beziehung zu seinem Kindermädchen Minnie, die für ihn eine Mutterrolle einnahm. Als er etwa vier Jahre alt war, verließ Minnie die Familie Bowlby. Dies war für ihn ein tragisches Erlebnis, und der ausgelöste Schmerz sollte ihn sein ganzes Leben lang begleiten. Laut seinem Sohn Sir Richard Bowlby spielte der Verlust seiner primären Bezugsperson Minnie eine wichtige Rolle für die Motivation seines Vaters, sich sein Leben lang mit der emotionalen Bindung zwischen Kind und Bezugsperson zu beschäftigen.[287] John Bowlby sah seinen Vater, einen renommierten Chirurgen, der im Ersten Weltkrieg Militärdienst leistete, nur selten. Obwohl sein Vater Briefe von der Front schickte, las Bowlbys Mutter diese Briefe nie ihren Kindern vor. Einige Jahre nach dem Verlust seiner primären Bezugsperson Minnie musste Bowlby eine weitere Trennung von seinem Heim und seinen Geschwistern hinnehmen. Im Alter von sieben Jahren wurde er in ein Internat geschickt. Später schrieb er in einem seiner Bücher: »Ich würde keinen Hund im Alter von sieben Jahren in ein Internat schicken.«[288]

---

287 Bowlby, »*The Making and Breaking of Affectional Bonds*«, vii–xi.

288 Bowlby, »*Attachment and Loss, Volume II. Separation, Anxiety and Anger*«.

Als Psychiater und Psychologe widmete er seine Karriere der Erforschung der Bedeutung von primären Bezugspersonen für die Kindesentwicklung. Seine Arbeit war eine der ersten, die den Einfluss der frühen Umgebung auf die gesunde Entwicklung von Kindern stark betonte und ausschließlich das Stillen als entscheidenden Faktor für den Aufbau einer starken Mutter-Kind-Beziehung infrage stellte. Bowlby begann sich für die kognitive und emotionale Entwicklung von Kindern zu interessieren, die Trennungserfahrungen aufgrund von Kriegsereignissen durchgemacht hatten. Die Arbeiten von Anna Freud und Dorothy Burlingham über Kriegsflüchtlinge bildeten eine der Grundlagen für Bowlbys Theorie zur Mutter-Kind-Bindung. Insbesondere stützte er sich auf Freuds Studien über Kinder in den Hampstead War Nurseries in London, die auf das Land evakuiert worden waren, im Vergleich zu Kindern, die mit ihren Eltern in englischen Städten geblieben waren und Bombenangriffe miterlebt hatten. Freud berichtete, dass Kinder, die während der Bombenangriffe bei ihren Familien blieben, trotz der Bombardierungen insgesamt weniger verstört waren als Kinder, die von ihren Bezugspersonen getrennt und aufs Land evakuiert worden waren. Bowlbys eigene Arbeit begann mit der Erforschung von straffälligen Kindern, die häufig liebloses Verhalten zeigten. Er stellte fest, dass viele von ihnen in ihrer frühen Kindheit unter einer längeren Trennung von ihrer Mutter gelitten hatten.[289] Später, während seiner Tätigkeit in der Child Guidance Clinic in London und anschließend in der Tavistock Clinic, einer Fachklinik für psychische Gesundheit im Norden Londons, untersuchte er die negativen Auswirkungen einer frühen Trennung von Mutter und Kind. Ende der 1950er Jahre entwickelte er aufgrund seiner empirischen und theoretischen Erkenntnisse die Bindungstheorie.

Diese Theorie impliziert die grundlegende Bedeutung der Mutter-Kind-Bindung für eine gesunde menschliche Entwicklung als notwendige evolutionäre Überlebensstrategie. Entgegen dem damals vorherrschenden Ideal steriler, kontaktloser Kinderkrippen, die jeglichen Kontakt zwischen Müttern und Kindern verhinderten, erkannte Bowlby, dass die Trennung kleiner Kinder von ihren Müttern zu Psychopathologien führen könne. Er vermutete, dass bestimmte psychiatrische Störungen auf einen durch Trennung ausgelösten mentalen Konflikt zurückzuführen seien, der so groß sei, dass die normalen kognitiven und emotionalen Regulationsmechanismen gestört würden. Laut Bowlby tritt diese Dysregulation auf, wenn eine emotionale Bindung zwischen dem Kind und der primären Bezugsperson – in der Regel der Mutter – bereits entstanden ist und dann durch die Trennung unterbrochen wird. Eine längere Trennung kann die Persönlichkeitsentwicklung des Kindes beeinträch-

---

289 Bowlby, »*Forty-Four Juvenile Thieves*«, 19–53.

tigen. Das ist auf das Gefühl des Kindes zurückzuführen, nicht geliebt, verlassen und abgelehnt zu sein. In seinem Artikel von 1944 über 44 jugendliche Diebe zitiert Bowlby ein Gedicht eines elfjährigen straffälligen Jungen, dessen Mutter starb, als er 15 Monate alt war, und der seitdem von mehreren Pflegemüttern betreut wurde. Der Junge hatte das Gedicht während einer psychotherapeutischen Sitzung mit einem Kollegen von Bowlby geschrieben. Bowlby vermutete, dass die Verse die Gefühle des Jungen widerspiegelten, die auftraten, weil er von einer Bezugsperson zur nächsten weitergegeben wurde.

> Jumbo hatte ein Baby, gekleidet in Grün,
> er wickelte es in Papier und schickte es zur Königin.
> Die Königin mochte es nicht, weil es zu dick war,
> Sie schnitt es in Stücke und gab es der Katze.
> Die Katze mochte es nicht, weil es zu dünn war,
> Sie schnitt es in Stücke und gab es dem König.
> Der König mochte es nicht, weil es zu langsam war,
> warf es aus dem Fenster und gab es der Krähe.[290]

Bowlby brachte die intensive Verzweiflung, die durch die Trennung von der Mutter ausgelöst wird, mit Hassgefühlen in Verbindung. Er berichtete, dass dieser delinquente Junge umso mehr zu gewalttätigen Hassausbrüchen neigte, je mehr sich sein Therapeut um ihn kümmerte. Er erklärte die intensive emotionale Ambivalenz des Kindes durch eine unreife psychische Regulierung, die in der frühen Kindheit gelernt wurde und über Jahre hinweg fortbestand, was später zu pathologischen Verhaltensmustern führte.[291]

Obwohl Bowlbys Beobachtungen die Bedeutung einer liebevollen Mutter-Kind-Beziehung empirisch untermauerten, war seine Bindungstheorie in vielerlei Hinsicht umstritten. Erstens brach sie mit klassischen psychoanalytischen Theorien, die davon ausgingen, dass das Innenleben eines Säuglings von Fantasien und nicht von realen Ereignissen bestimmt wird. Zweitens stellte die Bindungstheorie die Behauptung auf, dass es tatsächlich die Erfahrung der mütterlichen Liebe ist, die für eine normale und gesunde Entwicklung notwendig ist. Drittens wurde bezweifelt, dass Elternschaft als solche die Bildung einer dauerhaften Beziehung zwischen Eltern und Kind erfordert.

---

290 Bowlby, »*The Making and Breaking of Affectional Bonds*«, 18.
291 Bowlby, »*Forty-Four Juvenile Thieves*«, 19–53.

Da seine Forschung aus ethischen Gründen auf Beobachtungsstudien beschränkt war, wandte sich Bowlby an Verhaltensforscher, um experimentelle Belege zu finden. Bowlby wurde auf Harry Harlows Primatenstudien aufmerksam und stützte sich bei der Formulierung der Bindungstheorie stark auf Harlows experimentelle Erkenntnisse. Insbesondere Harlows Experimente mit Rhesusaffen und Ersatzmüttern aus Drahtgeflecht oder Stoff waren für ihn sehr aufschlussreich. Harlows Ergebnisse der Primatenstudien belegten eindeutig die Bedeutung des Körperkontakts für die normale Entwicklung des Säuglings in Übereinstimmung mit Bowlbys Theorie. Ausgehend von seinen eigenen Beobachtungen und der Verhaltensforschung an Tieren kam Bowlby zu dem Schluss, dass die ersten Lebensjahre eines Säuglings für seine Entwicklung am wichtigsten sind und dass in dieser Zeit die Grundlagen der Persönlichkeit gelegt werden. Er betonte, dass die Entwicklung der Fantasiewelt des Kindes nicht nur ein Spiegelbild seiner Wahrnehmungen und Aktivitäten ist, sondern auch einen aktiven, kreativen Aspekt hat, d. h., die sich entwickelnde phänomenologische Welt ist eine »Konstruktion der Realität«, nicht nur eine bloße Darstellung derselben. Allmählich erlangt das Kind die Fähigkeit, seine Umgebung umzugestalten und so die Realität entsprechend seinen Erfahrungen und Erwartungen neu zu formen. In dieser bemerkenswert aufschlussreichen Abhandlung betonte Bowlby die Plastizität der Kognition, die mit der Konstruktion kognitiver Welten durch die Kinder einhergeht, in denen sie dann leben und die sie formen.

Aus heutiger Sicht nahm Bowlby mit seiner faktischen Genialität Erkenntnisse über die Bedeutung der Neuroplastizität für die kognitive Entwicklung sowie über die Nischenkonstruktion für das soziale Umfeld vorweg. Wie in Kapitel 2 und Kapitel 5 erläutert, ist das Gehirn von Säuglingen und Jugendlichen hochplastisch. Diese Plastizität ist auf Prozesse der Neurogenese, der dendritischen und synaptischen Reifung, der Axonüberproduktion und -eliminierung sowie der kortikalen Myelinisierung zurückzuführen. Im Vergleich zu nicht-menschlichen Primaten haben Menschen eine sehr viel längere Entwicklungsphase, in der eine umfassende Umstrukturierung des Gehirns stattfindet.[292] Diese verlängerte Entwicklungsplastizität bildet die Grundlage für die außergewöhnliche Lern- und Gedächtnisfähigkeit des Menschen. Jedoch macht diese Formbarkeit das junge menschliche Gehirn aufgrund seiner unreifen Neurophysiologie, wie beispielsweise seines unreifen Stressreaktionssystems, auch sehr anfällig für Entwicklungsstörungen.

Daher betont die Bindungstheorie die grundlegende Bedeutung der Mutter-Kind-Bindung (oder Alloparent-Kind-Bindung) als notwendige evolutionäre Überlebens-

292 Geschwind und Rakic, »*Cortical Evolution*«, 633–647.

strategie für die gesunde Entwicklung eines Kindes. Im Laufe der Jahre wurde die Bindungstheorie, empirischen Erkenntnissen folgend, erheblich modifiziert, aber die Kernkonzepte und Kategorien sind bis heute weitgehend anerkannt. Die Bindungstheorie unterteilt Kinder (und Erwachsene) in Hauptkategorien von Bindungsstilen, die sich auf Impulse beziehen, die ursprünglich in der frühen Kindheit als Reaktion auf die Haltung der Mutter entstanden sind. Entwicklungspsychologen unterscheiden vier verschiedene Bindungsstile: sicher, abweisend-vermeidend (oder ängstlich-vermeidend), ängstlich-ambivalent und desorganisiert. Bindungsstile entwickeln sich im Säuglingsalter und werden dann im Kindes-, Jugend- und bis ins Erwachsenenalter weiter verstärkt oder modifiziert. Die vier verschiedenen Stile beschreiben die Art und Weise, wie Menschen Beziehungen zu anderen Menschen aufbauen und pflegen. Der häufigste Bindungsstil ist die sichere Bindung. Eine sichere Bindung entsteht, wenn Kinder erleben, dass ihre Eltern auf ihre Bedürfnisse eingehen und bereitwillig mit ihnen kommunizieren. Im Gegensatz dazu entwickeln Kinder mit einer Geschichte der Vernachlässigung, deren Bedürfnisse von ihren Bezugspersonen häufig nicht erfüllt wurden, einen abweisend-vermeidenden Bindungsstil. Dieses Verhalten ist dadurch gekennzeichnet, dass die Bezugspersonen in stressigen oder fremden Situationen gemieden werden. Kinder, die einen abweisend-vermeidenden Bindungsstil entwickelt haben, zeigen als Erwachsene ein hohes Maß an Unabhängigkeit. Sie unterdrücken in der Regel ihre Gefühle, vermeiden enge Beziehungen,[293] und wenn sie in einer Beziehung sind, neigen sie dazu, sich in Konfliktsituationen von ihrem Partner zu distanzieren. Dieses Vermeidungsverhalten wird durch frühkindliche Erfahrungen ausgelöst, in denen Bedürfnisse unerfüllt blieben. Körperliche und emotionale Vernachlässigung führen dann zur Verinnerlichung eines Bildes, in dem die Kommunikation emotionaler Bedürfnisse in Beziehungen irrelevant oder sogar feindselig ist. Der ängstlich-vermeidende Bindungsstil steht im Zusammenhang mit risikoreichen Erfahrungen schwerer Deprivation, inzestuösem Missbrauch[294] oder der Erziehung durch Eltern mit Alkoholproblemen.[295] Neurobiologisch gesehen führt das Fehlen früher Fürsorge zu einer vorzeitigen Reifung der Amygdala, wodurch Säuglinge Reize in ihrer Umgebung schneller erkennen lernen. Der Entzug von Fürsorge, beispielsweise in Waisenhäusern, führt zu häufig beobachteten Folgen des Verhaltens: einer Verringerung der Reaktionsschwelle auf sensorische Reize;[296] einer Hyperreaktivität und Sensibilität gegenüber emotionalen

293 Fraley und Shaver, »*Adult Romantic Attachment*«, 132–154.

294 Alexander, »*The Differential Effects of Abuse Characteristics*«, 346–362.

295 Brennan et al., »*Attachment Styles, Gender and Parental Problem Drinking*«, 451–466.

296 Wilbarger et al., »*Sensory Processing*«, 1105–1114.

Informationen, die höchstwahrscheinlich auf eine hyperaktive, frühreife Amygdala zurückzuführen ist;[297][298] und einer erhöhten Neigung, sich unbekannten Erwachsenen zu nähern. Langfristig können diese neurobiologischen Veränderungen zu Hypervigilanz und einem erhöhten Risiko für externalisierende und internalisierende Probleme wie Angststörungen und Aufmerksamkeitsdefizite führen.

Ebenso problematisch ist, dass Kinder, die Gewalt (gegen sich selbst oder ein anderes Familienmitglied) erlebt haben, ängstlich-ambivalente Bindungen entwickeln.[299] Als Erwachsene haben Menschen mit einem ängstlich-ambivalenten Bindungsstil eher Schwierigkeiten, intime Beziehungen aufrechtzuerhalten. Ambivalente Erwachsene zeigen zwar den Wunsch nach engen Beziehungen, finden sich jedoch aufgrund ihrer Angst vor Ablehnung meist in extremen Formen der Intimität und einem geringen Maß an Autonomie wieder.

Neben der ängstlich-ambivalenten und der ängstlich-vermeidenden Bindung haben Wissenschaftler einen desorganisierten Bindungsstil beschrieben. Dies ist die extremste Form der unsicheren Bindung. Sie ist höchstwahrscheinlich das Ergebnis inkonsistenter emotionaler Reaktion der Bezugsperson und/oder Missbrauch. Dazu können schwere Traumata durch verbale, körperliche oder sexuelle Misshandlung oder das Erleben extremer Formen von Gewalt durch eine Bezugsperson gegenüber einer anderen Bezugsperson gehören. Die meisten Kinder mit einem desorganisierten Bindungsstil zeigen Angst vor der Bezugsperson, die sich in verwirrten Gesichtsausdrücken, Erstarrung, ungerichteten Bewegungen oder widersprüchlichen (d.h. »unorganisierten«) Interaktionsmustern mit anderen äußert. Das ist darauf zurückzuführen, dass das Kind die Elternfigur als vermeintliche Bedrohung und als jemanden, den es fürchten muss, wahrnimmt. Die typische kindliche Entwicklung sorgt dafür, dass Säuglinge in den ersten Lebensmonaten ein verstärktes Präferenzlernen und ein abgeschwächtes Aversionslernen durchlaufen. Das bedeutet, dass Kinder lernen, sich unabhängig von der Qualität der mütterlichen Fürsorge an ihre Bezugsperson zu binden. Dieses paradoxe Lernen spiegelt wider, dass die Amygdala in frühen Lebensphasen nicht oder nur wenig aktiv ist. Wenn die Mutter anwesend ist, bleibt die Amygdala in der Regel funktionell inaktiv.[300] Wenn die sensible Phase der Stresshyporesponsivität allmählich abklingt, beginnt eine post-sensible Phase, die durch einen Übergang zur Unabhängigkeit gekennzeichnet ist. In

297 Fries und Pollak, »*Emotion Understanding*«, 355–369.

298 Tottenham et al., »*Prolonged Institutional Rearing Is Associated with Atypically Large Amygdala Volume and Difficulties in Emotion Regulation*«, 46–61.

299 McCarthy und Taylor, »*Avoidant/Ambivalent Attachment Style as a Mediator*«, 465–477.

300 Tottenham, »*Human Amygdala Development*«, 598–611.

dieser Phase benötigen Säuglinge sowohl die fortgesetzte Interaktion mit der Mutter als auch das Erlernen von Präferenz-versus-Vermeidungsverhalten, um unabhängig überleben zu können.[301] In der Regel sorgen die Auswirkungen der mütterlichen Präsenz auf das konditionierte Lernen für eine positive Reaktion des Kindes auf Reize der Mutter und gleichzeitig für die Fähigkeit des Säuglings, positive von aversiven Reizen in der Umgebung zu unterscheiden. Misshandelnde Bezugspersonen lösen jedoch Angstlernen in Bezug auf elterliche Signale aus. Wenn Kinder in einem Alter Misshandlungen erfahren, in der das durch die Amygdala vermittelte Präferenz-/Vermeidungslernen im Vordergrund steht, lernen sie frühere Signale neu. Das Kind erkennt, dass ein konditionierter, zuvor positiver Reiz (z.B. das Sehen der Mutter) nun mit einem aversiven Reiz (z.B. Schlagen) gepaart ist. Die Verarbeitung emotional inkonsistenter Signale kann zu schweren Fehlinterpretationen und einer falschen Einschätzung der Umgebung führen, da das Kind erkennt, dass es sich nicht auf seine eigenen emotionalen Reaktionen verlassen kann. Erwachsene, die in ihrer Kindheit einen desorganisierten Bindungsstil entwickelt haben, erleben oft Angst vor intimen Beziehungen und leiden unter einem negativen Selbstbild und extrem schädlichen Selbstgesprächen. Sie schwanken zwischen zwei Verhaltensextremen: Einerseits sehnen sie sich nach echten Beziehungen und empfinden aufgrund dieses Wunsches intensive Einsamkeit. Andererseits schrecken sie vor potenziellen Beziehungen aus Angst und dem Bedürfnis nach Schutz zurück.

Wenn die Bindungstheorie aus evolutionärer Perspektive interpretiert wird, können abnormale Bindungsstile in bestimmten Situationen als adaptiv angesehen werden.[302] Wenn beispielsweise eine Mutter nicht bereit ist, in ein Kind zu investieren, kann sich für das Kind eine sichere Bindung als weniger vorteilhaft erweisen als eine unsichere Bindung. Letztere kann als Abwehrmechanismus fungieren, da sie dem Säugling hilft, eine stressige Situation zu überstehen, indem sein Verhalten verhindert der Bezugsperson zu nahe zu kommen. So kann beispielsweise das ängstlich-vermeidende Verhalten eines Säuglings in einer missbräuchlichen, vernachlässigenden Familie adaptiv sein. Das gleiche Verhalten kann jedoch in anderen sozialen Nischen, wie beispielsweise in einer intimen Beziehung als Erwachsener, in der Nähe zum Partner erwünscht ist, maladaptiv werden. Im sozialen Umfeld des Erwachsenen wird die Fehlanpassung des ängstlich-vermeidenden Verhaltens gegenüber Intimität als stressig empfunden. Dies führt häufig dazu, dass eine enge

---

301 Moriceau und Sullivan, »*Maternal Presence Serves as a Switch between Learning Fear and Attraction in Infancy*«, 1004–1006.

302 Chisholm, »*The Evolutionary Ecology of Attachment Organization*«, 1–37.

Beziehung zugunsten eines sozialen Umfelds aufgegeben wird, in dem die Partner Intimität und Verbundenheit vermeiden – eine Situation, die den früheren Erfahrungen entspricht.

Die Mutter-Kind-Bindung kann Verhaltensweisen regulieren, die nicht starr angeboren, sondern flexibel sind, und so eine Anpassungsfähigkeit an die Umwelt ermöglichen. Diese Flexibilität hat jedoch ihren Preis, da anpassungsfähige Verhaltenssysteme leichter von ihrem optimalen Entwicklungsweg abkommen können. Andererseits könnte das, was als Verletzlichkeit angesehen wird, auch eine Information über die Qualität der Umwelt sein, die von den Eltern an die Nachkommen weitergegeben wird. Beispielsweise können Eltern, die in einem sehr herausfordernden Umfeld leben – wie Nahrungsmangel, Unvorhersehbarkeit der Ressourcen oder eine niedrige soziale Stellung innerhalb der Dominanzhierarchie –, ihren Kindern eine erhöhte Stressreaktivität vermitteln. Diese Informationen über die Qualität der Umwelt können sowohl umweltbezogene als auch soziale Faktoren betreffen.

Folglich kann eine hohe Reaktivität bei den Nachkommen eine angemessene Antizipation eines hohen Maßes an Umwelt- und/oder sozialen Widrigkeiten vermitteln.[303] Meaney und seine Mitarbeiter fanden heraus, dass ein erhöhtes Maß an Stressreaktivität potenzielle adaptive Vorteile hat. Diese verstärkte Stressreaktivität wird durch einen erhöhten Spiegel des Kortikotropin-Releasing-Hormons im Hypothalamus sowie durch eine Verringerung der Rezeptoren des inhibitorischen Neurotransmitters GABA in der Amygdala vermittelt, wobei Letztere für die Dämpfung exzitatorischer Reaktionen wichtig sind. Darüber hinaus führt die Antizipation von Umweltherausforderungen zu einer entwicklungsbedingten Abschwächung der Investition in metabolisch aufwändige synaptische Systeme, wie z. B. in die Hippocampus-Hirnschaltkreise.[304] Andererseits begünstigt das Aufwachsen in einem Umfeld mit ökologischer Fülle und hohem sozialen Status wahrscheinlich ein eher niedriges Maß an Stressreaktivität und eine erhöhte Entwicklungsneuroplastizität im Hippocampus. Es ist daher sehr wahrscheinlich, dass das Verhalten der Eltern durch entsprechende Fürsorge Informationen über die Qualität der Umgebung vermittelt, der die Nachkommen begegnen werden. Wie Meaney feststellt, gibt es daher keine ideale Form der Elternschaft, da unterschiedliche Umweltanforderungen unterschiedliche Eigenschaften der Nachkommen erfordern, die durch adaptive elterliche Fürsorge gefördert werden.

---

303 Meaney, »*Maternal Care, Gene Expression*«, 1161–1192.
304 Sapolsky, »*Stress, the Aging Brain, and the Mechanisms of Neuron Death*«, 423.

Die Kindheit ist also die Phase, in der die Gehirnentwicklung durch vorweggenommene Informationen moduliert und geprägt wird, die über die elterliche Fürsorge vermittelt wird. Wenn das Kind auf neue Reize trifft, wird der sensorische Kortex aktiviert und leitet die wahrgenommenen Informationen über den Thalamus an den Hirnstamm weiter. Im Hirnstamm, genauer gesagt im Locus coeruleus wird der Neurotransmitter Noradrenalin produziert. Von dort aus projizieren Neuronen, die Noradrenalin ausschütten, in verschiedene Hirnareale wie den Hypothalamus, das Kleinhirn, den Kortex und die Amygdala. Normalerweise feuern die Neuronen im Locus coeruleus auf einem niedrigen Grundniveau, wenn sich das Kind in einem unstimulierten, entspannten Zustand befindet. Wenn das Kind einen neuen Reiz wahrnimmt, verstärken die noradrenergen Neuronen im Locus coeruleus ihre Aktivität. Dies führt zu einer erhöhten Ausschüttung von Noradrenalin, wodurch das Kind aufmerksamer und motivierter auf wichtige Reize reagiert. Noradrenalin-Neuronen des Locus coeruleus können über die Hypothalamus-Hypophysen-Nebennierenrinden-Achse (Stressachse) Reaktionen auf Bedrohungen aus der Umgebung auslösen (siehe Kapitel 6). Sobald das stressauslösende Ereignis jedoch vorbei ist, muss das System wieder in einen Ruhezustand zurückkehren, da der Organismus sonst in einen chronischen Stresszustand geraten würde. Um wieder einen physiologischen Ruhezustand zu erreichen, regulieren Kortisol und Adrenalin/Noradrenalin die Aktivität der Komponenten der Stressachse über Rückkopplungsschleifen herunter. Dieser physiologische Mechanismus der Hoch- und Herunterregulierung als Reaktion auf neue Reize, der bei Bedrohungen stärker ausgeprägt ist, hat sich im Laufe der Evolution erhalten und ist bereits bei Neugeborenen vorhanden. Wie bereits erwähnt, ist das Stresssystem des Kindes in der frühen Kindheit jedoch noch nicht vollständig ausgereift und kann Stressreaktionen daher nicht effizient regulieren. Kinder sind in hohem Maße von ihrem sozialen Umfeld abhängig, sodass übermäßige körperliche Stressreaktionen durch Beruhigung durch ihre primären Bezugspersonen abgepuffert werden. Zu den beruhigenden Aktivitäten gehören das Stillen/Füttern, aber auch Hautkontakt, kindgerechte Sprache sowie rhythmische Bewegungen wie das Schaukeln. Letzteres wurde von Harlow und Zimmermann nachgewiesen, die zeigten, dass Schaukelbewegungen auch bei neugeborenen Affen eine beruhigende Wirkung haben.[305] Affen, die in der Obhut künstlicher Ersatzmütter aufwuchsen, entwickelten sich zu sozial verstörten, aggressiven Erwachsenen, jedoch weniger stark, wenn die Ersatzmütter Schaukelbewegungen ausführten. Die beruhigende Wirkung von Bewegungen wird durch die Beobachtung weiter unter-

---

305 Harlow und Zimmermann, »*Affectional Response in the Infant Monkey*«, 421–432.

mauert, dass Affen, die regungslosen Ersatzmüttern ausgesetzt waren, sich zusammenkauern und den eigenen Kopf und Körper umklammern und krampfhafte Zuckungen und Schaukelbewegungen ausführen. Bei menschlichen Säuglingen tragen Schaukeln und andere Bewegungen zur Entwicklung des Kleinhirns bei, insbesondere des Kleinhirnwurms, der sich allmählich entwickelt und nach der Geburt ein Ort der Neurogenese ist. Interessanterweise enthält der Kleinhirnwurm eine außergewöhnlich hohe Dichte an Rezeptoren für Stresshormone. Somit könnte die Stimulation des Kleinhirns nicht nur für die Entwicklung einer gesunden motorischen Koordination wichtig sein, sondern auch für den Ausgleich und die Regulierung emotionaler Instabilität angesichts stressiger Ereignisse.[306] Bei Vernachlässigung oder Isolation wird die sensomotorische Interaktion zwischen dem Säugling und der primären Bezugsperson gestört, und das Kind ist einzig auf seine eigenen physiologischen Mechanismen angewiesen, um das emotionale Gleichgewicht wieder herzustellen und die Stressreaktion zu dämpfen. Vernachlässigte Kinder zeigen oft kinetische Automatismen oder stereotype Hin- und Her-Schaukelbewegungen, die Versuche der Selbstberuhigung sind, um den Mangel an elterlicher Fürsorge auszugleichen. Ähnliche Schaukelbewegungen wurden bei Affen beobachtet, denen in den ersten sechs Lebensmonaten die Bindung zu Bezugstieren verwehrt wurde.

Beim Menschen lösen Hautkontakt und Saugen während des Stillens die Ausschüttung des Bindungshormons Oxytocin aus. Oxytocin wird sowohl beim Baby als auch bei der Mutter ausgeschüttet, was dazu beiträgt, eine frühe soziale Bindung zu festigen. Interessanterweise haben aktuelle Erkenntnisse gezeigt, dass Hautkontakt zwischen Vätern und ihren Neugeborenen ebenfalls die Ausschüttung von Oxytocin sowohl beim Baby als auch beim Vater auslöst.[307] Oxytocin spielt eine entscheidende Rolle bei der Bindung, der sozialen Erkundung, der sozialen Anerkennung sowie bei Angst- und Stressverhalten.[308] Die experimentelle Verabreichung von Oxytocin in Kombination mit sozialer Unterstützung dämpft die neuroendokrine Stressreaktivität und verringert die Aktivierung der Amygdala als Reaktion auf bedrohliche Reize.[309] Innerhalb der menschlichen Populationen gibt es einige Varianten des Oxytocin-Rezeptor-Gens, ein Phänomen, das als Polymorphismus bezeichnet wird (d. h., es liegen unterschiedliche Phänotypen aufgrund von zwei oder mehr Varianten einer bestimmten DNA-Sequenz vor). Diese Varianten sind mit Unterschieden im Sozialverhalten assoziiert, wie z. B. Unterschieden bei der Fürsorge, der Empathie,

306 Sarto-Jackson, »*Wired for Social Interaction*«, 9–30.
307 Vittner et al., »*Increase in Oxytocin From Skin-to-Skin Contact*«, 54–62.
308 Meyer-Lindenberg et al., »*Oxytocin and Vasopressin in the Human Brain*«, 524–538.
309 Kirsch et al., »*Oxytocin Modulates Neural Circuitry for Social Cognition*«, 11489–11493.

positiven Affekten und der Sensibilität für soziale Unterstützung oder das Suchen von Unterstützung in Stresssituationen. Der Polymorphismus des Oxytocin-Rezeptor-Gens ist jedoch nur für geringe Unterschiede im Sozialverhalten von Bedeutung. Hingegen scheinen interindividuelle Unterschiede in der sozialen Kognition und im Sozialverhalten stark durch epigenetische Faktoren beeinflusst zu werden, die das Expressionsniveau des Oxytocin-Rezeptor-Gens regulieren. Epigenetische Veränderungen in den regulatorischen Sequenzen des Oxytocin-Rezeptors korrelieren mit einem hohen Maß an Kaltherzigkeit, Emotionslosigkeit und Unterschieden in der sozialen Wahrnehmung.[310] Psychosozialer Stress hat einen starken Einfluss auf die epigenetische Regulation. Beispielsweise beeinträchtigt eine längere Deprivation in der frühen Kindheit die Entwicklung des Oxytocinsystems. Das wurde bei fremduntergebrachten Kindern nachgewiesen, die unter stark deprivierten Bedingungen aufwuchsen und erst später adoptiert wurden. Diese Kinder wiesen nach körperlichem Kontakt mit ihren Adoptivmüttern niedrigere Oxytocinspiegel auf als adoptierte Kinder, die in einem typischen familiären Umfeld aufgewachsen waren.[311] Traumatische Erfahrungen beeinträchtigen also das sich entwickelnde Oxytocinsystem und haben negative Auswirkungen auf Bindung, Bindungsfähigkeit, soziale Angst und soziale Anerkennung. Diese negativen Erfahrungen können jedoch auch eine Möglichkeit sein, Kinder auf Schwierigkeiten und ein hartes soziales Umfeld vorzubereiten, dem sie später im Leben begegnen werden.

Der Mensch hat es besser als fast alle anderen Spezies geschafft, in hochkomplexen und großen sozialen Gruppen zu leben. Diese prosoziale Lebensweise wird als einer der entscheidenden Faktoren für die drastische Zunahme des menschlichen Gehirnvolumens angesehen. Der britische Anthropologe Robin Dunbar fand einen Zusammenhang zwischen der Gehirngröße von Primaten und der durchschnittlichen Größe der sozialen Gruppen, denen sie angehören. Die Größe und Komplexität des menschlichen Gehirns scheinen es uns zu ermöglichen, stabile soziale Beziehungen zu etwa 150 Menschen gleichzeitig aufrechtzuerhalten.[312] Obwohl andere Forscher diese Zahl modifiziert haben und davon ausgehen, dass sie zwischen 100 und 250 Personen liegt, bleibt die Kernaussage Dunbars unangefochten. Basierend auf der Größe des menschlichen Gehirns und der Speicherkapazität des menschlichen Neokortex scheint es, dass ein Individuum nur die emotionalen und qualitativen Werte von zwischenmenschlichen Beziehungen zu etwa 150 bis 250 Personen

310 Kumsta et al., »*Epigenetic Regulation of the Oxytocin Receptor Gene*«, 83.

311 Fries et al., »*Early Experience in Humans Is Associated with Changes in Neuropeptides Critical for Regulating Social Behavior*«, 17237–17240.

312 Dunbar, »*Coevolution of Neocortical Size*«, 681–735.

verfolgen kann. Infolgedessen beschränken sich Menschen von Natur aus auf eine solche Anzahl bedeutungsvoller Beziehungen. Das Leben in noch größeren oder komplexeren Gruppen scheint für das menschliche Gehirn stressig zu sein, da es immer schwieriger wird, sich die hierarchischen Verflechtungen der Gruppenmitglieder zu merken. Dennoch haben die Menschen in den letzten Jahrhunderten neue soziale Nischen[313] in Form von Dörfern, Städten und Metropolen geschaffen, deren Bevölkerungsdichte die von Jäger- und Sammlergemeinschaften bei weitem übersteigt.[314] Infolge der überwältigenden Komplexität der zwischenmenschlichen Beziehungen innerhalb verschiedener Gruppen (die aufgrund der großen Gruppengrößen häufig mit einem Mangel an bedeutungsvollen zwischenmenschlichen Beziehungen in unserem Umfeld einhergeht) können maladaptive Tendenzen in Form von Psychopathologien wie sozialen Phobien, Suchtverhalten und anderen psychischen Störungen auftreten. Darüber hinaus können evolutionäre Diskrepanzen, die nicht durch kulturelle Interventionen (Gesetze, religiöse Gebote, Verhaltensregeln usw.) gemildert werden, auch ursächlich zu Fremdenfeindlichkeit, Ethnozentrismus und Rassismus beitragen.[315] [316]

Um in großen sozialen Gruppen leben zu können, wie es die Menschen seit Hunderttausenden von Jahren tun, mussten wir uns zu einer weniger aggressiven und weniger wettbewerbsorientierten Population entwickeln. Tatsächlich weisen Menschen ein höheres Maß an Kooperation als die meisten anderen Tiere auf, was für die Bildung komplexer sozialer Umgebungen notwendig war. Das lässt sich daran veranschaulichen, dass Mütter während der Stillzeit etwa 2300 Kalorien pro Tag für ihren eigenen Körperbedarf und mehrere tausend Kalorien zusätzlich für die Ernährung ihrer Kinder benötigen. Dieser Bedarf kann nur gedeckt werden, wenn eine stillende Mutter Zugang zu hochwertigen Nahrungsmitteln, darunter Fleisch und Kochmöglichkeiten, hat. Gekochte Nahrung und Fleisch waren jedoch in evolutionär alten Populationen nur für Frauen mit Kindern verfügbar, wenn sie in einer hochgradig kooperativen Gruppe lebten und vom Vater der Kinder, den Großeltern und anderen Gruppenmitgliedern unterstützt wurden.[317]

Diese anthropologischen Annahmen gehen davon aus, dass Kooperation für das Überleben der menschlichen Spezies sowie für das Wohlergehen von Mutter und Kind vorteilhaft war. Diese Argumente werden durch aktuelle Experimente an Nage-

313 Laland et al., »*How Culture Shaped the Human Genome*«, 137–148.
314 O'Brien und Laland, »*Genes, Culture, and Agriculture*«, 434–470.
315 McEvoy, »*A Consideration of Human Xenophobia*«, 39–49.
316 Baird et al., »*Evolutionary Morality and Xenophobia*«, 161–166.
317 Lieberman, »*The Story of the Human Body*«.

tieren bestätigt. Forscher der Universität Calgary untersuchten, wie unterschiedliche Brutpflegestile die Gehirnentwicklung der Nachkommen beeinflussen. So weisen Mäuse je nach den Umgebungen, in denen sie aufgezogen wurden, Unterschiede im neuronalen Wachstum und Verhalten auf.[318] Es wurden drei Bedingungen untersucht: Die Jungtiere wurden entweder (1) nur von ihrer leiblichen Mutter, (2) von ihrer Mutter und einer zweiten weiblichen Person oder (3) von ihrer Mutter und ihrem leiblichen Vater gemeinsam aufgezogen. Anschließend wurden die Jungtiere einer Reihe von Tests unterzogen, um ihr Gedächtnis, ihre kognitiven und sozialen Fähigkeiten zu messen, und sie wurden anatomisch untersucht, um das neuronale Wachstum in verschiedenen Hirnregionen zu bestimmen. Die Ergebnisse zeigten, dass die Betreuung durch beide Elternteile (entweder durch den Vater des Nachwuchses oder durch ein anderes weibliches Tier) das neuronale Wachstum im Gyrus dentatus, einer Region, die an Lernen, Gedächtnis und räumlicher Koordination beteiligt ist, förderte. Das schien insbesondere für männliche Nachkommen relevant zu sein. In ähnlicher Weise entwickelten weibliche Nachkommen, die von beiden Elternteilen aufgezogen wurden, doppelt so viele Neuronen im Corpus callosum, einem Bündel von Nervenfasern, das die beiden Gehirnhälften verbindet und die Kommunikation zwischen den beiden Hemisphären erleichtert und das Gleichgewicht, die Aufmerksamkeit und die Erregung koordiniert. Bei weiteren Verhaltensbeobachtungen stellten die Wissenschaftler fest, dass die von zwei Elternteilen aufgezogenen Jungtiere häufiger geleckt und gepflegt wurden als Jungtiere, die nur von ihrer Mutter aufgezogen wurden; diese verbesserte Brutpflege löste höchstwahrscheinlich ein verstärktes neuronales Wachstum aus.

Die Rolle des Vaters bei der Kindererziehung (oder, allgemeiner gesagt, die Fürsorge durch zwei Elternteile, unabhängig vom Geschlecht) wurde jedoch zuvor kaum untersucht. Selbst Bowlby, der als einer der Ersten darauf hinwies, wie verheerend die Trennungserfahrung für ein Kleinkind ist, erwähnte die Rolle des Vaters kaum. In seinem Buch *»Child Care and the Growth of Love«* schrieb Bowlby: »In den Augen des kleinen Kindes spielt der Vater eine untergeordnete Rolle, und sein Wert steigt erst, wenn das Kind selbstständiger wird.«[319] Auch bei der Formulierung der Bindungstheorie beschrieb Bowlby den Vater eher als sekundäre Bindungsfigur denn als primäre Bindungsfigur.[320] Eine neuere Längsschnittstudie ergab jedoch, dass Jugendliche und junge Erwachsene ein hohes Maß an positivem Sozialverhalten

---

318 Mak et al., »*Bi-Parental Care Contributes to Sexually Dimorphic Neural Cell Genesis*«, e62701

319 Bowlby, »*Child Care and the Growth of Love,*« S. 15.

320 Bowlby, »*Attachment and Loss*«.

zeigten, wenn sie von beiden Elternteilen betreut wurden, die ihre Ressourcen bündelten.[321] Verhaltensbeobachtungen zeigten, dass Mütter durch Trost und Fürsorge eine entscheidende Rolle für die frühe Bindung von Säuglingen spielten, während Väter durch einfühlsames interaktives Spielen einen wichtigen Beitrag zur Entwicklung der Kinder leisteten. Kognitive und emotionale Vorteile von spannendem und herausforderndem Spiel zeigten sich bereits in der frühen Kindheit (ab einem Alter von etwa 8–9 Monaten). Dieser prosoziale Nutzen des interaktiven Spiels tritt etwa zur gleichen Zeit auf, in der Kinder beginnen, sich an Aufgaben zu beteiligen, die gemeinsame Aufmerksamkeit erfordert (d.h. wenn zwei Personen ihre Aufmerksamkeit auf ein Objekt richten).[322] Solche gemeinsamen Aktivitäten fördern Erkundungen durch das Kind. Aus den positiven Ergebnissen der biparentalen Betreuung schlossen die Forscher, dass kleine Kinder optimalerweise nicht nur eine enge Beziehung zu einer einzigen primären Bezugsperson haben sollten, sondern auch zu anderen Erwachsenen. Während erstere dem Kind eine dauerhafte sichere Basis bietet, dient letztere als Sprungbrett, um das Erkunden der Umgebung zu erleichtern. Im Allgemeinen fungiert die Mutter als primäre Bezugsperson, die dem Kind Trost spendet, wenn es sich in Not befindet, während der Vater sensible Unterstützung während des explorativen Spiels leistet und ebenfalls für die emotionale Sicherheit des Kindes sorgt. Dies steht im Einklang mit Bowlbys Konzept der psychologischen Anpassung, die sowohl die emotionale Sicherheit in Stresssituationen als auch die Wichtigkeit Herausforderungen zu erfahren, betont.[323] Angesichts der modernen Neugeborenen- und Säuglingsfürsorge ist es wichtig hervorzuheben, dass die Rollen von Müttern und Vätern auch vertauscht werden oder in anderen Familienmodellen realisiert werden können.

Mit zunehmendem Alter profitieren Kinder von weiteren Mitgliedern ihrer sozialen Gruppe, oft, aber nicht unbedingt von Familienmitgliedern. Gruppenmitglieder richten prosoziale Aktivitäten und altruistisches Verhalten bevorzugt auf Mitglieder ihrer eigenen Gruppe. Altruismus ist jedoch nicht auf Mitglieder der eigenen Gruppe beschränkt. Ob dieses Verhalten genetisch bedingt ist oder nicht, ist umstritten. Der US-amerikanische Neuroendokrinologe und Professor an der Stanford University Robert Sapolsky argumentiert überzeugend, dass der intrinsische Zustand des Menschen darin besteht, zu vertrauen und altruistisches Verhalten zu zeigen.[324] In Experimenten mit einem Wirtschaftsspiel (dem sogenannten Ultimatum-Spiel) verhan-

321 Grossmann et al., »*The Uniqueness of the Child-Father Attachment Relationship*«, 301–337.
322 Tomasello, »*The Cultural Origins of Human Cognition*«.
323 Bowlby, »*The Making and Breaking of Affectional Bonds*«, 421–431.
324 Sapolsky, *Behave:* »*The Biology of Humans at Our Best and Worst*«.

deln zwei Spieler, wie sie einen Pauschalbetrag aufteilen. Der erste Spieler macht ein Angebot, das der zweite Spieler entweder annehmen oder ablehnen kann. Entscheidend ist, dass keiner der Spieler etwas bekommt, wenn der zweite Spieler ablehnt. Aus rein rationaler Sicht sollte der zweite Spieler jedes Angebot annehmen, egal wie gering es ist, da selbst ein kleiner Geldbetrag besser ist als nichts. Es stellte sich jedoch heraus, dass der zweite Spieler in der Regel auf den Geldbetrag verzichtete, wenn der erste Spieler mit seinem Angebot zu geizig ist. Er verzichtet also auf einen Gewinn, um den anderen Spieler zu bestrafen, der dann ebenfalls nichts erhält.

Gehirnscans zeigen, dass die Ablehnung eines Angebots eine emotionale und keine rationale Entscheidung ist und dass dabei die Amygdala aktiviert wird. Interessanterweise sind Menschen mit einer beschädigten Amygdala im Ultimatum-Spiel ungewöhnlich großzügig, selbst wenn sie unfaire Angebote erhalten. Ihre Großzügigkeit ist nicht auf ein mangelndes Verständnis der Regeln zurückzuführen. Im Gegenteil, diese Patienten scheinen »pathologisch« altruistisch zu sein. Sapolsky argumentiert, dass diese ungewöhnliche Großzügigkeit auf die Schädigung der Amygdala zurückzuführen ist, die das Erlernen von Wachsamkeit und Misstrauen beeinträchtigt. Er kommt zu dem Schluss, dass Menschen einen angeborenen Sinn für Altruismus haben. Bei Probanden mit intakter Amygdala, die normalerweise am Ultimatum-Spiel teilnehmen, werden Vertrauen und Altruismus durch negative soziale Erfahrungen während der Entwicklung verlernt. Somit scheint die allgemeine Neigung des Menschen zu Altruismus und prosozialem Verhalten eine starke angeborene Komponente zu haben, die im Laufe des Lebens modifiziert wird. Es gibt allerdings frühkindlich keine Bevorzugung von Mitgliedern der eigenen Gruppe. Kinder zeigen in jüngeren Jahren von Natur aus unterschiedslos altruistisches Verhalten. Erst im Alter von drei Jahren beginnen sie, ihr unterschiedsloses Verhalten zu hemmen. Sie werden wählerischer, wem sie helfen, und teilen häufiger mit denen, die zuvor mit ihnen geteilt haben.[325] Mithilfe nicht-invasiver Bildgebungsverfahren konnte nachgewiesen werden, dass die Aktivität der neuronalen Korrelate, die an empathischem und altruistischem Verhalten beteiligt sind, unterschiedlich war, je nachdem, ob es sich um Mitglieder der eigenen Gruppe oder um Mitglieder einer anderen Gruppe handelte.[326] Unterschiedliche Reaktionen auf Mitglieder der eigenen Gruppe und Mitglieder anderer Gruppen sind nicht angeboren, sondern spiegeln kulturelle Anpassungen wider, die während der Kindheit und Adoleszenz

325 Gazzaniga, »*Who's in Charge?: Free Will and the Science of the Brain*«.

326 Harada et al., »*Neural Basis of Extraordinary Empathy*«, 1468–1475.

erlernt wurden.[327] Da altruistisches Verhalten gegenüber Mitgliedern der eigenen Gruppe auf kulturellem Wissen beruht, kann dieses Verhalten verändert werden. Beispielsweise verringert bereits die bloße Wahrnehmungsvertrautheit Vorurteile gegenüber Mitgliedern anderer Gruppen und erhöht die kulturelle Toleranz.[328] Allein schon das Sehen eines bestimmten Gesichts oder die Anwesenheit einer bestimmten Person erhöht die Wahrscheinlichkeit, dass diese Person Teil der eigenen sozialen Gruppe wird, selbst wenn sie ohne solche Lernerfahrungen als Mitglied einer anderen Gruppe angesehen worden wäre.

Um bedeutungsvolle Beziehungen aufzubauen, müssen Gruppenmitglieder physisch nah beieinander sein (dies war zumindest in der Zeit vor den interaktiven Medien der Fall). Infolgedessen sind eng verbundene Gruppen in der Regel relativ klein. Anthropologen wiesen nach, dass Menschen mit nur einer Handvoll Menschen besonders intensiv und eng interagieren. Diesen wenigen Menschen widmen sie einen Großteil ihrer verfügbaren sozialen Zeit. Wenn Menschen hingegen deutlich weniger als eine Mindestanzahl an sozial und emotional bedeutsamen Beziehungen haben, reagieren sie mit physiologischen Stressreaktionen. Soziale Bindungen sind nicht nur in der frühen Kindheit wichtig, wie oben erläutert, sondern auch in der Pubertät und während des gesamten Lebens. In der Pubertät sind soziale Interaktionen mit Gleichaltrigen von größter Bedeutung. Wie bereits erwähnt, kann der Mensch nur etwa 150 bis 250 bedeutungsvolle zwischenmenschliche Beziehungen aufrechterhalten. In der Adoleszenz ist das sich entwickelnde Gehirn ständig damit beschäftigt, das Verhalten von Gleichaltrigen und die Beziehungen innerhalb von komplexen Peer-Gruppen zu beobachten. Schnelle Veränderungen in der Qualität der Beziehungen zu anderen Gruppenmitgliedern stellen eine enorme Herausforderung für das sich entwickelnde Gehirn dar. Vor dem Anthropozän waren soziale Beziehungen starrer. In historischen menschlichen Populationen waren beispielsweise Familienbande, Beziehungen zwischen Stammesmitgliedern, hierarchischer Status und gesellschaftliche Rollen oft vorgegeben und ließen wenig Raum für individuelle Gestaltung. In modernen Gesellschaften hingegen variieren die Beziehungen zwischen Gruppenmitgliedern häufig, werden abgebrochen oder entstehen neu. Diese Volatilität der Beziehungen kann zu psychisch belastenden Situationen beitragen, die bei jungen Menschen in modernen westlichen Gesellschaften zunehmend verbreitet sind.

---

327 Telzer et al., »*Amygdala Sensitivity to Race*«, 234–244.

328 Cloutier et al., »*The Impact of Childhood Experience*«, 1992–2004.

Die Bedeutung von Interaktionen mit Gleichaltrigen geht über reine Unterhaltung und Freizeitaktivitäten hinaus. Peer-Interaktionen tragen wesentlich zur psychologischen Entwicklung bei und machen Teenager besonders sensibel dafür, wie sie sich in ihr soziales Umfeld einfügen.[329] Diese erhöhte Sensibilität ist nicht auf Menschen beschränkt, sondern wurde auch bei isoliert aufgezogenen jugendlichen Nagetieren beobachtet. Wenn Ratten während ihrer »Jugendphase« (d. h. vom Beginn der Pubertät bis zum Erreichen des Erwachsenenalters) allein und ohne Kontakt zu anderen Tieren gehalten werden, steigt die Wahrscheinlichkeit depressiver Verhaltensweisen. Diese Verhaltensänderungen stehen im Zusammenhang mit signifikanten Veränderungen im präfrontalen Kortex und in geringerem Maße auch im Hippocampus und in der Amygdala.[330] Darüber hinaus zeigen Ratten nicht nur Verhaltensänderungen, wenn sie in völliger Isolation aufgezogen werden, sondern auch, wenn sie periodischer Isolation ausgesetzt sind, die mit einem Wechsel ihrer Käfigpartner einhergeht. Diese soziale Instabilität (z. B. täglich eine Stunde Isolation und täglich ein anderer Käfigpartner) hat negative Auswirkungen auf jugendliche Ratten.[331] Die Tiere legen Verhaltensänderungen an den Tag wie erhöhte Angstzustände und verminderte soziale Aktivität, wenn sie das Erwachsenenalter erreichen. Außerdem weisen sie einen veränderten Hormonspiegel auf, z. B. niedrigere Testosteronkonzentrationen im Erwachsenenalter. Forscher wiesen darauf hin, dass soziale Isolation bei jugendlichen Ratten schwerwiegendere Auswirkungen auf die Hormonproduktion und Verhaltensänderungen haben als bei erwachsenen Ratten und dass diese Auswirkungen bei jugendlichen Tieren auch deutlich länger anhalten.

Es gibt einige Parallelen der psychischen Entwicklung von jungen Ratten und menschlichen Jugendlichen. Jugendliche Menschen, die sozialen Stress erleben, leiden im Erwachsenenalter unter Verhaltensauffälligkeiten. Das Aufwachsen in einem sozial instabilen Umfeld, z. B. durch den Wechsel zwischen Pflegefamilien und Kinderheimen und negative soziale Interaktionen, korreliert mit einer allgemein schlechteren körperlichen und psychischen Gesundheit.[332] Es ist daher evolutionär von Vorteil, sowohl in der Kindheit als auch in der Jugend in einer sozial stabilen Welt zu leben, wobei diese besonders von der Akzeptanz durch die Gleichaltrigen beeinflusst wird.

Soziale Isolation von Gleichaltrigen ist in der Tat etwas, das die meisten Säugetiere nach Kräften zu vermeiden versuchen. Rhesusaffen, die in ihrer frühen Kindheit

---

329 Blakemore, »*Inventing Ourselves*«.

330 Leussis und Andersen, »*Is Adolescence a Sensitive Period for Depression?*«, 22–30.

331 McCormick et al., »*Impact of Adolescent Social Experiences on Behavior*«, 280–300.

332 Blakemore, »*Inventing Ourselves*«.

vernachlässigendes Verhalten ihrer Mutter erlebt haben, zeigen häufig impulsives und aggressives Verhalten, wie in diesem Kapitel bereits erwähnt. Aufgrund ihrer aggressiven Interaktionen mit anderen Gruppenmitgliedern werden sozial inkompetente männliche Affen in der Regel aus ihrer Geburtsgruppe vertrieben, wenn sie die Pubertät erreichen. Die meisten der vertriebenen Individuen werden zu Einzelgängern. Wenn isolierte Affen nicht in eine andere Gruppe aufgenommen werden, sterben sie in der Regel innerhalb eines Jahres.[333]

Es ist schwierig, solch drastische Erkenntnisse aus dem Tierreich mit den Auswirkungen sozialer Isolation beim Menschen zu vergleichen. Aus ethischen Gründen können menschliche Jugendliche natürlich nicht absichtlich in sozial belastende Umgebungen gebracht werden, um ihre Reaktionen zu messen. Um die Bedeutung von Peer-Gruppen und die Auswirkungen sozialer Isolation für den Menschen zu erforschen, haben Wissenschaftler virtuelle Experimente wie das Computerspiel »Cyberball« entwickelt. Cyberball wurde ursprünglich von Kip Williams an der Purdue University in den USA kreiert. In diesem Spiel spielt eine Testperson mit zwei anderen Spielern, die sich nicht im selben Raum befinden. Die Testperson nimmt die anderen Spieler nur über ihre Symbole auf dem Bildschirm wahr. Was sie nicht weiß, ist, dass die beiden anderen Spieler keine Menschen sind, sondern programmierte virtuelle Spieler, die einem bestimmten Versuchsprotokoll folgen. Das Spiel beginnt damit, dass der Teilnehmer einen Ball virtuell zu einem der anderen »Spieler« wirft. Dieser wirft den Ball entweder an die Testperson zurück oder an den dritten »Spieler« weiter. Dieses virtuelle Ballwerfen dauert einige Minuten. Dann beginnt das vorprogrammierte »Ausschlussprotokoll« durch die virtuellen »Spieler«, ohne dass die Testperson die dahinterstehende Strategie kennt. Die beiden virtuellen Spieler werfen sich den Ball weiterhin zu, schließen jedoch den Teilnehmer aus, indem sie ihm für den Rest des Spiels keinen Ball mehr zuwerfen. Obwohl es sich nur um ein Online-Ballspiel mit anderen Spielern handelt, die dem Testteilnehmer unbekannt sind (tatsächlich sind die anderen »Spieler« ja nicht einmal echte Personen), löst der Ausschluss vom gemeinsamen Spiel beim Probanden eine Stressreaktion aus. Nach dem Ausschluss ist die Stimmung gedrückt und die Angst erhöht.[334] Diese Ergebnisse werden noch verstärkt, wenn der Ausschluss von Cyberball mit Jugendlichen durchgeführt wird. Sarah-Jayne Blakemore untersuchte Gruppen von jungen Jugendlichen im Alter von 11–13 Jahren und Jugendlichen im mittleren Teenageralter im Alter von 14–16 Jahren unter Verwendung des oben beschriebenen Versuchsauf-

333 Higley et al., »*Excessive Mortality*«, 537–543.
334 Williams, »*Ostracism: the Power of Silence*«.

baus und verglich sie mit Erwachsenen im Alter von 22–47 Jahren. Die Testpersonen glaubten nicht nur, dass die anderen »Spieler« real waren, sondern auch, dass es sich um Menschen ihrer eigenen Altersgruppe handelte. Blakemore und ihre Kollegin Catherine Sebastian stellten fest, dass beide Gruppen von Jugendlichen nach der sozialen Ausgrenzung eine deutlich schlechtere Gesamtstimmung aufwiesen als die Erwachsenen. Darüber hinaus berichteten junge Jugendliche nach dem virtuellen Experiment auch von einer höheren Angst als die Erwachsenen. Zusammenfassend lässt sich sagen, dass Jugendliche offenbar überempfindlich auf soziale Ausgrenzung reagieren und besonders darauf bedacht sind, sich in die Gruppe von Gleichaltrigen einzufügen.

Wenn ein Online-Spiel so drastische Auswirkungen auf die menschlichen Emotionen haben kann, können wir uns nur vorstellen, wie emotional verheerend es für jeden sein muss, der über einen längeren Zeitraum sozial isoliert ist. Doch soziale Ausgrenzung ist eine Realität, mit der viele Jugendliche in der Schule und im nichtschulischen Umfeld konfrontiert sind – eine Tatsache, die Eltern und Lehrer gleichermaßen alarmieren sollte.

Ein Mann, der eine extreme Situation sozialer Isolation erlebt hat, war Robert Hillary King. King verbrachte 29 Jahre in Einzelhaft, eingesperrt in einer 1,80 m × 2,70 m großen Zelle. Alles begann relativ harmlos und entwickelte sich dann nach und nach zu einer Tragödie. King wurde 1942 geboren und von seiner leiblichen Mutter bei seiner Großmutter mütterlicherseits zurückgelassen. King lebte mit seinen Schwestern und mehreren anderen Kindern seiner Großmutter in Gonzales, Louisiana, in einem alten, heruntergekommenen Haus direkt an der Autobahn. In seiner Biografie[335] erinnert er sich, dass das Haus so baufällig war, dass es bei jedem Regen durch das Dach der alten Hütte tropfte. Manchmal war das Haus bis zu Kings Knien überflutet und das Wasser zog eine Vielzahl von Schlangen an. Im Alter von 5 Jahren zog King mit seiner Großmutter nach New Orleans. Dort lernte er sich mit anderen zu prügeln, zu rauchen und Alkohol zu trinken und schloss sich mit elf Jahren einer Gang an. Bald schwänzte er die Schule, beging Ladendiebstähle und war in Bandenkämpfe verwickelt. Mit 13 Jahren traf er zum ersten Mal seinen Vater, der ihn zu sich und seiner Frau nach Donaldsonville, einer kleinen ländlichen Stadt in Louisiana, holte. Es stellte sich heraus, dass sein Vater ein gewalttätiger Mann war, der King regelmäßig körperlich misshandelte, verbal bedrohte und attackierte. Zwei Jahre später verließ King schließlich den Haushalt seines Vaters und kehrte nach New Orleans zurück. Doch dort kam es noch schlimmer für ihn. Er wurde wegen Raubüberfalls auf eine

335 King, *»From the Bottom of the Heap«*.

Tankstelle angeklagt, für den er sich als nicht schuldig erklärte. Er wurde vor das Jugendgericht gestellt und zu einer Haftstrafe in der State Industrial School for Colored Youth verurteilt. Doch bald war die State Industrial School nicht mehr für King zuständig, der mit 18 Jahren nicht mehr als jugendlicher Straftäter galt. Er wurde freigelassen und durfte als freier Mann nach New Orleans zurückkehren. An dieser Stelle seiner Biografie zitiert King George Jackson, den afroamerikanischen Autor und militanten Aktivisten der Black Panther Party, der behauptete, dass junge afroamerikanische Männer unweigerlich dazu gezwungen würden, einen der beiden sinnlosen Lebenswege einzuschlagen, die ihnen offenstanden: Wenn schwarze Männer ein bestimmtes Alter erreichten, seien sie entweder für das Gefängnis oder für den Tod bestimmt. Punkt.

Nach seiner Entlassung aus der State Industrial School for Colored Youth hatte King Schwierigkeiten, in New Orleans Arbeit zu finden, und so zog er nach Chicago, wo ihm sein neues geregeltes Arbeitsleben jedoch nur eine kurze Atempause von seinen Konflikten mit dem Gesetz verschaffte. Als er einige Monate später eine kurze Auszeit von seiner Arbeit in Chicago nahm, traf er einige alte Kumpel aus der State Industrial School in New Orleans wieder. Als King und seine Freunde in einem alten Auto durch die Innenstadt von New Orleans fuhren, wurden sie von Polizeiautos mit Blaulicht und Sirenen angehalten. Die schwarzen Männer in der Klapperkiste, darunter auch King, wurden von Polizisten mit vorgehaltener Waffe festgenommen und in Gewahrsam genommen. Ohne stichhaltige Beweise verurteilte eine Jury Robert Hillary King zu zehn Jahren Gefängnis wegen bewaffneten Raubüberfalls, einer Straftat, die er nicht begangen hatte. Im Alter von 18 Jahren begann er seine Haftstrafe im Orleans Parish Prison und wurde kurz darauf in die Angola State Penitentiary verlegt. Die Angola State Penitentiary – kurz: »Angola« – trug auch den Spitznamen »Alcatraz des Südens«. Sie war und ist eine Hochsicherheitsgefängnisfarm in Louisiana, in der zu dieser Zeit mehr als 4000 Sträflinge untergebracht waren. Mit einer Größe von etwa 18000 Morgen war das Gefängnisgelände größer als die Fläche von Manhattan und sah wie eine riesige Plantage aus. Die Gefängnisfarm erhielt ihren Namen Angola nach dem afrikanischen Land, aus dem viele Sklaven über den Atlantik nach Louisiana verschleppt worden waren. King und andere Insassen – etwa zwei Drittel von ihnen Afroamerikaner – wurden zu Zwangsarbeit für zweieinhalb Cent pro Stunde verurteilt. Später verglich King die harte Arbeit auf den Zuckerrohrplantagen von Angola mit Sklaverei. 1965, im Alter von 22 Jahren, wurde King auf Bewährung entlassen und kehrte nach New Orleans zurück, wo er heiratete und eine kurze Karriere als Halbprofi-Boxer begann. Doch er geriet erneut in Schwierigkeiten und wenige Wochen vor der Geburt seines Sohnes wurden King und sein Bekannter

»Boogie« wegen Raubüberfalls verhaftet – genauer gesagt, wurden sie beschuldigt, einem schlafenden Betrunkenen die Uhr gestohlen zu haben. Wieder beteuerte King seine Unschuld. Er bestand darauf, dass die beiden von einem Polizisten hereingelegt worden seien, der das angebliche Beweismittel (die Uhr) bei der Durchsuchung im Auto der Verdächtigen platziert habe. King wurde über elf Monate lang in Haft gehalten, bis sein Bekannter einen Deal mit der Staatsanwaltschaft akzeptierte. Dieser Deal hatte jedoch verheerende Folgen für King. Aufgrund seines Geständnisses galt »Boogie« nun als vorbestraft. Daher wurde King wegen Verstoßes gegen die Bewährungsauflagen für schuldig befunden, da er in Begleitung eines Straftäters festgenommen worden war. King wurde erneut in das Angola-Gefängnis verlegt, wo er weitere 15 Monate verbüßte, bevor er im Januar 1969 wieder auf Bewährung entlassen wurde. Er begann erneut, als »Speedy King« an Halbprofi-Boxkämpfen teilzunehmen, musste diese Karriere jedoch bald aufgeben. Doch bevor er sein Leben wieder in den Griff bekam, drohte ihm eine neue Verurteilung. Eines Tages tauchten Polizeibeamte bei King zu Hause auf. Ohne Durchsuchungsbefehl drangen die Beamten gewaltsam in die Wohnung ein, hielten ihn mit vorgehaltener Waffe fest, durchsuchten seine Wohnung systematisch und »fanden« eine Waffe. King wurde später wegen Raubüberfalls verhaftet. Diesmal war King zuversichtlich, dass er freigesprochen werden würde. Er hatte ein Alibi, keine offensichtlichen Ähnlichkeiten mit der Beschreibung des Verdächtigen, und sein mutmaßlicher Komplize entlastete ihn. Sein Mitangeklagter sagte aus, dass er King erst nach Folter durch die Polizei, die ihn zu einer falschen Aussage gezwungen hatte, aus einer Reihe von Fahndungsfotos identifiziert habe. Dennoch verurteilte die Jury King zu 35 Jahren Gefängnis, trotz fehlender Beweise. Während seiner Haft im Bezirksgefängnis floh er, wurde jedoch wenige Wochen später wieder gefasst, vor Gericht gestellt und zu weiteren acht Jahren Gefängnis verurteilt. Im Orleans Parish Prison lernte King einige Mitglieder der Black Panther Party kennen, die nach bewaffneten Zusammenstößen mit der Polizei im Jahr 1970 verhaftet worden waren. King erfuhr von der Praxis der Black Panther Party, das Verhalten von Polizeibeamten zu überwachen und Polizeibrutalität anzufechten. Die Partei richtete auch soziale Programme für die Gemeinde ein, um Ungerechtigkeiten in den Bereichen Bildung, Lebensmittelverteilung und Gesundheitsversorgung zu bekämpfen. Nach Angaben der politischen Aktivisten der Partei kämpften sie gegen Unterdrückung, indem sie Schwarzen und anderen unterdrückten Bevölkerungsgruppen in Amerika alternative Möglichkeiten boten, sich politisch, wirtschaftlich und sozial gegen die Unterdrückung zu wehren. Wie King es ausdrückte, sah die Partei die Revolution als einziges Mittel, um die bestehende Kluft zwischen Arm und Reich zu überwinden.

1971 wurde King erneut aus dem Bezirksgefängnis nach »Angola« verlegt, um dort den Rest seiner Strafe zu verbüßen. Bei seiner Ankunft fand er die Gefängnisfarm in Aufruhr vor. Der Grund war der Tod eines jungen Wachmanns, der in einem der Schlafsäle der Insassen ermordet aufgefunden worden war. King berichtete von Massenverhaftungen und schwerer Unterdrückung durch die Gefängnisbeamten. Obwohl er zum Zeitpunkt der Ermordung des Wachmanns nicht in »Angola« gewesen war, wurde King schwer gefoltert. Seine Kleidung wurde ihm abgenommen, sein Kopf rasiert und er musste an Wachen vorbei laufen, die mit Schlagstöcken und Knüppeln bewaffnet waren. Schließlich wurde er in eine Zelle gesperrt, die etwa einen Meter breit und zwei Meter lang war, mit einer Betonplatte als Bett und einer nackten Toilettenschüssel. Die täglichen Essensrationen waren so dürftig, dass er ständig mit dem Hungertod rechnete. Nach wochenlanger Einzelhaft wurde er vor die Gefängnisklassifizierungskommission gestellt. Obwohl King den getöteten Wachmann nie getroffen hatte, wurde er für weitere 28 Jahre in Einzelhaft gesteckt, nur weil er sich mit den Black Panthers verbündet hatte, die des Mordes an dem Wachmann beschuldigt wurden. King war von 1973 bis 2001 in der Closed Correction Cell (CCR) der Angola-Gefängnisanstalt eingesperrt. Später wurde er als einer der »Angola Three« bekannt, einem Trio von Männern, die jahrzehntelang in Einzelhaft gehalten wurden. Dort wurden die Häftlinge 23 Stunden am Tag, sieben Tage die Woche in Einzelzellen festgehalten. Jahrelang wurde King und den beiden anderen Mitgliedern der Angola Three jegliche Zeit außerhalb ihrer 6 × 9 × 12 Fuß großen, fensterlosen Zellen verweigert, abgesehen von einer Stunde, die für das Duschen vorgesehen war. In seiner Biografie erinnert sich King an die Einzelhaft als eine schreckliche Erfahrung, die eine Vielzahl von Emotionen in ihm hervorrief. Diese Erfahrung erforderte, dass er jeden Funken Menschlichkeit in sich aufbrachte, um bei Verstand zu bleiben. Diejenigen, die damit nicht zurechtkamen, hungerten oder verstümmelten sich unter den erniedrigenden Bedingungen. Während all dieser Jahre beteuerte er seine Unschuld und legte Berufung ein. Schließlich akzeptierte er 2001 eine Strafreduktion und wurde aus dem Gefängnis entlassen, da er bereits längere Zeit als die vorgesehene Strafe verbüßt hatte.

Seit seiner Entlastung ist King ein unverhohlener Kritiker des US-Justizsystems und setzt sich für eine Reform des Strafvollzugs ein. Er widmet sein Leben der Aufklärung über die psychischen Schäden durch Einzelhaft. Wissenschaftler sind sich einig, dass längere soziale Isolation schwerwiegende physische, emotionale und kognitive Auswirkungen hat, von denen viele irreversibel sein können. Isolation kann Stimmungsschwankungen und Depressionen sowie kognitive Beeinträchtigungen wie räumliche Orientierungsstörungen, Gedächtnis- und Aufmerksamkeitsstörungen verursachen. Soziale Isolation korreliert mit einem um 26% erhöhten Risiko für vorzeitigen Tod, da sie zu einer unkontrollierten Stressreaktion führt, die einen erhöhten Kortisolspiegel, erhöhten Blutdruck und Entzündungen verursacht. Isolation erhöht auch die Aktivität der Amygdala und verstärkt Angstreaktionen bis hin zu Symptomen einer Psychose. Die durch die ständige Dunkelheit in der Zelle hervorgerufene sensorische Deprivation trägt zu Veränderungen des zirkadianen Rhythmus bei, der inneren biologischen Uhr, die das reibungslose Funktionieren des Körpers reguliert. Das kann wiederum die Aktivität der Genexpression im Gehirn dramatisch verändern, wodurch diese nicht mehr synchron arbeiten, was sich auf die Nahrungsaufnahme, das Empfinden und das Denken auswirkt. Schließlich erhöht soziale Isolation auch das Suizidrisiko drastisch. Laut der Verhaltensneurologin Stephanie Cacioppo ist Einzelhaft daher »nichts weniger als die Todesstrafe durch soziale Deprivation«.[336]

Heute hält Robert King Vorträge auf wissenschaftlichen Konferenzen über die langfristigen Auswirkungen sozialer Isolation und sensorischer Deprivation auf das Gehirn. Er berichtet, dass sein Gedächtnis erheblich beeinträchtigt ist und er sich selbst an vertrauten Orten nicht mehr zurechtfindet, was ihm das Fortbewegen erschwert. Neurowissenschaftler führen diese Symptome auf den anhaltenden Stress während der sozialen Isolation zurück, der nachweislich zu einem Verlust der Plastizität des Hippocampus, einer Verringerung der Bildung neuer Neuronen und einer Funktionsstörung des Hippocampus führt. Neben der Schädigung des Hippocampus scheinen auch andere Bereiche von Kings Neokortex betroffen zu sein. Außerhalb des Gefängnisses stellte er schnell fest, dass seine Ausdrucksfähigkeit stark eingeschränkt war. Am auffälligsten war jedoch, dass er nach seiner Rückkehr in die Welt außerhalb der Gefängnismauern keine Gesichter mehr erkennen konnte. Die Gehirnbereiche, die an der Gesichtserkennung beteiligt sind, wurden während Kings Haft in der fensterlosen Zelle ohne menschlichen Kontakt kaum stimuliert. Neurowissenschaftler vermuten daher, dass Neuronen in Bereichen des fusiformen Gyrus, die an der Gesichtserkennung beteiligt sind, verkümmert sind. Glücklicherweise fanden in Kings Gehirnareale später neuroplastische Prozesse statt und nach einer Weile erlangte er langsam seine Fähigkeit wieder, Gesichter zu erkennen.

Nach seiner Entlassung aus dem Gefängnis schloss sich King mit Wissenschaftlern und Anwälten zusammen, die sich für die Abschaffung der Einzelhaft einsetzten. Diese Forderung ist nicht neu. Experten argumentieren seit langem überzeugend, dass diese Form der sozialen Isolation eine äußerst grausame und unmenschliche

---

336 Sukel, »*Understanding the Effects of Solitary Confinement on the Brain*«.

Strafe ist, die auf jahrhundertealten religiösen Besserungsmethoden basiert. Die Praxis der Einzelhaft wurde von Quäker-Reformern im frühen 19. Jahrhundert erfunden. Damals verurteilten die Quäker Straftäter zur sozialen Isolation, um ihnen die Möglichkeit zu nüchterner Besinnung und Reue zu geben. Doch bereits Mitte des 19. Jahrhunderts, kurz nach der Einführung dieser Strafmaßnahmen, kritisierten Gegner die verheerenden psychologischen Folgen für die Insassen scharf. So berichtete beispielsweise der französische Diplomat, Politikwissenschaftler und Historiker Alexis de Tocqueville, der die USA bereiste, um Gefängnisse und Strafanstalten zu besuchen, ausführlich über seine Beobachtungen und Überlegungen. Nach einem Besuch im Staatsgefängnis von New York und der Begegnung mit Straftätern in Einzelhaft berichtete de Tocqueville: »Diese absolute Einsamkeit (...) übersteigt die Kraft des Menschen. Sie zerstört den Verbrecher ohne Unterlass und ohne Mitleid; sie reformiert nicht, sie tötet.«[337]

Neuere Forschungen bestätigen die Behauptungen von de Tocqueville. Eingehende Studien mit rund 200 Insassen aus Gefängnissen in Massachusetts und Kalifornien, die längere Zeit in Einzelhaft verbracht hatten, ergaben, dass die meisten der Häftlinge Syndrome wie Dissoziation, Verwirrung, Paranoia und chronische Schwierigkeiten im sozialen Umgang entwickelten.[338] Andere Studien mit 100 Insassen, die in der Hochsicherheitsanstalt Pelican Bay in Kalifornien isoliert untergebracht waren, zeigten, dass die Gefangenen unter Verwirrung, Wut, Lethargie und Depressionen litten. Verurteilte, die in Einzelzellen untergebracht waren, zeigten deutliche Anzeichen von psychischem Stress. 70% von ihnen gaben an, Angst vor einem bevorstehenden Zusammenbruch zu haben, 40% litten unter Halluzinationen und 27% hatten Selbstmordgedanken.[339][340] Darüber hinaus begingen Häftlinge, die in sozial isolierten Umgebungen untergebracht waren, häufig Selbstverstümmelungen, Selbstmordversuche und vollendeten Selbstmord. Im Jahr 1988 war die Selbstmordrate in US-Haftanstalten etwa neunmal höher als in der Allgemeinbevölkerung und am höchsten (66,9%), wenn Häftlinge in Isolationshaft gehalten wurden.

Physiologische und psychologische Stressreaktionen, die durch soziale Isolation ausgelöst werden, sind bei Kindern und Jugendlichen besonders stark ausgeprägt. Sie sind aufgrund ihres unreifen neuronalen und hormonellen Stressreaktionssystems besonders anfällig, was zu langanhaltenden Auswirkungen auf die Struktur und Funktion des Gehirns führt. Die Bedeutung des Alters für die Überwindung

---

337 de Beaumont und de Tocqueville, »*On the Penitentiary System*«, 5.
338 Grassian, »*Psychiatric Effects of Solitary Confinement*«, 325–383.
339 Haney, »*Mental Health Issues in Long-Term Solitary*«, 124–156.
340 Hayes, »*National Study of Jail Suicides*«, 7–29.

sozialer Isolation wird durch Untersuchungen zum psychischen Wohlbefinden repatriierter Kriegsgefangener aus dem Vietnamkrieg bestätigt, die durchwegs zeigten, dass ein höheres Alter bei der Gefangennahme in einem engen Zusammenhang mit einer erhöhten Widerstandsfähigkeit gegenüber langanhaltender Isolation und Folter steht. Ältere und erfahrenere Soldaten hatten somit bessere Chancen, die außergewöhnlichen Belastungen der Gefangenschaft zu überstehen.[341]

Dennoch ist die Einzelhaft für inhaftierte Jugendliche in vielen Ländern nach wie vor gängige Praxis. Einzelhaft wird aus disziplinarischen, administrativen oder persönlichen Schutzgründen verhängt und gilt als wirksames Mittel, um widerspenstiges Verhalten zu kontrollieren und die Disziplin und Sicherheit in einer Haftanstalt aufrechtzuerhalten. Alarmierend ist, dass von 100 vollendeten Selbstmorden in Jugendhaftanstalten 50% in Einzelhaft begangen wurden.[342] Außerdem standen in New Yorker Gefängnissen alle Selbstverletzungshandlungen von Jugendlichen unter 19 Jahren in engem Zusammenhang mit der Verlegung in Einzelhaft.[343] In diesen Fällen kann Selbstverletzung ein verzweifelter Versuch sein, der Unterbringung in Einzelhaft zu entgehen.

Die Praxis der Einzelhaft wird daher von Gesundheitsexperten, Sozialarbeitern und Menschenrechtsorganisationen verurteilt. Einige US-Bundesstaaten haben inzwischen Gesetze verabschiedet, die die Einzelhaft für psychisch Kranke und jugendliche Straftäter erheblich einschränken. Die Vereinten Nationen haben Mindestgrundsätze für die Behandlung von Gefangenen herausgegeben, die 2015 als Nelson-Mandela-Regeln überarbeitet wurden.[344] Diese Regeln verbieten die Einzelhaft für Kinder und für Personen mit geistigen Behinderungen, die durch Maßnahmen der sozialen Isolation verschlimmert werden. Der Sonderberichterstatter der Vereinten Nationen für Folter bezeichnet längere Einzelhaft (mehr als 15 Tage) sowie Einzelhaft für Jugendliche und Erwachsene mit psychischen Erkrankungen als grausam, unmenschlich, erniedrigend und möglicherweise folterähnlich.[345]

Eine der wichtigsten Lehren aus dem tragischen Fall von Robert King ist, dass trotz jahrzehntelanger sensorischer Deprivation aufgrund fast vollständiger Isolation die physiologischen und psychologischen Symptome von King nicht so schwerwiegend waren, wie zu erwarten gewesen wäre. King führt dies darauf zurück, dass er

---

341 Park et al., »*Does Wartime Captivity Affect Late-Life Mental Health?*«, 191–209.

342 Hayes, »*Juvenile Suicide in Confinement*«, 353–363.

343 Kaba et al., »*Solitary Confinement and Risk of Self-Harm*«, 442–447.

344 United Nations »*Nelson-Mandela-Rules*«.

345 »*Report of the Special Rapporteur on Torture*«.

Teil einer größeren sozialen Gruppe, der Black Panther Party, wurde und dadurch über sein persönliches Schicksal hinausblicken und für eine größere Sache kämpfen konnte. Da er Unterstützer hatte, die glaubten, dass die »Angola Three« aus politischen Gründen zu Unrecht verurteilt worden waren, hatte er das Gefühl, dass das Überleben dieser Tortur einem höheren Zweck diente. Kings Verbindung zu einer größeren sozialen Gruppe und deren gemeinsames Ziel haben daher höchstwahrscheinlich seine Resilienz gestärkt. Die Verhaltensneurologin Stephanie Cacioppo fasste dies so zusammen: Kollektive Identität schützt vor individueller Einsamkeit.

KAPITEL 8

Die verheerende Auswirkung von Gewalt

> Wenn ein Kind ein Kind schlägt, nennen wir das Aggression. Wenn ein Kind einen Erwachsenen schlägt, nennen wir das Feindseligkeit. Wenn ein Erwachsener einen Erwachsenen schlägt, nennen wir das Körperverletzung. Wenn ein Erwachsener ein Kind schlägt, nennen wir das Disziplin.
>
> — Haim G. Ginott, Between Parents and Children

Es war die Zeit der Le Grande Noirceur (d.h. der großen Finsternis); in Kanada herrschte weit verbreitete Armut. Der konservative Premierminister Maurice Duplessis von Quebec investierte nur wenig in soziale Maßnahmen. Viele Familien in Quebec, die in extremer Armut lebten und sich die Erziehung ihrer Kinder nicht leisten konnten, schickten sie in Waisenhäuser. Andere »Waisenkinder« aus Quebec, die von ihren Müttern verlassen worden waren, waren uneheliche Kinder, die als »Sündenkinder« galten. Die Waisenkinder dieser Zeit erlangten traurige Berühmtheit als »Duplessis-Waisenkinder«.

In Kanada wurden verlassene Kinder in der Regel zunächst bis zum Alter von etwa sechs Jahren in einer Kinderkrippe (d.h. einem Heim für Findelkinder) untergebracht. In der Kinderkrippe wurden die Kinder von Nonnen betreut, die über Gemeinschaftsschlafsäle mit bis zu zwölf Kindern wachten. Im Alter von sechs Jahren wurden die Kinder in nach Geschlechtern getrennte Waisenhäuser verlegt. Dort lebten sie in Schlafsälen, in denen etwa 50 Kinder untergebracht waren. Das Leben in diesen Einrichtungen war karg und die Kinder erhielten nur eine sehr begrenzte Ausbildung. Zu dieser Zeit waren die Bedingungen in Waisenhäusern weltweit recht schlecht, doch während der Zeit der »Le Grande Noirceur« waren die Waisenhäusern in Quebec ein besonders dunkler Fleck in der Geschichte Kanadas. In den 1940er und 1950er Jahren wurde eine beträchtliche Anzahl von Waisenkindern in Quebec als geistig behindert diagnostiziert, obgleich die Diagnose meist höchst fraglich war. Die Regierung von Quebec und die römisch-katholische Kirche stuften Tausende Waisenkinder in Quebec fälschlicherweise als geistig krank ein. Der Grund dafür war schlicht und einfach Profitgier. Zu dieser Zeit gewährte die kanadische Bundesregierung der lokalen Regierung von Quebec Subventionen für den Bau von Krankenhäusern, unterstützte Waisenhäuser jedoch kaum. Während Waisenhäuser nur 1,25 Dollar pro Tag und Kind erhielten, bekamen psychiatrische Kliniken 2,75 Dollar pro Tag und Patient.[346] Die Tatsache, dass die Bundeszuschüsse für Krankenhäuser viel höher waren als für Waisenhäuser, bot einen starken finanziellen Anreiz für die Fehldiagnosen der Waisenkinder von Quebec. Infolge dieser falschen Diagnosen wurden die als geistig behindert eingestuften Waisenkinder psychiatrisch behandelt, verbrachten ihre Kindheit in Isolation von der Außenwelt und litten unter mangelnder Schulbildung und fehlender Integration in eine soziale Gemeinschaft. Am schockierendsten aber war, dass diese Kinder heimlich für medizinische Experimente missbraucht wurden, an denen viele von ihnen starben. Waisenkinder und -jugendliche, die das Glück hatten, keine psychiatrische Behandlung zu erhalten, wurden an Bauernhöfe zur Zwangsarbeit vermietet. Die Waisenkinder beschrieben die auf den Bauernhöfen zu verrichtenden Arbeiten später im Erwachsenenalter als Ausbeutung. Diejenigen, die überlebten, verließen die Einrichtungen schließlich als Teenager oder junge Erwachsene, häufig mit schweren psychischen Störungen und psychosozialen Problemen.

Es war 1946, während der Zeit der »Grande Noirceur«, als Mary geboren wurde. Seit ihrer Geburt bis zu ihrem sechsten Lebensjahr lebte sie in einem Kinderheim. Sie konnte sich nicht daran erinnern, ob sich eine der Nonnen je für sie interessiert hatte. Aber sie erinnerte sich daran, wie gedemütigt sie sich oft fühlte, wenn »sie keine Schuhe tragen durfte, weil man meinte, sie würde sie zu sehr verschmutzen, oder wenn sie aus einem ihr unbekannten Grund mit ihrer Unterwäsche auf dem Kopf herumlaufen musste«.[347] Als sie die Nonnen fragte, warum niemand sie oder die anderen Waisenkinder jemals besuchte, wurde sie geschlagen und ihr gesagt, dass sie es nicht verdiene, besucht zu werden. Sie erinnerte sich, dass sie manchmal in der Badewanne oder in der Waschküche eingesperrt wurde, wo sie durch die vereisten Fenster starrte und tagträumte. Sie berichtete auch, dass sie Weihnachten nie mit anderen Kindern verbrachte. Im Alter von sechs Jahren wurde Mary in ein Krankenhaus-Waisenhaus verlegt. Dort lebte sie in einem Schlafsaal mit einer Nonne und einer Aufseherin, zu denen sie ein vertrauensvolles Verhältnis aufbaute. Das waren ihre glücklichsten Erinnerungen, denn sie hatte das Gefühl, sich der Nonne anvertrauen zu können, die ihr das Nähen beibrachte und sie manchmal ermutigte, für eine bessere Zukunft zu lernen. Als Mary jedoch zehn Jahre alt wurde, verließ die

---

346 Kimette, »*The Duplessis Orphans*«.
347 Perry et al., »*Seven Institutionalized Children*«, 283–301.

Nonne das Waisenhaus, und die Nonnen, die dann für den Schlafsaal verantwortlich waren, waren viel strenger und bestraften die Kinder häufig ohne Grund. Mary erinnerte sich an ein besonders trauriges Ereignis in ihrem Leben, als sie und andere Kinder Weihnachtsgeschenke von wohlmeinenden Wohltätern erhielten. Mary war überglücklich, eine Puppe bekommen zu haben, aber die Nonnen nahmen ihr das Spielzeug weg und gaben es ihr nie zurück. Mary erinnerte sich, wie sehr sie geweint hatte, nachdem man ihr die Puppe weggenommen hatte. Als Mary elf Jahre alt wurde, wurde sie in einen Raum für geistig behinderte Kinder verlegt, obwohl ihre Diagnose nicht näher spezifiziert war. Als sie erkannte, wie schlecht die Patienten dort behandelt wurden, begann sie zu verzweifeln und weinte häufig. Zu dieser Zeit arbeitete sie auch sechs Tage die Woche in der Caféteria. Einmal log sie, sie sei krank, und als ihre Lüge aufflog, wurde sie schwer bestraft. Sie wurde geschlagen und in eine Zelle gesperrt. Weil sie die schlechte Behandlung meldete, griffen die Nonnen zu noch härteren Strafen, um ihr die Ungehorsamkeit »auszutreiben«. Mary wurde mit einer Zwangsjacke an ihr Bett gefesselt und 15 Minuten lang mit einem Stuhl geschlagen. Sie verlor das Bewusstsein und erinnerte sich nur daran, am nächsten Morgen aufgewacht zu sein. In den folgenden acht Jahren wurde Mary meist in dieser Zelle festgehalten. Manchmal, wenn ein anderer Patient oder ein Waisenkind in die Zelle gesperrt wurde, musste Mary im Flur bleiben. Sie erinnerte sich daran, mindestens einmal zwei Wochen im Flur verbracht zu haben. Die Nonnen fesselten sie mit ihrer Zwangsjacke und einem Kopfkissenbezug über dem Kopf an ein Rohr im Flur. Sie durfte mit niemandem sprechen, aber manchmal weinte und schrie sie vor Verzweiflung. Die Nonnen duldeten diese emotionalen Ausbrüche nicht. Um sie zu beruhigen, gaben sie ihr sehr hohe Dosen Chlorpromazin, was zu Herzrasen führte. Im Alter von 18 Jahren wurde bei ihr eine schwere Herzerkrankung diagnostiziert. Mary erinnerte sich, dass sie, als sie aus der Zelle entlassen wurde, die Fähigkeit verloren hatte, richtig zu sprechen. Es dauerte Jahre, bis sie die Sprache halbwegs wiedererlangte. Als junge Erwachsene arbeitete sie in einem Krankenhaus und wurde aufgrund ihrer Sprachprobleme häufig verspottet. Im Laufe ihres Erwachsenenlebens wurde sie sexuell missbraucht, körperlich ausgebeutet und entwickelte agoraphobische Symptome und soziale Ängste. Schließlich lernte Mary wieder richtig sprechen, lernte schreiben und ging eine Beziehung ein, die ihr Hoffnung und Kraft gab. Sie wollte nie wieder Kontakt zu anderen »Duplessis-Waisenkindern« haben, da sie befürchtete, dass es sie zu sehr an die erniedrigenden und missbräuchlichen Erfahrungen ihrer Kindheit erinnern würde.

Marys Geschichte, wie sie von Perry und Kollegen berichtet wird[348], ist ein tragisches Beispiel für ein Kind, das fast ausschließlich von vernachlässigenden und missbrauchenden Personen aufgezogen wurde. Aufgrund der fehlenden Unterstützung durch Alloparenten (d. h. nicht-elterliche Erwachsene, die an der Erziehung eines Kindes beteiligt sind), die die Misshandlungen hätten kompensieren können, entwickeln Kinder wie Mary, die unter schwerem Missbrauch leiden, in der Regel eine lebenslange Veranlagung zu Angst und Depression. Diese sozialen Reaktionen können als adaptiv angesehen werden, da sie Kindern nicht nur helfen, mit extrem widrigen Situationen fertigzuwerden, sondern sie auch auf das Leben in einer sehr stressigen, gewalttätigen sozialen Nische vorbereiten.

Dieser Argumentation folgend, lässt sich die menschliche Bindungstheorie (s. Kapitel 7) aus evolutionärer Sicht interpretieren. Angst und Depressionen, die Kinder zeigen, werden als adaptive soziale Reaktionen betrachtet. Aber was ist mit misshandelnden Eltern? Aus der Sicht der Eltern scheint es kaum adaptiv, ihren leiblichen Nachkommen Schaden zuzufügen. Die darwinistische Fitness kann Gewalt gegen die eigenen Kinder nicht erklären. Es ist adaptiv, die Zahl gesunder Nachkommen zu erhöhen, und maladaptiv, sie zu verringern. Es liegt daher nahe, dass die Evolution gewalttätiges elterliches Verhalten ausselektieren würde. Diese Argumentation trifft jedoch wahrscheinlich nur auf Eltern-Kind-Beziehungen zu, die genetisch verwandt sind. Im Gegensatz dazu kann Gewalt, der darwinistischen Fitness folgend, unter bestimmten Umständen adaptiv sein, wenn sie gegenüber nicht-verwandten Nachkommen ausgeübt wird. Die wohl bekanntesten Beispiele für extreme Gewalt durch nicht-verwandte Erwachsene stammen von Studien über Löwen. Wenn ein rivalisierendes Löwenmännchen ein Rudel übernimmt, verdrängt der Eindringling den Alpha-Löwen und versucht, alle Jungtiere des Rudels zu töten. Das Töten der jungen Löwen führt dazu, dass die Löwinnen, die keine Jungtiere mehr zu säugen haben, sich mit dem neuen Alpha-Männchen paaren. Dieses Verhalten erscheint im Lichte der darwinistischen Fitness vollkommen sinnvoll. Ein neuer Alpha-Löwe gewinnt keine Fitness, indem er Ressourcen in die Aufzucht der Jungen des anderen Männchens investiert. Im Gegenteil, diese Jungen sind höchstwahrscheinlich nicht mit dem neuen Alpha-Männchen verwandt und tragen nicht seine Gene. Anstatt also nichtverwandte Junge aufzuziehen, zeugt ein männlicher Löwe so viele eigene Junge wie möglich, um seine Gene weiterzugeben. Daher wird das Töten des Nachwuchses durch nicht-verwandte erwachsene Tiere im Tierreich nicht als pathologisch angesehen, sondern als eine Fortpflanzungsstrategie. Um dem evolutionären Risiko des

348 Ebd.

Tötens des Nachwuchses durch nicht-verwandte erwachsene Tiere entgegenzuwirken, haben einige Arten wirksame Gegenstrategien entwickelt. Beispielsweise können Weibchen sehr promiskuitiv sein (wie es bei Bonobos der Fall ist), wodurch die Männchen nicht nachvollziehen können, welche Nachkommen sie selbst gezeugt haben. Indem sie die Männchen im Unklaren darüber lassen, ob ein Nachkomme mit ihnen verwandt ist oder nicht, schützen die Weibchen ihre Nachkommen vor möglicher Tötung.

Tötung von Jungen durch nicht-verwandte erwachsene Tiere wurde auch bei anderen Säugetieren beobachtet, beispielsweise bei Delfinen und fast allen Primatenarten, darunter Schimpansen, Gorillas und leider auch beim Menschen. Die Evolutionspsychologen Martin Daly und Margo Wilson fanden heraus, dass Kindesmord beim Menschen überwiegend von nicht-verwandten Männchen (z. B. Stiefvätern oder dem »neuen Freund« der Mutter) und nicht von den leiblichen Eltern begangen wird.[349] Anhand statistischer Daten aus Kanada fanden Daly und Wilson heraus, dass Kleinkinder unter drei Jahren besonders gefährdet sind, wenn sie mit einem oder beiden nicht-genetischen Elternteilen leben. Die Autoren argumentieren, dass das Risiko, getötet zu werden, für Kinder, die mit nicht-genetischen Eltern im selben Haushalt leben, 70-mal höher ist als für Kinder, die mit beiden genetischen Elternteilen leben. Anthropologen stützen die Ergebnisse von Daly und Wilson und vermuten, dass das Risiko, von nicht-verwandten Männern getötet zu werden, der Hauptgrund für den evolutionären Wechsel von einem System mit mehreren männlichen Partnern zu einer Monogamie bei Menschen und anderen Primaten war.[350]

Kindesmord ist nicht auf männliche Individuen beschränkt, auch weibliche töten Säuglinge. So korreliert beispielsweise die Überlebensrate von Jungtieren bei Wanderratten mit dem sozialen Rang der Mutter. Eine Studie zeigte, dass die Jungen von hierarchisch hochrangigen Ratten in der Regel unversehrt blieben, wohingegen 60 % der Jungen von rangniedrigen Ratten getötet wurden.[351] Auch bei anderen Arten wie Erdmännchen töten dominante Weibchen häufig die Jungen von untergeordneten Weibchen. Eine Studie berichtete, dass von den Würfen dominanter Weibchen die meisten (85 %) überlebten und zu Jungtieren heranwuchsen, während nur 51 % der Würfe untergeordneter Weibchen zu Jungtieren heranwuchsen.[352] Die Neugeborenen von untergeordneten Müttern starben in der Regel innerhalb von 24 Stunden, höchstwahrscheinlich aufgrund von Tötung. Kindstötung durch Weibchen ist nicht

349 Daly und Wilson, »*Homicide*«.
350 Opie et al., »*Male Infanticide Leads to Social Monogamy in Primates*«, 13328–13332.
351 Fox, »*Cannibalism in Natural Populations*«, 87–106.
352 Clutton-Brock et al., »*Infanticide and Expulsion of Females*«, 2291–2295.

auf katzenartige Tiere und Nagetiere beschränkt, sondern kommt auch bei vielen Primatenarten vor.[353] Leider bilden Menschen hier keine Ausnahme.

Auf den ersten Blick scheinen gewalttätiges Verhalten gegenüber Säuglingen und Kindesmord im Sinne der darwinistischen Fitness plausibel erklärbar zu sein, wenn das Opfer nicht mit dem Täter verwandt ist. Der Tod nicht-genetischer Säuglinge kann für den Täter von Vorteil sein und eine Fortpflanzungsstrategie darstellen. Im Gegensatz dazu stehen Misshandlung und Kindesmord (d. h. Kindesmord durch die leiblichen Eltern) eindeutig im Widerspruch zur darwinistischen Fitness und scheinen nicht adaptiv zu sein. Die Verletzung oder Tötung der eigenen Nachkommen gefährdet die Anzahl der eigenen gesunden Nachkommen und verringert die Fitness. Obwohl sie anscheinende maladaptiv ist, kommt Tötung von Jungtieren dennoch gar nicht so selten vor. Es ist bekannt, dass Tiere in Gefangenschaft häufig ihre Jungen töten oder sogar verschlingen. Tötung von Nachwuchs wurde auch in freier Wildbahn beobachtet. Beispielsweise weist die Größe einer Vogelbrut regional starke Schwankungen auf, die von den Umweltbedingungen abhängen, insbesondere von der Nahrungsversorgung[354] und der Verfügbarkeit sicherer Nistplätze. In futterreichen Umgebungen gibt es weniger Konkurrenz um Ressourcen, sodass die Größe des Geleges bei vielen Vogelarten maximal ist. In relativ karger Umgebung hingegen ist die Konkurrenz groß und die Eltern investieren nur in die größten und stärksten Nestlinge. Die kleineren Nestlinge werden vernachlässigt, dem Hungertod überlassen oder von ihren Geschwistern oder Eltern getötet.[355] Diese extremen Formen der Gewalt gegenüber den Nachkommen scheinen auf den ersten Blick mit einer darwinistischen Fitness unvereinbar zu sein. Robert Trivers erklärt dieses Paradoxon so, dass Tötung der Jungen das Ergebnis eines Konflikts zwischen Eltern und Nachkommen sei.[356] Laut Trivers hat dieser Konflikt seine biologische Grundlage in der Tatsache, dass Eltern und Nachkommen genetisch nicht identisch sind, da sie nur 50% ihrer Gene gemeinsam haben. Gleichzeitig werden sowohl Eltern als auch Nachkommen durch die natürliche Selektion dazu angetrieben, ihre Gene zu verbreiten. Daher haben Eltern und Nachkommen unter extrem knappen oder lebensbedrohlichen Bedingungen gegensätzliche Interessen. Das kann dazu führen, dass Eltern, um ihr eigenes Überleben zu sichern, ihre Nachkommen opfern. In Fällen gegensätzlicher Interessen zwischen Eltern und Nachkommen optieren Eltern für den eigenen Fortpflanzungserfolg. Bei vielen Arten kann eine Mutter, die sich in schlechten oder

353 Hrdy, »*Infanticide among Animals*«, 13–40.
354 Lack, »*The Significance of Clutch-Size*«, 302–352.
355 Lack, »*The Natural Regulation of Animal Numbers*«.
356 Campbell und Trivers, »*Parental Investment and Sexual Selection*«, 136–179.

gefährlichen Bedingungen wiederfindet, eine Fehlgeburt erleiden oder, sofern physiologisch möglich, den Fötus vor der Geburt resorbieren.[357][358][359] Eine extreme Strategie verfolgen weibliche Kängurus. Eine Känguru-Mutter, die von einem Raubtier verfolgt wird, opfert ihr Baby, indem sie in ihren Beutel greift und ihr Junges dem Raubtier zuwirft, um sich selbst zu retten.[360]

Die oben genannten Beispiele für Tötung von Jungtieren – unabhängig davon, ob sie mit dem Konflikt zwischen Eltern und Nachkommen erklärt werden oder nicht – treten in der Regel in Situationen extremer, oft lebensbedrohlicher Belastung auf. Daher kann es besonders aufschlussreich sein, Stress und extrem widrige Lebensbedingungen zu berücksichtigen, wenn man Kindstötung beim Menschen untersucht. Kindstötung ist in der gesamten Menschheitsgeschichte bekannt und kommt in jeder menschlichen Kultur vor. Laut der Anthropologin Laila Williamson »wurde Kindesmord auf allen Kontinenten und von Menschen aller kulturellen Komplexitätsstufen praktiziert, von Jägern und Sammlern bis hin zu hochentwickelten Zivilisationen, einschließlich unserer eigenen Vorfahren. Er war also keine Ausnahme, sondern die Regel.«[361] Liubov Ben-Noun, emeritierte Professorin an der Ben-Gurion-Universität des Negev in Israel, behauptet, dass Kindesmord, insbesondere Mord an Neugeborenen, seit jeher ein sozioökonomisches Phänomen ist. Ben-Noun hat eine erschütternde Anzahl historischer und kulturübergreifender Beispiele für Kindesmord gesammelt und die Ergebnisse wie folgt zusammengefasst:

> Opfer von Kindesmord sind in der Regel »überflüssige« Kinder, deren Mütter sehr arm oder rechtlos sind; oft handelt es sich dabei um Mädchen. Kindesmord ist in Zeiten von Hungersnöten oder starkem Bevölkerungswachstum weit verbreitet.[362]

Mütter sind am stärksten gefährdet, Kindesmord zu begehen, wenn sie einen Mangel an sozialer Unterstützung feststellen, insbesondere in den ersten Stunden nach der Geburt. Die italienischen Psychologen Andrea Ciani und Lilybeth Fontanesi untersuchten 110 Fälle von Müttern, die ihre Neugeborenen töteten.[363] Sie kamen zu dem Schluss, dass Mütter, die ihre Babys töteten, »keine Psychopathologien« aufwiesen.

357 Baird, »*The Influence of Social and Economic Factors on Stillbirths*«, 339–366.
358 Bruce, »*A Block To Pregnancy in the Mouse*«, 96–103.
359 Fraser-Smith, »*Male-Induced Pregnancy Termination in the Prairie Vole*«, 1211–1213.
360 Low, »*Environmental Uncertainty and the Parental Strategies*«, 197–213.
361 Kohl, »*Infanticide: An Anthropological Analysis*«, 61–75.
362 Ben-Noun, »*Neonaticide, Infanticide and Filicide*«.
363 Ciani und Fontanesi, »*Mothers Who Kill Their Offspring*«, 519–527.

Vielmehr könne ihre Tat als reproduktive Desinvestition angesehen werden. Durch die Tötung von Kindern, die in schwierigen Zeiten geboren werden, wollen Eltern Ressourcen für zukünftige Nachkommen aufsparen, die unter besseren sozioökonomischen Bedingungen geboren werden. In dieser kalten und brutalen Formulierung erscheint uns Kindesmord noch abscheulicher. Aber wenn wir einen Blick in die Geschichte werfen, waren tote Kinder vor nicht allzu langer Zeit ein vertrauter Anblick. Vor etwa 150 Jahren zeichnete William Burke Ryan ein Bild von England, das von weit verbreitetem Kindesmord aufgrund wirtschaftlicher Not heimgesucht war. In Ryans Worten war das England des 19. Jahrhunderts geprägt vom

> schwachen Weinen ermordeter Kinder in ihrer Todesqual (...) auf Schritt und Tritt: Wohin wir uns auch wenden, überall stoßen wir auf die Spuren eines weit verbreiteten Verbrechens. In der Stille des Schlafzimmers heben wir den Deckel der Truhe, und da liegen die Skelette. Bei einem ruhigen Abendspaziergang sehen wir in der Ferne ein verdächtig aussehendes Bündel, und darin liegt ein verstümmeltes Kind. Am Kanal oder im Wasser finden wir tote Kinder. In der Einsamkeit des Waldes erschreckt uns ein grauenvoller Anblick; und wenn wir uns in den Schnellzug setzen, um der Stadt zu entfliehen, stellen wir am Ende unserer Reise in fest, dass die verwesenden Überreste eines ermordeten Unschuldigen unsere Reisebegleiter waren.[364]

Im letzten Jahrhundert sind die Kindesmordraten zurückgegangen, insbesondere in der westlichen Welt. In mehreren Ländern sank die Zahl der Infantizide aufgrund der Legalisierung der Abtreibung deutlich.[365][366] In Gebieten mit extremer Armut und Überbevölkerung, in denen weibliche Säuglinge einem viel höheren Risiko ausgesetzt sind, getötet zu werden, sind Kindesmorde jedoch weiterhin weit verbreitet.[367] Neben der geschlechtsselektiven Kindstötung ist Kindstötung heutzutage ein komplexes und multifaktorielles Phänomen, doch lassen sich bestimmte Trends erkennen, die eine vorläufige Kategorisierung von Kindesmorden ermöglichen.[368]

Phillip Resnick hat eine einflussreiche Klassifizierung von Kindstötungen erstellt, die sich auf psychiatrische Literatur aus den Jahren 1751 bis 1967 stützt. Diese Klas-

---

364 Ryan, »*Infanticide: Its Law, Prevalence, Prevention and History*«, 1–27.

365 Paul et al., »*Clinical Assessment and Ultrasound in Early Pregnancy*«, 63–77.

366 Brown und Eisenberg, »*The Best Intentions*«.

367 *Gendercide Watch*.

368 Resnick, »*Child Murder by Parents*«, 325–334.

sifizierung wurde weiter verfeinert und detailliert.[369] Resnik identifizierte fünf verschiedene Motive, die Eltern dazu veranlassen, ihre Kinder zu töten:

Altruistischer Kindesmord, der von einem Elternteil begangen wird, der glaubt, dass die Tat im »besten Interesse« des Kindes ist. Diese Eltern leiden in der Regel unter psychopathologischen Störungen und begehen nach der Tat oft Selbstmord oder versuchen zumindest, sich das Leben zu nehmen. Laut Resnik kann diese Art des Kindsmords als erweiterter Selbstmord angesehen werden.

Akuter psychotischer Kindsmord, begangen von einem psychotischen Elternteil ohne rationales Motiv. Dies betrifft Mütter oder Väter, die an einer psychischen Störung leiden, mit vielen akuten Stressfaktoren in ihrem Leben zu kämpfen haben und über keine persönlichen Ressourcen oder systemische Unterstützung verfügen.

Unerwünschter Kindsmord, begangen von einem Elternteil, der das Kind als Hindernis betrachtet. Eltern, die ihre Kinder töten, um sie »loszuwerden«, weil sie ihnen »unbequem« sind, befinden sich in der Regel nicht in einer schwierigen sozioökonomischen Situation. Vielmehr profitieren die Täter auf grausam »hedonistische« Weise vom Tod ihrer Kinder, z. B. durch das Erben von Versicherungsgeldern oder die Freiheit, einen Partner zu heiraten, der Stiefkinder nicht akzeptiert.

Kindesmord aus Rache an dem Ehepartner, begangen von einem Elternteil, um den Ehepartner zu verletzen. In diesen Fällen richtet sich die Gewalttat eigentlich gegen den Partner. Der Mord an dem Kind wird vom Täter als »Kollateralschaden« in Kauf genommen.

Unbeabsichtigter Kindesmord liegt vor, wenn ein Elternteil das Kind unbeabsichtigt infolge von Misshandlung tötet.

Insgesamt gibt es keine einfache Erklärung für Kindstötung. Daher kann es sinnvoll sein, sich zunächst der Evolutionstheorie zuzuwenden, um Kindstötung zu erklären. Mehrere Gründe können zu Kindstötung beitragen, darunter Psychopathologien, stark gestörte Gefühle oder sehr ängstliche Gedanken und Überzeugungen über das Kind sowie die Beziehung zwischen Eltern und Kind. Viele der oben genannten ursächlichen Erklärungen für Kindstötung stehen nicht in erster Linie mit Kindesmisshandlung in Verbindung, mit der klaren Ausnahme der letzten Kategorie von Resnicks Klassifizierung. Diese Kategorie, die versehentliche Kindstötung, wird durch elterliche Aggression und Gewalt verursacht. In der folgenden Diskussion werde ich mich auf diese letzte Kategorie konzentrieren.

Zahlreiche Untersuchungen zeigen, dass eskalierende Gewalt, die zu Kindsmord führt, oft mit der sozioökonomischen Notlage des Täters zusammenhängt. Diese

369 Guileyardo et al., »*Familial Filicide and Filicide Classification*«, 286–292.

Erklärung kann das Phänomen jedoch nicht vollständig erfassen. Entbehrungen – in Bezug auf Nahrung, Schlaf oder soziale Interaktionen – kommen im Tierreich recht häufig vor. Extreme Gewalt, die zum Tod des Nachwuchses führt, ist jedoch relativ selten. Aus der vergleichenden Ethologie haben Forscher herausgefunden, dass mütterlicher Kindsmord häufiger bei Arten vorkommt, die »kooperative Brutpflege« betreiben, d.h. wenn ein Jungtier neben der leiblichen Mutter auch von anderen Gruppenmitgliedern versorgt wird. Bei kooperativen Brutpflegern sind Mutter und Nachkommen weitgehend auf ihr soziales Unterstützungssystem angewiesen und nicht allein auf ihre eigenen Ressourcen. Dies ist eindeutig der Fall bei Menschen, die kooperative Brutpflege eingehen.[370] Wie in Kapitel 3 beschrieben, verschafften die Entstehung der Landwirtschaft und die daraus resultierende Vergrößerung der menschlichen Gemeinschaften Frauen einen Zugang zu einem erweiterten sozialen Netzwerk aus Verwandten und Nicht-Verwandten. Das hatte wiederum zur Folge, dass Frauen prosoziale Kindererziehungspraktiken und eine kalorienreiche Ernährung ermöglicht wurden. Diese evolutionären Ereignisse trugen ursächlich zu kürzeren Geburtsintervallen und insgesamt höheren Geburtenraten beim Menschen bei.[371] In einer positiven Rückkopplungsschleife führten kurze Geburtsintervalle und der hohe Aufwand für ein Kind dazu, dass junge Mütter noch stärker auf soziale Unterstützungssysteme angewiesen waren. Soziale Unterstützung kann jedoch ein zweischneidiges Schwert sein. Fehlt die soziale Unterstützung durch Gruppenmitglieder, haben junge Mütter folglich Schwierigkeiten, ihre mütterlichen Aufgaben zu erfüllen. Biologisch gesehen korrelieren hohe Reproduktionsraten in der Population nicht eindeutig mit Wohlbefinden, sondern stehen häufig im Widerspruch dazu. Während eine große Anzahl an Kindern im Sinne der darwinistischen Fitness mit Erfolg gleichgesetzt wird, kann sie für die mütterliche Gesundheit negativ sein. Daher signalisiert ein Mangel an sozialer Unterstützung einen evolutionären Alarm, der der Mutter anzeigt, dass ihr eigenes Überleben gefährdet ist. Dieses Risiko wird noch verstärkt, wenn die Mutter nicht nur von ihrer Familie isoliert ist, sondern auch unter schwierigen wirtschaftlichen Umständen lebt. Ein Mangel an wirtschaftlichen und finanziellen Mitteln schränkt den Zugang zu Kinderbetreuung außerhalb der Familie sowie die Selbstbestimmung der Eltern ein. In der Zeit nach der Geburt reagiert die Mutter sehr empfindlich auf Signale sozialer Unterstützung. In dieser sensiblen Phase sorgt ein stabiles soziales Netzwerk dafür, dass sich eine junge Mutter schnell von den Strapazen der Geburt erholt, gesund bleibt und ihr Kind ausrei-

370 Hrdy, »*Infanticide among Animals*«, 13–40.
371 Bocquet-Appel und Bar-Yosef, »*Explaining the Neolithic Demographic Transition*«, 35–55.

chend mit Milch versorgen kann. Wenn eine Mutter hingegen das Gefühl hat, dass ihr Unterstützungssystem nicht funktioniert, kann sie sich davon abwenden, das Kind allein großzuziehen, und aufhören, in ihr Kind zu investieren. Die Primatologin Sarah Blaffer Hrdy argumentiert, dass in früheren Zeiten die Natur den Zeitplan für die Erstgeburt (d. h. die Geburt des ersten Kindes) vorgab. Der Gesundheits- und Ernährungszustand junger Frauen bestimmte den Zeitpunkt des Eisprungs und der Empfängnis. Eine junge Frau im Pleistozän, die keine Unterstützung durch ihre Gruppe erhielt, litt unter Mangelernährung und hatte daher wahrscheinlich physiologische Schwierigkeiten, schwanger zu werden. In der heutigen Zeit ist in weiten Teilen der westlichen Welt schwere Unterernährung kein Thema mehr. Aufgrund der Verfügbarkeit kalorienreicher Nahrung ovulieren Frauen heutzutage in sehr jungen Jahren. Eine gute Ernährung und Gesundheit korrelieren jedoch nicht unbedingt mit einer stabilen sozialen Unterstützung für die Kindererziehung. Wie Ciani und Fontanesi feststellten, wird Neonatizid fast immer von relativ jungen, armen Frauen begangen, die in der Regel keinen Partner und wenig soziale Unterstützung haben. Daher sollten Neonatizid und Kindesmord als Probleme einer bestimmten Gesellschaft betrachtet werden und nicht als unergründliche Einzelfälle. Diese alternative Perspektive, die sozioökonomischen Stress als Hauptfaktor für Kindesmord hervorhebt, unterstreicht die Notwendigkeit gut funktionierender Unterstützungssysteme für sozial isolierte, wirtschaftlich belastete Mütter.

Diese Argumentation wird durch die Ergebnisse eines schwedischen Forschungsteams gestützt. Das Team untersuchte alle Kindesmorde, die zwischen 1975 und 1995 in Schweden begangen wurden. Die Forscher fanden heraus, dass im Gegensatz zu den von Daly und Wilson analysierten Daten aus Kanada (s. in diesem Kapitel) Kinder in Schweden, die in Familien mit einem Stiefelternteil lebten, kein höheres Risiko hatten, getötet zu werden, als Kinder, die mit beiden leiblichen Elternteilen lebten.[372] Es gab keine Anzeichen dafür, dass Stiefeltern eher zu Straftätern werden. Während die Arbeit von Daly und Wilson ergab, dass das Risiko von Kindstötungen bei sehr kleinen Kindern besonders hoch ist, konnte die schwedische Studie die kanadischen Ergebnisse nicht bestätigen. Die kanadische Studie berichtete, dass das geschätzte Risiko pro Million Kinder pro Jahr, die mit einem nicht-genetischen und einem genetischen Elternteil lebten, mit zunehmendem Alter der Kinder sank: Für Kinder bis zu drei Jahren lag das Risiko, ermordet zu werden, bei 0,064 % (d. h. 640 Kindstötungen pro Million Kinder pro Jahr), für Kinder bis zu sechs Jahren bei 0,0135 % und für Kinder über sechs Jahren sank es auf weniger als 0,001 %. In der schwedischen Studie

372 Temrin et al., »*Step-Parents and Infanticide*«, 943–945.

gab es jedoch keine Hinweise darauf, dass sehr kleine Kinder in Familien mit einem Stiefelternteil einem höheren Risiko ausgesetzt waren, getötet zu werden, als ältere Kinder. Die durchschnittliche Kindesmordrate lag bei 0,00034% (d.h. 3,4 Kindesmorde pro Million Kinder pro Jahr, wenn sie mit einem leiblichen und einem nichtleiblichen Elternteil lebten), wobei es keine signifikanten Unterschiede zwischen Kindern im Alter von 0 bis 15 Jahren gab. Die Unterschiede zwischen den Daten aus Kanada und Schweden sind auffällig, insbesondere wenn man bedenkt, dass in Schweden etwa viermal mehr Kleinkinder (im Alter von 0 bis 4 Jahren) mit einem Stiefelternteil leben als in Kanada (1,7% in Schweden gegenüber 0,4% in Kanada). Die schwedische Studie stellt somit eine vereinfachte neo-darwinistische Interpretationen (d.h. eine rein genzentrierte Sichtweise der natürlichen Selektion, die Prozesse wie Nischenbildung, soziale Selektion etc. außer Acht lässt) des Kindstötungsdelikts beim Menschen ernsthaft infrage (da sie zeigte, dass es keine Prävalenz von Kindstötungen durch nicht-verwandte Täter gab). Die Behauptung, dass die Tötung nichtverwandter Nachkommen und die Verbreitung des eigenen Erbguts die Hauptmotive für Kindstötung sind, scheint somit als Erklärung unzureichend. Die Autoren der schwedischen Studie argumentieren, dass schwedische Kinder, die mit nicht-genetischen Eltern leben, *kein* höheres Risiko haben, Opfer eines Mordes zu werden, weil es soziokulturelle Unterschiede zu Kanada gibt. Schweden hat eine lange Geschichte legaler Abtreibung. Infolgedessen ist die Zahl ungewollter Geburten in Schweden relativ gering.[373] Im Gegensatz dazu weisen Länder mit strengeren Abtreibungsgesetzen eine viel höhere Rate ungewollter Geburten auf. Die Autoren der Studie vermuten, dass Kinder, die aus ungewollten Schwangerschaften hervorgehen, Opfer einer Kaskade emotional zerstörerischer Prozesse ihrer Eltern werden. Dies gilt insbesondere für junge Mütter, die sich in einer instabilen sozialen Situation befinden und einem gewalttätigen Partner ausgeliefert sind (unabhängig davon, ob dieser der leibliche Vater des Kindes ist oder nicht). Wirtschaftliche und soziale Instabilität kann emotionale Ausbrüche, Gewalt und Misshandlung auslösen, die im schlimmsten Fall zu Kindesmord führen. Diese Interpretation unterstreicht die Bedeutung sozialer Unterstützung für die Kindererziehung. Diese gemeinschaftliche Aufgabe der Kindererziehung wird durch das afrikanische Sprichwort »Es braucht ein ganzes Dorf, um ein Kind großzuziehen« treffend auf den Punkt gebracht.

Was in der Debatte über gewalttätige Konflikte, die zu Kindesmord führen, auffällt, ist, dass tödliche Gewalt fast immer in extremen Stresssituationen auftritt, die oft in einer existenziellen Bedrohung gipfeln. Es ist daher wesentlich, zu klären, was Eltern

373 Alan Guttmacher Institute, »*Sharing Responsibility: Women, Society and Abortion Worldwide*«.

als Bedrohung empfinden. Bedrohungsfaktoren können in verschiedenen sozialen und kulturellen Nischen variieren, obwohl neurophysiologische Parameter für mütterlichen Kindesmord über Kulturen und soziale Nischen hinweg vergleichbar sind und das Ergebnis einer erhöhten individuellen Vulnerabilität und von überwältigendem Umweltstress sind.

Um diese Annahme zu testen, untersuchte ein italienisches Forschungsteam den Hormonspiegel von kriminellen Frauen, die Infantizid begangen hatten.[374] Für den Test wählten die Forscherinnen Patientinnen aus einer Hochsicherheitspsychiatrie für psychisch kranke Straftäterinnen aus und verglichen sie mit psychiatrischen, kriminellen Müttern mit vergleichbaren traumatischen Missbrauchserfahrungen, die keinen Infantizid begangen hatten. Mütter, die ihre Kinder getötet hatten, wiesen einen höheren Kortisolspiegel und einen signifikant höheren und über dem Normwert liegenden Adrenokortikotropin-Hormonspiegel (ACTH) auf als die Patientinnen, die keinen Infantizid begangen hatten. Unter Stressbedingungen reagiert der menschliche Körper typischerweise mit Veränderungen der Stressachse (HPA-Achse). Dies führt zu einer erhöhten Ausschüttung von Kortikosteroiden wie Kortisol. Der erhöhte Kortikosteroidspiegel kann entweder vorübergehend auftreten, wie bei gesunden Personen unter vorübergehendem Stress, oder chronisch, wie bei Patienten mit einer schweren Depression. Es besteht eine positive Korrelation zwischen Kortisol- und ACTH-Spiegel. Das bedeutet, dass höhere Kortisolspiegel im Plasma zu einer erhöhten ACTH-Produktion führen.

Diese Korrelation zwischen Kortisol und ACTH wurde in der oben genannten Studie mit psychiatrischen, kriminellen Müttern gezeigt, die keinen Kindesmord begangen hatten. Während die Kortisolspiegel der Mütter, die ihre Kinder getötet hatten, 20% über den normalen Werten lagen, waren sie nicht signifikant höher als die Werte von Täterinnen, die nicht wegen Infantizid verurteilt wurden. Dieselbe Studie zeigte, dass Mütter, die ihre eigenen Kinder getötet hatten, nur eine geringe Korrelation zwischen den beiden Hormonen ACTH und Kortisol im Blut aufwiesen. Bei Müttern, die Infantizid begangen hatten, war der ACTH-Plasmaspiegel im Durchschnitt um 50% höher als der ACTH-Spiegel in allen anderen Kontrollgruppen, einschließlich anderer Straftäterinnen, die nicht wegen Kindesmord einsaßen. Diese Abweichungen waren detektierbar, obgleich die Studie etwa vier Jahre nach den Kindesmorden durchgeführt wurde. In dieser Zeit erhielten die verurteilten Täterinnen pharmakologische Behandlungen, wodurch sich deren Hormonspiegel wieder normalisieren hätte sollen.

---

374 Spironelli et al., »*Cortisol and ACTH Plasma Levels*«, 622–627.

Dieses Muster untypischer physiologischer Parameter deutet auf einen Zusammenhang zwischen Infantizid-Verhalten, schwerer Depression und einer veränderten HPA-Funktion hin. Eine verstärkte und langanhaltende Ausschüttung von Kortisol und ACTH kennzeichnet eine stark veränderte Funktion der HPA-Achse mit einer verminderten Empfindlichkeit der Nebennieren und der Hypophyse gegenüber der negativen Rückkopplung von Kortisol.[375][376] Der negative Rückkopplungsmechanismus ist die wichtigste homöostatische Kontrolle der Stressmodulation. Die Rückkopplungsschleife verhindert eine unkontrollierte Überproduktion von Glukokortikoiden, die für den Körper schädlich ist. Bei chronischem Stress und schweren Depressionen ist die Stressachse jedoch dysreguliert, wodurch ein hoher stabiler Spiegel von Kortisol, ACTH und Kortikotropin-Releasing-Hormon (CRH) verursacht wird.[377][378][379] Außerdem zeigen depressive Patienten, die ein gegen sich selbst gerichtetes gewalttätiges Verhalten an den Tag legen, eine HPA-Dysregulation und eine veränderte Kortisol-Homöostase.[380] Das Ungleichgewicht von Kortisol und ACTH deutet auf eine verminderte Sekretionseffizienz der Nebennieren und einen damit einhergehenden chronischen Hyperkortisolismus hin. Diese Störung der Stressachse ist höchstwahrscheinlich auf den langfristigen affektiven Stress zurückzuführen, unter dem die Frauen litten und der dem Kindesmord vorausging.

Psychosoziale Stressfaktoren, die die psychobiologische Stressempfindlichkeit verschlimmern und häufig Auslöser gewalttätigen Verhaltens sind, das zu Kindstötung führen kann, sind mangelnde familiäre Unterstützung, schwere familiäre Konflikte, Arbeitslosigkeit und ungewollte Schwangerschaft. Klinische Aufzeichnungen von Müttern, die ihre Kinder töteten, stützen diese Annahme. Vor ihrer Einweisung in die psychiatrische Klinik für kriminelle Kranke hatten die verurteilten Frauen Berichten zufolge verschiedene widrige und traumatische Ereignisse erlebt, wie Verluste und Trauerfälle, schwerwiegende Probleme in ihrer Herkunftsfamilie (z. B. Aufwachsen mit einer depressiven Mutter und/oder einem alkoholkranken Vater und/oder sexueller Missbrauch in der Kindheit oder Jugend), komplizierte Schwangerschaften und typischerweise mangelnde Unterstützung durch ihre Partner. Obgleich die Umweltstressoren und traumatischen Erfahrungen in beiden Gruppen – also bei Müttern, die Infantizid verübten, und psychiatrischen Kontrollpersonen – ähn-

375 Barden et al., »*Do Antidepressants Stabilize Mood through Actions?*«, 6–11.
376 Stokes, »*The Potential Role of Excessive Cortisol*«, 77–82.
377 Carroll et al., »*Urinary Free Cortisol Excretion in Depression*«, 43–50.
378 Dedovic et al., »*The Brain and the Stress Axis*«, 864–871.
379 Heit et al., »*Corticotropin-Releasing Factor, Stress, and Depression*«, 186–194.
380 Roy, »*Hypothalamic-Pituitary-Adrenal Axis Function*«, 812–816.

lich waren, ist der offensichtliche, unterscheidende Hauptfaktor eine Disposition für externalisiertes gewalttätiges Verhalten. Biologische Vulnerabilität führt dazu, dass Frauen auf die gleiche feindselige Umgebung mit antisozialem Verhalten, psychotischer Depression, Drogenmissbrauch oder in den extremsten Fällen mit Kindesmord reagieren.[381] Im Allgemeinen scheinen junge Frauen eine größere psychobiologische Vulnerabilität gegenüber stressvollen und aversiven Reizen zu zeigen, die sich in einem ausgeprägteren Schreckreflex äußert.[382] Typischerweise haben biologisch vulnerable Frauen mit einer höheren Stressempfindlichkeit eine hyperaktive Amygdala.[383] Die Amygdala steuert die HPA-Achse (wie in Kapitel 5 erläutert) und beeinflusst dadurch die stressabhängige Kortisolproduktion. Kortisol scheint als biologischer Marker für die Anfälligkeit für Depressionen und komorbide Angstzustände zu fungieren.[384] Dies kann wiederum die Entwicklung einer schweren Stimmungsstörung begünstigen, die mit Infantizid-Verhalten einhergeht. Dementsprechend kann Umweltstress extreme Verhaltensmuster auslösen, wenn eine Person genetisch prädisponiert dafür ist.

Wie in Kapitel 4 erläutert, haben Wissenschaftler genetische Marker entdeckt, die anscheinend mit erhöhtem gewalttätigen Verhalten in Verbindung stehen. Jedoch sind genetische Varianten allein nicht ausschlaggebend für die Entwicklung von gewalttätigem oder antisozialem Verhalten. Die identifizierten genetischen/allelischen Varianten scheinen nur dann wirksam zu werden, wenn auch umweltbedingte Risikofaktoren vorhanden sind. Die Psychologen Avshalom Caspi und Terrie Moffitt versuchten, die klassische Frage nach dem Einfluss von Veranlagung und Umwelt in Bezug auf gewalttätiges Verhalten zu klären, und untersuchten die individuelle Anfälligkeit für Gewalttätigkeit nach erlebter Misshandlung in der Kindheit. Sie stützten sich dabei auf Datenmaterial aus der Dunedin Multidisciplinary Health and Development Study, einer der umfassendsten und gründlichsten Untersuchungen zur menschlichen Entwicklung. Die Dunedin-Studie wurde 1972 ins Leben gerufen und liefert akribische und detaillierte Beobachtungen zum Lebensverlauf von etwa 1000 Neuseeländern. Anhand der Dunedin-Studie suchten Caspi und Moffitt nach genetischen und epigenetischen Risikofaktoren für antisoziales Verhalten bei Personen, die in ihrer Kindheit Gewalt und Missbrauch erlebt hatten. Sie fanden heraus, dass etwa die Hälfte der Jungen, die in einer von Missbrauch geprägten Kindheit her-

381 Spironelli et al., »*Cortisol and ACTH Plasma Levels*«, 622–627.
382 Bianchin und Angrilli, »*Gender Differences in Emotional Responses*«, 925–932.
383 Frodl et al., »*Larger Amygdala Volumes in First Depressive Episode*«, 338–344.
384 Vreeburg et al., »*Major Depressive Disorder*«, 617–626.

angewachsen waren, Gewaltverbrechen begingen.[385] Caspi und Moffitt analysierten die DNA der Teilnehmer der Dunedin-Studie auf das MAO-A-Gen und die MAO-A-Enzymaktivität (ein Gen, das wir bereits in Kapitel 4 kennengelernt haben, als wir uns näher mit dem Fall von Bradley Waldroup befassten, der wegen eines Kapitalverbrechens verurteilt wurde). Die beiden Wissenschaftler fanden heraus, dass Männer, die als Kinder misshandelt worden waren, weitaus häufiger zu gewalttätigen Erwachsenen wurden, wenn sie eine geringe MAO-A-Aktivität aufwiesen. Sie kamen zu dem Schluss, dass das MAO-A-Gen aggressives Verhalten beeinflusst. Dieser Effekt war nur bei Tätern feststellbar, die in ihrer Kindheit misshandelt worden waren. Bei den Studienteilnehmern, die in ihrer Kindheit keine Misshandlung erfahren hatten, zeigte sich kein Zusammenhang zwischen der MAO-A-Aktivität und Gewalt.

Neben der geschlechtsspezifischen Anfälligkeit, die mit der MAO-A-Genaktivität bei Männern in Verbindung steht, wurden weitere genetische Varianten bei Frauen festgestellt, die einer stressbedingten Vulnerabilität zugrunde liegen. Im Vergleich zu Männern zeigen Frauen im Allgemeinen eine größere psychobiologische Empfindlichkeit gegenüber Stresssituationen und negativen Reizen[386], was anhand eines insgesamt stärkeren Schreckreflexes und einer stärkeren Schreck-Aversions-Modulation gemessen werden kann. Dieser geschlechtsspezifische Unterschied hinsichtlich Stressanfälligkeit korreliert mit der Beobachtung, dass Frauen eine größere Veranlagung für schwere Depressionen und komorbide Angststörungen haben.[387] Patienten mit einer ersten depressiven Episode zeigen vergrößerte Amygdala-Volumina[388], die mit einer erhöhten Durchblutung des Gehirns, einem erhöhten Stoffwechsel in der Amygdala[389] und einer Überaktivierung der Amygdala[390] korrelieren. Wie bereits erwähnt, ist die Amygdala eine paarige Hirnregion des limbischen Systems, die sowohl an Aggressionen als auch an der Erzeugung und Verarbeitung von Angst beteiligt ist. Eine Hyperaktivierung der Amygdala geht mit einer erhöhten Stressreaktion über die Hypothalamus-Hypophysen-Nebennierenrinden-Achse (HPA) und einer anschließenden erhöhten Produktion von stressabhängigem Kortisol über einen längeren Zeitraum einher. Hyperkortisolismus wiederum wird mit der Pathophysiologie schwerer Depressionen und komorbider Angstzustände in Verbindung gebracht.

385 Caspi, »*Influence of Life Stress on Depression*«, 386–389.
386 Bianchin und Angrilli, »*Gender Differences in Emotional Responses*«, 925–932.
387 Vreeburg et al., »*Major Depressive Disorder*«, 617–626.
388 Frodl et al., »*Larger Amygdala Volumes in First Depressive Episode*«, 338–344.
389 Abercrombie et al., »*Metabolic Rate in the Right Amygdala*«, 3301–3307.
390 Sheline et al., »*Increased Amygdala Response to Masked Emotional Faces*«, 651–658.

Caspi und Moffitt untersuchten neben den Einflüssen der genetischen Varianten des MAO-A-Gens auf Vulnerabilität nach Misshandlungen in der Kindheit auch genetische Faktoren, die die Anfälligkeit für Depressionen beeinflussen. Die Patientenproben wurden erneut aus den Mitgliedern der Dunedin-Studie Multidisciplinary Health and Development Study entnommen. In ihrer prospektiven Längsschnittstudie fanden Caspi und Moffitt Variationen (sogenannte funktionelle Polymorphismen) in der regulatorischen Sequenz eines Serotonintransporter-Gens (5-HTT), die eine genetische Prädisposition für Depressionen im Erwachsenenalter vorhersagten, und zwar dann, wenn die Personen in ihrer Kindheit Misshandlungen ausgesetzt waren.[391] Mit anderen Worten: Missbrauch in der Kindheit erhöht das Risiko erheblich, im Erwachsenenalter an einer schweren Depression zu erkranken, wenn man die entsprechende genetische Veranlagung besaß. Personen mit einer oder zwei Kopien einer genetischen Variante (d. h. dem kurzen Allel des 5-HTT-Promotor-Polymorphismus) zeigten mehr depressive Symptome, diagnostizierbare Depressionen und Suizidalität, wenn sie zuvor stressvollen Lebensereignissen ausgesetzt waren. Hingegen hatten Personen, die zwei Kopien der anderen allelischen Variante desselben Gens besaßen und ebenso stressigen Lebensereignissen ausgesetzt waren, ein deutlich geringeres Risiko, an Depressionen zu erkranken. Zu den von den Forschern berücksichtigten stressvollen Lebensereignissen gehörten Bedrohung, Verlust, Demütigung oder Niederlage, die alle nachweislich die Entstehung und den Verlauf einer Depression beeinflussen.[392][393][394][395] Die epidemiologische Studie von Caspi und Moffitt lieferte überzeugende Belege für eine Gen-Umwelt-Wechselwirkung, bei der die Psychopathologie eines Individuums durch eine reziproke Aktivität zwischen genetischer Veranlagung und Kindheitserfahrungen beeinflusst wird.

Gleichzeitig ist bemerkenswert, dass Personen mit anderen genetischen Varianten nicht so anfällig für Umweltrisiken waren wie die zuvor diskutierten vulnerablen Personen. Nicht alle Menschen, die gleichermaßen belastenden Lebenserfahrungen machen, erliegen depressiven Einflüssen oder werden als Erwachsene gewalttätig. Manche Menschen haben ein hohes genetisches Risiko, nach einem belastenden Ereignis bestimmte Psychopathologien zu entwickeln, während andere unter den gleichen Umständen ein geringes genetisches Risiko für diese Psychopathologien

391 Caspi, »*Influence of Life Stress on Depression*«, 386–389.

392 Brown, »*Genetic and Population Perspectives*«, 363–372.

393 Kendler et al., »*Causal Relationship Between Stressful Life Events and the Onset of Major Depression*«, 837–842.

394 Kessler, »*The Effects of Stressful Life Events on Depression*«, 191–214.

395 Pine et al., »*Adolescent Life Events as Predictors of Adult Depression*«, 49–57.

haben.[396] Daraus lässt sich ableiten, dass manche Menschen besser vor Umwelteinflüssen geschützt sind. Bestimmte genetische Varianten verleihen offenbar eine Widerstandsfähigkeit gegenüber Widrigkeiten des Lebens. Inwieweit Gene die Auswirkungen stressiger Lebensereignisse verstärken oder abfedern, ist umstritten. Kritiker dieses genzentrierten Ansatzes weisen darauf hin, dass genetische Effekte nur bei Menschen auftreten, die in ihrer Kindheit schwerwiegenden stressigen Ereignissen ausgesetzt waren, und dass die festgestellten Effekte so gering und variabel sind, dass sie gegenüber den Auswirkungen von Kindesmissbrauch in der Kindheit selbst in den Hintergrund treten.

Körperliche, sexuelle und emotionale Misshandlung sowie andere belastende Lebensereignisse (Tod einer Bezugsperson, Vernachlässigung, Mobbing usw.) in der Kindheit führen zu einer übermäßigen und anhaltenden Aktivierung der Stressreaktionssysteme. Misshandlung in der Kindheit ist gleichzusetzen mit einem traumatischen Erlebnis oder einer Reihe chronischer traumatischer Ereignisse (s. auch Kapitel 6). Misshandlung aktiviert die biologischen Stressreaktionssysteme des Körpers und hat Auswirkungen auf Verhalten und Emotionen, die PTBS-Symptomen ähneln. Die physiologische Reaktion schützt den Menschen vor Lebensbedrohungen in seiner Umgebung, indem sie Stoffwechselressourcen vom »Normalbetrieb« auf eine »Kampf- oder-Flucht«-Reaktion (oder Erstarrung) umleitet. Missbräuchliche Stressoren bewirken, dass Informationen aus den Sinnesorganen über den Thalamus verarbeitet werden und die Amygdala aktivieren, wodurch der Körper auf die Erkennung von Gefahren vorbereitet wird. Durch die Übertragung von Angstsignalen an den präfrontalen Kortex, den Hypothalamus und den Hippocampus steigt der Kortisolspiegel an und nimmt die Aktivität des sympathischen Nervensystems zu. Eine intensive und anhaltende Aktivierung der Stressreaktionssysteme kann die gesunde Entwicklung des Gehirns beeinträchtigen und andere Organsysteme schädigen – ein Prozess, der häufig als toxischer Stress bezeichnet wird. Toxische Stressreaktion wird durch mehrere Ursachen ausgelöst, beispielsweise wenn körperliche oder emotionale Misshandlung mit chronischer Vernachlässigung, Drogenmissbrauch durch Bezugspersonen oder psychischen Erkrankungen von Bezugspersonen einhergeht oder wenn sich die Belastungen durch wirtschaftliche Not ohne ausreichende Unterstützung summieren. Solch toxischer Stress hat schädliche Auswirkungen auf die kognitiven Funktionen, das Verhalten und die allgemeine Gesundheit während des gesamten Lebens.

---

396 Kendler et al., »*Stressful Life Events, Genetic Liability, and Onset of an Episode of Major Depression in Women*«, 833–842.

Studien zu den langfristigen Folgen frühkindlicher Traumata haben gezeigt, dass Kortisol nicht lebenslang erhöht bleibt, während das Kortikotropin-Releasing-Hormon (CRH) offenbar bis ins Erwachsenenalter erhöht bleibt. Überraschenderweise wiesen erwachsene Opfer frühkindlicher Traumata häufig deutlich niedrigere Kortisolspiegel auf[397][398] als nicht missbrauchte Kontrollpersonen. Tatsächlich waren die Kortisol- und ACTH-Werte umso niedriger, je mehr Zeit zwischen dem Trauma und der Untersuchung der physiologischen Marker verstrichen war. Wie in Kapitel 6 ausführlich erläutert, sind die ACTH- und Kortisolwerte zu Beginn eines Traumas deutlich erhöht. Längerer Stress und erhöhte CRH-Werte führen jedoch zu einer Wiederherstellung des Gleichgewichts im Stresssystem, indem sie die psychobiologischen Reaktionen herunterregulieren.

Dieser Abschwächungsprozess der Komponenten der Stressachse wurde in einer Longitudinalstudie mit sexuell missbrauchten Mädchen nachgewiesen. In dieser Studie untersuchten die Forscher die Kortisolwerte sexuell missbrauchter Mädchen zu sechs Zeitpunkten von der Kindheit bis zum jungen Erwachsenenalter. Die Kortisolspiegel wurden stets unter stressfreien Bedingungen gemessen. Zu Beginn, kurz nachdem die missbrauchten Mädchen von den sexuellen Übergriffen berichtet hatten, war das Kortisol unter Stressbedingungen signifikant höher als bei nicht missbrauchten Mädchen. Mit zunehmendem Zeitabstand schwächten sich die Kortisolspiegel bei den missbrauchten Mädchen jedoch ab. Als sie schließlich als junge Erwachsene getestet wurden, wiesen die missbrauchten Frauen im Vergleich zu nicht missbrauchten Frauen signifikant niedrigere Kortisolspiegel auf.[399] Ähnliche Ergebnisse wurden bei Erwachsenen mit PTBS als Reaktion auf vergangene Traumata festgestellt.[400][401] Somit regulieren (komplexe) Traumaerfahrungen die HPA-Achse hinunter, was zu einem paradoxerweise niedrigen Ausgangswert der ACTH- und Kortisolausschüttung unter »normalen«, alltäglichen Bedingungen führt. Auf diese Weise passt sich der Organismus an permanente, herausfordernde Bedingungen an, indem er potenziell schädliche Komponenten der Stressreaktion herunterreguliert, um körperliche Schäden zu verhindern. Diese physiologischen Gegenmaßnahmen gehen jedoch zu Lasten einer angemessenen Stressreaktion – ein psychophysiologisches Phänomen, das als allostatische Belastung bezeichnet wird.[402] Ohne ein

397 Miller et al., »*If It Goes up, Must It Come down?*«, 25–45.
398 Yehuda et al., »*Low Urinary Cortisol Excretion in Holocaust Survivors*«, 982–986.
399 Trickett et al., »*Attenuation of Cortisol*«, 165–175.
400 Martin et al., »*Endocrine Aspects of PTSD*«, 245–206.
401 Yehuda et al., »*Low Urinary Cortisol Excretion in Holocaust Survivors*«, 982–986.
402 McEwen, »*Physiology and Neurobiology of Stress and Adaptation*«, 873–904.

angemessenes Reaktionssystem lösen neue Stressoren immer intensivere Stressreaktionen aus. Diese Sensibilisierung (auch Priming genannt) gegenüber selbst geringfügigen traumatischen Erinnerungen verstärkt die Anfälligkeit für Stress und erhöht damit die allostatische Belastung während des gesamten Lebens.

Besonders aufschlussreich waren Studien zu Sensibilisierungseffekten bei Kindern aus rumänischen oder russischen Waisenhäusern, die in ihrer frühen Kindheit schwer vernachlässigt worden waren und später von Eltern in den USA adoptiert wurden. Zum Zeitpunkt der Untersuchung hatten die Kinder mindestens drei Jahre bei ihren Adoptiveltern verbracht. Wenn die Kinder aus Heimen mit ihren Adoptivmüttern interagierten, stieg ihr Kortisolspiegel als Reaktion auf die Interaktionen mit den Eltern während des Spielens an.[403] Traumatisierte Kinder verallgemeinern also die Interaktionen mit Bezugspersonen als Erinnerungen an das emotionale Trauma, das sie zuvor durch die schwere Vernachlässigung in der Heimerziehung erlebt hatten. Paradoxerweise empfinden Kinder, die in Heimen aufgewachsen sind, aufgrund der Störung der normalen Regulation der HPA-Achse den engen Körperkontakt mit einer Bezugsperson als besonders herausfordernd (d.h. als Priming), nicht als Puffer gegen soziobiologischen Stress. Die Botschaft für Betreuungspersonen und Pflegeeltern lautet daher, dass schwer traumatisierte Kinder trotz einer sicheren und liebevollen Umgebung in ihrem neuen Zuhause viele Jahre lang in einem »Alarmzustand« bleiben. Die Auswirkungen von toxischem Stress bei traumatisierten Kindern sind umso ausgeprägter,

- je schwerwiegender die Erfahrungen sozial-emotionaler Vernachlässigung waren,
- je schlechter die allgemeine Betreuungsqualität (Hunger, Kälte, Mangel an Körperkontakt usw.) war und
- je mehr Traumatisierungsquellen (z.B. Vernachlässigung zusätzlich zu Armut und körperlicher, sexueller oder emotionaler Misshandlung) sie erlitten haben.

Stressreaktionen, die durch mehrere Quellen verursacht werden, haben kumulative Auswirkungen auf die körperliche und geistige Gesundheit eines Menschen (die sogenannte allostatische Belastung). Als Faustregel gilt: Je häufiger ein Kind negative Erfahrungen gemacht hat, desto größer ist die Wahrscheinlichkeit von Entwicklungs- und kognitiven Verzögerungen sowie Gesundheitsproblemen wie Herzerkrankungen, Diabetes, Drogenmissbrauch und Depressionen. Es ist wichtig, sich daran zu erinnern, dass Kortisol und Glukokortikoide im Allgemeinen nicht schäd-

403 Fries et al., »*Neuroendocrine Dysregulation*«, 588–599.

lich sind, sondern unter Eustressbedingungen (d.h. positivem Stress) wichtige Körperfunktionen erfüllen. Ein moderater Kortisolspiegel verbessert das Lernen und das Gedächtnis (durch bevorzugte Stimulation einer bestimmten Art von hochaffinen Rezeptoren im Hippocampus). Nur unter Disstress beeinträchtigt Kortisol das Lernen und die Gedächtnisbildung. Da der Kortisolspiegel konstant hoch bleibt, reicht er aus, um einen anderen Rezeptortyp zu sättigen, nämlich die ebenfalls im Hippocampus reichlich vorhandenen Glukokortikoid-Rezeptoren mit geringer Affinität.[404] Stressbedingte kognitive Beeinträchtigungen korrelieren mit Defiziten im Hippocampus im Hinblick auf räumliche Navigation, episodisches Gedächtnis[405][406] und verbales Gedächtnis.[407] Langfristig verursachen traumatische Stressoren morphologische Veränderungen im Hippocampus, wodurch die Anzahl der dendritischen Dornen und Verzweigungen der Neuronen in einer Subregion des Hippocampus[408] reduziert und die Produktion neuer Neuronen in einer anderen Subregion des Hippocampus unterdrückt wird.[409] Interessanterweise beeinträchtigt Stress zwar die Gedächtnisleistungen des Hippocampus, verbessert jedoch konkurrierende Gedächtnisleistungen außerhalb des Hippocampus (z.B. in der Amygdala) bei Ratten und Menschen.[410][411] Die Amygdala, die als Reaktion auf Stress die Kortisolausschüttung erhöht, unterliegt selbst stressbedingten Veränderungen in der Zellarchitektur. In der Amygdala erhöht Stress die dendritischen Verzweigungen und Dornen der Neuronen. Diese morphologischen Veränderungen gelten als Mechanismen, die stressassoziierten Angststörungen zugrunde liegen.[412]

Ein Team von Forschern der NYU School of Medicine unter der Leitung der Entwicklungs- und Verhaltensneurologin Regina Sullivan untersuchte anhand von Tierversuchen die Auswirkungen von aggressiver Brutpflege auf die damit verbundenen Stressreaktionen sowie auf die Amygdala und den Hippocampus. Das Experiment fand jeweils während der ersten Lebenswochen des Nachwuchses statt – mit dem Ziel, die Mutter-Nachwuchs-Bindung zu beeinflussen. Die Wissenschaftlerin und ihr

404 McEwen und Sapolsky, »*Stress and Cognitive Function*«, 205–216.
405 Kim und Diamond, »*The Stressed Hippocampus*«, 453–462.
406 Ajai Vyas et al., »*Chronic Stress Induces Contrasting Patterns of Dendritic Remodeling in Hippocampal and Amygdaloid Neurons*«, 6810–6818.
407 Bremner et al., »*MRI-Based Measurement of Hippocampal Volume in Patients with Combat-Related Posttraumatic Stress Disorder*«, 973–981.
408 Conrad et al., »*Repeated Restraint Stress*«, 902–913.
409 Schoenfeld und Gould, »*Stress, Stress Hormones, and Adult Neurogenesis*«, 12–21.
410 Kim et al., »Amygdala Is Critical for Stress-Induced Modulation«, 5222–5228.
411 L. Schwabe und O.T. Wolf, »*Stress Modulates the Engagement of Multiple Memory Systems in Classification Learning*«, 11042–11049.
412 Vyas et al., »*Chronic Stress Induces Contrasting Patterns of Dendritic Remodeling in Hippocampal and Amygdaloid Neurons*«, 6810–6818.

Team lösten aggressives Verhalten bei Nagetiermüttern aus, indem sie ihnen ausreichend Nistmaterial vorenthielten. Der Mangel an Nistmaterial führte dazu, dass die Mutter ihre Jungen attackierte. Bereits nach einer Woche Misshandlung durch die Mutter wiesen die jungen Ratten aufgrund des verursachten Stresses Auffälligkeiten im linken Hippocampus auf. Das Gleiche galt, wenn den Rattenjungen ohne Misshandlung durch die Mutter stressauslösende Medikamente injiziert wurden. Somit reichen in den kritischen ersten Wochen nach der Geburt erhöhte Stresshormone allein – unabhängig vom sozialen Kontext – aus, um eine Reduktion des Hippocampus-Volumens in den Jungen zu bewirken.[413] Die bei Ratten gefundenen Ergebnisse bestätigen umfangreiche Arbeiten am Menschen, die eine negative Wirkung von Misshandlung auf das Volumen des linken Hippocampus von Kindern zeigen.[414] [415]

Dieser Effekt von toxischem Stress ist höchstwahrscheinlich auf eine indirekte Vermittlung von Glukokortikoid über Glutamat zurückzuführen.[416] Da Neugeborene und Säuglinge aufgrund ihrer unreifen Physiologie noch nicht in der Lage sind, Stressreaktionen selbst zu regulieren, sind sie auf ihre Mutter oder ihre primäre Bezugsperson angewiesen, die sie beruhigt und so die Ausschüttung von Stresshormonen in deren jungen Körper dämpft. Dieser Prozess der mütterlichen Stressregulation beim Kind wird als soziales Puffern bezeichnet; gewalttätige Bezugspersonen beeinträchtigen jedoch den normalen Prozess des sozialen Pufferns. Anstatt Stresshormone zu puffern, werden diese durch die Misshandlung erhöht. Darüber hinaus lernt das Kind, dass Stress immer dann auftritt, wenn die Mutter anwesend ist. Die kombinierten physiologischen und sozialen Effekte (d. h. der Anstieg der Stresshormone und die gleichzeitig wahrgenommenen Reize wie das Sehen, Hören und Riechen der Mutter) verursachen bei den Jungtieren eine Hyperaktivität der Amygdala und Defizite im Sozialverhalten. Die misshandelten Jungtiere zeigten abnormales Sozialverhalten gegenüber der Mutter, wie z. B. verkürzte Stillzeiten, und versteckten sich hinter dem Rücken der Mutter, anstatt zu trinken. Dieser Effekt war nicht allein auf den hohen Stresshormonspiegel zurückzuführen, sondern erforderte einen sozialen Kontext (die Anwesenheit der Mutter). Jungtiere lernten, soziale Merkmale (z. B. den Geruch oder das Aussehen der aggressiven Mutter) mit negativen Reizen zu assoziieren. Erhöhte Stresshormone ohne die Anwesenheit der Mutter führten

---

413 Raineki et al., »*During Infant Maltreatment, Stress Targets Hippocampus, but Stress with Mother Present Targets Amygdala and Social Behavior*«, 22821–22832.

414 Teicher et al., »*Childhood Maltreatment Is Associated with Reduced Volume in the Hippocampal Subfields CA3, Dentate Gyrus, and Subiculum*«, E563–E572.

415 Stein et al., »*Hippocampal Volume in Women*«, 951–959.

416 Armanini et al., »*Glucocorticoid Endangerment*«, 7–12.

weder zu einer Beeinträchtigung der Amygdala noch zu abweichendem Sozialverhalten bei den Jungtieren. Mit anderen Worten: Die Tiere lernen, Stress mit der Anwesenheit der Bezugsperson zu verknüpfen, was dann zu einer beeinträchtigten Bindung führt und Entwicklungsstörungen auslöst. Diese Störung ist auf die vorzeitige Aktivierung der Amygdala zurückzuführen, die die Angst erhöht und das Sozialverhalten gegenüber der Mutter stört.

Die Erkenntnisse von Regina Sullivan sind äußerst aufschlussreich für das Verständnis der psychologischen und neurobiologischen Entwicklung des Menschen. Bei den meisten Säugetieren hängen einige Merkmale der Ontogenese von Säuglingen, wie die für die jeweilige Spezies typische Reifung der Amygdala, entscheidend von der Anwesenheit der Mutter in Stresssituationen ab. Dieses Zusammenspiel von mütterlicher Fürsorge und Umweltfaktoren verdeutlicht die Bedeutung von Bezugspersonen für die Entwicklung des Gehirns. Paradoxerweise demonstrieren andere Tierversuche, dass Jungtiere trotz des missbräuchlichen Verhaltens ihrer Mutter weiterhin auf sie als Bezugsperson reagieren, jedoch prosoziale Interaktionen mit ihr reduzieren. Aus anderen Experimenten ist bekannt, dass missbräuchliche Brutpflege, wie das Zufügen körperlicher Schmerzen (z.B. Elektroschocks) in Anwesenheit eines Muttertiers, eher eine Annäherungsreaktion gegenüber der Mutter (d.h. die Förderung der Bindung) als eine Abneigung hervorruft.[417] Neugeborene bilden nachweislich Erinnerungen an Gerüche, die sowohl mit angenehmen als auch mit aversiven Reizen verbunden sind. Diese paradoxe Reaktion beruht auf den neuronalen Schaltkreisen des kindlichen Gehirns, die wahrscheinlich darauf spezialisiert sind, das für die Mutter-Kind-Bindung notwendige Lernen zu optimieren, unabhängig vom tatsächlichen Verhalten der Mutter. Aus neurobiologischer Sicht wird das Bindungslernen von aversiven Reizen durch die Bezugsperson forciert, indem Angst und Vermeidung, die typischerweise durch die Amygdala vermittelt werden, abgeschwächt werden. Bei Versuchstieren wurde gezeigt, dass das abgeschwächte Aversionslernen nicht nur auf einer Unterfunktion der Amygdala beruht, sondern auch auf einer Überfunktion des noradrenergen Locus coeruleus. Der Locus coeruleus stimuliert die Belohnung durch die Ausschüttung hoher Mengen an Noradrenalin, was eine Gewöhnung an wiederholte Reize durch die Bezugsperson verhindert. Dieser Schaltkreis ist nur während der frühen Bindungsphase hochaktiv.[418] Allerdings ist die Neuroplastizität der Amygdala während des Bindungslernens gering.[419][420] Folg-

417 Bolhuis und Honey, »*Imprinting, Learning and Development*«, 306–311.
418 Moriceau und Sullivan, »*Unique Neural Circuitry*«, 1182–1189.
419 Barr et al., »*Transitions in Infant Learning*«, 1367–1369.
420 Sullivan et al., »*Good Memories of Bad Events in Infancy*«, 38–39.

lich treten Angstreaktionen, wie konditionierte Angst, inhibitorische Konditionierung und passive Vermeidung, bei Säuglingen erst nach Ablauf der sensiblen Phase des primären und präferenziellen Bindungslernens funktionell auf.[421]

Die synaptische Plastizität der Amygdala beginnt erst am Ende der sensiblen Phase des primären Bindungslernens. Zu diesem Zeitpunkt beginnen Säuglinge, zwischen Vorlieben und Abneigungen zu unterscheiden. Das Lernen von Vorlieben und Abneigungen beruht auf klassischen Konditionierungsprozessen.[422] Es ist besonders bemerkenswert, dass die Amygdala normalerweise nicht Teil des neuronalen Netzwerks ist, das am Sozialverhalten sich neurotypisch entwickelnder Säuglinge beteiligt ist. Nur wenn die elterliche Fürsorge vernachlässigend oder aggressiv ist, wird die Amygdala in der frühen Kindheit stark aktiviert (wie im oben genannten Fall der misshandelten Rattenjungen). Die sensible Phase des Bindungslernens kann je nach Stresshormonspiegel verändert werden; je höher der Spiegel, desto schneller wird das durch die Amygdala vermittelte Angstlernen ausgelöst.

Stresshormone haben somit einen direkten Einfluss auf die Konditionierung von Säuglingen, indem sie von Bindungs- zu Vermeidungslernen umschalten. Die frühzeitige Aktivierung der Amygdala des Kindes stört dann das Sozialverhalten gegenüber der Mutter, wie auch bei nicht-menschlichen Primaten gezeigt wurde.[423][424] Folglich zeigen Säuglinge bei schlechter mütterlicher Fürsorge typischerweise erhöhte Angstzustände, die durch eine Hyperaktivität der Amygdala vermittelt werden, sowie ein gestörtes Sozialverhalten in der Mutter-Kind-Interaktion.[425] Das erinnert stark an die Verhaltensdefizite, die bei Kindern mit unsicheren Bindungsstilen festgestellt wurden, wenn sie Stresssituationen ausgesetzt sind.[426]

Die meisten neurobiologischen Daten zum Thema Bindung und Präferenz- versus Vermeidungslernen stammen aus Tierversuchen. Trotz der hohen Homologie neuronaler Schaltkreise sowie der zugrundeliegenden neuromolekularen Prozesse innerhalb verschiedener Säugetierarten (einschließlich des Menschens), ist es schwierig, Ergebnisse aus Tierstudien auf den Menschen zu übertragen. Am bemerkenswertesten ist in diesem Zusammenhang das Bukarester Frühinterventionspro-

---

421 Moriceau und Sullivan, »*Maternal Presence Serves as a Switch between Learning Fear and Attraction in Infancy*«, 1004–1006.

422 Roth und Sullivan, »*Memory of Early Maltreatment*«, 823–831.

423 Bachevalier und Mishkin, »*Effects of Selective Neonatal Temporal Lobe Lesions on Visual Recognition Memory in Rhesus Monkeys*«, 545–559.

424 Amaral, »*The Amygdala, Social Behavior, and Danger Detection*«, 337–347.

425 Raineki et al., »*Developing a Neurobehavioral Animal Model*«, 1137–1145.

426 Ainsworth und Bell, »*Attachment, Exploration, and Separation*«, 4967.

jekt,[427][428] das Hinweise darauf liefert, dass die sensible Phase für das Bindungslernen bei menschlichen Säuglingen zwischen dem ersten und dritten Lebensjahr liegt.

Das Bukarester Frühinterventionsprojekt bestätigte, dass Kindesmisshandlung ein wesentlicher Risikofaktor für Psychopathologien ist. Es ist wichtig, darauf hinzuweisen, dass nach Beendigung der Misshandlung, nach einer längeren Phase des Missbrauchs, der Stresshormonspiegel wieder auf den Ausgangswert zurückkehrt und das Sozialverhalten normal scheint. Latente Auswirkungen der Misshandlung treten jedoch zu einem späteren Zeitpunkt wieder auf und es kommt erneut zu Verhaltensauffälligkeiten.[429] Bei misshandelten Kindern wurden eine Verringerung des Volumens der Amygdala und des Hippocampus beobachtet[430], was höchstwahrscheinlich zu Veränderungen der Angstkonditionierung nach Misshandlung beiträgt. Darüber hinaus ist Stress in der frühen Kindheit mit Veränderungen der Dicke und des Volumens des ventromedialen präfrontalen Kortex verbunden,[431][432] was auf eine Beeinträchtigung des Extinktionslernens hindeutet.[433] Extinktionslernen bezieht sich auf die Beobachtung, dass die Reaktion auf einen konditionierten Reiz (z. B. eine Angstreaktion) allmählich abnimmt, wenn der Reiz ohne Verstärkung präsentiert wird. Kindesmissbrauch beeinträchtigt die Extinktion konditionierter Angst, was wiederum zu traumabedingten Psychopathologien beitragen kann.[434][435] Sowohl Menschen, die in ihrer Kindheit Missbrauch erfahren haben, als auch Patienten mit Posttraumatischer Belastungsstörung (PTBS) sind nicht in der Lage, das Extinktionslernen aufrechtzuerhalten.[436] Entscheidend für das normale Löschen von Angst ist der ventromediale präfrontale Kortex, der sowohl auf die Amygdala als auch auf den Hippocampus projiziert und so in Stresssituationen eine hemmende Wirkung ausübt. Die Angstreaktion von PTBS-Patienten sowie die Angstreaktion missbrauchter Kinder nehmen nicht allmählich ab, obwohl der jeweilige konditionierte Reiz wiederholt ohne Verstärkung präsentiert wird. Diese Personen können ihr Angstgedächtnis nicht hemmen, selbst wenn sichere Reize vorhanden sind.[437]

---

427 Nelson et al., »*Cognitive Recovery in Socially Deprived Young Children*«, 1937–1940.
428 Smyke et al., »*A New Model of Foster Care for Young Children*«, 721–734.
429 Raineki et al., »*Developing a Neurobehavioral Animal Model*«, 1137–1145.
430 Hanson et al., »*Behavioral Problems After Early Life Stress*«, 314–323.
431 Hanson et al., »*Early Stress Is Associated with Alterations in the Orbitofrontal Cortex*«, 7466–7472.
432 Milad et al., »*Thickness of Ventromedial Prefrontal Cortex in Humans Is Correlated with Extinction Memory*«, 10706–10711.
433 Hartley et al., »*Brain Structure Correlates of Individual Differences*«, 1954–1962.
434 Jovanovic und Ressler, »*How the Neurocircuitry and Genetics of Fear Inhibition May Inform Our Understanding of PTSD*«, 648–662.
435 Lissek und van Meurs, »*Learning Models of PTSD*«, 594–605.
436 Milad et al., »*Neurobiological Basis of Failure*«, 1075–1082.
437 Jovanovic und Seth Norrholm, »*Neural Mechanisms of Impaired Fear in Posttraumatic Stress Disorder*«.

Besonders problematisch stellt sich die beeinträchtigte Reifung des präfrontalen Kortex als Folge von Kindesmisshandlung dar. Der präfrontale Kortex durchläuft während der Adoleszenz und im frühen Erwachsenenalter die umfassendsten Veränderungen. Die funktionellen Defizite, die aus einer Schädigung des menschlichen Frontallappens resultieren, sind vielfältig und verheerend, insbesondere wenn beide Hemisphären betroffen sind. Das breite Spektrum der klinischen Auswirkungen rührt daher, dass der frontale Kortex über ein breiteres Funktionsrepertoire verfügt als jede andere Region des Neokortex. Er ist an einer Vielzahl von höheren kognitiven und exekutiven Funktionen beteiligt, darunter Entscheidungsfindung, Planung, Hemmung von unangemessenem oder risikoreichem Verhalten, soziale Interaktionen (z. B. Verständnis für andere Menschen) und Selbstwahrnehmung. Der frontale Kortex integriert komplexe Wahrnehmungsinformationen aus sensorischen und motorischen Kortexarealen sowie aus den parietalen und temporalen Assoziationsarealen. Er ist also essenziell für unser Verständnis in Bezug auf die Welt und ermöglicht uns, Verhaltensweisen zu planen und auszuführen. Ist diese Fähigkeit beeinträchtigt, hat die betroffene Person oft Schwierigkeiten, ein komplexes, den Umständen angemessenes Verhalten an den Tag zu legen. Dieser Effekt wird in Stresssituationen noch verstärkt, selbst wenn der Auslöser relativ harmlos scheint. Die überschießende Stressreaktion ist auf ein Versagen der hemmenden Regulation zurückzuführen.

Angststörungen und externalisierende Psychopathologie scheinen im engen Zusammenhang mit Kindesmissbrauch zu stehen. Es wurde auch nachgewiesen, dass aufgrund von Misshandlungen allgemeine Angststörungen mit einer übertriebenen Angstreaktion bei Konditionierung und Extinktionslernen korrelieren.[438] [439] Menschen mit Angststörungen leiden unter unkontrollierbaren und anhaltenden Sorgen, Ängsten und der Unfähigkeit, mit Unsicherheiten umzugehen. Sie haben Schwierigkeiten, sich zu konzentrieren und zu entspannen, und werden häufig von quälenden Gedanken heimgesucht. Kinder mit Angststörungen weigern sich häufig, an Schulausflügen teilzunehmen, neue Aktivitäten auszuprobieren oder zur Schule zu gehen. Sie haben Schwierigkeiten, sich einzubringen, Freunde zu finden und einzuschlafen oder durchzuschlafen. Externalisierende Psychopathologien hingegen stehen im Zusammenhang mit einer abgestumpften Angstkonditionierung und einer beeinträchtigten Fähigkeit, zwischen bedrohlichen und sicheren Reizen zu

438 Craske et al., »*Is Aversive Learning a Marker of Risk?*«, 954–967.
439 Lau et al., »*Fear Conditioning in Adolescents With Anxiety Disorders*«, 94–102.

unterscheiden.[440] Misshandelte Kinder zeigen während der Angstkonditionierung abgestumpfte physiologische Reaktionen auf Bedrohungsreize.

Dieses Muster der veränderten Angstkonditionierung ist höchstwahrscheinlich auf eine verminderte Kortisolproduktion zurückzuführen, die eine abgestumpfte Reaktivität des sympathischen Nervensystems auf potenzielle Bedrohungen verursacht.[441][442] Wie bereits erwähnt, führt Stress bei Säuglingen zur Aktivierung des sympathischen Nervensystems durch die Ausschüttung übermäßiger Mengen von Kortikotropin-Releasing-Hormon, ACTH und Kortisol. Da das autonome Nervensystem von Säuglingen noch nicht ausgereift ist, sind sie zur Regulierung ihrer Stressreaktionen auf die beruhigende Anwesenheit der Mutter angewiesen. Ist die Mutter abwesend oder ist das Kind ohne ausreichende mütterliche Unterstützung längeren traumatischen Erfahrungen ausgesetzt, wird die Kortisolproduktion herunterreguliert und die Reaktionsfähigkeit des sympathischen Nervensystems auf potenzielle Bedrohungen wird abgeschwächt. Schwere Misshandlungen oder längere Episoden von Missbrauch beeinträchtigen die Reifung des ventromedialen präfrontalen Kortex, die normalerweise später in der Kindheit einsetzt und bis ins frühe Erwachsenenalter andauert. Eine Beeinträchtigung der Entwicklung des präfrontalen Kortex verschlimmert das pathologische Ergebnis, da Verhaltenshemmungen nicht überwunden werden können. Dieses neurophysiologische Muster wird häufig bei Menschen mit externalisierenden Psychopathologien beobachtet, die dazu führen, im täglichen Leben nicht »normal funktionieren« zu können. Menschen, die an externalisierenden Psychopathologien leiden, leben ihre Gefühle und Gedanken aus, was häufig zu Störungen des Sozialverhaltens oder Verhaltensauffälligkeiten führt. Im Erwachsenenalter können sie verstärkt Alkohol oder Drogen konsumieren oder antisoziales Verhalten zeigen.

Kommen wir nochmals auf den Anfang dieses Kapitels zurück: Einige der Duplessis-Waisenkinder, die körperliche und sexuelle Misshandlung, emotionale Vernachlässigung und Not überlebten, konnten als Erwachsene ein selbstbestimmtes Leben führen. Doch trotz aller Bemühungen holten sie ihre Kindheitserfahrungen später im Leben wieder ein.[443] Ihre Entwicklungsmöglichkeiten waren stark eingeschränkt, was oft zu Persönlichkeitsstörungen und psychopathologischen Symptomen wie Depressionen oder generalisierten Angstzuständen führte. Darüber hinaus gingen

---

440 Fairchild et al., »*Fear Conditioning and Affective Modulation*«, 279–285.
441 MacMillan et al., »*Cortisol Response to Stress in Female Youths*«, 62–68.
442 McLaughlin et al., »*Child Maltreatment*«, 538–546.
443 »*A New Look at The Duplessis Orphan Scandal*«.

die meisten der schwer vernachlässigten und missbrauchten Kinder später im Leben keine stabilen Beziehungen ein.

Eltern, die in ihrer Kindheit selbst Opfer häuslicher Gewalt waren, besitzen ein höheres Risiko, Gewalt gegen ihre eigenen Kinder auszuüben, was die Entwicklung eines sicheren Bindungsstils ihrer Kinder stark beeinträchtigt. Misshandelnde Mütter sind selbst besonders anfällig für Stress, da sie erhebliche Schwierigkeiten mit der Emotionsregulation haben.[444] Sie zeigen häufig starke Angstzustände, die durch neurophysiologische Veränderungen ihrer Stresshormone und Serotonin-Metaboliten verursacht werden[445], die auf ihre eigenen frühen negativen Erfahrungen zurückzuführen sind.[446] Das Risiko, gewalttägige oder vernachlässigende Eltern zu werden, ist deutlich erhöht, wenn man sozial isoliert lebt und unter schwerem emotionalen und/oder wirtschaftlichen Stress leidet.

Kindheitserfahrungen prägen die inneren mentalen Strukturen und bilden gleichzeitig eine Art Vorlage dafür, wie soziale Beziehungen zu Ehepartnern, Freunden und anderen Menschen im Allgemeinen zu sein haben. Daher spiegeln Beziehungen im Erwachsenenalter in der Regel frühe soziale Erfahrungen und den in der Kindheit entwickelten Bindungsstil wider. Diese Erwartungen werden auf andere Bereiche wie den Arbeitsplatz, Berufsverbände, politische Zugehörigkeiten und verschiedene Interessengruppen übertragen.

Mehr noch: Menschen neigen dazu, ihre Umgebung zu verändern, wenn die äußeren Rahmenbedingungen nicht mit ihren inneren, mentalen und emotionalen Strukturen übereinstimmen. Dieser Prozess wird als »Nischenkonstruktion« bezeichnet (Kapitel 1). Dabei schaffen Menschen Nischen, die ihren inneren Strukturen entsprechen, anstatt zu versuchen, ihre inneren Strukturen zu verändern[447], selbst wenn das so geschaffene soziale Umfeld zum Nachteil ihrer Familie und ihrer selbst ist. Das Konzept der Nischenkonstruktion kann helfen zu erklären, warum missbrauchte oder vernachlässigte Kinder, wenn sie selbst Eltern werden, oft wieder ein missbräuchliches oder vernachlässigendes familiäres Umfeld schaffen. Wenn sie Eltern werden, übertragen sie ihre negativen Kindheitserfahrungen – die Anpassungsleistungen an ihr Umfeld innerhalb der Herkunftsfamilie waren – auf ihr Erwachsenenleben. Als Erwachsene wählen sie dann entweder ein missbräuchliches Umfeld aus oder konstruieren dieses selbst. Gewalt zwischen den Generationen

444 Parmigiani et al., »*Mechanisms of Primate Infant Abuse*«, 199–210.
445 Maestripieri et al., »*Neurobiological Characteristics of Rhesus Macaque Abusive Mothers and their Relation to Social and Maternal Behavior*«, 51–57.
446 Troisi et al., »*Severity of Early Separation and Later Abusive Mothering in Monkeys*«, 277–284.
447 Wexler, *Brain and Culture: Neurobiology, Ideology, and Social Change.*

ist ein hochkomplexes Phänomen[448], das stark mit der Nischenkonstruktion des Menschen verflochten ist; der Blickwinkel auf verschiedene Nischen ist besonders relevant für das menschliche Verhalten in Bezug auf elterliche Fürsorge und Kindererziehung. Es ist offensichtlich, dass die elterliche Fürsorge stark von der Kultur beeinflusst wird. Kulturelle Nischen spielen eine wichtige Rolle dabei, wie Eltern das Verhalten und die Denkmuster ihrer Kinder prägen, indem sie sie der kulturspezifischen Sprache und ihren Überzeugungen aussetzen. Kinder werden jedoch nicht nur in eine bestimmte kulturelle Nische hineingeboren, sondern auch in eine soziale Nische. Wissenschaftler verstehen eine soziale Nische als die Summe aller sozialen Selektionsdrücke, die das Ergebnis eines sozialen Verhandlungsprozesses hinsichtlich der Erwartungen an das Verhalten von Rolleninhabern in hierarchisch organisierten Strukturen sind.[449] Die Rollenstrukturen in einer sozialen Nische mögen fest verankert sein, aber sie sind nicht unveränderlich. Sie können sich aufgrund der wirtschaftlichen Entwicklung wandeln. Vor allem mit dem Aufkommen und der Verbreitung von Landwirtschaft und Handel in den letzten Jahrtausenden wurden Gesellschaften immer ungleicher.[450] Durch das Entstehen von Privateigentum, Erbschaft und größeren Handelsnetzwerken, die wirtschaftliche Vorteile verstärkten, verfestigte sich die Ungleichheit. Damit wurden gleichzeitig soziale Rollenstrukturen institutionalisiert. Um Hierarchien in Bezug auf Wohlstand, sozialen Status und Macht aufrechtzuerhalten, setzten bestimmte Untergruppen innerhalb der Bevölkerung Normen durch, die andere daran hinderten, mehr Status, Autorität oder Ressourcen zu erwerben, wodurch Erstere einen noch größeren Vorteil gegenüber Letzteren erlangten.[451] Diese von Menschen geschaffenen Regeln, die die Ordnung einer Gesellschaft garantierten, manifestierten sich in einer Reihe von hierarchischen, sich manchmal überschneidenden Rollenstrukturen.[452] Rollenstrukturen einer sozialen Nische bestimmen auch, wie Kinder erzogen und betreut werden. Soziale Nischen bestimmen in Verbindung mit den damit verbundenen wirtschaftlichen Bedingungen die materiellen Ressourcen, die sozialen Interaktionen und die elterliche Investition. In der Regel hängt der Zugang zu sozialer Unterstützung stark von der sozialen Nische ab, in der ein Kind aufwächst. Daher stellt die Verbesserung der sozioökonomischen Situation einen der wichtigsten Hebel zur Prävention von Kindesmisshandlung dar.

---

448 Hrdy, »*Infanticide among Animals*«, 13–40.
449 Lipatov et al., »*The Influence of Social Niche*«, 901–917.
450 Power, *The Egalitarians, Human and Chimpanzee.*
451 Rogers, »*Inequality: Why Egalitarian Societies Died Out*«.
452 Nadel, »*The Foundations of Social Anthropology*«.

KAPITEL 9

Resilienz und Förderung in der Praxis

> Jedes Kind braucht mindestens einen Erwachsenen, der irrational verrückt nach ihm ist.
>
> — Urie Bronfenbrenner, Die Ökologie der menschlichen Entwicklung

Im Alter von neun Jahren wurde das junge Mädchen häufig Opfer sexuellen Missbrauchs. Nachdem sie zunächst von einem Cousin im Haus ihres Onkels vergewaltigt worden war, wurde sie bis zu ihrem 14. Lebensjahr wiederholt sexuell missbraucht. Sie erinnerte sich an diese traumatischen Ereignisse als endlos und anhaltend. Die Täter waren zahlreich – einige von ihnen Verwandte, andere Freunde ihrer Mutter. Anfangs sprach sie nicht über die Vergewaltigungen, da sie nicht verstand, was ihr widerfahren war. Der Cousin, der sie als Erster missbraucht hatte, sagte ihr nach der Vergewaltigung, dass dies ein Geheimnis zwischen ihnen beiden sei. Er bestach sie mit Eis und einem Ausflug in den örtlichen Zoo. Selbst Jahre später, als sie wusste, dass diese Missbrauchsfälle zutiefst falsch waren, schwieg sie. Wie viele Vergewaltigungsopfer und missbrauchte Kinder gab sie sich selbst die Schuld für die schrecklichen Dinge, die ihr widerfahren waren. Mehr als zwölf Jahre lang trug sie dieses bedrückende, dunkle Geheimnis mit sich herum. Schließlich vertraute sie sich ihrer Mutter an, von der sie glaubte, dass sie die ganze Zeit von dem Missbrauch gewusst und sie nicht beschützt hatte. Aber ihre Mutter weigerte sich kategorisch, über die Vorfälle zu sprechen, und glaubte ihrer Tochter nicht. Infolgedessen sprach die junge Frau das Thema nie wieder bei ihrer Mutter an. Sie vertraute sich auch anderen Familienmitgliedern an, aber keiner von ihnen unterstützte sie. Ihr Vater bestritt vehement die Vorwürfe, dass einer seiner Brüder einer der Täter gewesen sei. Erst als sie 30 war, wagte sie es, darüber offen zu sprechen. Und schließlich tat sie es öffentlich im Fernsehen. Mehr noch, sie sprach offen über ihren Missbrauch, als sie bereits berühmt war. Diesmal zweifelte niemand an ihren traumatiserenden Erlebnissen.

Das Mädchen, das missbraucht, misshandelt, schutzlos allein gelassen wurde und dem niemand glaubte, war Oprah Winfrey.[453] Heute ist Oprah Winfrey eine weltbekannte Medienmanagerin, Fernsehproduzentin und Philanthropin. Bekannt wurde sie durch ihre Talkshow, die zu einer der erfolgreichsten Fernsehsendungen ihrer Art in der Geschichte wurde und ihr den Titel »Queen of All Media« einbrachte. Bis 2007 wurde sie mehrfach zur einflussreichsten Frau der Welt gekürt. Sie wurde nicht nur weltberühmt, sondern auch die reichste Afroamerikanerin des 20. Jahrhunderts und die erste schwarze Milliardärin Nordamerikas. Trotz ihrer traumatischen Erfahrungen überwand sie ihre Widrigkeiten und entwickelte sich zu einer äußerst erfolgreichen Frau, die es bis an die Spitze schaffte.

Wie ist es möglich, dass manche Menschen trotz unaussprechlicher Schrecken und Misshandlungen aufblühen und ein sehr erfolgreiches und glückliches Leben führen? Warum überwinden manche Menschen traumatische Ereignisse, während andere an den felsigen Ufern des Lebens gleichsam zerschellen? Erste Antworten darauf, was Kinder angesichts von Widrigkeiten stark macht, lieferte die amerikanische Entwicklungspsychologin Emmy Werner. Werner untersuchte 698 Kinder auf der hawaiianischen Insel Kauai, die ganze Geburtskohorte eines Jahres. Sie begleitete diese Kinder 40 Jahre lang, von der Geburt bis ins Erwachsenenalter. Zu dieser Zeit waren Kauais Bewohner sehr arm. Die meisten der in der Langzeitstudie untersuchten Kinder wuchsen mit alkoholkranken oder psychisch kranken Eltern in von Armut und Arbeitslosigkeit geprägten Haushalten auf. Es überrascht nicht, dass viele Kinder, die in diesen widrigen Umständen groß wurden, in ihren späteren Teenagerjahren destruktive Verhaltensweisen entwickelten und negative Erfahrungen machten wie Arbeitslosigkeit, Drogenmissbrauch und ungewollte Schwangerschaften. Als Erwachsene hatten diese Kinder Probleme mit Kriminalität, psychischer und physischer Gesundheit und litten unter familiärer Instabilität und mangelnden sozialen Beziehungen. Überraschenderweise zeigte Werners Studie, dass nicht alle Kinder von Kauai dieses Schicksal teilten; ein Drittel der Kinder dieser Kohorte zeigte weder als Teenager noch später im Leben destruktive Verhaltensweisen. Sie wuchsen zu fürsorglichen, kompetenten und selbstbewussten Erwachsenen heran, obwohl sie ähnliche Risikofaktoren aufwiesen wie die anderen. Werner bezeichnete diese Kinder, die trotz ihrer risikoreichen Entwicklungsgeschichte erfolgreich waren, als »resilient«.[454] Werners Arbeiten legten den Grundstein zur Erforschung der psychischen Resilienz. In den folgenden Jahrzehnten leistete Werner Pionierarbeit bei der Erforschung von Schutzfaktoren, die in kritischen Phasen der Säuglings- und Kind-

---

453 Garson, »*Oprah Winfrey: a Biography*«.

454 Werner und Smith, »*Vulnerable, but Invincible*«.

heitsentwicklung Risikofaktoren ausgleichen. Solche Schutzfaktoren helfen Kindern, Widrigkeiten zu überwinden und Rückschläge wegzustecken und verhelfen ihnen letztlich zu Bewältigungsstrategien für ein erfolgreiches Leben. Unter den identifizierten Schutzfaktoren stach einer besonders hervor: eine starke Bindung zwischen Kind und Bezugsperson. Die resilienten Kinder von Kauai hatten das Glück, erwachsene Verwandte oder Lehrer zu haben – mindestens eine fürsorgliche Person –, die die fehlende elterliche Bindung ausglichen.

Neurobiologische Forschungen der letzten zwei Jahrzehnte bestätigten, dass unterstützende, responsive Beziehungen zu fürsorglichen nicht-elterlichen Erwachsenen (Alloparenten) die schädlichen Auswirkungen von toxischem Stress, der durch misshandelnde oder vernachlässigende Eltern ausgelöst wird, relativieren können. Beispielsweise gleicht eine hochwertige Brutpflege durch Pflegemütter bei Ratten negative Erfahrungen aus der frühen Kindheit aus. Als Erwachsene sind die Nachkommen von Müttern, die eine hochwertige mütterliche Fürsorge erfahren hatten, deutlich weniger ängstlich, stressresistenter, zeigen ein höheres Erkundungsverhalten und sind im Allgemeinen sozial kompetenter als die Nachkommen von Müttern, die eine minderwertige Fürsorge leisten.[455] Dabei stellt Körperkontakt einen wichtigen Faktor für die Stärkung der Resilienz dar.

Verhaltensänderungen bei den widerstandsfähigeren Ratten lassen sich auch auf molekularer Ebene beobachten. Die weniger ängstlichen Jungtiere von fürsorglicheren Müttern weisen eine erhöhte Anzahl inhibitorischer Neurotransmitter-Rezeptoren (d.h. GABAergen Rezeptoren) in der Amygdala und im Locus coeruleus sowie eine Abnahme der Kortikotropin-Releasing-Hormon-Rezeptordichte im Locus coeruleus auf.[456] Diese Veränderungen sind von großer Bedeutung für Angst und Furcht, die von beiden Hirnregionen, der Amygdala und dem Locus coeruleus, vermittelt werden. Eine Abnahme der Rezeptordichte für das Kortikotropin-Releasing-Hormon im Locus coeruleus mildert die Wirkung von Stresshormonen. Da der Locus coeruleus ein zentraler Bestandteil der Stressachse und das Zentrum der Noradrenalinsynthese ist, ist die Stressreaktion bei resilienten Personen aufgrund der zuvor genannten neurophysiologischen Änderungen zwangsläufig abgeschwächt. Darüber hinaus hat die Zunahme inhibitorischer Neurotransmitter-Rezeptoren in der Amygdala und im Locus coeruleus eine angstlösende Wirkung, die zu einer Zunahme der natürlichen Neugier und des Erkundungsverhaltens führt. Wie in Kapitel 4 näher

455 Meaney, »*Maternal Care, Gene Expression*«, 1161–1192.

456 Caldji et al., »*Maternal Care during Infancy Regulates the Development of Neural Systems Mediating the Expression of Fearfulness in the Rat*«, 5335–5340.

erläutert, sind diese Veränderungen der Verhaltensmuster auf vorübergehende Prozesse zurückzuführen. Das bedeutet, dass die Regulation der Genexpression unter dem Einfluss der Umwelt steht und durch positive Interventionen von anderen verändert werden kann. Daher können Resilienz und emotionales Wohlbefinden auf molekularer Ebene durch eine qualitativ hochwertige Betreuung »erlernt« werden.

Diese Erkenntnisse unterstreichen, dass Mütter und andere enge Bezugspersonen einen besonderen Zugang zum Gehirn von Säuglingen haben. Mit anderen Worten: Mütter oder andere primäre Bezugspersonen haben die Fähigkeit, genetische Veranlagungen oder soziale und umweltbedingte Risikofaktoren durch eine liebevolle Fürsorge zu mildern. Diese Beobachtung ist für uns Menschen, wo Alloparenting einen besonderen Stellenwert hat, von großer Bedeutung. In einigen menschlichen Populationen (z. B. bei den Efé, einer Jäger- und Sammlergruppe in Zentralafrika) verbringen Säuglinge bis zum Alter von 18 Wochen mehr als einen halben Tag mit anderen Bezugspersonen als ihrer Mutter.[457] Im Durchschnitt handelt es sich dabei um etwa 14 verschiedene Bezugspersonen, darunter sowohl verwandte als auch nichtverwandte Personen. Auch viele Kinder in westlichen Ländern verbringen einen Großteil ihrer Kindheit in der Obhut von Alloparenten (z. B. Großeltern, Krippen, Kindertagesstätten oder Babysittern). Diese umfassende Form der Alloparentalität, die in geringerem Maße auch bei Schimpansen und Makaken zu beobachten ist, scheint charakteristisch für Arten wie den Menschen zu sein, die ihren Nachwuch kooperativ aufziehen. Die Beobachtung, dass menschliche Säuglinge im Vergleich zu anderen Primaten eine verzögerte Entwicklung der »Fremdelreaktion« zeigen (bei Menschen tritt sie etwa im siebten Monat auf, bei Schimpansen im vierten Monat und bei Makaken im dritten Monat), unterstreicht die adaptiven Vorteile der menschlichen Alloparentalität. Die verzögerte Angstreaktion im Zusammenhang mit »Fremdeln« bei Primaten wird durch die oben erwähnte Abschwächung der Entwicklung der Amygdala im ersten Lebensjahr vermittelt (s. auch Kapitel 8).

Aus neurobiologischer Sicht hängt die positive Wirkung der Bezugspersonen auf das Gehirn des Säuglings mit dem Hormon Oxytocin zusammen. Oxytocin wirkt komplementär zu Kortisol. Wenn Oxytocin experimentell in Kombination mit sozialer Unterstützung verabreicht wird, dämpft es die neuroendokrine Stressreaktivität und verringert die Aktivierung der Amygdala als Reaktion auf bedrohliche Reize.[458] Die neurophysiologischen Veränderungen mildern Angstzustände, stressbedingte Verhaltensweisen und Depressionen. Oxytocin übt seine Wirkung über Rezeptoren

457 MacDonald et al., »*On Why It Takes a Village*«, 167–189.

458 Kirsch et al., »*Oxytocin Modulates Neural Circuitry for Social Cognition*«, 11489–11493.

aus, die in mehreren Hirnregionen zu finden sind, insbesondere im Hypothalamus und in der Amygdala. Andererseits korreliert ein niedriger Oxytocinspiegel mit einer erhöhten Stressanfälligkeit und einem Anstieg des Kortisolspiegels.

Aufgrund der Auswirkungen auf soziale Bindung und Vertrauen wird Oxytocin oft auch als »Kuschelhormon« oder Bindungshormon bezeichnet. Damit es ausgeschüttet werden und seine Wirkung entfalten kann, müssen Eltern und Kinder körperlichen Kontakt und eine liebevolle Beziehung zueinander haben.[459] [460] [461] [462]

Der Oxytocinspiegel hängt von einer Vielzahl von Faktoren ab. Gesunde Menschen können unterschiedliche Genvarianten des Oxytocin-Rezeptor-Gens besitzen, d. h. des Rezeptors, an den Oxytocinhormone binden. Diese individuellen Unterschiede führen dazu, dass manche Menschen stärker auf Oxytocin reagieren als andere. Je nach Genvarianten zeigen verschiedene Personen auch Unterschiede im Sozialverhalten. Zu diesen Verhaltensunterschieden gehören unterschiedliche Erziehungsstile, Empathie, positive Emotionen und die Empfindlichkeit gegenüber sozialer Unterstützung oder das Suchen nach Unterstützung in Stresssituationen.[463] Noch wichtiger ist jedoch, dass die Oxytocinausschüttung stark von Umweltfaktoren beeinflusst wird. Sie kann durch psychosozialen Stress reguliert werden. Beispielsweise weisen Frauen mit einer Kindheitstrauma-Vorgeschichte niedrigere Oxytocinkonzentrationen in ihrer Gehirn-Rückenmarks-Flüssigkeit auf als andere Frauen.[464] Traumatische Erfahrungen haben somit einen negativen Einfluss auf die Entwicklung des Oxytocinsystems und beeinträchtigen die Fähigkeit, später im Leben soziale Bindungen einzugehen.

Menschliche Verbundenheit und körperliche Berührungen aktivieren über den Vagusnerv das parasympathische Nervensystem. Das parasympathische Nervensystem ist der Gegenspieler des sympathischen Nervensystem, das wir in den Kapiteln 6 und 8 ausführlich behandelt haben. Die »Tend-and-Befriend«-Reaktion des parasympathischen Nervensystems wirkt antagonistisch zur »Fight-or-Flight«-Reaktion des sympathischen Nervensystems. Die Aktivierung des parasympathischen Nervensystems erhöht den Oxytocinspiegel und senkt den Kortisolspiegel. Mäuse,

---

459 Brauer et al., »*Frequency of Maternal Touch Predicts Resting Activity and Connectivity of the Developing Social Brain*«, 3544–3552.

460 McLaughlin et al., »*Neglect as a Violation of Species-Expectant Experience*«, 462–471.

461 Moore et al., »*Epigenetic Correlates of Neonatal Contact in Humans*«, 1517–1538.

462 Vittner et al., »*Increase in Oxytocin From Skin-to-Skin Contact*«, 54–62.

463 Kumsta und Heinrichs, »*Oxytocin, Stress and Social Behavior*«, 11–16.

464 Heim et al., »*Lower CSF Oxytocin Concentrations in Women with a History of Childhood Abuse*«, 954–958

die von anderen Mäusen bedroht oder angegriffen werden, weisen einen erhöhten Kortisolspiegel auf und entwickeln eine soziale Abneigung gegenüber allen anderen Mäusen. Wenn jedoch die Kortisol-Rezeptoren blockiert werden und ihr Gehirn nicht mehr auf Kortisol reagiert, werden die attackierten Mäuse widerstandsfähiger und meiden andere Mäuse nicht mehr. Daher sind frühzeitige positive Interventionen, liebevolle Kinderbetreuung und liebevolle Unterstützung durch Alloparenten von größter Bedeutung für die Stärkung der Resilienz.

Welche Maßnahmen können ergriffen werden, um die Resilienz zu stärken und Kindern Schutzressourcen für Herausforderungen im Leben zur Verfügung zu stellen? Die erste Unterstützungsmaßnahme besteht eindeutig darin, ein sicheres Umfeld zu schaffen. Um aus dem Teufelskreis herauszukommen, brauchen Kinder und Jugendliche, die schwere Schicksalsschläge erleben, einen sicheren Ort. Idealerweise sollte dieser sichere Ort von einem vertrauten Familienmitglied bereitgestellt werden. Alternativ kann dies durch einen ausgebildeten Sozialarbeiter oder -pädagogen ermöglicht werden, der vorübergehend Linderung von den emotionalen und physiologischen Auswirkungen der Stresssituationen bietet und dafür sorgt, dass die biologischen Bedürfnisse (Nahrung, Unterkunft) erfüllt werden. Die Bedeutung von Sicherheit wurde erstmals vom amerikanischen Psychologen Abraham Maslow erkannt, der eine Hierarchie der menschlichen Bedürfnisse entwickelte[465] und dabei physiologische Bedürfnisse und Sicherheitsbedürfnisse an die Basis der Pyramide stellte. Auf den Ebenen darüber stehen Bedürfnisse nach individueller Entfaltung, darunter Zugehörigkeit, Wertschätzung und Selbstverwirklichung. Fast 80 Jahre später ist Maslows bekannte Bedürfnishierarchie[466] immer noch das meistzitierte Modell der menschlichen Motivation[467] und bleibt einer der nachhaltigsten Beiträge zur Psychologie. Es ist auch eine Inspiration für viele andere Theorien und angewandte Forschungsmodelle in der zeitgenössischen Persönlichkeits- und Sozialpsychologie geworden. Laut Maslow haben die meisten emotionalen und Verhaltensprobleme bei Kindern, Jugendlichen und Erwachsenen ihre Ursache in unerfüllten Bedürfnissen.[468] Um Kindern zu helfen, sich zu entfalten, muss daher zunächst für Sicherheit gesorgt werden, gefolgt von dem Bestreben, ihre Bedürfnisse nach individueller Entwicklung zu erfüllen.

Als Gesellschaft verfehlen wir häufig das Ziel, Kindern zu helfen, sich zu entwickeln und ihren Platz in der Welt zu finden. Dies gilt insbesondere für Kinder, die

---

465 Maslow, »*A Theory of Human Motivation*«, 370–396.

466 Maslow, »*The Farther Reaches of Human Nature*«, 1–9.

467 Cory, »*Toward Consilience*«.

468 Maslow, »*Psychological Data and Value Theory*«, 119–136.

während ihrer Entwicklung mit vielfältigen Widrigkeiten konfrontiert waren, von Armut über Misshandlung bis hin zur Ablehnung durch die Gesellschaft. Infolgedessen sehen wir uns zunehmend mit entfremdeten jungen (oder nicht mehr ganz so jungen) Menschen konfrontiert, die ihre Gemeinschaften vor enorme Herausforderungen stellen. Diese Entfremdung zeigt sich bei Kindern, die ständig Regeln brechen, sich vom Lernen und ihrer sozialen Gemeinschaft abwenden und unkooperatives und aggressives Verhalten an den Tag legen.

Martin Brokenleg, Professor für Native American Studies, und Larry Brendtro, Professor für Verhaltensstörungen bei Kindern, haben den »Circle of Courage« entwickelt, einen ganzheitlichen Ansatz für die Arbeit mit gefährdeten Kindern und Jugendlichen. Der Circle stützt sich auf die Kultur der amerikanischen Ureinwohner und fördert Kinder, ohne dabei auf Strafmaßnahmen zurückzugreifen. Er basiert auf einer alternativen Sichtweise, die Wohlbefinden, Verhalten und Lernen miteinander verbindet, indem der Fokus von Defiziten auf Stärken verlagert wird und so die Resilienz junger Menschen aufbaut. Der Circle of Courage ist eng mit Maslows Bedürfnishierarchie verwandt und beschreibt vier Wachstumsbedürfnisse aller Kinder: Zugehörigkeit, Kompetenz/Können (Anerkennung), Unabhängigkeit (Selbstverwirklichung) und Großzügigkeit (Selbsttranszendenz).[469] Das letzte Element des Kreises, Großzügigkeit, wurde auch von Maslow identifiziert, der sein früheres Versäumnis korrigierte und Selbsttranszendenz, das Engagement über sich selbst hinaus, an die Spitze seines hierarchischen Modells stellte.[470] In ihrer sehr erfolgreichen Arbeit mit Kindern und Jugendlichen legten Brokenleg, Brendtro und ihre Mitarbeiter den Schwerpunkt auf den Aufbau einer respektvollen Beziehung zu ihren jungen Klienten, indem sie die vier Elemente des Kreises einbeziehen, um die biosozialen Bedürfnisse der Kinder zu erfüllen:

- Aufbau einer engen emotionalen Bindung (um Zugehörigkeit zu gewährleisten)
- dem Kind zunehmend komplexere Aufgaben stellen (um Selbstwertgefühl zu ermöglichen)
- die Macht auf den Lernenden verlagern (um Raum für Selbstverwirklichung zu schaffen)
- Aufbau einer wechselseitigen Beziehung (um den Weg zur Selbsttranszendenz zu ebnen)

469 Brendtro, »*Pathways From Pain to Resilience*«, 5–24.
470 Koltko-Rivera, »*Rediscovering the Later Version of Maslow's Hierarchy of Needs*«, 302–317.

Der Circle of Courage kann als Kompass dienen, um zu einer gesünderen und respektvolleren Gemeinschaft zu gelangen.

Nach der indigenen Weisheit, die dem Circle zugrunde liegt, kann ein zerbrochener Kreis wieder geschlossen werden, indem man Kindern hilft, ihr Bedürfnis nach Zugehörigkeit zu erfüllen, ohne sie von ihren unmittelbaren Bezugspersonen abhängig zu machen. Im Laufe der Geschichte war es eher die Gruppe als die Kernfamilie, die das Überleben der ihr angehörenden Mitglieder sicherte. In Übereinstimmung mit dieser Beobachtung hat die soziale Gruppe eine Verantwortung für die Unterstützung des Wachstums der nächsten Generation. Dies gilt umso mehr, wenn Eltern nicht in der Lage sind, die biologischen, emotionalen und psychologischen Bedürfnisse ihres Kindes ausreichend zu erfüllen. In einer Gesellschaft, in der immer mehr Kinder ohne Großeltern oder andere Verwandte aufwachsen, wird diese Aufgabe zwangsläufig zunehmend Pädgagogen, Pädagoginnen und Sozialarbeitern zufallen.

In Anlehnung an den Circle of Courage beginnen wir mit dem Element »Zugehörigkeit«. Bindung, die Grundlage der Zugehörigkeit, ist ein grundlegendes Bedürfnis von Säuglingen und Kindern. In traditionellen Verwandtschaftssystemen können viele Erwachsene als Ersatzeltern fungieren, da Zugehörigkeit auf Verhalten und nicht auf Genetik basiert. Zugehörigkeit schafft starke Bindungen, die ein verzweigtes Netzwerk von Beziehungen ermöglichen, das auf gegenseitigem Respekt aufbaut. Heutzutage sind die Möglichkeiten, Bindungen aufzubauen, drastisch eingeschränkt, da Kinder in Kleinfamilien mit wenig Kontakt zu Nachbarn aufwachsen und nur lose in andere Gemeinschaften integriert sind. Infolgedessen können sich Kinder entfremdet, abgelehnt und emotional isoliert fühlen. Wenn Kinder sich von anderen abgelehnt fühlen, verinnerlichen oder externalisieren sie diese Ablehnung. Verinnerlichte Ablehnung äußert sich darin, dass Kinder nachtragend, zurückgezogen und unwillig werden. Wenn ihr Zugehörigkeitsgefühl nicht wiederhergestellt wird, widersetzen sie sich allen Bemühungen, Vertrauen zu gewinnen. Im schlimmsten Fall wenden sie sich gegen sich selbst, werden selbstzerstörerisch und greifen zu Drogen. Externalisierte Ablehnung äußert sich darin, dass Kinder rebellisch, aggressiv und destruktiv werden und sich weigern zu kooperieren. Im schlimmsten Fall werden sie rachsüchtig und wenden sich Mobbing und Gewalt zu.

Wenn ein Kind hingegen eine Bindung zu einem vertrauten Erwachsenen aufbauen kann, ist Vermeidungsverhalten nicht erforderlich. Enge zwischenmenschliche Bindungen sind für die körperliche und geistige Gesundheit von entscheidender Bedeutung. Kinder, die sich sozial verbunden, sicher und selbstständig fühlen, haben einen niedrigeren Kortisolspiegel und einen höheren Oxytocinspiegel. Bezugspersonen müssen dafür sorgen, dass Kinder sich angenommen fühlen. Zeit ist ein wichtiger Faktor, da die Häufigkeit der Begegnungen für den Aufbau einer Beziehung entscheidend ist. Außerdem ist aktives Zuhören eine Fähigkeit, die alle Erwachsenen trainieren sollten. Von Geburt an versuchen Babys, mit ihrer primären Bezugsperson zu interagieren. Säuglinge versuchen nach der Bezugsperson zu greifen, zu weinen oder zu plappern, um deren Aufmerksamkeit zu erregen. Dieses Bedürfnis nach Interaktion bleibt das ganze Leben lang bestehen.

Um ein Kind zu erreichen und eine Bindung aufzubauen, ist es entscheidend, Augenkontakt zu halten, aktiv zuzuhören und durch Umformulieren und respektvolles Feedback zu reagieren. Kinder als Partner im Bindungsprozess zu behandeln, erfordert eine angemessene Selbstoffenbarung als Mittel, um Vertrauen zu zeigen und Allianzen zu schaffen. Um Stress zu reduzieren, können Bindungsbemühungen optimal durch Berührungen, Lachen[471] und gemeinsames Musikhören oder Musizieren unterstützt werden.[472] Berührungen, wie bewusste Umarmungen und zufällige, sichere Berührungen sowie gemeinsames Lachen, sind Möglichkeiten, eine Verbindung herzustellen, zu beruhigen und Vertrauen aufzubauen. Natürlich ist es auch wichtig, sich an der Körpersprache des Kindes zu orientieren. Wenn es zurückweicht oder Berührungen vermeidet, müssen Bezugspersonen dies respektieren.

Das nächste Element des Circle of Courage ist »Kompetenz/Können«. Durch die kulturelle Evolution sind Menschen in eine Umgebung eingebettet, die kooperatives Lernen ermöglicht. Die beiden wichtigsten Instrumente zur Weitergabe von Wissen sind das Erzählen von Geschichten und das Schaffen von Möglichkeiten für gemeinsame Erfahrungen (Abenteuer). Beide Methoden lassen viel Raum für persönliche Kreativität und verzichten auf Wettbewerb, der auf einem Gegensätzlichkeitsdenken basiert. Die Denkweise indigener Kulturen, die dem Circle of Courage zugrunde liegt, betont eher die Zusammenarbeit als den individuellen Wettbewerb. In unserem Alltag sind wir jedoch meist mit einem stark wettbewerbsorientierten Umfeld konfrontiert, in dem es wenige »Gewinner« und viele »Verlierer« gibt. Dies ist nicht nur schädlich für Menschen, die aufgrund ihres sozioökonomischen Status benachteiligt sind, sondern auch für die gesamte Gesellschaft, da es zum Verlust des intellektuellen und gesellschaftlichen Potenzials derjenigen führt, die keine angemessene Unterstützung erhalten, um ihre Fähigkeiten voll zu entfalten. Darüber hinaus schränkt der Geist des starken Wettbewerbs unsere Gesellschaft darin ein, eine Reihe von Tugenden zu fördern, die nur wenige erfolgreiche Führungskräfte verkörpern, und fördert Konformität statt Vielfalt. Im Gegensatz dazu entwickeln

471 Savage et al., »*Humor, Laughter, Learning, and Health!*«, 341–347.
472 Thoma et al., »*The Effect of Music on the Human Stress Response*«.

Kinder und Jugendliche in indigenen Kulturen ihre Kompetenz unter der Anleitung verschiedener Mentoren. Mentoren können Ältere oder erfahrene Gleichaltrige sein, von denen sie Kompetenzen in sozialen, körperlichen, intellektuellen, emotionalen und spirituellen Bereichen erwerben können. Wichtig ist, dass Können damit verbunden ist, in einem bestimmten Bereich Mentor und nicht Rivale zu werden. Dabei ist zu beachten, dass Kinder nur von jemandem lernen, zu dem sie eine positive Beziehung haben. Kinder, die von Erwachsenen entfremdet sind, haben große Probleme, Kompetenzen und Leistungen zu entwickeln. Die Frustration über anhaltende Misserfolge kann zu Wut, Vermeidungsverhalten und dem Gefühl führen, unzulänglich oder dumm zu sein. Um ihre Selbstachtung zurückzugewinnen, wirken Kinder den negativen Gefühlen mit feindseligem Verhalten entgegen und widersetzen sich Erwachsenen und den Regeln der Gemeinschaft. Es sind etwa 5–7 positive Interaktionen erforderlich, um eine negative Interaktion auszugleichen, da das Gehirn evolutionär darauf konditioniert ist, negative Ereignisse besser zu speichern als positive. Um ein stimulierendes Umfeld für Leistungen zu schaffen, ist es daher notwendig, Kinder durch sinnvolles Lob und Erfolgserlebnisse aufzubauen und ihnen ein Gefühl der Kompetenz zu vermitteln. Letztlich fördert Können das Zugehörigkeitsgefühl, das Selbstwertgefühl und das Wohlbefinden.

Das dritte Element des Kreises der Courage ist »Unabhängigkeit«. In der westlichen Kultur werden Kinder nach Disziplinmodellen erzogen, die auf Gehorsam abzielen. Um Gehorsam bei Kindern zu fördern, wenden Erwachsene Methoden der klassischen Konditionierung mit Belohnungen und Bestrafungen an. Das Lernen durch Belohnung und Bestrafung wird nach wie vor häufig angewandt, obwohl die moderne Pädagogik den Behaviorismus längst hinter sich gelassen hat (s. auch Kapitel 6). Gehorsam lässt sich jedoch eher mit Dressur oder Drill vergleichen als mit Erziehung. Er wirkt der Entwicklung eines unabhängigen Geistes entgegen. Indigene Kulturen hingegen lehren Kinder, Entscheidungen zu treffen, Probleme zu lösen und persönliche Verantwortung zu übernehmen. Diese Idee steht im Einklang mit den Lehren von Maria Montessori, die ihre Arbeit auf die Entwicklung von Säuglingen und Kindern konzentrierte, indem sie sie dazu ermutigte, in allen Bereichen ihres Lebens unabhängig zu werden. Kinder werden dazu angehalten, Bewegungsfreiheit, Wahlfreiheit, Handlungsfreiheit und spontane Interaktionen mit ihrer Umgebung und anderen Menschen zu erleben, was den Weg für eine weitere geistige Unabhängigkeit in der Pubertät ebnet.[473] Gleichzeitig lernen Kinder, dass Wahlfreiheit soziale Regeln braucht, wodurch Freiheit mit Verantwortung, sozialem Bewusstsein und

473 Montessori, »*The Absorbent Mind*«.

Eigeninitiative verbunden wird. Die Lehren der amerikanischen Ureinwohner, die den Circle of Courage prägen, zielen darauf ab, Respekt aufzubauen und innere Disziplin zu lehren, indem Erwachsene als Vorbilder fungieren, die Werte vermitteln und Feedback geben. Eltern und Lehrer, die Kinder und Jugendliche respektieren, erziehen sie mit Sorgfalt, indem sie ihnen reichlich Gelegenheit geben, Entscheidungen ohne Zwang zu treffen und Verantwortung für diese Entscheidungen zu übernehmen. In diesem Sinne ist Unabhängigkeit nicht Selbstgenügsamkeit, sondern vielmehr die Verantwortung, Handlungen für ein erfolgreiches und wertvolles Leben festzulegen. Kinder, die von Eltern und Bezugspersonen erzogen wurden, die sich einer respektvollen Eigendisziplin verschrieben haben, wachsen zu Jugendlichen und Erwachsenen heran, die einen tiefen Respekt für sich selbst, ihren eigenen Lebensweg, für andere und für die Umwelt zeigen. Respekt lehrt Respekt, Verantwortung lehrt Verantwortung, während das Einfordern von Disziplin ohne die Schaffung eines Raums des gegenseitigen Respekts zu einer Ungleichheit zwischen beiden Seiten führt. Letztlich führt eine Situation der Respektlosigkeit zu Reaktionen, die von vorgetäuschter Akzeptanz über passive Aggression bis hin zu offener Rebellion reichen.

Der Circle of Courage betont die Bedeutung der Selbstermächtigung von Kindern. Selbstermächtigung umfasst das Streben nach Konsens, die Übertragung von Verantwortung an Kinder und den Glauben an die Fähigkeit von Kindern, Probleme zu lösen. Damit Kinder ein Gefühl der persönlichen Macht entwickeln können, müssen sie Selbstregulierung beherrschen. Das Gefühl, Macht über das eigene Leben zu haben, trägt wesentlich zu Stolz und Selbstwertgefühl bei. Hingegen können Menschen, die sich machtlos und unfähig fühlen, sich selbst und ihr Leben zu bestimmen, leicht in Depressionen und Hoffnungslosigkeit verfallen.

Das Gefühl der Machtlosigkeit kann durch traumatische Erfahrungen ausgelöst werden. Ein Trauma entsteht durch die Kombination aus der Wahrnehmung einer lebensbedrohlichen Situation und der gleichzeitigen Unfähigkeit, dieser Situation zu entkommen. Diese emotionale Kombination, in der das Gefühl der Hilflosigkeit eine bedeutende Rolle spielt, hat lebenslange Auswirkungen auf die Gesundheit und das Wohlbefinden.[474] Tierversuche haben diese Beobachtungen bestätigt: Wenn Labortiere unausweichlichen Bedrohungen (wie Elektroschocks) ausgesetzt werden, zeigen sie anschließend stark beeinträchtigte Reaktionen beim Vermeidungslernen. Misshandelte Tiere lernen nicht, eine wiederholte negative Situation zu vermeiden, weil sie zuvor darauf konditioniert wurden zu glauben, dass es kein Entkommen

474 Keltner, »*The Power Paradox: How We Gain and Lose Influence*«.

gibt. Dies hat der amerikanische Psychologe Martin Seligman als »erlernte Hilflosigkeit« bezeichnet.[475] In ähnlicher Weise haben Menschen, die die Wahrnehmung verinnerlicht haben, dass ihre Handlungen keinen Einfluss auf das unerwünschte Ergebnis haben, mit stark beeinträchtigtem Lernvermögen zu kämpfen. Darüber hinaus führt die wahrgenommene Unkontrollierbarkeit des Ausgangs einer Situation häufig zu klinischer Depression[476] und sozialer Angst. In den letzten Jahrzehnten hat eine Vielzahl von Forschungsarbeiten gezeigt, dass traumatische Erfahrungen, die zu Depressionen führen, die Gedächtnisfunktion des Hippocampus bei Tieren und Menschen verändern[477], wodurch die Lernbereitschaft unterdrückt und die Resilienz zerstört wird.

Beim Menschen ist erlernte Hilflosigkeit das Gegenteil von Selbstwirksamkeit. Letztere ist eng mit Unabhängigkeit verbunden sowie mit der persönlichen Überzeugung die Fähigkeit zu besitzen, Ziele zu erreichen. Um diese Überzeugung bei Kindern zu fördern, dass sie Ziele aus eigener Kraft erreichen können, müssen sie die Möglichkeit haben, Verantwortung zu übernehmen für das, was sie lernen, wie sie es lernen und wie sie ihre wachsenden Kompetenzen unter Beweis stellen können.

Kommen wir nun zum vierten Element des Circle of Courage, der »Großzügigkeit«. Großzügigkeit und Selbstlosigkeit sind die höchsten Tugenden in der Kultur der amerikanischen Ureinwohner. Im Gegensatz zur stark egozentrischen westlichen Kultur lehren amerikanische Ureinwohner ihre Kinder, wie Altruismus eine Gemeinschaft schafft und erhält, in der jedes Mitglied der Gruppe die Verantwortung hat, das Wohlergehen aller in der Gemeinschaft zu berücksichtigen.

Großzügigkeit basiert auf Respekt. Das bedeutet, vorzuleben, dass alle Menschen die gleichen Rechte in Bezug auf individuelle Freiheit und soziale Ressourcen haben. Indem sie anderen helfen, lernen Kinder nicht nur, wie sie zum Wohlergehen anderer beitragen und damit Respekt für ihr soziales Umfeld zeigen können, sondern sie stärken auch ihr eigenes Selbstwertgefühl und ihre positive Identität. Großzügigkeit stärkt das Zugehörigkeitsgefühl des Empfängers und gibt dem Geber ein Gefühl von Sinnhaftigkeit. Aus der Perspektive der biologischen Evolution besteht das ultimative Opfer darin, den eigenen Fortpflanzungserfolg aufzugeben, um anderen zu helfen. Im Tierreich ist ein solches Verhalten nur in hypersozialen Insektengesellschaften zu beobachten, wie beispielsweise bei Ameisen oder Bienen, in denen alle Individuen genetisch ident sind. Aber auch Menschen, obgleich genetisch äußerst heterogen,

---

475 Seligman, »*Learned Helplessness*«, 407–412.

476 Seligman, »*Helplessness: on Depression, Development, and Death*«.

477 Bremner et al., »*Hippocampal Volume Reduction in Major Depression*«, 115–118.

zeigen außergewöhnliches eusoziales Verhalten. Unsere Spezies ist in der Tat eine der altruistischsten Spezies im Tierreich, wie in Kapitel 7 erläutert. Menschen helfen anderen oft selbstlos, manchmal sogar auf Kosten ihrer eigenen Fortpflanzung. Dies erscheint paradox, wenn wir uns der neodarwinistischen Idee des »Überlebens des Stärkeren« verschrieben haben, denn der Verzicht auf den eigenen Fortpflanzungserfolg verringert eindeutig die eigene Fitness. Aber Selbstlosigkeit korreliert mit den Grundsätzen der kulturellen Evolution, der kooperativen Fortpflanzung und der Alloparentalität, die in den vorangegangenen Kapiteln diskutiert wurden. Neben der natürlichen Selektion und den Konkurrenzstrategien waren diese kooperativen Strategien für die menschliche Evolution von entscheidender Bedeutung. Im Gegensatz zu Weibchen fast aller anderen Arten leben Frauen weit über ihr reproduktives Alter hinaus. Diese Langlebigkeit ohne Fortpflanzung ist ein evolutionäres Rätsel, das sich nicht durch eine enggefasste, biologisch-evolutionäre Interpretation erklären lässt, da sie nicht dem Genpool einer Population zugutekommt. Betrachtet man es jedoch unter dem Gesichtspunkt der kulturellen Evolution, macht es durchaus Sinn, dass ältere Individuen weiterleben, wenngleich sie sich nicht mehr fortpflanzen können. Denn sie leisten durch ihre Unterstützung als Alloparenten weiterhin einen großen Beitrag zur Gemeinschaft. Die Vorteile für eine Population, wenn postmenopausale Frauen jüngere, fruchtbare Gruppenmitglieder unterstützen, wurden erstmals vom Evolutionsbiologen George C. Williams untersucht, der die sogenannte Großmutterhypothese formulierte.[478] Die Hypothese besagt, dass es für Frauen vorteilhafter ist, ihre Anstrengungen von der eigenen Fortpflanzung auf die Unterstützung der bestehenden Nachkommen in deren Fortpflanzungsbemühungen zu verlagern. Auf diese Weise vermeiden sie die mit der Fortpflanzung verbundenen altersbedingten Risiken und sichern die Weitergabe ihrer Gene durch jüngere Generationen. Gleichzeitig können diese älteren Frauen, die als Alloparenten fungieren, die Weisheit eines langen Lebens weitergeben, das soziale Netzwerk ihrer Gruppe stärken und durch Mentoring eine bessere Ressourcenbeschaffung ermöglichen. Die positiven Effekte des Alloparentings reichen über die Verwandtschaft hinaus und kommen der Fitness der gesamten Gruppe zugute. Der Mensch als paradigmatisches Beispiel für kulturelle Evolution hat eindeutig davon profitiert, dass es in seiner Gemeinschaft Individuen gab und gibt, die sich nicht (oder nicht mehr) fortpflanzen, sondern die Kinder anderer großziehen. Es scheint offensichtlich, dass dieselben kultur-evolutionären Argumente auch für altruistisches Verhalten bei Männern gelten.

---

478 Williams, »*Pleiotropy*«, 398–411.

Altruismus ist die höchste Form sozialer Bedürfnisse, die zur persönlichen Erfüllung beiträgt. Wenn Altruismus (d.h. Großzügigkeit im Sinne des Circle of Courage) beeinträchtigt ist, zeigen Kinder stark egoistisches Verhalten, wie z.B. Mobbing, Herabsetzung und Schikanieren von anderen sowie Gier, Vandalismus und Diebstahl. Wenn Kinder kaum Altruismus erfahren haben, fällt es ihnen schwer, selbst altruistisch zu handeln. Eltern und Erziehungsberechtigte sollten darauf hinwirken, der Leere in einer entpersonalisierten, materialistischen und egoistischen Kultur entgegenzuwirken, indem sie Kindern Möglichkeiten bieten, zum Wohl anderer beizutragen. Dies kann beispielsweise dadurch geschehen, dass junge Menschen dazu ermutigt werden, sich in Gemeinschaftsaktivitäten, Hilfsprojekten oder Peer-Coaching-Programmen zu engagieren. Durch die Schaffung eines angemessenen sozialen Umfelds, das zur Zusammenarbeit anregt, können Kinder ihr Selbstwertgefühl stärken, indem sie sich für andere wertvoll machen und dadurch einen Sinn in ihrem Leben sehen. Altruismus kann Kinder heilen, die sich isoliert fühlen und kein Zugehörigkeitsgefühl haben. Wir können damit beginnen, Altruismus in unseren Familien, Schulen und Gemeinden zu fördern und ihn als Gegenmittel zu schmerzbasiertem Verhalten einzusetzen. Wenn wir die universellen Bedürfnisse und Werte von Kindern nach Zugehörigkeit und Großzügigkeit erfüllen, können sie sich entfalten und so die Wunden der Psyche heilen.

Da Kinder durch Nachahmung und Imitation lernen, ist es unerlässlich, ihnen regelmäßig Gelegenheiten zu bieten, bei denen sie Erwachsene beobachten und von ihnen lernen können, wie man zusammenarbeitet, anderen hilft und sich um sie kümmert. Das ist besonders wichtig in der heutigen Welt mit ihrer stark individualistischen Kultur, in der junge Menschen oft sozial voneinander isoliert sind. Ohne ausreichende Zugehörigkeit leiden Kinder unter emotionaler Leere, die nur durch echte Kontakte zu anderen überwunden werden kann. Anstatt sich selbstbezogenem Denken, Egoismus und übermäßigem Materialismus hinzugeben, weisen Altruismus und Empathie den Weg zu einem Sinn im Leben. Letzteres ist der Kern eines erfüllten Lebens. Laut dem österreichischen Neurologen und Psychiater Viktor Frankl übersteigt das Bedürfnis, einen Sinn im Leben zu finden, bei weitem das Verlangen nach Vergnügen oder die Vermeidung von Schmerz. Frankls psychotherapeutischer Ansatz (Logotherapie) basiert auf der Vorstellung, dass das Streben nach einem Sinn im Leben die stärkste und motivierendste Triebkraft des menschlichen Daseins ist. Indem Menschen trotz schwieriger, schmerzhafter und leidvoller Situationen einen Sinn im Leben finden, können sie Konflikte überwinden und wachsen. Sinn kann durch die Schaffung von Arbeit oder das Vollbringen einer Tat, durch den Aufbau und das Erleben von Beziehungen und durch das Finden von

Bedeutung in unvermeidbarem Leiden erreicht werden. Wenn man Frankls Lehren in Beziehung zum Circle of Courage setzt, lassen sich eindeutige Parallelen erkennen. Frankls Ansatz, sinnvolle Arbeit zu schaffen, steht in engem Zusammenhang mit dem indigenen Konzept des »Könnens«. Weiters wird Frankls Ansatz, Beziehungen aufzubauen, durch die indigenen Konzepte der »Zugehörigkeit« und »Großzügigkeit« erfasst. Schließlich und vor allem wird Frankls Ansatz, einen Sinn in unvermeidbarem Leiden zu finden, durch das indigene Konzept der »Unabhängigkeit« und der Übernahme persönlicher Verantwortung abgebildet. Einfach ausgedrückt, akzeptiert Letzteres, dass Ungerechtigkeit vorkommt, weil das Leben *per se* nicht fair ist. Diese Haltung ermöglicht eine Distanzierung von Situationen, indem man sich selbstwirksam gegenüber diesen Situationen verhält, auch wenn sie betroffen machen. Sowohl Frankls Denkschule als auch der Circle of Courage lehnen es ab, sich dem Opferstatus hinzugeben. Das gelingt, indem man Verantwortung übernimmt und gleichzeitig Grenzen als Faktoren akzeptiert, die eindeutig außerhalb der eigenen Kontrolle liegen. Mit dieser Herangehensweise kann man den Kreislauf aus Scham, Schuld und Angst durchbrechen.

Es besteht ein kulturübergreifender Konsens darüber, dass persönliches Wachstum angesichts von Widrigkeiten (durch das Finden eines Sinns) Hand in Hand mit der Entwicklung von Resilienz geht. Die Entscheidung für Kreativität, Altruismus und die Einbettung in eine bereichernde soziale Gemeinschaft ebnet den Weg für ein sinnerfülltes Leben – mit anderen Worten: Sie trägt dazu bei, eine resiliente Psyche zu entwickeln. Es gibt kein besseres Beispiel für einen unzerbrechlichen, resilienten Geist als Viktor Frankl. Seine Lehren sind so authentisch und lebensbejahend, weil seine Ideen aus seinen erschütternden Erfahrungen entstanden sind, als er in Nazi-Konzentrationslagern brutal zur Zwangsarbeit gezwungen wurde. Frankl verlor seine schwangere Frau, seine Eltern und seinen Bruder durch die Gräueltaten der Nazis, überlebte den Holocaust und widmete den Rest seines Lebens der Hilfe anderer. Seine Lehren und Schriften haben unzähligen Menschen geholfen, einen Sinn im Leben zu finden, Verantwortung in schwierigen Situationen zu übernehmen und auch unter schwierigsten Umständen Resilienz zu entwickeln.

Frankls Lehren sprechen nicht nur Erwachsene an, sondern auch junge Menschen, insbesondere Jugendliche. Das liegt daran, dass der Übergang von der Kindheit zum Erwachsenenalter durch ein zunehmendes Verständnis für den Sinn und die Zielgerichtetheit des Lebens gekennzeichnet ist. Die Entwicklung einer zunehmenden Selbstverantwortung für die Gestaltung des eigenen Lebens fällt mit neuroplastischen Umstrukturierungsprozessen während der Adoleszenz zusammen. Die neuronale Umstrukturierung des jugendlichen Gehirns bietet die Möglichkeit, Konflikte aus der Kindheit und frühen Jugend zu verarbeiten und diese nun aufgrund der altersspezifischen Fähigkeit zur Reflexion zu integrieren. In diesem Sinne setzen sich Jugendliche nicht nur mental mit Ereignissen in der Außenwelt auseinander, sondern auch mit den Auswirkungen vergangener Ereignisse.

Diese Auswirkungen korrelieren mit Reorganisationsprozessen kortikaler neuronaler Netzwerke von diffuseren Proto-Netzwerken hin zu fokussierteren und spezialisierteren neuronalen Subnetzwerken.[479] Infolge dieser Umstrukturierungen in der Anatomie und Physiologie des Gehirns wird die Präzision kognitiver Prozesse und die des Arbeitsgedächtnisses und der exekutiven Funktionen erhöht – ein Kennzeichen für die Reifung des Gehirns im frühen Erwachsenenalter. Auf psychologischer Ebene ist diese Phase untrennbar mit der Suche nach dem eigenen Platz in der Gesellschaft und der Welt verbunden. Für Kinder, die Missbrauch erlebt haben, können die Adoleszenz und die damit einhergehenden neuroplastischen Prozesse eine »zweite Chance« darstellen, wenn eine angemessene psychologische Begleitung vorhanden ist.

Wie kann die Neurowissenschaft dazu beitragen, Menschen zu unterstützen, die Missbrauch, Vernachlässigung, Armut und soziale Isolation erlebt haben oder erleben, oder mit gefährdeten Menschen zu arbeiten? Eines der Hauptziele dieses Buches ist es, Jugendlichen, Eltern, Betreuern sowie Mitarbeitern im Gesundheits- und Sozialwesen zu helfen, die Auswirkungen missbräuchlicher und vernachlässigender sozialer Umfelder auf die Gehirnentwicklung zu verstehen. Ein sehr erfolgreicher Weg, dies zu vermitteln, ist Psychoedukation. Die Psychoedukation, wie sie derzeit praktiziert wird, basiert auf der Arbeit der amerikanischen Psychiaterin und Forscherin Carol M. Anderson, die diesen Ansatz erstmals für die Behandlung von schizophrenen Patienten einsetzte. Der Ansatz der psychoedukativen Intervention war sehr erfolgreich und senkte die Rückfallquote von schizophrenen Patienten. Basierend auf jahrelanger empirischer Arbeit argumentiert Anderson, dass Psychoedukation dem Wissensdefizit der Patienten entgegenwirkt und so die Anfälligkeit für negative Reize vermindert.[480] In Übereinstimmung mit dieser Erklärung erscheint es naheliegend, Psychoedukation auch in der Psychotherapie und psychologischen Gesundheitsversorgung für Kinder und Jugendliche verstärkt einzusetzen.

Die Psychoedukation greift Interventionen auf, die systematisch und didaktisch Wissen über somatische oder psychische Erkrankungen, Leiden und Behandlungsmöglichkeiten vermitteln. Der Ansatz integriert emotionale und motivationale

479 Uhlhaas und Singer, »*Oscillations and Neuronal Dynamics in Schizophrenia*«, 1001–1009.
480 Anderson et al., »*Family Treatment of Adult Schizophrenic Patients*«, 490–505.

Aspekte, die es den Klienten ermöglichen, mit der mentalen Bewertung ihrer Situation umzugehen und die Therapietreue und -wirksamkeit zu verbessern. In psychoedukativen Sitzungen erhalten Personen, die direkt oder indirekt von negativen Erfahrungen betroffen sind, Informationen über die neurophysiologischen neuropathologischen Auswirkungen negativer Erfahrungen und haben die Möglichkeit, ihre Gedanken und Gefühle im Zusammenhang mit diesen Informationen zu erforschen.

Dieses Buch zielt darauf ab, Fachleute aus benachbarten Disziplinen aktuelles Wissen an der Schnittstelle von Neurowissenschaften, biologischer Psychologie und Sozialpädagogik für die Psychoedukation zu vermitteln. Wie in Kapitel 3 dargelegt, gibt es gute Gründe, »pathologisierende Sprache« zu vermeiden, die sich in der Regel auf Defizite konzentriert. Pathologisierende Sprache untermauert Machtungleichgewichte in der Therapeut-Klient-Beziehung und verstärkt so die Positionen in der Machthierarchie. Die Pathologisierung von Entwicklungsstörungen, die durch Missbrauch, Vernachlässigung und Traumata ausgelöst wurden, kann nicht nur Gefühle der Hilflosigkeit hervorrufen, sondern auch Scham oder Schuldgefühle. Letzteres gilt insbesondere dann, wenn Interventionen nicht zu den gewünschten Verbesserungen führen. Misserfolge der Interventionen können dann vom Klienten als Folge individueller Unzulänglichkeiten und somit als unveränderbar interpretiert werden. In einem psychoedukativen Ansatz ist es stattdessen wichtig, ein therapeutisches Umfeld zu schaffen, in dem keine Stimme gegenüber einer anderen bevorzugt wird. Therapeuten vermitteln Wissen, aber Klienten werden nachdrücklich ermutigt, ihrer eigenen Stimme zu vertrauen und die erhaltenen Informationen durch die Brille ihrer persönlichen Erfahrungen zu interpretieren. Auf diese Weise werden Klienten in die Lage versetzt, Resilienzfaktoren zu identifizieren, die in ihrem individuellen Lebensweg verwurzelt sind. Damit können sie Fähigkeiten mobilisieren, um aktuelle und zukünftige Probleme effektiv zu bewältigen.

Als Instrument zur Psychoedukation habe ich in diesem Buch vielfältige Aspekte des Zusammenspiels von Natur und Erziehung hervorgehoben, die eine Neubewertung der oft zitierten biologischen Dominanz ermöglichen und gleichzeitig die Bedeutung psychosozialer Faktoren für die Entwicklung betonen. Wie im gesamten Buch dargelegt, werden Entwicklungsverläufe von vielfältigen biologischen, sozialen, ökologischen und wirtschaftlichen Faktoren geprägt. Dadurch wird das Narrativ über die eigene Lebensgeschichte viel nuancierter, zugänglicher und lässt sich leichter erzählen. Je schwerer jedoch das Leiden einer Person ist, desto schwieriger wird es, die eigene Geschichte neu zu interpretieren. Das ist die Herausforderung, vor der Experten stehen, die mit missbrauchten Kindern und Jugendlichen sowie deren Unterstützungsnetzwerken arbeiten. Der Zugang zu neurowissenschaftlichen Erkenntnissen kann Experten dabei helfen, die Fähigkeiten und Fertigkeiten ihrer Klienten für den Heilungsprozess zu mobilisieren. Es ist die Aufgabe des Therapeuten, Sozialarbeiters oder Psychologen, das wissenschaftliche Wissen über die Auswirkungen von Missbrauch, Trauma, Vernachlässigung und Armut in eine Geschichte zu übersetzen, die mit der Lebensgeschichte des Klienten in Einklang steht. Dieses Buch möchte Betroffenen mehr Handlungsoptionen für lebensbejahende Strategien an die Hand geben und so deren Motivation für ein langfristiges Tun und Selbstwirksamkeit fördern.

Literatur

Abercrombie, C., Schaefer, S. M., Larson, C. L., Oakes, T. R., Lindgren, K. A., Holden, J. E., Perlman, et al. Metabolic Rate in the Right Amygdala Predicts Negative Affect in Depressed Patients. *NeuroReport* 9, no. 14 (1998): 3301–7. https://doi.org/10.1097/00001756-199810050-00028.

Ábrahám, H., Tornóczky, T., Kosztolányi, G., & Seress, L. Cell Formation in the Cortical Layers of the Developing Human Cerebellum. *International Journal of Developmental Neuroscience* 19, no. 1 (2001): 53–62. https://doi.org/10.1016/s0736-5748(00)00065-4.

Agnihotri, N. T., Hawkins, R. D., Kandel, E. R., & Kentros, C. The Long-Term Stability of New Hippocampal Place Fields Requires New Protein Synthesis. *Proceedings of the National Academy of Sciences* 101, no. 10 (2004): 3656–61. https://doi.org/10.1073/pnas.040038 5101.

Ainsworth, M. D., & Bell, S. M. Attachment, Exploration, and Separation: Illustrated by the Behavior of One-Year-Olds in a Strange Situation. *Child Development* 41, no. 1 (1970): 49–67. https://doi.org/10.2307/1127388.

Akers, K. G., Martinez-Canabal, A., Restivo, L., Yiu, A. P., De Cristofaro, A., Hsiang, H.-L., Wheeler, A. L., et al. Hippocampal Neurogenesis Regulates Forgetting During Adulthood and Infancy. *Science* 344, no. 6184 (May 9, 2014): 598–602. https://doi.org/10.1126/science. 1248903.

Alan Guttmacher Institute. *Sharing Responsibility: Women, Society and Abortion Worldwide.* New York, NY: Alan Guttmacher Institute, 1999.

Alexander, P. C. The Differential Effects of Abuse Characteristics and Attachment in the Prediction of Long-Term Effects of Sexual Abuse. *Journal of Interpersonal Violence* 8, no. 3 (September 1, 1993): 346–62. https://doi.org/10.1177/088626093008003004.

Amaral, D. G. The Amygdala, Social Behavior, and Danger Detection. *Annals of the New York Academy of Sciences* 1000, no. 1 (December 24, 2006): 337–47. https://doi.org/10.1196/ annals.1280.015.

American Psychiatric Association (ed). *Diagnostic and Statistical Manual of Mental Disorders: DSM-5*. Arlington, VA: American Psychiatric Association, 2017.

Ammerman, R. T., Higley, J. D., Linnoilia, M., & Suomi, S. J. Ethological Contributions. Essay. In *Handbook of Aggressive Behavior in Psychiatric Patients*, 17–32. New York, NY: Raven, 1994.

Anderson, C. M., Hogarty, G. E., & Reiss, D. J. Family Treatment of Adult Schizophrenic Patients: A Psycho-Educational Approach. *Schizophrenia Bulletin* 6, no. 3 (January 15, 1980): 490–505. https://doi.org/10.1093/schbul/6.3.490.

Armanini, M. P., Hutchins, C., Stein, B. A., & Sapolsky, R. M. Glucocorticoid Endangerment of Hippocampal Neurons Is NMDA-Receptor Dependent. *Brain Research* 532, no. 1–2 (November 5, 1990): 7–12. https://doi.org/10.1016/0006-8993(90)91734-x.

Armstrong, T. The Myth of the Normal Brain: Embracing Neurodiversity. *AMA Journal of Ethics* 17, no. 4 (April 1, 2015): 348–52. https://doi.org/10.1001/journalofethics.2015.17.4.msoc1-1504.

Article XIV: Sixty Phreonological Speciment, Approved and Described by Dr. Spurzheim. Essay. In *Phrenological Journal and Miscellany Vol VII*, 285–88. Edinburgh, 1823.

Bachevalier, J., Málková, L., & Mishkin, M. Effects of Selective Neonatal Temporal Lobe Lesions on Socioemotional Behavior in Infant Rhesus Monkeys (Macaca Mulatta). *Behavioral Neuroscience* 115, no. 3 (June 2001): 545–59. https://doi.org/10.1037/0735-7044.115.3.545.

Bacskai, B., Hochner, B., Mahaut-Smith, M., Adams, B., Kaang, Kandel, E., & Tsien, R. Spatially Resolved Dynamics of CAMP and Protein Kinase A Subunits in Aplysia Sensory Neurons. *Science* 260, no. 5105 (1993): 222–26. https://doi.org/10.1126/science.7682336.

Baird, D. The Influence of Social and Economic Factors on Stillbirths and Neonatal Deaths. *BJOG: An International Journal of Obstetrics and Gynaecology* 52, no. 4 (1945): 339–66. https://doi.org/10.1111/j.1471-0528.1945.tb07636.x.

Baird, R. M., Rosenbaum, S.E, & Wilson, E. O. Evolutionary Morality and Xenophobia. Essay. In *Hatred, Bigotry, and Prejudice: Definitions, Causes & Solutions*, 161–66. Amherst, NY: Prometheus Books, 1999.

Bakwin, H. Loneliness in Infants. *Archives of Pediatrics & Adolescent Medicine* 63, no. 1 (1942): 30–40. https://doi.org/10.1001/archpedi.1942.02010010031003.

Barden, N., Reul, J. M., & Holsboer, F. Do Antidepressants Stabilize Mood through Actions on the Hypothalamic-Pituitary-Adrenocortical System? *Trends in Neurosciences* 18, no. 1 (1995): 6–11. https://doi.org/10.1016/0166-2236(95)93942-q.

Barker, D. J. Fetal Origins of Coronary Heart Disease. *BMJ* 311, no. 6998 (1995): 171–74. https://doi.org/10.1136/bmj.311.6998.171.

Barr, G. A., Moriceau, S., Shionoya, K., Muzny, K., Gao, P., Wang, S., & Sullivan, R. M. Transitions in Infant Learning Are Modulated by Dopamine in the Amygdala. *Nature Neuroscience* 12, no. 11 (September 27, 2009): 1367–69. https://doi.org/10.1038/nn.2403.

Barros, V. G., Rodríguez, P., Martijena, I. D., Pérez, A., et al. Prenatal Stress and Early Adoption Effects on Benzodiazepine Receptors and Anxiogenic Behavior in the Adult Rat Brain. *Synapse* 60, no. 8 (December 15, 2006): 609–18. https://doi.org/10.1002/syn.20336.

Barry, A. M. Perception and Visual Communication Theory. *Journal of Visual Literacy* 22, no. 1 (2002): 91–106. https://doi.org/10.1080/23796529.2002.11674583.

Beaumont, G. de, & de Tocqueville, A. *On the Penitentiary System in the United States, and Its Application in France: with an Appendix on Penal Colonies, and Also, Statistical Notes*. Translated by Francis Lieber. Philadelphia, PA: Carey, Lea & Blanchard, 1833.

Beck, H. P., Levinson, S., & Irons, G. Finding Little Albert: A Journey to John B. Watson's Infant Laboratory. *American Psychologist* 64, no. 7 (2009): 605–14. https://doi.org/10.1037/a0017234.

Becker, H. S. *Outsiders: Studies in the sociology of deviance.* New York: Free Press Glencoe, 1963.

Ben-Noun, L. *NEONATICIDE, INFANTICIDE AND FILICIDE: Unique Medical Research in Biblical Times from the Viewpoint of Contemporary Perspective*. Israel: B. N. Publication House, 2017.

Bianchin, M., & Angrilli, A. Gender Differences in Emotional Responses: A Psychophysiological Study. *Physiology & Behavior* 105, no. 4 (February 28, 2012): 925–32. https://doi.org/10.1016/j.physbeh.2011.10.031.

Blakemore, S.-J. *Inventing Ourselves: the Secret Life of the Teenage Brain*. New York, NY: PublicAffairs, 2018.
Blos, P. *The Adolescent Passage: Developmental Issues*. New York, NY: International Universities Press, 1979.
Blum, D. *Love at Goon Park*. New York, NY: Berkley Books, 2004.
Blume, H. Autistics, Freed from Face-to-Face Encounters, Are Communicating in Cyberspace. *New York Times*. June 30, 1997.
Boccella, K. 20 Years after Surgery, a Full Life with Half a Brain. *The Philadelphia Inquirer*. February 14, 2016.
Bocquet-Appel, J.-P., & Ofer B.-Y. *The Neolithic Demographic Transition and Its Consequences*. Milton Keynes: Springer + Business Media, 2010.
Bolhuis, J. J., & Honey, R. C. Imprinting, Learning and Development: from Behaviour to Brain and Back. *Trends in Neurosciences* 21, no. 7 (1998): 306–11. https://doi.org/10.1016/s0166-2236(98)01258-2.
Boorse, C. Health as a Theoretical Concept. *Philosophy of Science* 44, no. 4 (December 1977): 542–73. https://doi.org/10.1086/288768.
Bowlby, J. *Child Care and the Growth of Love: Based by Permission of the World Health Organization on the Report Maternal Care and Mental Health*. Harmondsworth: Penguin, 1957.
Bowlby, J. Separation Anxiety: A critical review of the literature. *Journal of Child Psychology and Psychiatry* 1, no. 4 (1960): 251–69. https://doi.org/10.1111/j.1469-7610.1960.tb01999.x.
Bowlby, J. The Making and Breaking of Affectional Bonds. *British Journal of Psychiatry* 130, no. 5 (1977): 421–31. https://doi.org/10.1192/bjp.130.5.421.
Bowlby, J. *Attachment and Loss*. New York, NY: Basic Books, 1982.
Bowlby, J. Forty-Four Juvenile Thieves: Their Characters and Home-Life. *The International Journal of Psychoanalysis* 25 (1994): 19–53.
Bowlby, J. *Attachment and Loss*. New York, NY: Basic Books, 1982.
Bowlby, J. Introduction. Essay. In *The Making and Breaking of Affectional Bonds: with a New Introduction by Richard Bowlby*, vii–xi. London: Routledge, 2005.
Bowles, S., & Choi, J.-K. Coevolution of Farming and Private Property during the Early Holocene. *Proceedings of the National Academy of Sciences* 110, no. 22 (2013): 8830–35. https://doi.org/10.1073/pnas.1212149110.
Boyce, W. T. *The Orchid and the Dandelion: Why Some Children Struggle and How All Can Thrive*. New York, NY: Knopf, 2019.
Brauer, J., Xiao, Y., Poulain, T., Friederici, A. D., & Schirmer, A. Frequency of Maternal Touch Predicts Resting Activity and Connectivity of the Developing Social Brain. *Cerebral Cortex* 26, no. 8 (August 26, 2016): 3544–52. https://doi.org/10.1093/cercor/bhw137.
Brauth, S. E., Hall, W. S., Dooling, R. J., & Suomi, S. J. Up-Tight and Laid-Back Monkeys: Individual Differences in the Response to Social Challenges. Essay. In *Plasticity of Development*, 27–56. Cambridge, MA: MIT Press, 1991.
Bremner, J. D., Randall, P., Scott, T.M, Bronen, R. A., Seibyl, J. P., Southwick, S. M., Delaney, R. C., et al. MRI-Based Measurement of Hippocampal Volume in Patients with Combat-Related Posttraumatic Stress Disorder. *American Journal of Psychiatry* 152, no. 7 (1995): 973–81. https://doi.org/10.1176/ajp.152.7.973.
Bremner, J. D., Randall, P., Vermetten, E., Staib, L. H., Bronen, R. A., Mazure, C., Capelli, S., et al. Magnetic Resonance Imaging-Based Measurement of Hippocampal Volume in Post-

traumatic Stress Disorder Related to Childhood Physical and Sexual Abuse—a Preliminary Report. *Biological Psychiatry* 41, no. 1 (January 1, 1997): 23–32. https://doi.org/10.1016/s0006-3223(96)00162-x.

Bremner, J. D., Narayan, M., Anderson, E. R., Staib, L. H., Miller, H. L., & Charney, D. S. Hippocampal Volume Reduction in Major Depression. *American Journal of Psychiatry* 157, no. 1 (2000): 115–18. https://doi.org/10.1176/ajp.157.1.115.

Bremner, J.D, Vythilingam, M., Vermetten, E., Adil, J., Khan, S., Nazeer, A., Afzal, N., et al. Cortisol Response to a Cognitive Stress Challenge in Posttraumatic Stress Disorder (PTSD) Related to Childhood Abuse. *Psychoneuroendocrinology* 28, no. 6 (August 28, 2003): 733–50. https://doi.org/10.1016/s0306-4530(02)00067-7.

Brendtro, L. K. Pathways From Pain to Resilience. *International Journal of Child, Youth and Family Studies* 10, no. 2–3 (April 8, 2019): 5–24. https://doi.org/10.18357/ijcyfs102-3201918850.

Brennan, K. A., Shaver, P. R., & Tobey, A. E. Attachment Styles, Gender and Parental Problem Drinking. *Journal of Social and Personal Relationships* 8, no. 4 (1991): 451–66. https://doi.org/10.1177/026540759184001.

Bronfenbrenner, U. Die Ökologie der menschlichen Entwicklung. Natürliche und geplante Experimente. Stuttgart: Klett-Cotta, 1981

Brown, C. C., Raio, C. M., & Neta, M. Cortisol Responses Enhance Negative Valence Perception for Ambiguous Facial Expressions. *Scientific Reports* 7, no. 1 (November 8, 2017): 15107. https://doi.org/10.1038/s41598-017-14846-3.

Brown, G. W. Genetic and Population Perspectives on Life Events and Depression. *Social Psychiatry and Psychiatric Epidemiology* 33, no. 8 (August 13, 1998): 363–72. https://doi.org/10.1007/s001270050067.

Brown, R., & Kulik, J. Flashbulb Memories. *Cognition* 5, no. 1 (1977): 73–99. https://doi.org/10.1016/0010-0277(77)90018-x.

Brown, S. S., & Eisenberg, L. *The Best Intentions: Unintended Pregnancy and the Well-Being of Children and Families*. Washington, D. C., VA: National Academy Press, 1995.

Bruce, H. M. A Block To Pregnancy in the Mouse Caused by Proximity of Strange Males. *Reproduction* 1, no. 1 (February 1960): 96–103. https://doi.org/10.1530/jrf.0.0010096.

Brunner, H., Nelen, M., Breakefield, X., Ropers, H., & van Oost, B. Abnormal Behavior Associated with a Point Mutation in the Structural Gene for Monoamine Oxidase A. *Science* 262, no. 5133 (1993): 578–80. https://doi.org/10.1126/science.8211186.

Buaer, P. J. Oh Where, Oh Where Have Those Early Memories Gone? A Developmental Perspective on Childhood Amnesia. American Psychological Association. American Psychological Association, December 2004. https://www.apa.org/science/about/psa/2004/12/bauer.

Burnham, J. B. *Family Therapy: First Steps towards a Systemic Approach*. London: Tavistock Publications Ltd, 1986.

Caldji, C. The Effects of Early Rearing Environment on the Development of GABAA and Central Benzodiazepine Receptor Levels and Novelty-Induced Fearfulness in the Rat. *Neuropsychopharmacology* 22, no. 3 (2000): 219–29. https://doi.org/10.1016/s0893-133x(99)00110-4.

Caldji, C., Tannenbaum, B., Sharma, S., Francis, D., Plotsky, P. M., & Meaney, M. J. Maternal Care during Infancy Regulates the Development of Neural Systems Mediating the Expression of Fearfulness in the Rat. *Proceedings of the National Academy of Sciences* 95, no. 9 (April 28, 1998): 5335–40. https://doi.org/10.1073/pnas.95.9.5335.

Campbell, B. Parental Investment and Sexual Selection. Essay. In *Sexual Selection and the Descent of Man, 1871–1971*, 136–79. Chicago, Il: Aldine Pub. Co, 1972.

Campbell, B., & Trivers, R. L. Parental Investment and Sexual Selection. Essay. In *Sexual Selection and the Descent of Man: 1871–1971*, 136–79. Chicago, IL: Aldine, 1977.

Camperio Ciani, A. S., & Fontanesi, L. Mothers Who Kill Their Offspring: Testing Evolutionary Hypothesis in a 110-Case Italian Sample. *Child Abuse & Neglect* 36, no. 6 (2012): 519–27. https://doi.org/10.1016/j.chiabu.2012.05.001.

Carroll, B. J., Curtis, G. C., Davies, B. M., Mendels, J., & Sugerman, A. A. Urinary Free Cortisol Excretion in Depression. *Psychological Medicine* 6, no. 1 (1976): 43–50. https://doi.org/10.1017/s0033291700007480.

Cartwright, S. A. Diseases and Peculiarities of the Negro Race. PBS. Public Broadcasting Service, 1851. https://www.pbs.org/wgbh/aia/part4/4h3106t.html.

Caspi, A. Role of Genotype in the Cycle of Violence in Maltreated Children. *Science* 297, no. 5582 (2002): 851–54. https://doi.org/10.1126/science.1072290.

Caspi, A. Influence of Life Stress on Depression: Moderation by a Polymorphism in the 5-HTT Gene. *Science* 301, no. 5631 (July 18, 2003): 386–89. https://doi.org/10.1126/science.1083968.

Chi, J. G., Dooling, E. C., & Gilles, F. H. Left-Right Asymmetries of the Temporal Speech Areas of the Human Fetus. *Archives of Neurology* 34, no. 6 (1977): 346–48. https://doi.org/10.1001/archneur.1977.00500180040008.

Chisholm, J. S. The Evolutionary Ecology of Attachment Organization. *Human Nature*, March 7, 1996, 1–37.

Closing the Gap in a Generation: Health Equity through Action on the Social Determinants of Health – Final Report of the Commission on Social Determinants of Health. World Health Organization. World Health Organization, August 27, 2008. https://www.who.int/publications/i/item/WHO-IER-CSDH-08.1.

Cloutier, J., Li, T., & Correll, J. The Impact of Childhood Experience on Amygdala Response to Perceptually Familiar Black and White Faces. *Journal of Cognitive Neuroscience* 26, no. 9 (September 26, 2014): 1992–2004. https://doi.org/10.1162/jocn_a_00605.

Clutton-Brock, T. H., Brotherton, P.N, Smith, R., McIlrath, G. M., Kansky, R., Gaynor, D., O'Riain, M. J., & Skinner, J. D. Infanticide and Expulsion of Females in a Cooperative Mammal. *Proceedings of the Royal Society of London. Series B: Biological Sciences* 265, no. 1412 (December 7, 1998): 2291–95. https://doi.org/10.1098/rspb.1998.0573.

Colman, A. M. Race Differences in IQ: Hans Eysenck's Contribution to the Debate in the Light of Subsequent Research. *Personality and Individual Differences* 103 (2016): 182–89. https://doi.org/10.1016/j.paid.2016.04.050.

Colucci-D'Amato, L., Bonavita, V., & di Porzio, U. The End of the Central Dogma of Neurobiology: Stem Cells and Neurogenesis in Adult CNS. *Neurological Sciences* 27, no. 4 (2006): 266–70. https://doi.org/10.1007/s10072-006-0682-z.

Conrad, C. D., Magariños, A. M., LeDoux, J., & McEwen, B. S. Repeated Restraint Stress Facilitates Fear Conditioning Independently of Causing Hippocampal CA3 Dendritic Atrophy. *Behavioral Neuroscience* 113, no. 5 (1999): 902–13. https://doi.org/10.1037/0735-7044.113.5.902.

Coplan, J. D., Andrews, M. W., Rosenblum, L. A., Owens, M. J., Friedman, S., Gorman, J. M., & Nemeroff, C. B. Persistent Elevations of Cerebrospinal Fluid Concentrations of Corticotropin-Releasing Factor in Adult Nonhuman Primates Exposed to Early-Life Stressors: Implications for the Pathophysiology of Mood and Anxiety Disorders. *Proceedings of the*

National Academy of Sciences 93, no. 4 (February 20, 1996): 1619–23. https://doi.org/10.1073/pnas.93.4.1619.
Cory, G. A. *Toward Consilience: the Bioneurological Basis of Behavior, Thought, Experience, and Language*. New York, NY: Kluwer Academic/Plenum Publishers, 2000.
Cosmides, L., & Tooby, J. Origins of Domain Specificity: The Evolution of Functional Organization. *Mapping the Mind*, 1994, 85–116. https://doi.org/10.1017/cbo9780511752902.005.
Cottrell, E. C. Prenatal Stress, Glucocorticoids and the Programming of Adult Disease. *Frontiers in Behavioral Neuroscience* 3 (September 7, 2009): 19. https://doi.org/10.3389/neuro.08.019.2009.
Courtois, C. A. Complex Trauma, Complex Reactions: Assessment and Treatment. *Psychotherapy: Theory, Research, Practice, Training* 41, no. 4 (2004): 412–25. https://doi.org/10.1037/0033-3204.41.4.412.
Craske, M. G., Allison, M., Waters, R., et al. Is Aversive Learning a Marker of Risk for Anxiety Disorders in Children? *Behaviour Research and Therapy* 46, no. 8 (2008): 954–67. https://doi.org/10.1016/j.brat.2008.04.011.
Cunningham, D. J., & Horsley, V. *Contribution to the Surface Anatomy of the Cerebral Hemispheres*. Dublin, 1892.
Daly, M., & Wilson, M. *Homicide*. New York, NY: De Gruyter, 1988.
Damasio, A. R. *Descartes' Error: Emotion, Reason, and the Human Brain*. London: Penguin, 2005.
Danieli, Y., & Suomi, S. Psychobiology of Intergenerational Effects of Trauma: Evidence from Animal Studies. Essay. In *International Handbook of Multigenerational Legacies of Trauma*, 623–37. New York, NY: Springer, 2011.
Darwin, C. *On the Origin of Species by Means of Natural Selection, or the Preservation of Favoured Races in the Struggle for Life*. London: John Murray, 1859.
De Bellis, M. D., & Zisk, A. The Biological Effects of Childhood Trauma. *Child and Adolescent Psychiatric Clinics of North America* 23, no. 2 (February 16, 2014): 185–222. https://doi.org/10.1016/j.chc.2014.01.002.
DeBaun, M. R., Niemitz, E., McNeil, D. E., et al. Epigenetic Alterations of H19 and LIT1 Distinguish Patients with Beckwith-Wiedemann Syndrome with Cancer and Birth Defects. *The American Journal of Human Genetics* 70, no. 3 (2002): 604–11. https://doi.org/10.1086/338934.
Dedovic, K., Duchesne, A., Andrews, J., Engert, V., & Pruessner, J. C. The Brain and the Stress Axis: The Neural Correlates of Cortisol Regulation in Response to Stress. *NeuroImage* 47, no. 3 (September 4, 2009): 864–71. https://doi.org/10.1016/j.neuroimage.2009.05.074.
Dehaene, S., Spelkel, E., Pinel, P., Stanescu, R., & Tsivkin, S. Sources of Mathematical Thinking: Behavioral and Brain-Imaging Evidence. *Science* 284, no. 5416 (1999): 970–74. https://doi.org/10.1126/science.284.5416.970.
Dehaene, S., & Cohen, L. Cerebral Pathways for Calculation: Double Dissociation between Rote Verbal and Quantitative Knowledge of Arithmetic. *Cortex* 33, no. 2 (1997): 219–50. https://doi.org/10.1016/s0010-9452(08)70002-9.
Dennert, J. W. The Embryo Project Encyclopedia. Henry Herbert Goddard (1866–1957) | The Embryo Project Encyclopedia, May 6, 2021. https://embryo.asu.edu/pages/henry-herbert-goddard-1866-1957.
Diggs, G. M. Evolutionary Mismatch: Implications Far Beyond Diet and Exercise. *Journal of Evolution and Health* 2, no. 1 (2017). https://doi.org/10.15310/2334-3591.1057.

Dittrich, L. *Patient H. M. a Story of Memory, Madness and Family Secrets*. London: Vintage, 2017.

Dorra, J. Noah Wurde Praktisch Ohne Gehirn Geboren – so Ergeht Es Ihm Heute. NetMoms.de, January 19, 2018. https://www.netmoms.de/nachrichten/dieses-baby-wurde-praktisch-ohne-gehirn-geboren-so-ergeht-es-ihm-heute/?obref=outbrain-www-fol.

Duhl, D. M., Vrieling, H., Miller, K. A., Wolff, G. L., & Barsh, G. S. Neomorphic Agouti Mutations in Obese Yellow Mice. *Nature Genetics* 8, no. 1 (1994): 59–65. https://doi.org/10.1038/ng0994-59.

Dully, H., & Fleming, C. *My Lobotomy: a Memoir*. London: Vermilion, 2008.

Dunbar, R. I. Coevolution of Neocortical Size, Group Size and Language in Humans. *Behavioral and Brain Sciences* 16, no. 4 (1993): 681–94. https://doi.org/10.1017/s0140525x00032325.

Eberstaller, O. Das Stirnhirn. Ein Beitrag Zur Anatomie Der Oberflache Des Grosshirns. *The American Journal of Psychology* 3, no. 3 (1890): 371. https://doi.org/10.2307/1411701.

Eichenbaum, H., Yonelinas, A. P., & Ranganath, C. The Medial Temporal Lobe and Recognition Memory. *Annual Review of Neuroscience* 30, no. 1 (2007): 123–52. https://doi.org/10.1146/annurev.neuro.30.051606.094328.

Eichenbaum, H. Memory on Time. *Trends in Cognitive Sciences* 17, no. 2 (2013): 81–88. https://doi.org/10.1016/j.tics.2012.12.007.

Eissler, K. R. Notes on Problems of Technique in the Psychoanalytic Treatment of Adolescents. *The Psychoanalytic Study of the Child* 13, no. 1 (1958): 223–54. https://doi.org/10.1080/00797308.1958.11823181.

Elzinga, B. M., Schmahl, C. G., Vermetten, E., van Dyck, R., & Bremner, J. D. Higher Cortisol Levels Following Exposure to Traumatic Reminders in Abuse-Related PTSD. *Neuropsychopharmacology* 28, no. 9 (September 28, 2003): 1656–65. https://doi.org/10.1038/sj.npp.1300226.

The Encyclopedia of DNA Elements (ENCODE). Genome.gov, n.d. https://www.genome.gov/Funded-Programs-Projects/ENCODE-Project-ENCyclopedia-Of-DNA-Elements.

Engelhardt, H. T. John Hughlings Jackson and the Mind-Body Relation. *Bulletin of the History of Medicine* 49, no. 2 (1975): 137–51. https://doi.org/https://www.jstor.org/stable/44450214.

Eriksson, P. S., Perfilieva, E., Björk-Eriksson, T., Alborn, A.-M., Nordborg, C., et al. Neurogenesis in the Adult Human Hippocampus. *Nature Medicine* 4, no. 11 (1998): 1313–17. https://doi.org/10.1038/3305.

Fahrbach, S. E., Morrell, J. I., & Pfaff, D. W. Possible Role for Endogenous Oxytocin in Estrogen-Facilitated Maternal Behavior in Rats. *Neuroendocrinology* 40, no. 6 (June 1985): 526–32. https://doi.org/10.1159/000124125.

Fairchild, G., Van Goozen, S. H., Stollery, S. J., & Goodyer, I. M. Fear Conditioning and Affective Modulation of the Startle Reflex in Male Adolescents with Early-Onset or Adolescence-Onset Conduct Disorder and Healthy Control Subjects. *Biological Psychiatry* 63, no. 3 (2008): 279–85. https://doi.org/10.1016/j.biopsych.2007.06.019.

Feinstein, J. S., Adolphs, R., Damasio, A., & Tranel, D. The Human Amygdala and the Induction and Experience of Fear. *Current Biology* 21, no. 1 (January 11, 2011): 34–38. https://doi.org/10.1016/j.cub.2010.11.042.

Feng, X., Wang, L., Yang, S., et al. Maternal separation produces lasting changes in cortisol and behavior in rhesus monkeys. *Proceedings of the National Academy of Sciences* 108, no. 34 (August 23, 2011): 14312–7
doi: 10.1073/pnas.1010943108.

Fishbane, M. D. Wired to Connect: Neuroscience, Relationships, and Therapy. *Family Process* 46, no. 3 (2007): 395–412. https://doi.org/10.1111/j.1545-5300.2007.00219.x.

Flynn, J. R. *Are We Getting Smarter?: Rising IQ in the Twenty-First Century*. Cambridge: Cambridge University Press, 2012.

Forder, A. Social Work and System Theory. *The British Journal of Social Work* 6, no. 1 (January 1, 1976): 23–42. https://doi.org/10.1093/oxfordjournals.bjsw.a056695.

Foucault, M. Discipline and Punish: The Birth of the Prison. Translated by Alan Sheridan. New York: Vintage Books, 2nd ed., 1995

Fox, L. R. Cannibalism in Natural Populations. *Annual Review of Ecology and Systematics* 6, no. 1 (1975): 87–106. https://doi.org/10.1146/annurev.es.06.110175.000511.

Fraley, R. C., & Shaver, P. R. Adult Romantic Attachment: Theoretical Developments, Emerging Controversies, and Unanswered Questions. *Review of General Psychology* 4, no. 2 (June 1, 2000): 132–54. https://doi.org/10.1037/1089-2680.4.2.132.

Francis, D. D., Champagne, F. C., & Meaney, M. J. Variations in Maternal Behaviour Are Associated with Differences in Oxytocin Receptor Levels in the Rat. *Journal of Neuroendocrinology* 12, no. 12 (December 12, 2001): 1145–48. https://doi.org/10.1046/j.1365-2826.2000.00599.x.

Fraser-Smith, A. Male-Induced Pregnancy Termination in the Prairie Vole, Microtus Ochrogaster. *Science* 187, no. 4182 (March 28, 1975): 1211–13. https://doi.org/10.1126/science.1114340.

Fries, A. B., Ziegler, T. E., Kurian, J. R., Jacoris, S., & Pollak, S. D. Early Experience in Humans Is Associated with Changes in Neuropeptides Critical for Regulating Social Behavior. *Proceedings of the National Academy of Sciences* 102, no. 47 (November 22, 2005): 17237–40. https://doi.org/10.1073/pnas.0504767102.

Fries, A. B., & Pollak, S. D. Emotion Understanding in Postinstitutionalized Eastern European Children. *Development and Psychopathology* 16, no. 02 (2004): 355–69. https://doi.org/10.1017/s0954579404044554.

Fries, A. B., Shirtcliff, E. A., & Pollak, S. D. Neuroendocrine Dysregulation Following Early Social Deprivation in Children. *Developmental Psychobiology* 50, no. 6 (2008): 588–99. https://doi.org/10.1002/dev.20319.

Frodl, T., Meisenzahl, E. M., Zetzsche, T., Born, C., Jäger, M., Groll, C., et al. Larger Amygdala Volumes in First Depressive Episode as Compared to Recurrent Major Depression and Healthy Control Subjects. *Biological Psychiatry* 53, no. 4 (2003): 338–44. https://doi.org/10.1016/s0006-3223(02)01474-9.

Gailer, J. P., Calandra, I., Schulz-Kornas, E., & Kaiser, T. M. Morphology Is Not Destiny: Discrepancy between Form, Function and Dietary Adaptation in Bovid Cheek Teeth. *Journal of Mammalian Evolution* 23, no. 4 (2016): 369–83. https://doi.org/10.1007/s10914-016-9325-1.

Galaburda, A. M., Corsiglia, J., Rosen, G. D., & Sherman, G. F. Planum Temporale Asymmetry, Reappraisal since Geschwind and Levitsky. *Neuropsychologia* 25, no. 6 (1987): 853–68. https://doi.org/10.1016/0028-3932(87)90091-1.

Garson, H. S. *Oprah Winfrey: a Biography*. Santa Barbara, CA: Greenwood, 2011.

Gaylin, W. M., Meister, J. S., Neville, R. C., & Vaughan, H. G. Psychosurgery and Brain Stimulation in Historical Perspective. Essay. In *Operating on the Mind the Psychosurgery Conflict*, 24–72. New York: Basic Books, 1975.

Gazzaniga, M. S. *Who's in Charge?: Free Will and the Science of the Brain*. London: Hachette, 2012.

Gendercide Watch. IALS, February 8, 2019. https://ials.sas.ac.uk/eagle-i/gendercide-watch.

Geschwind, D.H., & Rakic, P. Cortical Evolution: Judge the Brain by Its Cover. *Neuron* 80, no. 3 (October 30, 2013): 633–47. https://doi.org/10.1016/j.neuron.2013.10.045.
Ginott, H.G. Between Parents and Children. Three Rivers Press, New York, NY, 2003
Gittelman, R., & Sumoi, S. Anxiety-like Disorders in Young Primates. Essay. In *Anxiety Disorders of Childhood*, 1–23. New York, NY: Guilford Press, 1986.
Goldberg, S., Muir, R., Kerr, J., & Suomi, S. Influence of Bowlby's Attachment Theory on Research on Nonhuman Primate Biobehavioural Development. Essay. In *Attachment Theory: Social, Developmental, and Clinical Perspectives*, 185–201. Hillsdale, NJ: Routledge, 1995.
Gould, J., & Lewontin, R. The Spandrels of San Marco and the Panglossian Paradigm: a Critique of the Adaptationist Programme. *Proceedings of the Royal Society of London. Series B. Biological Sciences* 205, no. 1161 (1979): 581–98. https://doi.org/10.1098/rspb.1979.0086.
Gould, S.J., & Vrba, E.S. Exaptation – a Missing Term in the Science of Form. *Paleobiology* 8, no. 1 (1982): 4–15. https://doi.org/10.1017/s0094837300004310.
Grassian, S. Psychiatric Effects of Solitary Confinement. *Washington University Journal of Law and Policy* 22 (January 2006): 325–83.
Grossmann, K., Grossmann, K.E., Fremmer-Bombik, E., Kindler, H., Scheuerer-Englisch, H., & Zimmermann, P. The Uniqueness of the Child-Father Attachment Relationship: Fathers' Sensitive and Challenging Play as a Pivotal Variable in a 16-Year Longitudinal Study. *Social Development* 11, no. 3 (2002): 301–37. https://doi.org/10.1111/1467-9507.00202.
Grupe, D.W., & Nitschke, J.B. Uncertainty and Anticipation in Anxiety: an Integrated Neurobiological and Psychological Perspective. *Nature Reviews Neuroscience* 14, no. 7 (June 20, 2013): 488–501. https://doi.org/10.1038/nrn3524.
Guileyardo, J.M., Prahlow, J.A. & Barnard, J.J. Familial Filicide and Filicide Classification. *The American Journal of Forensic Medicine and Pathology* 20, no. 3 (1999): 286–92. https://doi.org/10.1097/00000433-199909000-00014.
Hacking, I. *The Social Construction of What*. Cambridge: Harvard University Press, 1999.
Hacking, I. *Mad Travelers: Reflections on the Reality of Transient Mental Illnesses*. Harvard, Il: Harvard Univ. Press, 2006.
Hagerty, B.B. Can Your Genes Make You Murder? NPR. NPR, July 1, 2010. https://www.npr.org/templates/story/story.php?storyId=128043329.
Haney, C. Mental Health Issues in Long-Term Solitary and ›Supermax‹ Confinement. *Crime & Delinquency* 49, no. 1 (2003): 124–56. https://doi.org/10.1177/0011128702239239.
Hanson, J.L., Chung, M.K., Avants, B.B., Shirtcliff, E.A., Gee, J.C., Davidson, R.J., & Pollak, S.D. Early Stress Is Associated with Alterations in the Orbitofrontal Cortex: A Tensor-Based Morphometry Investigation of Brain Structure and Behavioral Risk. *Journal of Neuroscience* 30, no. 22 (June 2, 2010): 7466–72. https://doi.org/10.1523/jneurosci.0859-10.2010.
Hanson, J.L., Nacewicz, B.M., Sutterer, M.J., Cayo, A.A., Schaefer, S.M., et al. Behavioral Problems After Early Life Stress: Contributions of the Hippocampus and Amygdala. *Biological Psychiatry* 77, no. 4 (February 15, 2015): 314–23. https://doi.org/10.1016/j.biopsych.2014.04.020.
Harada, T., Lipke, T., & Chiao, J.Y. Neural Basis of Extraordinary Empathy and Altruistic Motivation. *NeuroImage* 51, no. 4 (July 15, 2010): 1468–75. https://doi.org/10.1016/j.neuroimage.2010.03.025.
Harlow, H.F., & Zimmermann, R.R. Affectional Response in the Infant Monkey: Orphaned Baby Monkeys Develop a Strong and Persistent Attachment to Inanimate Surrogate Mot-

hers. *Science* 130, no. 3373 (August 21, 1959): 421–32. https://doi.org/10.1126/science.130.3373.421.
Hartley, C. A., Fischl, B., & Phelps, E. A. Brain Structure Correlates of Individual Differences in the Acquisition and Inhibition of Conditioned Fear. *Cerebral Cortex* 21, no. 9 (September 24, 2011): 1954–62. https://doi.org/10.1093/cercor/bhq253.
Hartley, M., & Commire, A. *Breaking the Silence*. New York, NY: Penguin Books, 1991.
Hayes, L. M. National Study of Jail Suicides: Seven Years Later. *Psychiatric Quarterly* 60, no. 1 (1989): 7–29. https://doi.org/10.1007/bf01064362.
Hayes, L. M. Juvenile Suicide in Confinement – Findings from the First National Survey. *Suicide and Life-Threatening Behavior* 39, no. 4 (2009): 353–63. https://doi.org/10.1521/suli.2009.39.4.353.
Hebb, D. O. *The Organization of Behavior; a Neuropsychological Theory, (by) D. O. Hebb. Science Editions*. New York, NY: John Wiley and Sons, 1967.
Heijmans, B. T., Tobi, E. W., Stein, A. D., Putter, H., Blauw, G. J., Susser, E. S., et al. Persistent Epigenetic Differences Associated with Prenatal Exposure to Famine in Humans. *Proceedings of the National Academy of Sciences* 105, no. 44 (2008): 17046–49. https://doi.org/10.1073/pnas.0806560105.
Heim, C., Young, L. J., Newport, D. J., Mletzko, T., Miller, A. H., & Nemeroff, C. B. Lower CSF Oxytocin Concentrations in Women with a History of Childhood Abuse. *Molecular Psychiatry* 14, no. 10 (October 28, 2008): 954–58. https://doi.org/10.1038/mp.2008.112.
Heit, Stacey, Michael J. Owens, Paul Plotsky, & Charles B. Nemeroff. Corticotropin-Releasing Factor, Stress, and Depression. *The Neuroscientist* 3, no. 3 (1997): 186–94. https://doi.org/10.1177/107385849700300312.
Helige, B., John, M., Schmucker, H., Wörgötter, G., Wisinger, M., & Mayrhofer, H. *Endbericht Der Kommission Wilhelminenberg*. Wien: Institut für Rechts- und Kriminalsoziologie, 2013.
Herrnstein, R. J., & Murray, C. A. *The Bell Curve: Intelligence and Class Structure in American Life*. New York, NY: Free Press, 1997.
Higley, J. D., Linnoila, M., Suomi, S. J., Taub, D. M., Lindell, S. G., Vickers, J., Fernald, B., Higley, S. B. & Mehlman, P. T. Excessive Mortality in Young Free-Ranging Male Nonhuman Primates With Low Cerebrospinal Fluid 5-Hydroxyindoleacetic Acid Concentrations. *Archives of General Psychiatry* 53, no. 6 (June 5, 1996): 537–43. https://doi.org/10.1001/archpsyc.1996.01830060083011.
Higley, J., King, S., Hasert, M., Champoux, M., Suomi, S., & Linnoila, M. Stability of Interindividual Differences in Serotonin Function and Its Relationship to Severe Aggression and Competent Social Behavior in Rhesus Macaque Females. *Neuropsychopharmacology* 14, no. 1 (January 14, 1996): 67–76. https://doi.org/10.1016/s0893-133x(96)80060-1.
Hobbes, T. *De Homine*. Roma: Centro internazionale di studi umanistici, 1961.
Hobbes, T., & Molesworth, W. *The English Works of Thomas Hobbes of Malmesbury*. Aalen: Scientia, 1962.
Holtmaat, A., Wilbrecht, L, Knott, G. W., Welker, E., & Svoboda, K. Experience-Dependent and Cell-Type-Specific Spine Growth in the Neocortex. *Nature* 441, no. 7096 (June 22, 2006): 979–83. https://doi.org/10.1038/nature04783.
Homburger, A. *Vorlesungen Über Psychopathologie Des Kindesalters*. Berlin, Heidelberg: Springer-Verlag 1926.

Hrdy, S. B. Infanticide among Animals: A Review, Classification, and Examination of the Implications for the Reproductive Strategies of Females. *Ethology and Sociobiology* 1, no. 1 (1979): 13–40. https://doi.org/10.1016/0162-3095(79)90004-9.

Humphrey, T. The Development of the Human Hippocampal Fissure. *Journal of Anatomy*, September 10, 1967, 655–76.

Humphries, M. Why Does the Brain Have a Reward Prediction Error? Medium. The Spike, December 30, 2019. https://medium.com/the-spike/why-does-the-brain-have-a-reward-prediction-error-6d52773bd9e7.

Incredible Man-Machine Analogies. Top Design Magazine. TDM S. R.L, n.d. http://www.topdesignmag.com/incredible-man-machine-analogies/.

Jablensky, A. The Diagnostic Concept of Schizophrenia: Its History, Evolution, and Future Prospects. Dialogues in clinical neuroscience. Les Laboratoires Servier, September 12, 2010. https://www.ncbi.nlm.nih.gov/pmc/articles/PMC3181977/.

Jacobs, H. *Incidents in the Life of a Slave Girl: Seven Years Concealed*. Auckland, New Zealand: The Floating Press, 1861.

James, W. *The Principles of Psychology*. New York, NY: Henry Holt and Company, 1890.

Jedd, K., Hunt, R. H., Cicchetti, D., Hunt, E., Cowell, R. A. Rogosch, F. A., Toth, S. L., & Thomas, K. M. Long-Term Consequences of Childhood Maltreatment: Altered Amygdala Functional Connectivity. *Development and Psychopathology* 27, no. 4pt2 (November 27, 2015): 1577–89. https://doi.org/10.1017/s0954579415000954.

Josselyn, S. A., & Frankland, P. W.Infantile Amnesia: A Neurogenic Hypothesis. *Learning & Memory* 19, no. 9 (2012): 423–33. https://doi.org/10.1101/lm.021311.110.

Jovanovic, T, & Ressler, K. J. How the Neurocircuitry and Genetics of Fear Inhibition May Inform Our Understanding of PTSD. *American Journal of Psychiatry* 167, no. 6 (2010): 648–62. https://doi.org/10.1176/appi.ajp.2009.09071074.

Jovanovic, T., & Norrholm, S. D. Neural Mechanisms of Impaired Fear Inhibition in Posttraumatic Stress Disorder. *Frontiers in Behavioral Neuroscience* 5 (2011). https://doi.org/10.3389/fnbeh.2011.00044.

Ju, H., Colbert, C. M., & Levy, W. B. Limited Synapse Overproduction Can Speed Development but Sometimes with Long-Term Energy and Discrimination Penalties. *PLOS Computational Biology* 13, no. 9 (2017). https://doi.org/10.1371/journal.pcbi.1005750.

Kaba, F., Lewis, A., Glowa-Kollisch, S., Hadler, J., Lee, D., et al. Solitary Confinement and Risk of Self-Harm Among Jail Inmates. *American Journal of Public Health* 104, no. 3 (March 2014): 442–47. https://doi.org/10.2105/ajph.2013.301742.

Kandel, E. R. The Molecular Biology of Memory: CAMP, PKA, CRE, CREB-1, CREB-2, and CPEB. *Molecular Brain* 5, no. 1 (2012): 14. https://doi.org/10.1186/1756-6606-5-14.

Karmiloff-Smith, A. Ontogeny, Genetics, and Evolution: A Perspective from Developmental Cognitive Neuroscience. *Biological Theory* 1, no. 1 (2006): 44–51. https://doi.org/10.1162/biot.2006.1.1.44.

Karten, Y. J. G., Olariu, A., & Cameron, H. A. Stress in Early Life Inhibits Neurogenesis in Adulthood. *Trends in Neurosciences* 28, no. 4 (April 2005): 171–72. https://doi.org/10.1016/j.tins.2005.01.009.

Keltner, D. *The Power Paradox: How We Gain and Lose Influence*. New York, NY: Penguin Books, 2017.

Kendler, K. S., Kessler, R. C., Walters, E. E., MacLean, C., Neale, M. C., Heath, A. C., & Eaves, L. J. Stressful Life Events, Genetic Liability, and Onset of an Episode of Major Depression in

Women. *American Journal of Psychiatry* 152, no. 6 (1995): 833–42. https://doi.org/10.1176/ajp.152.6.833.

Kendler, K. S., Karkowski, L. M., & Prescott, C. A. Causal Relationship Between Stressful Life Events and the Onset of Major Depression. *American Journal of Psychiatry* 156, no. 6 (1999): 837–41. https://doi.org/10.1176/ajp.156.6.837.

Kessler, R. C. The Effects of Stressful Life Events on Depression. *Annual Review of Psychology* 48, no. 1 (1997): 191–214. https://doi.org/10.1146/annurev.psych.48.1.191.

Kim, H., Somerville, L. H., Johnstone, T., Alexander, A. L., & Whalen, P. J. Inverse Amygdala and Medial Prefrontal Cortex Responses to Surprised Faces. *NeuroReport* 14, no. 18 (December 19, 2003): 2317–22. https://doi.org/10.1097/00001756-200312190-00006.

Kim, J. J., & Diamond, D. M. The Stressed Hippocampus, Synaptic Plasticity and Lost Memories. *Nature Reviews Neuroscience* 3, no. 6 (2002): 453–62. https://doi.org/10.1038/nrn849.

Kim, J. J., Lee, H. J., Han, J.-S., & Packard, M. G. Amygdala Is Critical for Stress-Induced Modulation of Hippocampal Long-Term Potentiation and Learning. *The Journal of Neuroscience* 21, no. 14 (July 15, 2001): 5222–28. https://doi.org/10.1523/jneurosci.21-14-05222.2001.

Kimette. The Duplessis Orphans. Pound Pup Legacy, July 29, 2008. http://poundpuplegacy.org/node/20814.

King, R. H. *From the Bottom of the Heap: the Autobiography of Black Panther Robert Hillary King*. Oakland, CA: PM, 2012.

Kirsch, P., Meyer-Lindenberg, A., Gallhofer, B., Mattay, V. S., Gruppe, H., Siddhanti, S., et al. Oxytocin Modulates Neural Circuitry for Social Cognition and Fear in Humans. *Journal of Neuroscience* 25, no. 49 (December 7, 2005): 11489–93. https://doi.org/10.1523/jneurosci.3984-05.2005.

Knoth, R., Singec, I., Ditter, M., Pantazis, G., Capetian, P., Meyer, R. P., et al. Murine Features of Neurogenesis in the Human Hippocampus across the Lifespan from 0 to 100 Years. *PLoS ONE* 5, no. 1 (January 29, 2010). https://doi.org/10.1371/journal.pone.0008809.

Knott, G. W, Holtmaat, A., Wilbrecht, L., Welker, E., & Svoboda, K. Spine Growth Precedes Synapse Formation in the Adult Neocortex in Vivo. *Nature Neuroscience* 9, no. 9 (September 9, 2006): 1117–24. https://doi.org/10.1038/nn1747.

Kohl, M., & Williamson, L. Infanticide: An Anthropological Analysis. Essay. In *Infanticide and the Value of Life*, 61–75. Buffalo, NY: Prometheus Books, 1978.

Koltko-Rivera, M. E. Rediscovering the Later Version of Maslow's Hierarchy of Needs: Self-Transcendence and Opportunities for Theory, Research, and Unification. *Review of General Psychology* 10, no. 4 (2006): 302–17. https://doi.org/10.1037/1089-2680.10.4.302.

Komorowski, R. W., Manns, J. R., & Eichenbaum, H. Robust Conjunctive Item-Place Coding by Hippocampal Neurons Parallels Learning What Happens Where. *Journal of Neuroscience* 29, no. 31 (2009): 9918–29. https://doi.org/10.1523/jneurosci.1378-09.2009.

Konnikova, M. The Man Who Couldn t Speak and How He Revolutionized Psychology. Scientific American. Scientific American, February 8, 2013. https://blogs.scientificamerican.com/literally-psyched/the-man-who-couldnt-speakand-how-he-revolutionized-psychology/.

Kühne, U. Der Mensch Als Industriepalast. Telepolis, February 4, 2010. https://www.heise.de/tp/features/Der-Mensch-als-Industriepalast-3384323.html.

Kumsta, R., & Heinrichs, M. Oxytocin, Stress and Social Behavior: Neurogenetics of the Human Oxytocin System. *Current Opinion in Neurobiology* 23, no. 1 (2013): 11–16. https://doi.org/10.1016/j.conb.2012.09.004.

Kumsta, R., Hummel, E., Chan, F. S., & Heinrichs, M. Epigenetic Regulation of the Oxytocin Receptor Gene: Implications for Behavioral Neuroscience. *Frontiers in Neuroscience* 7 (2013): 83. https://doi.org/10.3389/fnins.2013.00083.

Lack, D. The Significance of Clutch-Size. *Ibis* 89, no. 2 (April 1947): 302–52. https://doi.org/10.1111/j.1474-919x.1947.tb04155.x.

Lack, D. *The Natural Regulation of Animal Numbers*. Oxford: Calrendon Press, 1954.

Laland, K. N., Odling-Smee, F. J., & Feldman, M. W. Evolutionary Consequences of Niche Construction and Their Implications for Ecology. Proceedings of the National Academy of Sciences of the United States of America. The National Academy of Sciences, August 31, 1999. https://www.ncbi.nlm.nih.gov/pmc/articles/PMC17873/.

Laland, K. N., Odling-Smee, J., & Feldman, M. W. Cultural Niche Construction and Human Evolution. *Journal of Evolutionary Biology* 14, no. 1 (2001): 22–33. https://doi.org/10.1046/j.1420-9101.2001.00262.x.

Laland, K. N., Odling-Smee, J., & Myles, S. How Culture Shaped the Human Genome: Bringing Genetics and the Human Sciences Together. *Nature Reviews Genetics* 11, no. 2 (February 2010): 137–48. https://doi.org/10.1038/nrg2734.

Laland, K., Matthews, B., & Feldman, M. W. An Introduction to Niche Construction Theory. *Evolutionary Ecology* 30, no. 2 (2016): 191–202. https://doi.org/10.1007/s10682-016-9821-z.

Laskowitz, D., Grant, G., Howlett, J. R., & Stein, M. B. Post-Traumatic Stress Disorder: Relationship to Traumatic Brain Injury and Approach to Treatment. Essay. In *Translational Research in Traumatic Brain Injury*. Boca Raton: CRC Press, 2016.

Lau, J. Y. F., Lissek, S., Nelson, E. E., Lee, Y., Roberson-Nay, R., Poeth, K., Jenness, J., Ernst, M., Grillon, C., & Pine, D. S. Fear Conditioning in Adolescents With Anxiety Disorders: Results From a Novel Experimental Paradigm. *Journal of the American Academy of Child & Adolescent Psychiatry* 47, no. 1 (2008): 94–102. https://doi.org/10.1097/chi.0b01e31815a5f01.

Lawrence, C. R. Hartsoeker's Homunculus Sketch from Essai De Dioptrique. The Embryo Project Encyclopedia, August 14, 2008. https://embryo.asu.edu/pages/hartsoekers-homunculus-sketch-essai-de-dioptrique.

LeDoux, J. E. *The Emotional Brain: the Mysterious Underpinnings of Emotional Life*. New York, NY: Simon & Schuster, 1996.

LeDoux, J. E. Emotion Circuits in the Brain. *Annual Review of Neuroscience* 23, no. 1 (2000): 155–84. https://doi.org/10.1146/annurev.neuro.23.1.155.

LeDoux, J. E. Emotional Memory. *Scholarpedia* 2, no. 7 (2007): 1806. https://doi.org/10.4249/scholarpedia.1806.

LeDoux, J. E. *Anxious*. Richmond, VA: Oneworld, 2015.

Leussis, M. P., & Andersen, S. L. Is Adolescence a Sensitive Period for Depression? Behavioral and Neuroanatomical Findings from a Social Stress Model. *Synapse* 62, no. 1 (January 6, 2008): 22–30. https://doi.org/10.1002/syn.20462.

Lewontin, R. L. *Dialectical Biologist*. Cambridge, MA: Harvard University Press, 1985.

Lieberman, D. E. *The Story of the Human Body: Evolution, Health, and Disease*. New York, NY: Pantheon Books, 2013.

Lieberman, D. *The Story of the Human Body: Evolution, Health and Disease*. London: Penguin Books Ltd, 2013.

Link, B. G., & Phelan, J. C. Conceptualizing Stigma. *Annual Review of Sociology*, 27 (2011): 363–385. https://doi.org/10.1146/annurev.soc.27.1.363

Lipatov, M., Brown, M.,J., & Feldman, M. W. The Influence of Social Niche on Cultural Niche Construction: Modelling Changes in Belief about Marriage Form in Taiwan. *Philosophi-*

cal Transactions of the Royal Society B: Biological Sciences 366, no. 1566 (March 27, 2011): 901–17. https://doi.org/10.1098/rstb.2010.0303.

Lissek, S., & van Meurs, B. Learning Models of PTSD: Theoretical Accounts and Psychobiological Evidence. *International Journal of Psychophysiology* 98, no. 3 (2015): 594–605. https://doi.org/10.1016/j.ijpsycho.2014.11.006.

Liu, D. Maternal Care, Hippocampal Glucocorticoid Receptors, and Hypothalamic-Pituitary-Adrenal Responses to Stress. *Science* 277, no. 5332 (September 12, 1997): 1659–62. https://doi.org/10.1126/science.277.5332.1659.

Lloyd, E., Wilson, D. S., & Sober, E. Evolutionary Mismatch And What To Do About It: A Basic Tutorial. *Evolutionary Applications*, September 25, 2011. https://evolution-institute.org/wp-content/uploads/2015/08/Mismatch-Sept-24-2011.pdf.

Locke, J. *An Abridgment of Mr. Locke's Essay Concerning Human Understanding*. Boston, MA: Cummings & Hilliard, 1822.

Lokhorst, G.-J. Descartes and the Pineal Gland. Stanford Encyclopedia of Philosophy. Stanford University, September 18, 2013. https://plato.stanford.edu/entries/pineal-gland/.

Low, B. S. Environmental Uncertainty and the Parental Strategies of Marsupials and Placentals. *The American Naturalist* 112, no. 983 (1978): 197–213. https://doi.org/10.1086/283260.

MacDonald, C. J., Lepage, K. Q., Eden, U. T., & Eichenbaum, H. Hippocampal ›Time Cells‹ Bridge the Gap in Memory for Discontiguous Events. *Neuron* 71, no. 4 (2011): 737–49. https://doi.org/10.1016/j.neuron.2011.07.012.

MacDonald, K. B., Burgess, R. G., & Hrdy, S. B. On Why It Takes a Village: Cooperative Breeders, Infant Needs and the Future. Essay. In *Evolutionary Perspectives on Human Development*, 167–89. Thousand Oaks, CA: Sage Publications, 2005.

MacMillan, H. L., Georgiades, K., Duku, E. K., Shea, A., Steiner, M., Niec, A., Tanaka, M., et al. Cortisol Response to Stress in Female Youths Exposed to Childhood Maltreatment: Results of the Youth Mood Project. *Biological Psychiatry* 66, no. 1 (2009): 62–68. https://doi.org/10.1016/j.biopsych.2008.12.014.

Madden, J, & Suomi, S. Primate Separation Models of Affective Disorders. Essay. In *Neurobiology of Learning, Emotion, and Affect*, 195–214. New York, NY: Raven Press, 1998.

Maestripieri, D., Lindell, S. G., Ayala, A., Gold, P. W., & Higley, J. D. Neurobiological Characteristics of Rhesus Macaque Abusive Mothers and Their Relation to Social and Maternal Behavior. *Neuroscience & Biobehavioral Reviews* 29, no. 1 (February 2005): 51–57. https://doi.org/10.1016/j.neubiorev.2004.05.004.

Maillard, K. N. Rethinking Children as Property. Syracuse University, July 26, 2012. https://surface.syr.edu/lawpub/75/.

Mak, G. K., Antle, M. C., Dyck, R. H., & Weiss, S. Bi-Parental Care Contributes to Sexually Dimorphic Neural Cell Genesis in the Adult Mammalian Brain. *PLoS ONE* 8, no. 5 (May 1, 2013). https://doi.org/10.1371/journal.pone.0062701.

Martin, C. R., Patel, V. B., Preedy, V. R., Daskalakis, N. P., McGill, M. A., Lehrner, A., & Yehuda, R. Endocrine Aspects of PTSD: Hypothalamic-Pituitary-Adrenal (HPA) Axis and Beyond. Essay. In *Comprehensive Guide to Post-Traumatic Stress Disorders*, 245–06. Cham: Springer International Publishing, 2016.

Maslow, A. A Theory of Human Motivation. *Psychological Review* 50, no. 4 (1943): 370–96. https://doi.org/10.1037/h0054346.

Maslow, A. H. The Farther Reaches of Human Nature. *Journal of Transpersonal Psychology* 1 (1969): 1–9.

Maslow, A. H., & Maslow, A. Psychological Data and Value Theory. Essay. In *New Knowledge in Human Values*, 119–36. New York, NY: Harper, 1959.
Mason, M. A. *From Father's Property to Children's Rights: the History of Child Custody in the United States*. New York, NY: Columbia University Press, 1994.
McCarthy, G., & Taylor, A. Avoidant/Ambivalent Attachment Style as a Mediator between Abusive Childhood Experiences and Adult Relationship Difficulties. *Journal of Child Psychology and Psychiatry* 40, no. 3 (1999): 465–77. https://doi.org/10.1111/1469-7610.00463.
McCarthy, M. M., McDonald, C. H., Brooks, P. J., & Goldman, D. An Anxiolytic Action of Oxytocin Is Enhanced by Estrogen in the Mouse. *Physiology & Behavior* 60, no. 5 (1996): 1209–15. https://doi.org/10.1016/s0031-9384(96)00212-0.
McCloskey, M., Caramazza, A., & Basili, A. Cognitive Mechanisms in Number Processing and Calculation: Evidence from Dyscalculia. *Brain and Cognition* 4, no. 2 (1985): 171–96. https://doi.org/10.1016/0278-2626(85)90069-7.
McCloskey, M., Wible, C. G., & Cohen, N. J. Is There a Special Flashbulb-Memory Mechanism? *Journal of Experimental Psychology: General* 117, no. 2 (1988): 171–81. https://doi.org/10.1037/0096-3445.117.2.171.
McCormick, C. M., Pellis, S. M., & Lukkes, J. D. Impact of Adolescent Social Experiences on Behavior and Neural Circuits Implicated in Mental Illnesses. *Neuroscience & Biobehavioral Reviews* 76 (May 7, 2017): 280–300. https://doi.org/10.1016/j.neubiorev.2017.01.018.
McDermott, R., Tingley, D., Cowden, J., Frazzetto, G., & Johnson, D. D. Monoamine Oxidase A Gene (MAOA) Predicts Behavioral Aggression Following Provocation. *Proceedings of the National Academy of Sciences* 106, no. 7 (2009): 2118–23. https://doi.org/10.1073/pnas.0808376106.
McEvoy, C. J. A Consideration of Human Xenophobia and Ethnocentrism from a Sociobiological Perspective. *Human Rights Review* 3, no. 3 (April 2002): 39–49. https://doi.org/10.1007/s12142-002-1018-x.
McEwen, B. S., & Sapolsky, R. M. Stress and Cognitive Function. *Current Opinion in Neurobiology* 5, no. 2 (1995): 205–16. https://doi.org/10.1016/0959-4388(95)80028-x.
McEwen, B. S. Physiology and Neurobiology of Stress and Adaptation: Central Role of the Brain. *Physiological Reviews* 87, no. 3 (2007): 873–904. https://doi.org/10.1152/physrev.00041.2006.
McLaughlin, K. A., Sheridan, M. A., Alves, S., & Mendes, W. B. Child Maltreatment and Autonomic Nervous System Reactivity. *Psychosomatic Medicine* 76, no. 7 (2014): 538–46. https://doi.org/10.1097/psy.0000000000000098.
McLaughlin, K. A., Sheridan, M. A., & Nelson, C. A. Neglect as a Violation of Species-Expectant Experience: Neurodevelopmental Consequences. *Biological Psychiatry* 82, no. 7 (2017): 462–71. https://doi.org/10.1016/j.biopsych.2017.02.1096.
Meaney, M. J. Maternal Care, Gene Expression, and the Transmission of Individual Differences in Stress Reactivity Across Generations. *Annual Review of Neuroscience* 24, no. 1 (2001): 1161–92. https://doi.org/10.1146/annurev.neuro.24.1.1161.
Meek, L. R, Dittel, P. L., Sheehan, M. C., Jing Y Chan, & Kjolhaug, S. R. Effects of Stress during Pregnancy on Maternal Behavior in Mice. *Physiology & Behavior* 72, no. 4 (March 2001): 473–79. https://doi.org/10.1016/s0031-9384(00)00431-5.
Mehta, M. R., Quirk, M. C., & Wilson, M. A. Experience-Dependent Asymmetric Shape of Hippocampal Receptive Fields. *Neuron* 25, no. 3 (March 25, 2000): 707–15. https://doi.org/10.1016/s0896-6273(00)81072-7.

Meyer-Lindenberg, A., Domes, G., Kirsch, P., & Heinrichs, M. Oxytocin and Vasopressin in the Human Brain: Social Neuropeptides for Translational Medicine. *Nature Reviews Neuroscience* 12, no. 9 (August 19, 2011): 524–38. https://doi.org/10.1038/nrn3044.

Milad, M. R., Quinn, B. T., Pitman, R. K., Orr, S. P., Fischl, B., & Rauch, S. L. Thickness of Ventromedial Prefrontal Cortex in Humans Is Correlated with Extinction Memory. *Proceedings of the National Academy of Sciences* 102, no. 30 (July 15, 2005): 10706–11. https://doi.org/10.1073/pnas.0502441102.

Milad, M. R., Pitman, R. K., Ellis, C. B., Gold, A. L., Shin, L. M., Lasko, N. B., Zeidan, M. A., et al. Neurobiological Basis of Failure to Recall Extinction Memory in Posttraumatic Stress Disorder. *Biological Psychiatry* 66, no. 12 (2009): 1075–82. https://doi.org/10.1016/j.biopsych.2009.06.026.

Miller, E. K., & Cohen, J. D. An Integrative Theory of Prefrontal Cortex Function. *Annual Review of Neuroscience* 24, no. 1 (2001): 167–202. https://doi.org/10.1146/annurev.neuro.24.1.167.

Miller, E. K., Freedman, D. J., & Wallis, J. D. The Prefrontal Cortex: Categories, Concepts and Cognition. *Philosophical Transactions of the Royal Society of London. Series B: Biological Sciences* 357, no. 1424 (August 29, 2002): 1123–36. https://doi.org/10.1098/rstb.2002.1099.

Miller, G. E., Chen, E., & Zhou, E. S. If It Goes up, Must It Come down? Chronic Stress and the Hypothalamic-Pituitary-Adrenocortical Axis in Humans. *Psychological Bulletin* 133, no. 1 (2007): 25–45. https://doi.org/10.1037/0033-2909.133.1.25.

Ming, Guo-li, & Hongjun Song. Adult in neurogenesis in the mammalian central nervous system. *Annual Review of Neuroscience* 28, no. 1 (2005): 223–50. https://doi.org/10.1146/annurev.neuro.28.051804.101459.

Mitchell, D., Koleszar, A. S., & Scopatz, R. A. Arousal and T-Maze Choice Behavior in Mice: A Convergent Paradigm for Neophobia Constructs and Optimal Arousal Theory. *Learning and Motivation* 15, no. 3 (August 1984): 287–301. https://doi.org/10.1016/0023-9690(84)90024-9.

Montessori, M. *The Absorbent Mind*. Adyar: The Theosophical Publishing House, 1949.

Moore, S. R., McEwen, L. M., Quirt, J., Morin, A., Mah, S. M., Barr, R. G., Boyce, T. W., & Kobor, M. S. Epigenetic Correlates of Neonatal Contact in Humans. *Development and Psychopathology* 29, no. 5 (December 22, 2017): 1517–38. https://doi.org/10.1017/s0954579417001213.

Moriceau, S., & Sullivan, R. M. Unique Neural Circuitry for Neonatal Olfactory Learning. *Journal of Neuroscience* 24, no. 5 (February 4, 2004): 1182–89. https://doi.org/10.1523/jneurosci.4578-03.2004.

Moriceau, S., & Sullivan, R. M. Maternal Presence Serves as a Switch between Learning Fear and Attraction in Infancy. *Nature Neuroscience* 9, no. 8 (August 9, 2006): 1004–6. https://doi.org/10.1038/nn1733.

Nadel, S. F. *The Foundations of Social Anthropology*. New York, NY: Free Press, 1951.

Nauta, W. J. H. The problem of the frontal lobe: a reinterpretation. *Principles, Practices, and Positions in Neuropsychiatric Research*, 1972, 167–87. https://doi.org/10.1016/b978-0-08-017007-7.50007-0.

Navawongse, R., & Eichenbaum, H. Distinct Pathways for Rule-Based Retrieval and Spatial Mapping of Memory Representations in Hippocampal Neurons. *Journal of Neuroscience* 33, no. 3 (2013): 1002–13. https://doi.org/10.1523/jneurosci.3891-12.2013.

Naya, Y., & Suzuki, W. A. Integrating What and When Across the Primate Medial Temporal Lobe. *Science* 333, no. 6043 (2011): 773–76. https://doi.org/10.1126/science.1206773.

Neisser, U. Snapshots or Benchmarks. Essay. In *Memory Observed: Remembering in Natural Contexts*, 43–48. San Francisco, CA: W.H. Freeman and Co., 1982.

Nelson Mandela Rules. United Nations. United Nations, n.d. https://www.un.org/en/events/mandeladay/mandela_rules.shtml.

Nelson, C.A., Zeanah, C.H., Fox, N.A., Marshall, P.J., Smyke, A.T., & Guthrie, D. Cognitive Recovery in Socially Deprived Young Children: The Bucharest Early Intervention Project. *Science* 318, no. 5858 (December 21, 2007): 1937–40. https://doi.org/10.1126/science.1143921.

Nelson, K. Sociocultural Theories of Memory Development. *The Wiley Handbook on the Development of Children's Memory*, 2013, 87–108. https://doi.org/10.1002/9781118597705.ch5.

Nelson, K. Quantitative and Qualitative Research in Psychological Science. *Biological Theory* 10, no. 3 (2015): 263–72. https://doi.org/10.1007/s13752-015-0216-0.

A New Look at The Duplessis Orphan Scandal. The McClaughry's Blog, March 18, 2020. https://mikemcclaughry.wordpress.com/virginias-research/a-new-look-at-the-duplessis-orphan-scandal/.

Noël F., & Bennett, A. *The Dionne Quintuplets and Their Entourage: Student Papers on Media Representation*. North Bay, Ont.: Nipissing University, 2010.

Odling-Smee, F.J., Laland, K.N., & Feldman, M.W. *Niche Construction the Neglected Process in Evolution*. Princeton, N.J: Princeton University Press, 2003.

Opie, C., Atkinson, Q.D., Dunbar, R.I., & Shultz, S. Male Infanticide Leads to Social Monogamy in Primates. *Proceedings of the National Academy of Sciences* 110, no. 33 (June 29, 2013): 13328–32. https://doi.org/10.1073/pnas.1307903110.

Ostlund, S.B., & Balleine, B.W. Orbitofrontal Cortex Mediates Outcome Encoding in Pavlovian But Not Instrumental Conditioning. *Journal of Neuroscience* 27, no. 18 (May 2, 2007): 4819–25. https://doi.org/10.1523/jneurosci.5443-06.2007.

O'Brien, M.J., & Laland, K.N. Genes, Culture, and Agriculture. *Current Anthropology* 53, no. 4 (2012): 434–70. https://doi.org/10.1086/666585.

Paracelsus. *De Natura Rerum, IX Bücher. Ph. Theophrasti Von Hohenheim, Genant Paracelsi*. Straßburg: Jobin, 1584.

Park, C.L., Kaiser, A.P., Spiro, A., King, D.W., & King, L.A. Does Wartime Captivity Affect Late-Life Mental Health? A Study of Vietnam-Era Repatriated Prisoners of War. *Research in Human Development* 9, no. 3 (2012): 191–209. https://doi.org/10.1080/15427609.2012.705554.

Pastalkova, E., Itskov, V., Amarasingham, A., & Buzsaki, G. Internally Generated Cell Assembly Sequences in the Rat Hippocampus. *Science* 321, no. 5894 (2008): 1322–27. https://doi.org/10.1126/science.1159775.

Paul, M., Lichtenberg, S., Borgatta, L., Grimes, D.A., Stubblefield P.G., Creinin, M.D., & Goldstein, S.R. Clinical Assessment and Ultrasound in Early Pregnancy. Essay. In *Management of Unintended and Abnormal Pregnancy: Comprehensive Abortion Care*. Somerset: Wiley, 2011.

Pawar, K.R. Transgenic Animals: A Short Review, February 28, 2017. https://www.biotecharticles.com/Biotech-Research-Article/Transgenic-Animals-A-Short-Review-3806.html.

Pechtel, P., & Pizzagalli, D.A. Effects of Early Life Stress on Cognitive and Affective Function: an Integrated Review of Human Literature. *Psychopharmacology* 214, no. 1 (March 24, 2010): 55–70. https://doi.org/10.1007/s00213-010-2009-2.

Pedersen, C. A., & Prange, A. J. Induction of Maternal Behavior in Virgin Rats after Intracerebroventricular Administration of Oxytocin. *Proceedings of the National Academy of Sciences* 76, no. 12 (December 1979): 6661–65. https://doi.org/10.1073/pnas.76.12.6661.
Penfield, W., & Evans, J. The Frontal Lobe in Man: a Clinical Study of Maximum Removals. *Brain* 58 (March 1935): 115–33.
Penfield, W., & Roberts, L. *Speech and Brain Mechanisms*. Princeton, NJ: Princeton University Pres, 1959.
Perreault, C. The Pace of Cultural Evolution. *PLoS ONE* 7, no. 9 (2012). https://doi.org/10.1371/journal.pone.0045150.
Perry, J. C., Sigal, J. J., Boucher, S., & Paré, N. Seven Institutionalized Children and Their Adaptation in Late Adulthood: The Children of Duplessis (Les Enfants De Duplessis). *Psychiatry: Interpersonal and Biological Processes* 69, no. 4 (2006): 283–301. https://doi.org/10.1521/psyc.2006.69.4.283.
Pine, D. S., Cohen, P., Johnson, J. G., & Brook, J. S. Adolescent Life Events as Predictors of Adult Depression. *Journal of Affective Disorders* 68, no. 1 (February 2002): 49–57. https://doi.org/10.1016/s0165-0327(00)00331-1.
Plotsky, P. M., & Meaney, M. J. Early, Postnatal Experience Alters Hypothalamic Corticotropin-Releasing Factor (CRF) MRNA, Median Eminence CRF Content and Stress-Induced Release in Adult Rats. *Molecular Brain Research* 18, no. 3 (1993): 195–200. https://doi.org/10.1016/0169-328x(93)90189-v.
Power, M. *The Egalitarians, Human and Chimpanzee: an Anthropological View of Social Organization*. Cambridge, UK: Cambridge University Press, 2005.
Preston, A. R., & Eichenbaum, H. Interplay of Hippocampus and Prefrontal Cortex in Memory. *Current Biology* 23, no. 17 (2013). https://doi.org/10.1016/j.cub.2013.05.041.
Quartz, S. R., & Sejnowski, T. J. *Liars, Lovers, and Heroes: What the New Brain Science Reveals about How We Become Who We Are*. New York, NY: Harper Collins, 2002.
Quiroga, R. Q., Mukamel, R., Isham, E. A., Malach, R., & Fried, I. Human Single-Neuron Responses at the Threshold of Conscious Recognition. *Proceedings of the National Academy of Sciences* 105, no. 9 (2008): 3599–3604. https://doi.org/10.1073/pnas.0707043105.
Quiroga, R. Q., Kreiman, G., Koch, C., & Fried, I. Sparse but Not ›Grandmother-Cell‹ Coding in the Medial Temporal Lobe. *Trends in Cognitive Sciences* 12, no. 3 (2008): 87–91. https://doi.org/10.1016/j.tics.2007.12.003.
Raineki, C., Moriceau, S., & Sullivan, R. M. Developing a Neurobehavioral Animal Model of Infant Attachment to an Abusive Caregiver. *Biological Psychiatry* 67, no. 12 (2010): 1137–45. https://doi.org/10.1016/j.biopsych.2009.12.019.
Raineki, C., Opendak, M., Sarro, E., Showler, A., Bui, K., McEwen, B. S., Wilson, D. A., & Sullivan, R. M. During Infant Maltreatment, Stress Targets Hippocampus, but Stress with Mother Present Targets Amygdala and Social Behavior. *Proceedings of the National Academy of Sciences* 116, no. 45 (October 21, 2019): 22821–32. https://doi.org/10.1073/pnas.1907170116.
Ramachandran, V. S. Consciousness and Body Image: Lessons from Phantom Limbs, Capgras Syndrome and Pain Asymbolia. *Philosophical Transactions of the Royal Society of London. Series B: Biological Sciences* 353, no. 1377 (November 29, 1998): 1851–59. https://doi.org/10.1098/rstb.1998.0337. Ramón y Cajal, S. The Croonian Lecture. – La Fine Structure Des Centres Nerveux. *Proceedings of the Royal Society of London* 55, no. 331–335 (1894): 444–68. https://doi.org/10.1098/rspl.1894.0063.
Ramón y Cajal, S., May, R. M., DeFelipe, J., & Jones, E. G. *Cajal's Degeneration and Regeneration of the Nervous System*. New York, NY: Oxford University Press, 1928.

Ramón y Cajal, S. Advice for a Young Investigator. Cambridge, MA: MIT Press, 1999, Preface to the 2nd ed.
Reblin, M., & Uchino, B. N. Social and Emotional Support and Its Implication for Health. *Current Opinion in Psychiatry* 21, no. 2 (August 20, 2008): 201–5. https://doi.org/10.1097/yco.0b013e3282f3ad89.
Reid, J. M. Excess mortality in the Glasgow conurbation: exploring the existence of a Glasgow effect, January 1, 1970. http://theses.gla.ac.uk/846/.
Reiss, J. O. *Not by Design: Retiring Darwin's Watchmaker*. Berkeley, CA: University of California Press, 2011.
Reite, M., & Sumoi, S. A History of Motherless Mother Monkeys Mothering at the University of Wisconsin Primate Laboratory. Essay. In *Child Abuse: the Nonhuman Primate Data*, 49–77. New York, NY: Liss, 1983.
Report of the Special Rapporteur on Torture and Other Cruel, Inhuman or Degrading Treatment or Punishment. Refworld, March 5, 2015. https://www.refworld.org/docid/550824454.html.
Resnick, P. J. Child Murder by Parents: A Psychiatric Review of Filicide. *American Journal of Psychiatry* 126, no. 3 (1969): 325–34. https://doi.org/10.1176/ajp.126.3.325.
Retzius, G. *Das Menschenhirn: Studien in Der Makroskopischen Morphologie*. Stockholm: Norstedt, 1896.
Richardson, S. A Violence in the Blood. Discover Magazine. Discover Magazine, October 15, 2019. https://www.discovermagazine.com/the-sciences/a-violence-in-the-blood.
Rogers, D. Inequality: Why Egalitarian Societies Died Out. New Scientist, July 25, 2012. https://www.newscientist.com/article/dn22071-inequality-why-egalitarian-societies-died-out/.
Rosack, M. L. The Dionne Quintuplets: Perinatal Care à La 1930s Style. *AWHONN Lifelines* 8, no. 4 (2004): 348–55. https://doi.org/10.1177/1091592304269634.
Rosalie R. Feminist Voices, n.d. https://feministvoices.com/profiles/rosalie-rayner.
Rosenblum, L. A., & Andrews, M. W. Influences of Environmental Demand on Maternal Behavior and Infant Development. *Acta Paediatrica* 83, no. s397 (1994): 57–63. https://doi.org/10.1111/j.1651-2227.1994.tb13266.x.
Rosenzweig, M. R. Aspects of the Search for Neural Mechanisms of Memory. *Annual Review of Psychology* 47, no. 1 (1996): 1–32. https://doi.org/10.1146/annurev.psych.47.1.1.
Roth, T. L., & Sullivan, R. M. Memory of Early Maltreatment: Neonatal Behavioral and Neural Correlates of Maternal Maltreatment within the Context of Classical Conditioning. *Biological Psychiatry* 57, no. 8 (April 15, 2005): 823–31. https://doi.org/10.1016/j.biopsych.2005.01.032.
Roy, A. Hypothalamic-Pituitary-Adrenal Axis Function and Suicidal Behavior in Depression. *Biological Psychiatry* 32, no. 9 (1992): 812–16. https://doi.org/10.1016/0006-3223(92)90084-d.
Rubin, D. C. *Autobiographical Memory*. Cambridge, MA: Cambridge University Press, 1988.
Rutten, G.-J. *Broca-Wernicke Doctrine: a Historical and Clinical Perspective on Localization of Language Functions*. Springer International Publishing, 2017.
Ryan, W. B. Infanticide: Its Law, Prevalence, Prevention and History. *The British and Foreign Medico-Chirurgical Review* 31, no. 61 (January 31, 1863): 1–27.
Sapolsky, R. M. *Stress, the Aging Brain, and the Mechanisms of Neuron Death*. Cambridge, MA: MIT Press, 1992.

Sapolsky, R. M. *Why Zebras Don't Get Ulcers: the Acclaimed Guide to Stress, Stress-Related Diseases, and Coping*. New York, NY: Henry Holt and Co., 2004.
Sapolsky, R. M. *Behave: The Biology of Humans at Our Best and Worst*. London: Penguin Press, 2017.
Sarason, S. B., & Doris, J. *Educational Handicap, Public Policy, and Social History: a Broadened Perspective on Mental Retardation*. New York, NY: Free Press, 1979.
Sarrazin, T. *Deutschland schafft sich ab. Wie wir unser Land aufs Spiel setzen*. München: Deutsche Verlags-Anstalt, 2010.
Sarto-Jackson, I. Wired for Social Interaction: What an Interdisciplinary Approach From Neurobiology, Evolutionary Biology, and Social Education Work Can Teach Us About Psychological Truama. *International Journal of Child, Youth and Family Studies* 9, no. 1 (March 19, 2018): 9–30. https://doi.org/10.18357/ijcyfs91201818117.
Savage, B. M., Lujan, H. L., Thipparthi, R. R., & DiCarlo, S. E. Humor, Laughter, Learning, and Health! A Brief Review. *Advances in Physiology Education* 41, no. 3 (July 5, 2017): 341–47. https://doi.org/10.1152/advan.00030.2017.
Scarr, S., & McCartney, K. How People Make Their Own Environments: A Theory of Genotype Environment Effects. *Child Development* 54, no. 2 (1983): 424–35. https://doi.org/10.1111/j.1467-8624.1983.tb03884.x.
Schoenfeld, T. J., & Gould, E. Stress, Stress Hormones, and Adult Neurogenesis. *Experimental Neurology* 233, no. 1 (2012): 12–21. https://doi.org/10.1016/j.expneurol.2011.01.008.
Schultz, W. Neuronal Reward and Decision Signals: From Theories to Data. *Physiological Reviews* 95, no. 3 (July 2015): 853–951. https://doi.org/10.1152/physrev.00023.2014.
Schwabe, L., & Wolf, O. T. Stress Modulates the Engagement of Multiple Memory Systems in Classification Learning. *Journal of Neuroscience* 32 (2012): 11042–49.
Schwartz, E. L., & Daugman, J. G. Brain Metaphor and Brain Theory. Essay. In *Computational Neuroscience*, 9–18. Cambridge, MA: MIT Press, 1990.
Schwartz, J. *Cassandra's Daughter: a History of Psychoanalysis*. Oxfordshire: Routledge, 2019.
Scott, A. L., Bortolato, M., Chen, K., & Shih, J. C. Novel Monoamine Oxidase A Knock out Mice with Human-like Spontaneous Mutation. *NeuroReport* 19, no. 7 (2008): 739–43. https://doi.org/10.1097/wnr.0b013e3282fd6e88.
Scoville, W. B. The Limbic Lobe in Man. *Journal of Neurosurgery* 11, no. 1 (1954): 64–66. https://doi.org/10.3171/jns.1954.11.1.0064.
Seligman, M. E. P. Learned Helplessness. *Annual Review of Medicine* 23, no. 1 (1972): 407–12. https://doi.org/10.1146/annurev.me.23.020172.002203.
Seligman, M. E. P. *Helplessness: on Depression, Development, and Death*. New York, NY: Freeman 1975.
Senn, M. J. E. Unpublished transcript of an interview with Dr. John Bowlby in London, England. 1977.
Seress, L., Ábrahám, H., Tornóczky, T., & Kosztolányi, G. Cell Formation in the Human Hippocampal Formation from Mid-Gestation to the Late Postnatal Period. *Neuroscience* 105, no. 4 (2001): 831–43. https://doi.org/10.1016/s0306-4522(01)00156-7.
Shalev, A., Liberzon, I., & Marmar, C. Post-Traumatic Stress Disorder. *New England Journal of Medicine* 376, no. 25 (2017): 2459–69. https://doi.org/10.1056/nejmra1612499.
Shapero, B. G., Black, S. K., Liu, R. T., Klugman, J., Bender, R. E., Abramson, L. Y., & Alloy, L. B. Stressful Life Events and Depression Symptoms: The Effect of Childhood Emotional Abuse on Stress Reactivity. *Journal of Clinical Psychology* 70, no. 3 (2013): 209–23. https://doi.org/10.1002/jclp.22011.

Shapleske, J., Rossell, S. L., Woodruff, P. W. R., & David, A. S. The Planum Temporale: a Systematic, Quantitative Review of Its Structural, Functional and Clinical Significance. *Brain Research Reviews* 29, no. 1 (1999): 26–49. https://doi.org/10.1016/s0165-0173(98)00047-2.

Sheline, Y. I., Barch, D. B., Donnelly, J. M., Ollinger, J. M., Snyder, A. Z., & Mintun, M. A. Increased Amygdala Response to Masked Emotional Faces in Depressed Subjects Resolves with Antidepressant Treatment: an FMRI Study. *Biological Psychiatry* 50, no. 9 (2001): 651–58. https://doi.org/10.1016/s0006-3223(01)01263-x.

Shutts, D. *Lobotomy: Resort to the Knife*. New York, NY: Van Nostrand Reinhold, 1982.

Siegler, R. S., & Nelson, K. How Young Children Represent Knowledge of Their World in and out of Language. Essay. In *Children's Thinking: What Develops?: 13th Annual Carnegie Cognition Symposium*, 255–73. Hillsdale, NJ: Erlbaum, 1978.

Sierra, A., Encinas, J. M., & Maletic-Savatic, M. Adult Human Neurogenesis: From Microscopy to Magnetic Resonance Imaging. *Frontiers in Neuroscience* 5 (April 4, 2011): 47. https://doi.org/10.3389/fnins.2011.00047.

Slaughter of the Innocents: Child Abuse through the Ages and Today. New York, NY: Plenum Press, 1990.

Smith, C. N., & Squire, L. R. Medial Temporal Lobe Activity during Retrieval of Semantic Memory Is Related to the Age of the Memory. *Journal of Neuroscience* 29, no. 4 (2009): 930–38. https://doi.org/10.1523/jneurosci.4545-08.2009.

Smyke, A. T., Zeanah, C. H., Fox, N. A., & Nelson, C. A. A New Model of Foster Care for Young Children: The Bucharest Early Intervention Project. *Child and Adolescent Psychiatric Clinics of North America* 18, no. 3 (July 18, 2009): 721–34. https://doi.org/10.1016/j.chc.2009.03.003.

Spironelli, C., Gradante, F., Gradante, G., & Angrilli, A. Cortisol and ACTH Plasma Levels in Maternal Filicides and Violent Psychiatric Women. *Journal of Psychiatric Research* 47, no. 5 (May 4, 2013): 622–27. https://doi.org/10.1016/j.jpsychires.2013.01.001.

Spitz, R. A. Hospitalism. *The Psychoanalytic Study of the Child* 1, no. 1 (1945): 53–74. https://doi.org/10.1080/00797308.1945.11823126.

Squire, L. R., Wixted, J. T., & Clark, R. E. Recognition Memory and the Medial Temporal Lobe: a New Perspective. *Nature Reviews Neuroscience* 8, no. 11 (2007): 872–83. https://doi.org/10.1038/nrn2154.

Stachenfeld, K. L., Botvinick, M. M., & Gershman, S. J. The Hippocampus as a Predictive Map. *Nature Neuroscience* 20, no. 11 (October 2, 2017): 1643–53. https://doi.org/10.1038/nn.4650.

Stedman, T. L. A Practical Medical Dictionary. HathiTrust, n.d. https://babel.hathitrust.org/cgi/pt?id=ien.35558005332206&view=page&seq=286&q1=drapetomania.

Stein, M. B., Koverola, C., Hanna, C., Torchia, M. G., & McClarty, B. Hippocampal Volume in Women Victimized by Childhood Sexual Abuse. *Psychological Medicine* 27, no. 4 (1997): 951–59. https://doi.org/10.1017/s0033291797005242.

Stettler, D. D., Yamahachi, H., Wu Li, Denk, W., & Gilbert, C. D. Axons and Synaptic Boutons Are Highly Dynamic in Adult Visual Cortex. *Neuron* 49, no. 6 (2006): 877–87. https://doi.org/10.1016/j.neuron.2006.02.018.

Stevens, A., & Price, J. *Evolutionary Psychiatry: a New Beginning*. London: Routledge, 2016.

Stokes, P. E. The Potential Role of Excessive Cortisol Induced by HPA Hyperfunction in the Pathogenesis of Depression. *European Neuropsychopharmacology* 5 (1995): 77–82. https://doi.org/10.1016/0924-977x(95)00039-r.

Stone, D.J., Walsh, J.P., Sebro, R., Stevens, R., Pantazopolous, H., & Benes, F.M. Effects of Pre- and Postnatal Corticosterone Exposure on the Rat Hippocampal GABA System. *Hippocampus* 11, no. 5 (2001): 492–507. https://doi.org/10.1002/hipo.1066.

Stoppelbein, L., Greening, L., & Fite, P. The Role of Cortisol in PTSD among Women Exposed to a Trauma-Related Stressor. *Journal of Anxiety Disorders* 26, no. 2 (June 1, 2012): 352–58. https://doi.org/10.1016/j.janxdis.2011.12.004.

Sukel, K. Understanding the Effects of Solitary Confinement on the Brain. BrainFacts.org, March 21, 2019. https://www.brainfacts.org/neuroscience-in-society/law-economics-and-ethics/2019/understanding-the-effects-of-solitary-confinement-on-the-brain-032119.

Sullivan, R.M., Landers, M., Yeaman, B., & Wilson, D.A. Good Memories of Bad Events in Infancy. *Nature* 407, no. 6800 (September 7, 2000): 38–39. https://doi.org/10.1038/35024156.

Sun, T. Early Asymmetry of Gene Transcription in Embryonic Human Left and Right Cerebral Cortex. *Science* 308, no. 5729 (2005): 1794–98. https://doi.org/10.1126/science.1110324.

Suomi, S.J., & Novak, M.A. Social Interaction in Nonhuman Primates: An Underlying Theme for Primate Research. *Laboratory Animal Science* 41 (1991): 308–14.

Suomi, S.J. Gene-Environment Interactions and the Neurobiology of Social Conflict. *Annals of the New York Academy of Sciences* 1008, no. 1 (December 10, 2003): 132–39. https://doi.org/10.1196/annals.1301.014.

Suthana, N., & Fried, I. Percepts to Recollections: Insights from Single Neuron Recordings in the Human Brain. *Trends in Cognitive Sciences* 16, no. 8 (2012): 427–36. https://doi.org/10.1016/j.tics.2012.06.006.

Takahashi, Y.K., Batchelor, H.M., Bing Liu, Khanna, A., Morales, M., & Schoenbaum, G. Dopamine Neurons Respond to Errors in the Prediction of Sensory Features of Expected Rewards. *Neuron* 95, no. 6 (September 13, 2017): 1395–1405. https://doi.org/10.1016/j.neuron.2017.08.025.

Teicher, M.H., Anderson, C.M., & Polcari, A. Childhood Maltreatment Is Associated with Reduced Volume in the Hippocampal Subfields CA3, Dentate Gyrus, and Subiculum. *Proceedings of the National Academy of Sciences* 109, no. 9 (2012): E563–E572. https://doi.org/10.1073/pnas.1115396109.

Telzer, E.H., Humphreys, K.L., Shapiro, M., & Tottenham, N. Amygdala Sensitivity to Race Is Not Present in Childhood but Emerges over Adolescence. *Journal of Cognitive Neuroscience* 25, no. 2 (April 17, 2013): 234–44. https://doi.org/10.1162/jocn_a_00311.

Temrin, H., Buchmayer, S., & Enquist, M. Step-Parents and Infanticide: New Data Contradict Evolutionary Predictions. *Proceedings of the Royal Society of London. Series B: Biological Sciences* 267, no. 1446 (May 7, 2000): 943–45. https://doi.org/10.1098/rspb.2000.1094.

Thoma, M.V., La Marca, R., Brönnimann, R., Finkel, L., Ehlert, U., & Nater, U.M. The Effect of Music on the Human Stress Response. *PLoS ONE* 8, no. 8 (August 5, 2013). https://doi.org/10.1371/journal.pone.0070156.

Tomasello, M. *The Cultural Origins of Human Cognition*. Cambridge, MA: Harvard University Press, 2003.

Tottenham, N. Human Amygdala Development in the Absence of Species-Expected Caregiving. *Developmental Psychobiology* 54, no. 6 (September 19, 2012): 598–611. https://doi.org/10.1002/dev.20531.

Tottenham, N., Hare, T.A., Quinn, B.T., McCarry, T.W., Nurse, M., Gilhooly, T., Millner, A., et al. Prolonged Institutional Rearing Is Associated with Atypically Large Amygdala Volume and Difficulties in Emotion Regulation. *Developmental Science* 13, no. 1 (January 1, 2010): 46–61. https://doi.org/10.1111/j.1467-7687.2009.00852.x.

Tranel, D., & Hyman, B. T. Neuropsychological Correlates of Bilateral Amygdala Damage. *Archives of Neurology* 47, no. 3 (March 1, 1990): 349–55. https://doi.org/10.1001/archneur.1990.00530030131029.

Trevathan, W., Smith, E. O., & McKenna, J. J. *Evolutionary Medicine*. New York, NY: Oxford University Press, 1999.

Trickett, P. K., Noll, J. G., Susman, E. J., Shenk, C. E., & Putnam, F. W. Attenuation of Cortisol across Development for Victims of Sexual Abuse. *Development and Psychopathology* 22, no. 1 (2010): 165–75. https://doi.org/10.1017/s0954579409990332.

Troisi, A., D'Amato, F. R., Parmigiani, S., & vom Saal, F. Mechanisms of Primate Infant Abuse: the Maternal Anxiety Hypothesis. Essay. In *Infanticide and Parental Care*, 199–210. London: Harwood, 1994.

Troisi, A., Aureli, F., Piovesan, P., & D'Amato, F. R. Severity of Early Separation and Later Abusive Mothering in Monkeys: What Is the Pathogenic Threshold? *Journal of Child Psychology and Psychiatry* 30, no. 2 (1989): 277–84. https://doi.org/10.1111/j.1469-7610.1989.tb00240.x.

Trott, S. von. *Und dann bin ich abgehauen: Traumatische Familienerfahrungen als Ursache für Straßenkarrieren Jugendlicher*. Marburg: Tectum-Verl, 2011.

Uchino, B. N. Social Support and Health: A Review of Physiological Processes Potentially Underlying Links to Disease Outcomes. *Journal of Behavioral Medicine* 29, no. 4 (June 7, 2006): 377–87. https://doi.org/10.1007/s10865-006-9056-5.

Uhlhaas, P. J., & Singer, W. Oscillations and Neuronal Dynamics in Schizophrenia: The Search for Basic Symptoms and Translational Opportunities. *Biological Psychiatry* 77, no. 12 (2015): 1001–9. https://doi.org/10.1016/j.biopsych.2014.11.019.

van der Horst, F. C., & van der Veer, R. Loneliness in Infancy: Harry Harlow, John Bowlby and Issues of Separation. *Integrative Psychological and Behavioral Science* 42, no. 4 (December 13, 2008): 325–35. https://doi.org/10.1007/s12124-008-9071-x.

van der Kolk, B. *The Body Keeps the Score: Brain, Mind, and Body in the Transformation of Trauma*. New York, NY: Viking, 2014.

Vittner, D., McGrath, J., Robinson, J., Lawhon, G., Cusson, R., Eisenfeld, L., Walsh, S., Young, E., & Xiaomei Cong. Increase in Oxytocin From Skin-to-Skin Contact Enhances Development of Parent–Infant Relationship. *Biological Research For Nursing* 20, no. 1 (January 11, 2017): 54–62. https://doi.org/10.1177/1099800417735633.

Vreeburg, S. A., Hoogendijk, W. J., van Pelt, J., DeRijk, R. H., Verhagen, J. C., van Dyck, R., Smit, J. H., Zitman, F. G., & Penninx, B. W. Major Depressive Disorder and Hypothalamic-Pituitary-Adrenal Axis Activity. *Archives of General Psychiatry* 66, no. 6 (2009): 617–26. https://doi.org/10.1001/archgenpsychiatry.2009.50.

Vyas, A., Mitra, R., Shankaranarayana Rao, B. S., & Chattarji, S. Chronic Stress Induces Contrasting Patterns of Dendritic Remodeling in Hippocampal and Amygdaloid Neurons. *The Journal of Neuroscience* 22, no. 15 (August 1, 2002): 6810–18. https://doi.org/10.1523/jneurosci.22-15-06810.2002.

Waddington, C. H. *The Strategy of the Genes: A Discussion of Some Aspects of Theoretical Biology*. London: George Allen & Unwin, 1957.

Wade, N. Genetic Code of Human Life Is Cracked by Scientists. The New York Times. The New York Times, June 22, 2000. https://partners.nytimes.com/library/national/science/062700sci-genome.html.

Walker, A. E. The Development of the Concept of Cerebral Localization in the Nineteenth Century. *Bulletin of the History of Medicine* 31, no. 2 (1957): 99–121.

Walsh, D., Bendel, N., Jones, R., & Hanlon, P. It's Not ›Just Deprivation‹: Why Do Equally Deprived UK Cities Experience Different Health Outcomes? *Public Health* 124, no. 9 (2010): 487–95. https://doi.org/10.1016/j.puhe.2010.02.006.

Waterland, R. A., & Jirtle, R. L. Transposable Elements: Targets for Early Nutritional Effects on Epigenetic Gene Regulation. *Molecular and Cellular Biology* 23, no. 15 (2003): 5293–5300. https://doi.org/10.1128/mcb.23.15.5293-5300.2003.

Watson, J. B. *Behaviorism*. New York, NY: People's Institute Pub. Co., 1925.

Watson, J. B., & Watson, R. R. *Psychological Care of Infant and Child*. New York, NY: Arno Press & the New York Times, 1972.

Weaver, C. A. Do You Need a ›Flash‹ to Form a Flashbulb Memory? *Journal of Experimental Psychology: General* 122, no. 1 (1993): 39–46. https://doi.org/10.1037/0096-3445.122.1.39.

Weaver, I. C., Meaney, M. J., & Szyf, M. Maternal Care Effects on the Hippocampal Transcriptome and Anxiety-Mediated Behaviors in the Offspring That Are Reversible in Adulthood. *Proceedings of the National Academy of Sciences* 103, no. 9 (2006): 3480–85. https://doi.org/10.1073/pnas.0507526103.

Werner, E. E., & Smith, R. S. *Vulnerable, but Invincible: a Longitudinal Study of Resilient Children and Youth*. New York, NY: Adams, Bannister, Cox, 1998.

West-Eberhard, M. J. Sexual Selection, Social Competition, and Speciation. *The Quarterly Review of Biology* 58, no. 2 (1983): 155–83. https://doi.org/10.1086/413215.

Wexler, B. E. *Brain and Culture Neurobiology, Ideology, and Social Change*. Cambridge, MA: The MIT Press, 2008.

White, W. A. The Geographical Distribution of Insanity in the United States. *The Journal of Nervous and Mental Disease* 30, no. 5 (1903): 257–79. https://doi.org/10.1097/00005053-190305000-00001.

Wikenheiser, A. M., & Schoenbaum, G. Over the River, through the Woods: Cognitive Maps in the Hippocampus and Orbitofrontal Cortex. *Nature Reviews Neuroscience* 17, no. 8 (August 3, 2016): 513–23. https://doi.org/10.1038/nrn.2016.56.

Wilbarger, J., Gunnar, M., Schneider, M., & Pollak, S. Sensory Processing in Internationally Adopted, Post-Institutionalized Children. *Journal of Child Psychology and Psychiatry* 51, no. 10 (October 25, 2010): 1105–14. https://doi.org/10.1111/j.1469-7610.2010.02255.x.

Wilde, O. The Importance of Being Earnest. Edited by Russell Jackson. New Mermaids. London: A & C Black; New York: W. W. Norton, 1980.

Williams, G. C. Pleiotropy, Natural Selection, & the Evolution of Senescence. *Evolution* 11, no. 4 (1957): 398–411. https://doi.org/10.2307/2406060.

Williams, K. D. *Ostracism: the Power of Silence*. New York, NY: Guilford, 2002.

Wilson, R. C., Takahashi, Y. K., Schoenbaum, G., & Niv, Y. Orbitofrontal Cortex as a Cognitive Map of Task Space. *Neuron* 81, no. 2 (January 22, 2014): 267–79. https://doi.org/10.1016/j.neuron.2013.11.005.

Wimber, M., Alink, A., Charest, I., Kriegeskorte, N., & Anderson, M. C. Retrieval Induces Adaptive Forgetting of Competing Memories via Cortical Pattern Suppression. *Nature Neuroscience* 18, no. 4 (2015): 582–89. https://doi.org/10.1038/nn.3973.

Winnicott, D. W. Loneliness in Infancy. *BMJ* 2, no. 4267 (1942): 465–65. https://doi.org/10.1136/bmj.2.4267.465-c.

Winocur, G., & Moscovitch, M. Memory Transformation and Systems Consolidation. *Journal of the International Neuropsychological Society* 17, no. 05 (2011): 766–80. https://doi.org/10.1017/s1355617711000683.

Yehuda, R., Kahana, B., Binder-Brynes, K., Southwick, S. M., Mason, J. W., & Giller, E. L. Low Urinary Cortisol Excretion in Holocaust Survivors with Posttraumatic Stress Disorder. *American Journal of Psychiatry* 152, no. 7 (1995): 982–86. https://doi.org/10.1176/ajp.152.7.982.

Yehuda, R., & Seckl, J. Minireview: Stress-Related Psychiatric Disorders with Low Cortisol Levels: A Metabolic Hypothesis. *Endocrinology* 152, no. 12 (October 4, 2011): 4496–4503. https://doi.org/10.1210/en.2011-1218.

Bildnachweis

1: Embryo Project Encyclopedia (14. 08. 2008).
2: Library and Archives Canada, »Mitchell Hepburn with Dionne Quintuplets«, Reproduktionsnummer C-019533.
3: Library and Archives Canada, Reproduktionsnummer PA-155518.
4: Public Domain Bild, Ref. 17902 von Pixabay.
5: @AdobeStock_215491054.
6: Wellcome Collection. Attribution 4.0 International (CC BY 4.0).
7: Dronkers et al., 2007, S. 1436. Original im Musée Dupuytren, Paris.
8: Nach Penfield und Rasmussen (1950). Bild modifiziert.
9: Fritz Kahn (1926) Der Mensch als Industriepalast. In: Das Leben des Menschen, Band 3. Stuttgart: Kosmos Gesellschaft der Naturfreunde, Franckh'sche Verlagshandlung.
10: Pawar, »*Transgenic Animals: A Short Review*«. Bild modifiziert.